推理论病 推理论治

U0307641

董氏兒科

编著 □ 董幼祺 董继业

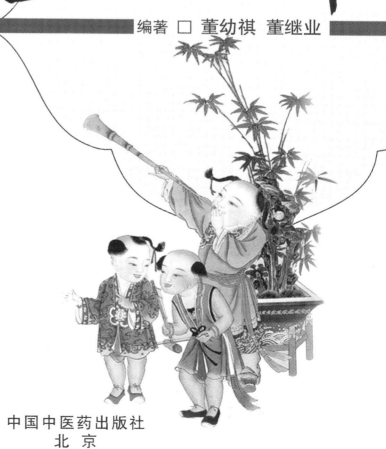

中国中医药出版社
北京

图书在版编目（CIP）数据

董氏儿科/董幼祺　董继业编著 . —北京：中国中医药出版社，2010.9（2018.5重印）
ISBN 978 - 7 - 5132 - 0071 - 4

Ⅰ . ①董…　Ⅱ . ①董…　②董…　Ⅲ . ①中医儿科学　Ⅳ . ①R272

中国版本图书馆 CIP 数据核字（2010）第 138786 号

中 国 中 医 药 出 版 社 出 版
北京市朝阳区北三环东路 28 号易亨大厦 16 层
邮政编码　100013
传真　010 64405750
三河市同力彩印有限公司印刷
各地新华书店经销

*

开本 787×1092　1/16　印张 29　插页 1.5　字数 512 千字
2010 年 9 月第 1 版　2018 年 5 月第 6 次印刷
书号　ISBN 978 - 7 - 5132 - 0071 - 4

*

定价　88.00 元
网址　www.cptcm.com

任何一门科学、都有完的规律，要揭示它的自身规律来发展。

中医工作，主要任务是继承发掘整理提高中医药学，把老的好东西真正继承下来。

人事有代谢，往来成古今，江山留胜迹，我辈复登临。

采孟浩然诗勉右学奋发图强。

上海市中医文献馆 董廷瑶

丙寅秋日时年八十有四

董廷瑶教授题词

题赠董廷瑶老先生

幼科撷要

陈丕显

一九八五年二月

上海市委原书记陈丕显题词

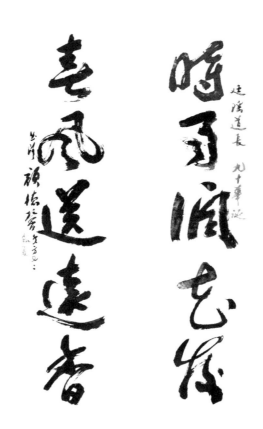

国医大师颜德馨教授题词

传承董氏儿科

弘扬名家经验

书贺董氏中医儿科研究所在浙江宁波成立

董氏儿科源远流长
上溯仲景融汇仲阳理
遵内难为圭臬临床推
广全国继承弘扬

二〇〇三年八月 张奇文

中华中医药学会儿科分会名誉会长、世界中医药学会儿科分会名誉会长

张奇文教授题词

慈心盛德董君異
靈丹妙術錢仲陽

董廷瑤教授為當代杏林名師學而不厭誨人不倦醫德高尚技藝精湛善治疑難奇症尤以㤀沔兒疾病馳譽江南行醫數十年活人無算大有後漢董奉之遺風更可謂道者廷瑤先生不僅學術思想極具特色且事業後繼有人幼祖醫師既承庭訓又

發憤苦學故能青出於藍耳創佳績他在繁忙診務之餘焚膏繼晷俆分縷析整理研究董公寶貴經驗若干以印證可謂珠聯璧合相映生輝若錢乙先生在天有靈聞之必喜而頷曰嬰幼之症詡董先生得之矣

王靜安

四川省名中医王静安教授题词

弘扬董氏学术精粹

造福儿童健康事业

宁波董氏中医儿科诊疗研究所

中华中医药学会儿科分会 汪受传 贺

二〇一四年六月

世界中医药学会联合会儿科专业委员会会长、中华中医药学会
儿科分会名誉会长汪受传教授题词

祝贺

宁波市董氏中医儿科
诊疗研究所成立

董氏儿科独树一帜
济世救人名誉四海

上海 王翘楚敬贺
二〇〇四年六月

上海中医文献馆原馆长王翘楚教授题词

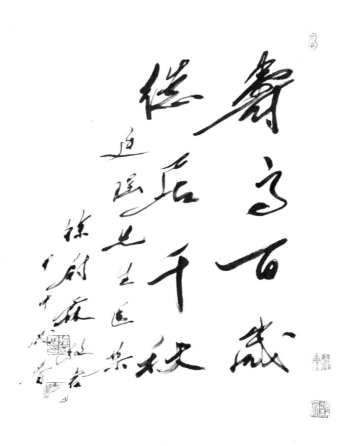

寿之百岁 继后千秋

上海市儿科学会名誉主任委员徐蔚霖教授题词

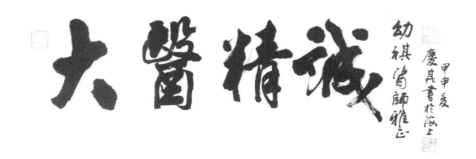

大醫精誠

幼祺賢弟雅正

甲申夏
慶其書於海上

上海中医药大学研究生院原院长王庆其教授题词

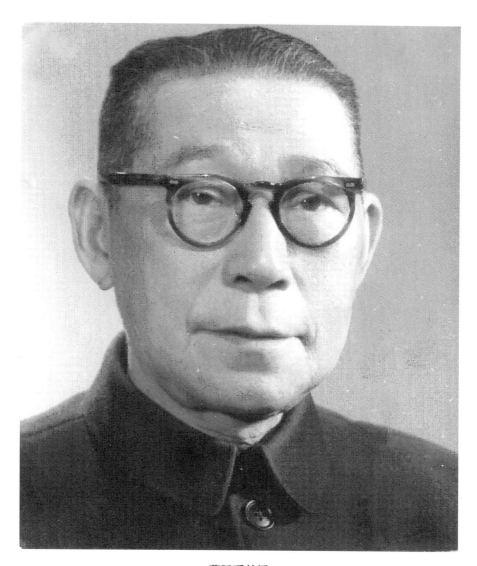

董廷瑶教授

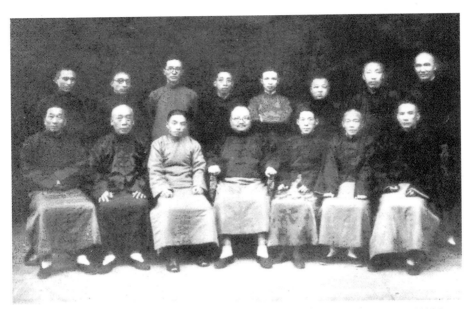

鄞县中医公会第三届执监委员会合影（**1933年11月**），前排左五为董廷瑶教授

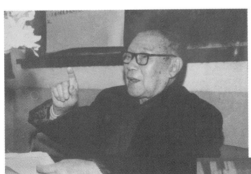

董廷瑶教授讲课

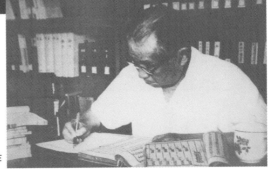

董廷瑶教授伏案写作

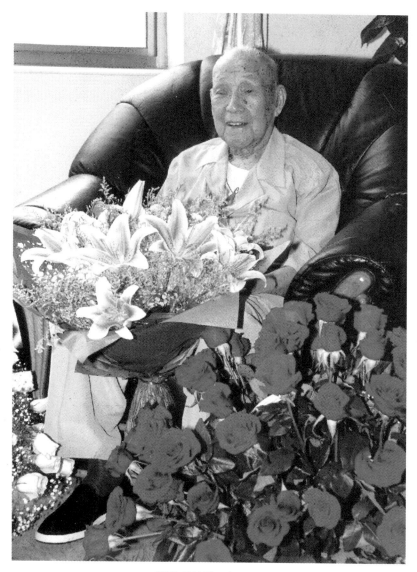

董廷瑶教授百年大寿

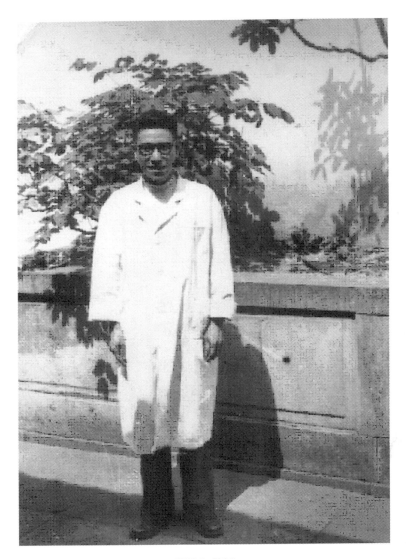

董维和教授

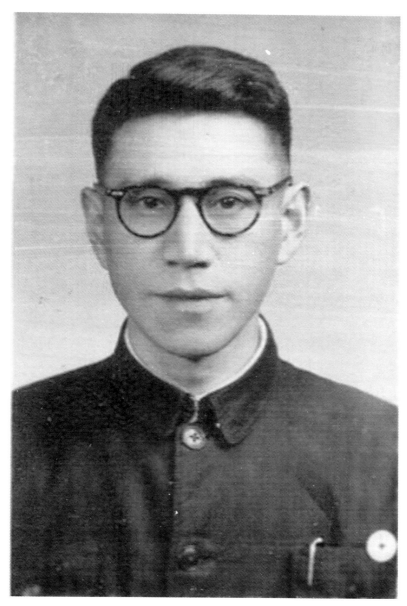

董维和教授

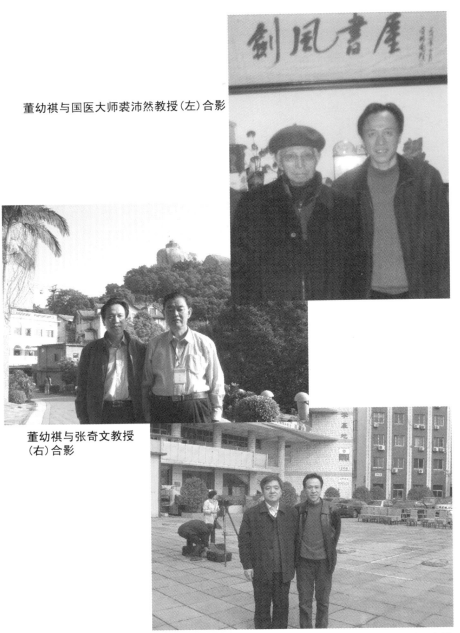

董幼祺与国医大师裘沛然教授(左)合影

董幼祺与张奇文教授
(右)合影

董幼祺与天津中医药大学第一附属医院院长马融教授(左)合影

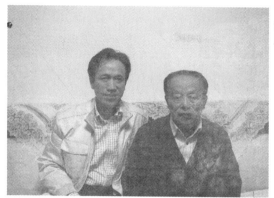

董幼祺与中华中医药学会儿科分会
原副会长王烈教授(右)合影

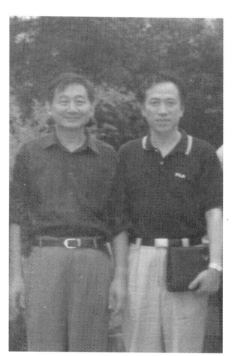

董幼祺与汪受传教授(左)合影

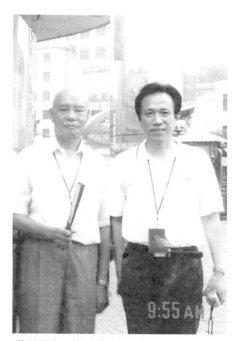

董幼祺与王静安教授(左)合影

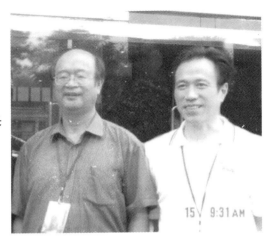

董幼祺与甘肃中医学院原院长
张士卿教授(左)合影

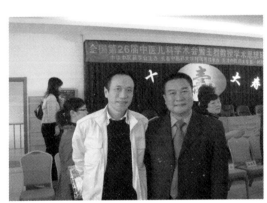

董幼祺与世界中医药学会联合会儿科
专业委员会副会长朱锦善教授(右)合
影

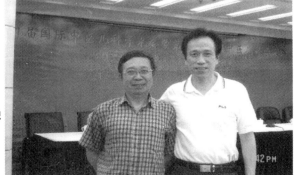

董幼祺与四川省名中医刁本恕
教授(左)合影

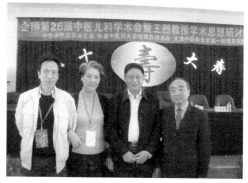

董幼祺与虞坚尔（右二）、俞景茂（右一）、王霞芳教授（左二）合影
虞坚尔　上海市中医医院院长
俞景茂　世界中医药学会联合会儿科专业委员会副会长
王霞芳　董廷瑶教授学生,世界中医药学会联合会儿科专业委员会副会长

董幼祺与徐荣谦（中间）、倪菊秀教授（左一）合影
徐荣谦　中华中医药学会儿科分会副会长
倪菊秀　董廷瑶教授学生,上海中医药学会儿科分会副主任委员

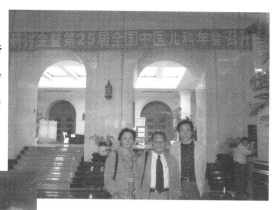

董幼祺与宁波市中医院建院元老合影
钟一棠　宁波市中医院原院长（前排左一）
张沛虬　宁波市中医院原副院长（前排左二）
刘中柱　浙江省名中医（前排左三）
宋世焱　浙江省名中医（后排左三）
徐文达　宁波市名老中医（后排左二）

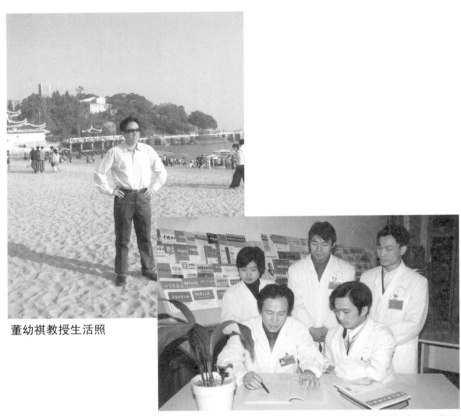

董幼祺教授生活照

董幼祺教授指导学生

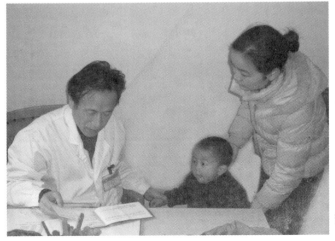

董幼祺教授诊疗场景

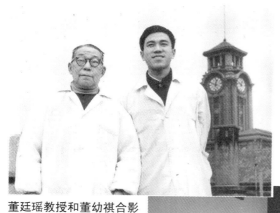

董廷瑶教授和董幼祺合影

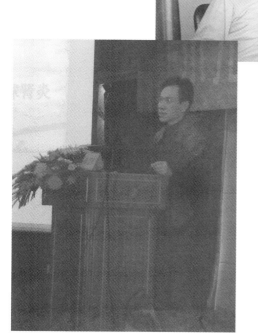

董廷瑶教授和董继业合影（**1993年**）

董幼祺教授讲课

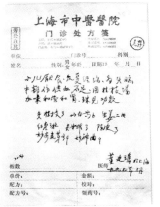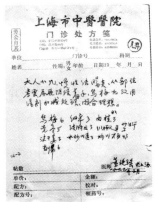

董廷瑶教授处方手迹

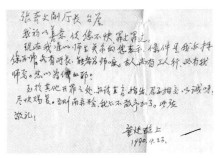

董廷瑶教授给张奇文教授的书信选登

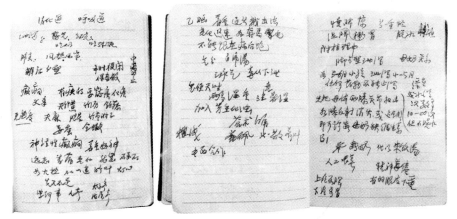

董廷瑶教授向张奇文教授传授经验的部分手迹（1979年）

张　序

　　光阴似箭，斗转星移。受到全国人民爱戴和业内人士敬重、我曾经相知相识 30 多年忘年之交的董廷瑶（1903～2002）老师离开我们已经整整 8 年了。为纪念这位德艺双馨、誉满全国的百岁中医儿科界的泰斗，从去年冬天开始，董氏儿科的第六代传人，中华中医药学会儿科分会副主任委员，第四批全国名老中医药专家学术经验继承工作指导老师，浙江省名中医，浙江中医药大学、江西中医学院兼职教授、硕士生导师，浙江中医药大学附属宁波市中医院副院长董幼祺（董廷瑶之孙）主任医师应中国中医药出版社之约，整理出版七代相传的《董氏儿科》一书。庚寅春节刚过，董幼祺教授给我寄来了 40 余万字的书稿，由此，我对已故恩师董廷瑶老的怀念之情油然而生，一切仿佛是在昨天。利用诊余时间，我重温了董廷瑶老师 1983 年 8 月编著出版的《幼科刍言》，及由董老的学生宋知行、王霞芳二位沪上名医于 1990 年 12 月出版的《幼科撷要》两本传承董氏儿科和董老师经验的书，一气读完，受益良多，感慨万千！我深深地感受到了"以师带徒"的传承教育在中医中药人才培养中所具有的不可替代的作用。董氏儿科祖传七代一脉相承的经验，值得引起从中央到地方各级领导的重视。

　　我与董老相识在 20 世纪 70 年代。那是 1979 年 5 月 18 日至 25 日，我与董老一起出席在北京召开的全国首届中医学术会议，同住西苑饭店。当我得知出席会议代表中有我心仪已久的董老时，感到由衷地高兴。借用会议休息时间我找到了董老。那年我 44 岁，他老虚龄 76 岁，与我现在的年龄一般大，长我 32 岁。我见他身材魁梧，精神矍铄，说话底气很足，对人彬彬有礼，和蔼可亲。正如首届国医大师已故名医张镜人教授在 2001 年 12 月于"董廷瑶学术思想研讨会"的开幕式时写在我的本子上的诗中言道："先生之貌腴而清，先生之术专而精，腴而清兮寿无限，专而精兮利民生。"初见面时，由于董老说浙江鄞南话，时而掺杂上海话，我说的是山东寿光话，彼此交流十分困难。他告诉我要慢一点讲，要不然就把要提的问题写出来。我似乎恍然大悟，顿时失去了拘束感，我用一张纸向董老提出要请教的问题，并让董老在我随身带的一个本子上像写"板书"一样写出来给我作答。从儿科诊断的审苗窍，看指纹，到小儿养护中的母乳喂养和人工喂养；从鹅口疮的上病下治，到婴幼儿腹泻的辨证论治；从流行性乙型脑炎的抢救治疗，到急慢性惊风和癫痫的治疗经验；从"火丁按压法"治疗婴幼儿吐乳，到桂枝汤类方在儿科临床上的应用，他都一一向我细致地作了经验介绍。会议共开了7天，我抽空就跑到董老的房间里请教，使我大饱眼福，茅塞顿开，大有"听君一席话，胜读十年书"之慨。从此次会议相识之后，30多年来，我先后十余次去上海，每次去沪我都与董老预先有约，到南阳路216号6室家中拜访和请教这位已答应我作他学生的老师。1999年11月4日至8日，全国第14次中医儿科研讨会在深圳召开，我提前3天转道上海，在董老的家里与其攀谈了一天，他向我介绍了自己的身世和一生所走过的坎坷道路。当我向他提出，能否在他的寿诞之日召集全国业内的同仁以"董廷瑶学术思想研讨会"的名义召开一次会议，广传董氏儿科的经验时，他告诉我他从来不过生日，更不希望让大家来沪为他开什么学术研讨会。以后他在给我的信中称道："我之所以不过生日，就是因为我的诞辰之日，正是我的'母难'之时！父亲弃我早逝，是我的母亲含辛茹苦把我拉大，我能来到大上海落脚，也全凭母亲省吃俭用辛劳一生……"董老的这番肺腑之言，足以发人深思。他是这样说的，也是这样做的。他生活十分简朴，从不讲吃讲穿，家中摆设简陋，进入改革后的90年代，仍然未添什么新式家具。2001年8月，全国中医儿科高等教育学会儿科分会在大连召开，我听董老的学生王霞芳主任医师讲，"最近我们在沪的学生为董老祝寿，祝贺他99岁的生日"，使我感到十分惊奇，我的心为之一震，立即想到，为广传董氏儿科，造福子孙后代，召开"董廷瑶学术思想研讨会"的时候到了。会上与王霞芳等同志商定，力争立说立行，定在2001年度召开。经与会的几位分会责任人商量，并经2001年9月兰州会议决定在2001年12月上旬召开。在虞坚尔院长和孙远岭教授鼎力相助下，经王霞芳、董幼祺、倪菊秀、夏近宜等人的积极筹备，于2001年12月7日至9日在上海华东大酒店召开了"董廷瑶学术思想研讨会"，全国到会的代表108人，出席会议的近200人。此次会议得到了上海市委、市政府、市人大、市政协领导同志的高度重视，这位德高望重、德艺双馨、学验俱丰的百岁中医儿科泰斗，受到了来自全国的与会代表和不少患儿家属代表的交口称赞。

孔子曰："医不三世，不服其药"（语出《礼记》）。当我写到这里，回顾刚读完的董幼祺主任医师给我寄来的《董氏儿科》的书稿，喜看董氏儿科第六代传人董老的孙子董幼祺承先启后、阐微探幽、总结先辈经验的同时，附加个人发展创新写成的这部中医儿科专著，与在和董老相处有限的日子里听老师讲到的和在老师那里见到的，感觉都是一脉相承、惟妙惟肖，这让我想到的首要问题是，中医教育不知何年何月丢失了"家传"与"师承"。中国的传统文化，中国的传统工艺，中国的医学传承，祖祖辈辈流传到现在，哪个不是靠朝夕相处、耳濡目染、口传心授传承下来的？子承父业、易子而教、尊师敬业，不正是我们天天在讲中医后继乏人、后继乏术几十年来争论和探讨的焦点问题吗？传统的就是世界的！"近朱者赤，近墨者黑"；"铁匠的孩子会捻钉"，"驶船的孩子会看风"，"实践出真知"，这是颠扑不破的真理。能工巧匠、名人名家、发明创造的不尽都是出自学士、硕士、博士中间。我不反对学习西方的教育模式，更不反对学位考评制度，但我反对一切全盘西化！"洋为中用"、"古为今用"，不能丢掉世代相传的东西，失掉了传统就等于失掉了自我！失去了自我，又如何谈中国特色呢？我之所以发此感慨，似乎在这篇序文中不伦不类，多此一举，给人以"杞人忧天"之慨，但我不这样看待，从董氏儿科，七代相传，传的都是能治病的"真经"，传的都是在前辈基础上的发展与创新。再看现在不少基层，特别是农村，中医学院、中医学校毕业学生分不下去，基层的"新农合"、"新城合"多是用打吊针、挂吊瓶治病，老百姓找个真正的中医看病很难。再看大城市的大医院，分科越来越细，中医院也多半都在"搞中西医结合"，能在基层用中医的四诊八纲看内、妇、外、儿常见病、多发病，和能用中医中药、针灸、推拿等方法处理病人的全科医生很少。作为一个在农村中长大的孩子，写到这里，对照现实中的中医教育，我感到从董老给我的信中可以看出，他老说的并非是他自己的看法，是代表老前辈们共有的看法，都早已为此担心。北京，是全国政治、经济、贸易、科技、文化、教育的中心，我希望中国中医药出版社在出版《董氏儿科》的同时，对我的这点感慨，能敢为人先地研究"董氏儿科的传承现象"，为中医药高等教育改革和中医药的继承发扬作出努力。

"江山代有才人出"。借此《董氏儿科》出版之际，寄厚望于董幼祺、董继业二位晚辈。能将董氏儿科,世代相传,代有发展,在中国医学史上,树立起永不断代的典范。并能使之冲出亚洲,走向世界,为子孙造福,为祖国争光!

"世中联"儿科分会名誉会长
中华中医药学会儿科分会名誉会长
"澳中联"名誉会长、学术顾问

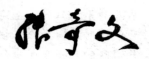

2010 年 3 月 28 日
虚度七十又五岁于鸢都慈幼堂

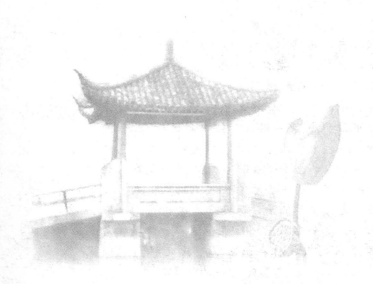

虞　序

　　幼祺教授为余之挚友，董氏儿科嫡系传人，宁波市中医院副院长，中华中医药学会儿科分会副主任委员，第四批全国名老中医药专家学术经验继承工作指导老师，浙江省名中医，宁波市政协委员。他幼承庭训，家学渊源，勤勉敏慧，恒多创新。在长期临床实践中，推理论病，推理论治。以董氏儿科辨治"九点"为要，选方遣药，犹如点将用兵，少而精当。近年来，以传承中医儿科为己任，悉心著作，以携后学。近以《董氏儿科》示余，细细研读，确属继承发扬先贤之良作。

　　全书以学术思想为纲，结合其对儿科 30 多种常见病和疑难病的临床论治心得，就当前中医儿科领域一些难点，如四诊、脾胃等临床研究，以及古今名家学说的运用一一阐述，可谓撷取儿科之精华。运用临床之实践，条理分明，说理透彻，用药独到，深入浅出，融会贯通，实乃中医学之宝笈，后学者之津梁也。学习之余，乐之为序。

上海中医药大学附属市中医医院　院长
上海市中医学会　副会长　虞坚尔

庚寅年初于沪上

前　言

董氏中医儿科源远流长，已有几百年历史（起源于浙江鄞县南乡董家跳），从可查到的家谱，至今已有七代相传。

董氏儿科的发展，既反映出了中医辨证施治的特色，也反映了随时代的进步，董氏儿科的学术经验也得到了发展与提高，特别是到了第四代传人董廷瑶，更是把董氏儿科的宝贵经验进行了较为全面系统的总结，逐步形成了一整套较为完整的辨证思路、治疗方法，并在临床上取得了十分明显的效果，亦为此在全国百姓和同行中获得了极大的信誉。如裘沛然老谓其"有高深的学术造诣和丰富的临床经验，医名满江南"；张镜人老谓其"疗小儿痧痘及疑难杂症，莫不效如桴鼓，深受群众信仰"；张奇文老谓其"是国内屈指可数的真正中医临床家，其医德医风，学术造诣，医论精辟，可谓名誉全国"；王静安老谓其"当代杏林名师，幼儿之真谛，董先生得之矣"；王烈老谓其"医德高尚，技专精长，尊古不泥古，是中医儿科界的泰斗，一代宗师"。如此之称，可谓名副其实。

有关董氏儿科的学术思想和临床经验，在董廷瑶有生之年已和众弟子一起整理编写了《幼科刍言》、《幼科撷要》、《中国百年百名中医临床家董廷瑶》、《董廷瑶医案》等四部著作。由于时间关系，尚有许多宝贵的临床经验未予总结其中，为了补其不足，并使董氏儿科的学术思想及临床经验给广大儿科同道有所借鉴，并能使之造福婴童，特整理编写了《董氏儿科》一书，这也是我们编写本书的初衷与目的。

本书分家学渊源、学术思想、临床经验、汤药应用、温故求新、诊治心得、医话絮语 7 个部分，并在推理论病、推理论治的思想指导下，对一些新的病种也作了辨证与治疗的分析，充分体现了董氏学术思想代代相传，不断发扬。临床经验篇在对每个病种的论述基础上作辨证分型治疗，并附医案说明，目的在于使医者一目了然。

由于时间紧迫，加上学识有限，在论述学术思想和临床经验方面尚存在着许多不足，恳请长辈与同仁予以批评指正，以期在以后的工作实践中不断予以完善提高，并使董氏儿科为中医事业与婴童的健康作出更大的贡献。

编者：董幼祺

2010 年 6 月

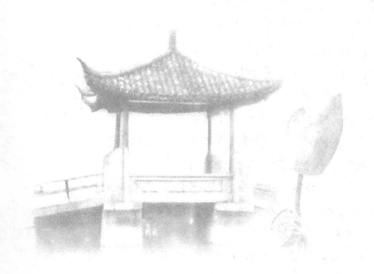

目 录

【董氏儿科】DONG SHI ER KE

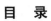

第一部分

家学渊源

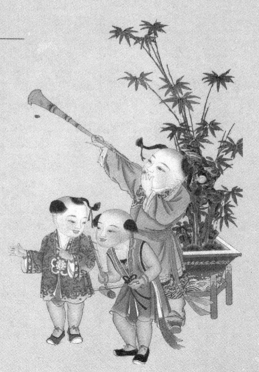

董氏儿科历史渊源，历经七代，其医术名蜚海内外，特别是第四代传人董廷瑶老先生被誉为当代中医儿科之泰斗。他在80多年中医临床数百万人次的治疗生涯中，为中医事业发展，为广大儿童的身心健康，立下了卓著的功绩，是董氏儿科的真正奠基人。

浙东水乡钟灵毓秀，自古名人辈出，位于宁波市鄞州区最南端的姜山镇董家跳村，南濒四明山余脉，北枕阡陌纵横，一条奉化江支流蜿蜒穿梭而过，环境优美，处处透露出一派江南水乡的灵秀之气。董氏儿科就是起源于"董家跳"。说起董家跳，历史非常悠久，在2008年第三次全国文物普查野外调查中，考古工作者成功勘察了董家跳遗址，采集到史前稻类、木炭、石斧、陶片等遗物，经鉴定，距今大约5000年。而"董家跳"村，原先不用此名，据说过去村里的范家女儿招了3个董家的男子作女婿，后来由于范家逐渐衰落，而董家家族不断壮大，董家人认为董家的发展是"跳"进范家的原因，因而名其村为"董家跳"，一直沿用至今。

考查乾隆四十八年所作《传家之宝》的董氏家谱，董氏儿科可追溯到董云岩（1798—1876年，享年78岁）。据家谱所述，云岩系出名宗，代传望族，为人刚方，秉性孝友，治田尽职，兼以酿酒，并能医治病，惠及乡里。可见董氏儿科已起源于此。

云岩之子董丙辉（生、卒无从考证），家谱记载，品重儒林，名誉乡里，早能勤学，壮岁兼医，得范公之要术，长桑授灵异之方，扁鹊妙药，因之不但善治内妇，更专儿科，在当地及周边颇有名望，每日求诊者络绎不断，为董氏儿科的发展打下了良好的基础。

丙辉之子董水樵（1857—1920），字乾增，号质仙，堂名四勿轩，户名"隆盛房"，家谱记述：志在岐轩，功深灵素，橘井之深，杏仁之精，芳名远播。在民国《鄞县通志》（第四文献第一册，甲编上人物一）中亦记其名，并注释：其以儿科名其学，受自父丙辉而加精研，察食指关纹，即能知所受病，方宗叶天士，明其医理医术。

初受训于丙辉公，旋游学于同邑儿科前辈石霖汝先生之门，以其勤学苦研，尽得父辈与石氏之心传。尝谓为医者必深究《内》、《难》、《伤寒》诸经典之旨，而对诸家学论，庶可取长补短，融会贯通。故其处方用药，崇古而不泥，应温则温，应凉则凉，不惑于一家之见而墨守成规。

水樵公以小儿痘、疹、惊、疳四大要症为擅长，如对天花的辨治研究更切，认为天花之治应着重于气、血、水、火四字，辞其顺逆，审其虚实，以解毒化毒，救偏制胜为其要图。盖痘之发也，以血化为水，水化为脓；若脓已成，则毒尽化，此时尚饮食如常，诸事皆吉，即可无忧。此譬若豆之苗长然，必赖阳光之火以煦之，阴寒之水以濡之，始克成实，是即"阳生阴长"之经旨也。夫痘毒之起，从至阴以达阳，藉身中气、血、水、火领载充长，必须苗而秀，秀而实，而后毒始外泄，元气内返，斯无变症，倘有变挟，要在医者详辨而善治之。并明确指出：痘之将发，类似伤寒，壮热憎寒，身痛头疼；唇红脸赤，呵欠惊惕，卧则不安。若耳后起红筋，中指、鼻尖、耳、尻骨冷，颈项有核起者，名曰"痘彩"，此皆为出痘之先兆。并明确指出痘症与五脏的关系，认为痘是自里达外，由深及浅始于肾而至肝、至心、至脾，终而及肺。如病在心，则舌上可见黄赤红白黑等苔；心不宜病，病则胃不开；又一时单声哑者，乃少阴心血不能上荣于舌，名曰"瘄痱"。眼闭为肝病；肝宜病，若肝不病，反为不灵，故云："肝病心不病，自然而安；心病肝不病，还气复血尚未定（十二日还气，十四日复血）。"唇之四周，乃脾部位；凡痘起浆，其色应白，灌脓后，自由变黄，至人九日之间，若浆色不黄，是脾病也。名为"发脾传胃"，则谷气伤可以致死。鼻为肺窍，痘出时鼻流长涕者，是肺不病；如见干黑而声哑，是为肺燥。肾病则耳不闻，主浑身生黑疔，或发紫疱。此痘与五脏病变之大概。

至于痘之顺逆，认为顺者一日如麻，二日如粟，三日如痘，四日要出齐，五日要圆浑，六日要起浆，七日要浆足，八日要老浆，九日要回头，十一日要渐渐收靥落痂，为此按期收功，是为正常。总之痘之顺者要出尽，要起发，要浆足，要靥厚也。视其症便到见颗粒稀而分明，能出到脚心，精神如常，睡卧安宁，饮食频进，二便均调，不怕灯火，不惊悸，不呕吐，不烦渴，眼鼻滋润，声音响亮，面色光彩。反之若壮热目赤，神倦烦躁，昏狂谵语，不思饮食，衄血便血，喉痛舌黑，惊惕呕恶，鼻燥唇裂，音哑痰鸣，喜饮吐蛔，蚊迹蚕斑，面色焦枯，此为危逆矣。

至其治疗原则为：用攻不致伐元，用补不使助邪；实热则清解之，虚寒则温补之，务使正气无损而邪气得释，则毒火可清，而气血自调。在选方用药上尝谓解表诸方为初热期时所必用，惟升麻一药，以其能升阳于至阴之下，故不可妄施，免使毒气尽升头面，反多难治。因之宁用葛根之轻扬解肌，或少佐桂枝，乏其毒尽散于四肢，即险逆之症，亦可为也。其解余毒，亦以不伤胃气为主，即用芩连，亦用酒制。并指出痘之六日之前，亦不宜温补，补则滞腻，反令毒壅；六日以后，毒已出表，可用温补，以托其脓，可免痒疡之患。总之，执其中和，寒热温凉，随症施治，使阴阳平和，是为得计。今痘之症虽已绝有，但仍较详以述之，一是使其宝贵经验得以留存，二是可举而反三，学其辨证之思路矣。

另如对麻疹的治疗，首重透发，并认为在运用一般常法外，尤须注意气血，因气为表，血为里，气血本互根，疹毒自内达外，与血分有莫大关系，故凡见气虚、血热、血瘀等致疹发不畅之逆症，常用桃仁、红花、赤芍、川芎、当归、紫草等，一方面为毒邪打开出路，另一方面帮助药物发挥更大作用，用之常能迅发见疹透而病安。

对小儿急惊之病，认为其病机之初多属于伤寒化温、化热之三阳症。以小儿体脆神怯，不耐高热，易致惊搐。此若不先祛邪，遽投金石重镇，脑麝开窍，是舍本逐末，引寇入室。治惊之法，不必拘泥其名，当求治病之因，经曰"诸痉项强，皆属于湿"；"诸暴强直，皆属于风"。此其不同之病因也。而火有虚实，实火宜泻，以钱氏泻青丸、葛根芩连汤、承气、白虎及紫雪等为常用之剂。湿为寒水，辛温可化。风寒束表，桂枝汤主之，吐甚加玉枢丹，其发热汗出而渴者加花粉，或佐以葛根。风由热化，寒由风聚，风热夹痰之惊，则用抗瘟丹、金粟丹、抱龙丸等，此乃治惊之大略。

对"慢惊"的形成，则认为是：伤寒之阴症也，为五脏俱受病而属虚。多因吐泻，脾肺俱虚，肝木乘之，或水反侮土因而瘛疭；亦有过用寒凉，或攻下太骤，传变而成。其候搐无休止，身冷面黄，口鼻气寒，二便青白，昏睡露睛，筋脉拘挛。水樵公尝云："治此症宜注意于未成之先，使惊不自成；至其既成，定须温法，惟治之较难矣。昔钱氏谓：'慢惊为无阳之证，因脾土虚甚，而阳不能以胜阴，是为阴盛阳虚定候也'。是以无风可逐，又无痰可驱，但以温补脾胃，斯为得耳。"

又如对痫痰，常法陈飞霞与杨仁斋前辈，以治痫首在祛痰。痰在上者吐之，痰在里者下之，兼以清心开窍，抑肝顺气，此先治其标，痰祛以后，再治其本。古语虽有见痰休治痰之说，乃指正虚有痰者而言，苟有邪实，有痰在里而不驱之，是为实之，反令益痰。据此经验，用牛黄抱龙之类豁痰利窍，使痰得上越吐出；或用保赤散以下其顽痰，盖风痰一去，神态即清，后再以金箔镇心丹培元宁神，希痰不再生而心清神安，痫不复作。

对于疳积之治，水樵公认为，疳必于积而成，但积久由脾胃虚弱所致，固虚为积之本，积反为虚之标，治疳不离乎脾胃，且当消扶兼施。如脾胃尚未十分衰弱者，可先去其积，而后调其胃气；已衰者，先扶胃气而后消之，视患儿之消化情况，以施半补半消、七补三消、九补一消等法；其后根据消化功能恢复情况，而逐渐增加滋养强壮之剂，以期脾健胃和，促进体力复元，同时必须配合针刺四缝穴治疗，其效更速。

其治疳之药善用五谷虫、三棱、莪术、蟾皮等。认为五谷虫气味咸寒，专入脾胃，功能消积化食行滞，无克伐之弊，若在剂量与配伍上加以掌握，几可通治疳积虚实各证，为一治疳之良药，加以醋炒，加增其消食之力。三棱、莪术，两品均能行气消积，散结除胀，且三棱善破血中之气，莪术则行气中之血，为"坚者削之"谓。适用于腹部胀满，按之硬满者，若兼见腹部青筋，尚须佐以活血之品，如当归、赤芍之类，并认为二品在攻积药中，尚属平稳之剂，与益气健脾药相伍，可保无损。干蟾皮，其性辛凉微毒，有消积除胀之功，对于体壮实证，腹满臌大者，用之甚效，但需中病即止，不可久用。

水樵之子董廷瑶（1903—2002），字德斌，号幼幼庐主。董氏上有六位姐姐，长兄早逝，是独生子，因此父母虽对其钟爱逾恒，但教督甚严。7岁时即延请秀才老师教读经史子集，朗读背诵，日夕熏陶，由于领悟较深，因之早以能文。15岁起读《素问》、《灵枢》及汉唐方书，并随父侍诊。经三年悉心培植，勤学苦练，根基渐深，学业猛进。然其18岁春，父亲感温不治而病故（时年63岁），自此，其勉承遗志，边以行医，并请举子，齐头并进，得能立足于医林之中。

董廷瑶一生亦多坎坷，其21岁时，突遭土匪绑架，藏匿于奉化深山，勒索巨款，终以8000银元赎回脱险。其时董氏深悉乡居不宁，并尊母命移居宁波城内，悬壶行医，并撰写"匪窟十日记"发表于当时的《时事公报》，连载15日，其惊险曲折的经历轰动乡城，亦更以其精湛医术、高尚医德，而渐名扬甬城。自此求医者日众，可谓门庭若市，因其凤存幼幼之心，故以"幼幼庐主"作为堂名。然其仍感不足，发愤图强，昼夜门诊出诊应接不暇，夜间又挑灯攻读不倦，久则心身交瘁，肺痨缠身，形瘠咯血，时无特效之药，生命可虑。在知医之下，试服野山参，每日3克炖服，

1 月以后，形气渐复，脾健胃和，土能生金，其疾自愈。此后于每年春季生发之时，分 10 天连服野山参 1 两，连用 10 年，并加于冬至膏方调料，自此精神矍铄，思路清晰，高寿之百年。

　　1926 年董廷瑶与吴涵秋等人成立了鄞县中医公会，1927 年更名为宁波中医协会，并任该会的执行委员兼常务委员、经济科长。1929 年国民党政府歧视中医，突然通过"废除旧医以扫除医事卫生之障碍案"，并制定了消灭中医 6 条措施。消息传来，激怒全国中医界和社会各界，并于 3 月在上海召开了全国中医代表大会，董廷瑶、吴涵秋、王宇高作为宁波代表出席了大会，会间又组成请愿团赴南京抗争，在全国中医界的努力和社会各界的支持下，最终取得胜利。为中医事业的生存和发展，董氏之功不可磨抹。

　　1937 年抗日战争爆发，甬城迭遭日寇轰炸，宁波势必沦陷，不得已董氏于 1938 年携眷逃难上海，暂安身租界，希战时结束，重回宁波。由于旅沪及逃难来沪同乡众多，诊务渐以繁忙，不能脱身，自此安居上海行医终寿。

　　董廷瑶一生以"幼吾幼以及人之幼"作为座右铭，悉心治疗了患儿达百多万人次。他的学术思想主要体现在"推理论病"、"推理论治"上，并在此思想指导下制定出"证治九要"即明理、识病、辨证、求因、立法、选方、配伍、适量、知变。此"九要"是个有机的整体，环环相扣，既体现了中医治病的特色，又是董氏 80 多年为医精髓所在，并在实践中形成了一套较完整的理论体系。在此理论指导下，结合古代医家之经验和小儿体质病机之特点，创立了诸多治疗原则和方法。

　　如"诊察儿病，望诊为首"，"调治儿病，注重脾胃"，"外感热病，择途逐盗"，等等。再如用解毒活血汤治疗麻疹之逆证，活血利气治疗复发性肠套叠，"温脐散"治疗小儿肠麻痹，"熊麝散"治疗小儿腺病毒性肺炎，"金粟丹"治疗小儿高热惊厥，"金箔镇心丹"治疗小儿癫痫后期，桂枝汤治疗小儿因营卫不和造成的厌食症，指压法治疗婴儿吐乳症（无器质性疾病引起）等等，其宝贵的学术经验，将在其后部分详细介绍。

　　董廷瑶除自身学术造诣精深外，还对中医事业的发展作出了积极的贡献。1951 年，他时任上海市静安区中医科主任、主任中医师，他不但忙于门诊一线，而且还创办了中医带徒班，亲任班主任，教研组长，亲编教材，按中医大学课程安排，认真结合临床教育，共举办了 5 届，培养了近 200 位中医骨干；1980 年，为振兴中医事业，高年受命上海中医文献馆馆长一职，其间创办了《杏苑》杂志，开办了上海中医研究班，共5届，日后这些学员多已成为中医的学科带头人和业务骨干。在从事中医临床、教育、研究中他不敢自怠，精心撰写了50多篇学术论文，并于1983年出版了《幼科刍言》，1990年出版了《幼科撷要》（二书分获上海市卫生局、研究院著作奖二等奖和上海市科技进步三等奖），其研究的国家中医药管理局课题"董廷瑶老中医诊治婴儿吐乳症（火丁按压法）的临床研究及机理探讨"荣获国家中医药管理局科技进步三等奖、上海市科委科技进步三等奖、市卫生局中西医科技进步三等奖，该课题经进一步研究，已被国家中医药管理局评选为2008年全国中医适宜推广技术之一。

董廷瑶一生历任许多要职，并获许多殊荣，早在1956年被推选为上海新城区第三届人大代表，后为静安区第三、四、五、六、七届人大代表。1977年当选为上海市政协委员，上海市农工民主党市委委员。1977—1978年两次被评为静安区先进工作者，1979年被聘为上海市高级技术职称评定委员会委员，1980年担任上海市中医文献馆馆长兼任上海市中医研究班班主任，上海市中医院顾问，《上海中医杂志》顾问，1983年被聘为上海中医研究院专家委员会委员，并被评为市级先进工作者。1988年被聘为上海中医药大学客座教授，1990年获国务院颁发的特殊津贴和奖状，同年12月被中央二部一局核准为首批500名全国名老中医之一，并确立学术继承人王霞芳拜师带教3年，使之成才（1998年其亦获政府特殊津贴和奖状）。1984年中央卫生部拍摄《杏林春色》录像资料，董廷瑶被评为上海十大名医之一，此录像保留了其医学生涯的珍贵资料。

董廷瑶不但术精而且德高，平时加班工作是常事，且在困难时期常帮贫困者出钱买药，其"仁术"之心可见一斑。此外他还十分关心公益事业，如1988年宁波地区遭受洪水灾害，他捐款5000元，获得了宁波市人民政府的荣誉奖状；1997年又将自己节俭的10万元捐给市农工民主党，作为发展中医药的奖励基金（已建立董廷瑶中医奖励基金，2年1次颁奖给在临床医教研方面有杰出成绩的中青年医师）；此外还捐款给上海的爱心活动等等。纵观其一生，"弱冠继祖业，穷研内难，名噪浙北，亲赴上海，抗争废除中医案，名留青史；而立承师传，熟谙伤寒，蜚声上海，奔走全国，奋力振兴岐黄，功载千秋"。原全国中医儿科学会会长张奇文教授缅怀董老挽言，可谓是对他一生的最好写照——难怪者也，病者视其"活人"之救星，医者尊其为儿科之泰斗，当之无愧。

董廷瑶长子董维和（1919—1972），字味和，号纯学。弱冠之年即随父廷瑶先生于左右，临诊抄方，阅读医书，得益匪浅。1943年宁波效实中学毕业后，从师于宁波名医王宇高先生。1937年又旋回父身边专攻儿科，1939年随家迁居上海，1941年9月考入上海中国医学院，1943年7月毕业，为该院第17届毕业生，通过9年的师从儒医，家传督教，学府深造，使其医理医术日臻完善。

为使一技之长，报效故里，1943年8月，他毅然回甬，在宁波东马弄2号开设儿科诊所，并在当时的中医师公会担任编辑委员。1953年5月，他响应号召，组织成立了宁波鼓楼联合诊所（现为海曙区鼓楼医院）任副所长。他曾历任宁波市第四、五、六届人大代表兼第四届政协委员，五届人大财政预算审查委员，市人民委员会委员，先后被评为市卫生科普模范积极分子，浙江省名中医。

在学术上常尊祖训，能"推理论病，推理论治"，对痧、痘、惊、疳诸多疑难，恒能匠心独运，自成一体，疏方遣药，精细微妙，随机应变，救治之药，求精弃繁，古今之方，单味复合，验之有效，咸能录用。对于临床辨证，强调做到详审、细察、勤检、多闻。详审者，详细询问小儿发病之过程，或治疗用药之经过，充分掌握一手资料；细察者，结合病史，仔细观察病儿形体、状态、精神、舌象及至大小便，并认为舌候五脏六腑，小儿稚阴稚阳，无七情内伤，其致病性质、部位、程度及转归，最易从舌体上反映出来，是为临床辨证之主要依据；勤检者，其一检查发病部位，其二进行必要的理化检查，中西参和，便于明确诊断；多闻者，闻听病孩的声息、咳嗽（辅以听诊）、嗅、泄泻病孩的大便气味等等。如是将中医的四诊辨证，细化之溶于儿科辨证之中，为明诊求效打下了良好的基础。临床治疗，他擅抓主症，明于立法，巧妙施药；门诊工作，虽门庭若市，拖班饿肚，带病坚持，但从不马虎，毫无怨言。由于其以医术取信，医德取心，故在甬城百姓中，享有极高的信誉，成为中医儿科之名医。可叹壮年之时，适值"文革"，不能从笔总结其宝贵经验，年仅五十又三，不幸病逝。仅留下遗稿《小儿麻疹防治》、《金匮之刚柔二痉与流行性脑脊髓膜炎论治的探讨》二文和十几篇心得，所幸其丰富的临床经验已为其弟子所继承。

董维和之子董幼祺（1953年2月—），现为浙江中药大学附属宁波市中医院副院长、儿科主任、主任中医师，浙江中医药大学、江西中医学院兼职教授、硕士研究生导师，第四批全国老中医药学术经验工作指导老师，浙江省名中医，宁波市名中医，中华中医药学会儿科分会副主任委员，全国高等教育学会中医儿科分会常务理事，第七至第十三届宁波市政协委员，曾任宁波市青年联合会第四、五、六届副主席，浙江省青年联合会委员。

1973年，他被宁波市卫生局派遣赴上海随董廷瑶教授学习中医儿科，并参加上海静安区中医班的学习，1976年学成回甬，并于1977年调入新成立的宁波市中医院工作，一直至今。1980年至1981年又赴上海随祖父进修一年，由于勤奋好学，深得祖父之真谛。

学术上他能继承祖业，又能随疾病谱的不断变化而有所创新，认为任何疾病的发生，既有他的普遍性，又有它的特殊性，特别是对一些新病种，更要在临床中细细摸索，不断研究总结，从中找出它的普遍规律与特殊规律，从而找出中医正确的治疗方药。因此对许多疾病的诊断与治疗要做到拘古不泥，既做好辨证论治，推理论病，又要根据疾病的特殊性或辨证与辨病相结合，从而对某些疾病的诊断与治疗起到更好的效果。

如对小儿皮肤黏膜淋巴结综合征的治疗，认为病属温病范畴，其热势虽盛，但始终介于气营之间，故清营转气为其治疗原则，清营汤为其治疗主方，加上善后清气养阴或益气养阴，配合西医对症治疗，其不但见效快，且能减少并发症的发生；霉菌性肠炎多为迁延难愈，其病机为阴分已耗，而余热（湿）未清，故用升清运脾法，自制洁肠汤一方，不但制菌效果与西药相仿，且疗效巩固，脾运恢复，大大优于西药；目今多见小儿胃炎、胃窦炎之病，其因多为湿食化热，气机不畅之故，治以清热化湿（食），理气和胃，创理胃煎一方治之，临床效快，且无副作用；对肠系膜淋巴结肿大引起的腹痛，认为多为痰、湿、食瘀阻，导致气机不畅，不通则痛，因此治疗当以理气，消化湿食为主，达到通则不痛之目的，用自拟理气消瘀汤，效果显著。

对有些病种，根据不同之特点，采用分步治疗方法，从而达到巩固不发之目的。如认为小儿发热惊厥的多次发作，其因多是卫外不固，脾肺不足，痰浊内恋之故，故初以陈飞霞"金粟丹"（或散方），祛风化痰，继以汤药，益气固表，健脾补肺，均可使该症不发或发则症状减轻；对小儿过敏性紫癜反复发作，认为多是脾运不健，湿久蕴热，复感风热之邪相搏，灼伤脉络所致，故治当清疏化湿为主，用金蝉脱衣汤加减，其效较快，待紫癜消退，湿热得清，再以调补肝、脾、肾可使其不反复发作。

对经方善以组合使用而治难病，如麻杏石甘汤、小陷胸汤、葶苈大枣泻肺汤合用，治疗痰热型哮喘；麻杏石甘汤合葛根芩连汤治疗肺炎、支气管炎（风热型）合并肠炎（湿热型）；小建中汤合小柴胡汤治疗土虚木侮之腹痛；葛根芩连汤合七味白术散治疗脾虚热恋之泄泻。临床上只要辨证正确，可谓疗效卓著。

他如内外合治法，如移位性皮炎之严重渗水者，或尿布炎臀部糜烂者，既用汤药内服，又用自制"青香散"外涂，常可起到意想不到之效果。皮肤患脓疱疮者，外用新鲜丝瓜叶捣烂合六一散涂患处，兼以汤药内服，不但可阻其脓疮蔓延，更可使其迅速结痂愈合。

在结合临床经验的基础上，他先后撰写了 30 多篇论文，发表于国家、省级刊物，并任第 5 版《实用中医儿科学》及巨著《幼科心鉴》之编委。在科研方面，与上海市中医院合作，完成了国家中医药管理局列项《董氏指压法治疗婴儿吐乳症临床研究》课题和浙江省立项的《洁肠汤合剂治疗小儿霉菌性肠炎的临床和实验研究》课题，并于 2009 年新列项 A 级课题《固本防惊汤预防小儿高热惊厥复发的疗效观察》。由于其理论与临床能融汇一体，继承与发扬能齐头并进，所以治疗水平日臻完善提高，并被聘为上海市中医院董氏儿科工作室顾问、名中医治疗所特诊专家，在浙、沪两地已享有较高的威望。由于他的突出贡献，先后被评为全国第四届"中国医师奖"和宁波市"有突出贡献专家"及白求恩式医务工作者等荣誉称号。

董幼祺之子董继业（1982 年—），2005 年毕业于湖北中医学院，后随其父在宁波市中医院工作，目前正在努力做好继承整理工作，并在临床实践中不断锻炼成熟，为今后在中医儿科领域中的发展打下良好的基础。

董氏儿科不但代有相传（至今已七代），继承发扬，而且董廷瑶老先生所带的学生遍及海内外，他（她）们不但继承了董老的学术经验，而且各有特色，学验俱丰，在中医儿科届享有较高的威望，如上海市中医院的王霞芳教授，曾是中华中医药学会儿科分会副主任委员，国务院特殊津贴享受者，第三、四届全国老中医药学术经验工作指导老师，研究生导师。上海静安区中心医院的倪菊秀副主任医师曾是上海中西医结合学会副主任，上海中医儿科学会顾问。目前她们虽已退居二线，但仍坚持临床，并带教学生，开展医、教、研工作，取得了很大的成绩。相信在党的中医政策指导下，在各级领导和同仁的支持下，"董氏儿科"的宝贵经验一定能得到继承与发扬，并为中医事业的发展，为广大儿童的身心健康，作出应有的贡献。

第二部分 · 学术思想

学术思想

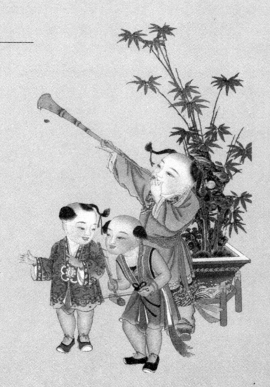

一、主要学术思想与观点

董氏儿科发展至今已有七代，特别是董廷瑶老先生，从医八十多载，亲手诊治婴幼儿上百万人次，从理论到实践，从实践到理论，反复琢磨，形成了董氏儿科较为完整的理论体系和治疗风格，其学术观点明确，临床疗效确切，不愧为当代中医儿科的理论家与临床家。今将其主要学术思想与观点整理成文，以供同道后学探讨互勉。

（一）对中医的发展与认识

中医之道，辨证之要，"阴阳、表里、寒热、虚实"，八纲而已。八纲实为四对，此四者，推之可万，合之可一。其中玄奥，若能参透，则识病、辨证、立法、选方、遣药、用量以及病情之变，自能指挥若定，虽不中亦不远焉。当然，有了一定的扎实的理论基础，又有成千上万的临床实践，方能产生功力。

有人说，此迂儒之谈也，何足道哉？时代变迁，科学昌盛，解剖学说，病理诊断，有凭有据，日新月异，甚至五脏六腑，呈现眼前，此岂中医学所能望其项背耶？

然而天地之大，宇宙之广，"物竞天择，适者生存"，此起彼落，辄无止境，尽管科学如此发达，病理检查如此透彻，而有些病例，明知其病之所在，却无法解决。而中医通过辨治而能获效者何也？这就说明西医只重实验，限于局部，中医讲求气化，统观整体，这又是有形与无形观察之各异耳。数千年来，中医能立于不败者，理在此欤！

目前世界各国，掀起"中医热"，也就证明现代科学尚未臻至登峰造极。在治疗和药物研究中出现了许多不可克服的困难，每有不足之处，认识到西方传统医药，不足以适应和克服全面的需求，遂转向东方，寻找理论和智慧，从而使中医药在世界产生了较大的影响。

中医的发展，说到底贵在内涵建设，可目今有识之士辄叹中医日趋萎缩，不无道理，此萎缩者不在政策，不在乏人，而在于后继乏术矣。一是在传统优良教育方面，偏离方向，在先入为主的西医理论的影响下，学生欲求其在枯涩经典著作中去深入研读，不但兴趣索然，相反产生厌恶，造成理法不明之由来也。其次胸无方剂，药不谙性，临床处理，章法混乱，配伍失当，药量超荷。但知某病某药，听主诉任加药，自以为面面顾到，一方三四十味，并不为奇。而甲、乙方，一、二号成药，对号入座，比比皆是，更有甚者，汤药加成药，全然不顾其用法之度。如此做法，用于"常"尚可，用于"变"则不然了。此药剂无律之又一由来也，要知治病必求于本，本者病之主因也。不抓主因，漫无目标，欲求病之速效，其可得乎？昔贤屡有告诫，一个正合病情的良方，偶加一二味不必要的药物，就会因牵制而失效。倘或配伍得当，加入某一二味药，就可变无效为有效。所以方不可杂，药不可妄施，勤学苦练，方能得获精湛也。

（二）如何发展、振兴中医药

1. 端正态度，提高认识

中医有浩瀚的理论，这些理论通过长期的实践检验，被证明为行之有效的，从中医历代医家发展的历史来看，有一些纯经验的自然科学，难免由于自身的局限性，在近代相继被实验科学而淘汰了。但在医学上却是由无数感性材料上升而形成的一整套医学理论，是经过亿万人次医疗实践检验过的一门学科，所以才能延续数千年而不衰，且越来越被科学家所承认。如德国慕尼黑大学汉学及中医理论教授认为："目前，中国传统医学所面临的困境，是某种误解的结果……实际上，经过正规训练的中医，能够对人体的机能失调作出精确的'特异的'判断，并进行治疗，直到今天西医还不能做到。"日本大塚恭男说："现在西方疾病观念有了大幅度的改变……机体有机论，特别是精神、身体相关的思想已经登场，但是，在治疗领域还未跟上，在这种情况下，难道还没有重新考虑中医学位置的理由吗？"我国科学家钱学森说："我们的中医要求得到发展，首先得把中医这套东西保存下来，真正地吃透，这是最重要的目标……"

可以说中医学毕竟是一门实用科学，是对人体生命现象和病理变化进行长期的、系统的、特殊的研究和经验总结。它源远流长，蕴藏着极为丰富的科学内容，其系统性、完整性、科学性一直起着指导临床、预防、医疗、保健事业的作用。因此学者必须端正态度，提高认识，更好地继承、发扬、整理、提高，并在发展过程中，使中医学的理论有新的突破。

2. 振兴中医，自强不息

任何事物都应一分为二，中医有内在的不足，也有人为的不足。内在的不足，是限于历史条件，既有唯心的一面，又有唯物的一面，这需要后学者进行探索、总结，以不断去伪创新；人为不足，则是有些人追逐名利，浮浅不实，见病治病，虚实莫辨，寒热不审，病之愈与不愈，知其然不知其所以然。因此，振兴中医首先要踏踏实实地从自我做起。

要树立科学的态度，切忌浮夸不实。每一位临床几十年的老中医，都有其客观治病的医案记录。在这些记录中，必有理之所悟，心之所得，其中著述，确为宝贵的实践结晶。所以要以实事求是的科学态度整理总结，同时要反映出治疗过程中的本来面目，如先者为何不效？后者何能见功？其中有何反复？更换何方何药？或配伍何种治疗？不夸不掩，如实评价，使之有归纳，有分析，令人了然，得到启发。其次对于疾病的治疗，明理才能实至。身为中医，临床上不单单是只会调理慢性病，对许多急难重症，必然要有一套辨治的本领。尤其是对热性病的治疗，仲景《伤寒》、《金匮》之著，既是治热病的祖方，又是治杂病的准绳。后世温病学说的发展，对中医治热病，更有了一整套说理详备的内容。近代丁甘仁、张聋聋（张骧云）等前辈，都是善治热病而誉满全国。现之后学者，虽有饱学之士，由于对热病接触太少，实践经验不足，识别能力薄弱，欲其下手施治，殊已无此胆量，因此对于热病，一定要狠下功夫，务明其理，致力临床，才能做到治疗游刃有余。

3. 中西结合，融会贯通

中医和西医是完全不同的两种学术体系。西医是利用原子论的间断性、结构性、层次性观点，偏重于解剖，从不同的层次来研究人的生理活动和疾病的具体细节，对疾病诊断较为细致，而且随着时代的发展而日新月异，可以说是一门先进的学科。但它在治疗上和药物研究中仍出现了许多不可克服的困难。

中医则是既局部又考虑整体的一种朴素辨证方法，并且通过实践检验而不断求得发展，从而把中医学奠定在较为坚实可靠的理论基础上。其中气化论为中医的理论基础，它对人体生命活动和疾病本质，对疾病的发生、发展、转归，对药性、药理作用等等的认识都贯穿着系统的矛盾统一的整体观。但中医的传统气化论，先人屡多停留于对自然界笼统模糊的认识，又因缺乏科学的根据，所以在精确性上黯然失色，并有些神秘色彩，同时难免有牵强附会的成分，而导致在近代科学中落后的一面。

因此中西医学科如何取长补短，有机地结合在一起，这是一个深层次的问题，非一朝一夕所能完成，但作为中医必须要摆正自己的位置。第一，要加强自身的理论素质提高；第二，努力学习西医学知识，要用先进技术，使中医得到充实和加强，但须以中医为体，科学为用，决不能用机械唯物论的框架来代替中医理论体系；第三，在实践的基础上，逐渐摸索一套较为完整的理论体系，使之形成世界上完美的医学科学。

二、推理论病，推理论治

　　董氏儿科的学术思想主要体现在"推理论病，推理论治"上。所谓"推理论病"就是根据天、地、人、外界自然和身体内在的因素，来分辨致病的真正原因。所谓"推理论治"，就是在辨别致病原因的基础上明确疾病发生的机理，然后制定出治疗的原则。所谓的"理"，有生理、病理、脉理、舌理、方理、药理等，这些"理"已包含了中医认识人体疾病和诊治规律。因此要学好中医首要关键是明理，而要做好中医，更要掌握和运用这些"理"的规律与变化，因疾病无论千变万化，总离不了其中之"理"。前贤有云："医者书不熟则理不明，理不明则识不清，临证游移，漫无定见，药证不合，难以奏效。"张景岳更是明言："凡事不外乎理，而医之理尤为切。"所以为医者唯有明理，才能在临床上有辨证思维和正确的治疗方法。

　　从思维与治学的角度分析，运用"推理论病，推理论治"的辨证思路和治疗方法，必须具备一定的研究分析能力，因而就要有一些基本必备的要求，要有扎实的基本功。只有具备了较高的中医理论水平和积累了一定的临床经验，才能在面对复杂和疑难病症时，具有较开阔的思路和较活跃的探索，并且作出相应的抉择。显然，选用什么治则和方剂，做些什么化裁，或者另辟蹊径，或创以新方等等，都必须依赖于平时深研博学的基本功夫。所以学之以理，实践于临床，反复积累，始能有获。古人有云："求之而后得，为之而后成，积之而后高，尽之而后圣"，正是反映了这样一个不断学习，不断追求，厚积薄发，而后才有出神入化的境界。二要悟性，且能灵变。中医的典籍，文简意奥，即使反复诵读，亦难以完全领会全部之含义。只有通过临床体会，有了相互印证，理会始能加深。但需勤于思考，善于分析，开动脑筋，活跃思维，这样遇到疑难，才能触机而颖

【董氏儿科】

DONG SHI ER KE

悟，创新之意识才能应机而生。同时要有灵变。庄子言："知道者必达于理，达于理者必明于权"；荀子亦谓："宗原应变，曲得其宜"。这就是说，广闻博识，达理而悟，既循规律，复有权变，才是真正的知与明矣。三要求神似，而不停留于形似。每一个中医大约都得经过攻读典籍和从师随诊的学习过程，在自己初步临证时，难免会按照书本或老师的经验方药照转照抄，机械搬用，这就是所谓的"形似"。但作为一名好的中医，决不应停留于斯。应该逐步领会中医学术体系的精髓，和临证制宜的精神实质。也就是说，要对每个病症做到具体分析，在处方选药时，均能因人制宜、因时制宜、因地制宜等等，这样的施治，就不会再是照搬照抄的形似，而是进入到神似的水平。明确地说，我们吸取前辈与名师的精华，不在于一病一方，而只要学其辨证识病之思路和方法，虽有气候环境等诸多因素使疾病谱不断发生变化，但理既明，病既识，则无愁法药之施也。

临床上在"推理论病，推理论治"的思想指导下，解决了许多儿科疑难之证，如董廷瑶对麻疹重症、逆症运用解毒活血汤，使1958年冬上海地区麻疹大流行的死亡率从10%降到0。又如小儿腺病性肺炎，用熊胆、麝香二味药，力专而直达病所，转危为安。

对小儿厌食纳呆，屡用消导理气、健脾运中而难奏效者，而其又肌疏易感，从调和营卫着手，用桂枝汤，虽属隔二隔三之法，实乃有奇效。小儿之川崎病，我们认为当属温病范畴，且其病机特点，始终在气营之间，故以清营汤为主加减施治，退热效果甚快，热后益气养阴收功，更可减少其心脏疾患的并发症。凡此种种，都是以推理论病作为指导思想，然后作出正确的论治，所获得的效果。临床若能深悟之，必获益匪浅。

三、临证辨治，九点为要

在"推理论病，推理论治"的思想指导下，制订出临床"证治九诀"，即明理，识病，辨证，求因，立法，选方，配伍，适量，知变。这是董廷瑶老先生长期临床实践，并结合丰富的理论根底所总结出的一套宝贵经验，亦可以说是对"推理论病与推理论治"思想的细化与发展。

（一）明理

明理———即泛指一切医理、生理、病理、舌理、脉理及病家之心理。

科学的理论，是千百万人实践经验的总结，又对实践有极其重要的指导作用，它必须通过实践才能检验是否符合实际。中医学理论，是我国劳动人民和古代医家几千年来在防治疾病的实践中所积累的经验总结，内容渊博精湛，是中华民族一重大的科学文化遗产；它对于中医临床实践和科学研究，发展提高和创造祖国新医药学的重要理论基础，具有极大的指导作用。这一伟大宝库，我们应当努力发掘，加以提高。要做到这点，首先必须踏实、认真地学习和钻研前辈所遗留的卷帙浩繁的经典著作，参透其中的科学性所在，并在临床中不断加以验证、丰富，充实提高。所谓"明理"就是此义。

中医学理论，历史悠久，内容丰富，早在3000多年前，甲骨文上已有关于多种疾病的名称、证候和卫生保健的记载。到战国时代，医学理论的基本体系已经形成。其中《内经》一书奠定了我国古代医学理论的基础。秦汉以来，我国医学发展迅速，著述浩如烟海，医学理论和医疗经验都达到较高水平。诸如《脉法》、《阴阳脉死候》、《五十二病方》、《治百病方》、《灵枢经》、《诊籍》（西汉·淳于意）、《伤寒卒病论》（东汉张仲景）、《诸病源候论》（隋·巢元方）、《千金方》（唐·孙思邈）及宋元时期以刘完素、张从正、李东垣、朱丹溪为代表的四大学派，进一步发展了病机理论和辨证施治的法则，丰富了中医学的内容。直到明清以后，逐步形成治疗传染病的独特体系，如温病、瘟疫等学说。药物方面，汉代成书的《神农本草经》，奠定了我国药物学的基础。嗣后，历代医家和药物学家进一步发挥阐明，修订补充，使其更为丰富完善。明代李时珍的《本草纲目》和清代赵学敏的《本草纲目拾遗》等书，表明在人类医药史上，全世界没有一个国家像我国那样能使用2000种以上载入典籍的生药医治疾病。

中医儿科学是中医药学的组成部分之一，它随着中医学的发展而发展，它在防治小儿疾病等方面也积累了丰富的经验。

儿科作为专科可追溯到战国时代，那时的扁鹊在秦即为小儿医，到唐代太医署专设少小科。最早的儿科专著，可能是3世纪的《小儿颅囟经》，惜已失传。但在《内经》、《巢氏病源》、《千金》、《外台》诸书中，均有儿科证治的大量记载。

现存最早的儿科专书是宋·钱乙的《小儿药证直诀》，他在诊断和治疗小儿疾病上都有较大成就。稍后的《幼幼新书》和《小儿卫生总微论方》分别在小儿肠胃病和外科上有所贡献，而《小儿痘疹方论》（陈文中）和《活幼心书》（曾世荣）也是那时的代表作。

到明清时期，由薛铠记载的烧断脐带预防脐风，和由俞天池记载的种人痘以防天花，这些重大发明，那时达到了世界上领先地位。在那时，《育婴家秘》（万密斋）、《幼科证治准绳》（王肯堂）、《医宗金鉴幼科心法》（吴谦等）、《幼幼集成》（陈飞霞）都具有一定的学术水平。此外，儿科推拿、针灸疗法已迅速发展，如《小儿推拿秘诀》（周岳甫）、《幼科铁镜》（夏禹铸）就有详细的论述，成为中医治疗小儿病的独特技术。

所有这些古代医学的经典著作，内容虽各有所长，也各有不足，但总体上看，它们都是经过实践检验的。由于时代不同，地域差异，气候环境的变迁，以及人体正气的盛衰和疾病发展变化等原因，我们在学习和钻研中，必须深入细研体味，决不能囫囵含糊。这些著作论述疾病发生、发展与转归的规律，是包含着朴素的唯物辩证思想。因此，作为一个中医，就必须认真精读。

《内经》总结了秦汉以前的医疗经验，并且把医疗和保健的原则提高到古代唯物主义哲学的高度，从而把中国医学奠定在较为坚实可靠的理论基础上。后世医家的许多著作，都是在《内经》基础上逐渐丰富、发挥，以臻于完善的。

《内经》中对于阴阳学说的阐述，占有很大比重。阴阳学说，原是古代哲学理论，是古人对自然界事物性质及其矛盾与统一的发展变化规律的认识，所谓"天地之道，一阴一阳也"。认为天为阳，地为阴；日为阳，月为阴；火为阳，水为阴等等。并由此推演，凡一切活动的、兴奋的、明显的、在外的、向上的、前进的、无形的、火热的、光明的、刚强的、积极的事物都属于阳的范畴；而一切沉静的、抑制的、隐晦的、在内的、向下的、后退的、有形的、寒冷的、黑暗的、柔弱的、消极的事物都属阴的范畴。以阴阳的对立与统一，盈虚消长与寒热转归的观点，来说明人与自然界的关系，并概括医学领域中的一系列问题。如古代唯物主义哲学流派中有认为，人类生命的源泉是由天地间自然存在的最细微、最精致的流动变化的"精"、"气"构成。《管子·内业篇》云："凡人之生也，天出其精，地出其形，合此以为人。"《内经》中亦有所谓"天人合一"的说法，即把人视为一个小宇宙，凡宇宙中所有的，人身上也有，从而说明：气属阳，血属阴，动属阳，静属阴……

由于人们生活在自然界中，自然界四季气候——春温、夏热、秋凉、冬寒的更递，昼夜寒暖的转变，这种阴阳相互交换消长的过程，必然相应地关联到人体。如某些病本属于寒，因寒极而产生热的症状；或病本属于热，因热极而产生寒的症状等等，都需用阴阳的道理来解释。因此，《素问·阴阳应象大论》里有"重阴必阳，重阳必阴"的说法。

《素问·移精变气论》指出："治不本四时，不知日月，不审逆从，病形已成，乃欲微针治其外，汤液治其内，粗工凶凶，以为可攻，故病未已，新病复起。"这是提出在治疗方法上也必须与自然规律密切结合。因《内经》认为人体结构是自然界的一部分，自然界的变化发展的原则也是人类身体发育变化的原则。我国古代医学就这样把生理现象、病理现象与自然现象密切联系起来的，从而提供了从自然规律中探寻病理的唯物辩证观点的医疗理论。

更因天地间一切事物都不是绝对静止的，而是处于不断地运动和变化的。所以阴阳不仅是对立地存在，并且是相互联系、相互制约、相互促进的既矛盾又统一的关系。阴阳必须维持相对平衡，若平衡失调，人体就会发生变化，故疾病的治疗，无非是调整阴阳的平衡，从而达到康复的目的。总之，《内经》中的阴阳学说，既是它的基础理论的主要组成部分，又是辨证施治的临床实践的指导，它与五行学说有机结合，形成一个比较完整的理论体系。

我们可以毫不夸张地说，古代的阴阳五行学说，是古代唯物主义哲学的原则，也是古代自然科学的原则。举实践病例，说明如下：

例1　一小儿5岁，患肺痈（肺脓疡），数月不愈，病房医师除予体位引流术外，每天注射青霉素300万单位（其他药物也用）。两月来热度虽退，肺脓疡基本控制，但数次胸透均示右上肺部空洞不愈合，因体弱不宜手术，故请中医科会诊。开始我们仍是见病治病，用治肺痈药物治疗，用药两周，透视依然如故。再经仔细诊察、探求，见到患儿面色枯萎，毛发稀落，拔之即起，口馋嗜食，舌腻口臭，便泄不化，腹部膨满，追询之下，方知病前有此现象，因此诊断其疳积在先、肺痈在后、脾运不健，土虚不能生金也，此其一。肺痈本属阳症，而疳积则是阴症，阴阳莫辨，治必无效，而脾更虚，肺更弱矣，此其二。李东垣说："脾胃一虚，肺气先绝。"毋怪肺部空洞久不吸收也。嗣后着重于消疳补脾，并针刺四缝穴，挤出大量黏液，使脾健胃和，水谷精微，上输于肺，肺得其养。两周以后，胸透完全愈合。此法在五行学说叫培土生金法。

例2　塑料厂女工，30余岁，患干咳无痰已2月余。日夜连咳，痛苦万状，口服各类中西药物，及注射青、链霉素，均无效果，门诊求治。细察舌脉无变，形体无损，胸透正常，只是干咳。因此悟尤在泾有言："干咳无痰，久久不愈，非肺本病，乃肝木撞肺。"方用乌梅、牡蛎、白芍、川连、当归、茯苓、甘草，药只七味，且无一味止咳之品，因师其法，讵意3剂安，续3剂愈，致谢不置。此谓制木安金法也。

他如滋水涵木法之治慢性肝炎；崇土填臼法之治脾虚肿胀；温土敛火法之治久年阴火口疮等等，无不以五行学说来解决特殊性的病症，要在医者如何来明理而施治耳。

我们在研究《内经》同时，还应进一步通晓张仲景的《伤寒》、《金匮》。然后识病有定法，疗病有主方。前哲徐灵胎曰："医者之学问，全在明伤寒之理，则万病皆通。仲景之书有二，《伤寒》治时病之法也，《金匮》治杂病之法也。而《金匮》之方，则又半从《伤寒》中来，则伤寒乃病中之第一症，而学医者之第一功夫也。"俞东扶曰："伤寒为大病，治法为最繁，必熟读仲景书，再遍读后贤书，临床方有把握。"读仲景书，首先要弄通三阴三阳的六经辨证，逐条细研。然其文辞简奥，每易淆惑。书中每论一经之证，而杂引他经；非本经而见他经之证，其实引他经之证，以校勘本经耳。如果分别不清，则矛盾丛生。故当讲究文法，庶几宾主不混。

清代的温病学说，是从伤寒发展而来。章虚谷曰："仲景论六经外感，止有风寒暑湿之邪。论温病由伏气所发而不及外感，后人穿凿附会，以大青龙、越婢等汤证治为温病，而不知其实治风寒化热之证也。"其所云："太阳病发热而渴者为温病，是少阴伏邪出于太阳，以其热从内发，故渴而不恶寒。若外感温邪，初起却有微恶寒者，以风邪在表也，故亦不渴，以内无热也，似伤寒而实非伤寒。如辨证不清，多致误治。"叶天士曰："温邪上受，首先犯肺……辨营卫气血，虽与伤寒同，若论治法，则与伤寒大异也。"然而陆九芝有不同的见解，他说："秦越人发几种之问，作五种之对，乃知五种之伤寒，并隶于伤寒之一论，则伤寒者，明是五种伤寒之总论，而温病之治即在其中。"我们认为，温病有伏邪有感症之不同，伏邪者即陆氏所谓五种伤寒之一也。若外感温邪的温病，自不能相提并论。伤寒所感为寒邪，温病所感温邪。其感受途径亦不同，伤寒先入太阳，温病袭自口鼻。治法更有区别，伤寒须汗，温病忌汗；伤寒忌误下，温病则下不嫌早。一汗一下，已是大相径庭，即使是伏邪化温，则少阴已从热化，汗之更竭其津，岂不危哉？此叶氏所谓"若论治法，则与伤寒大

【董氏儿科】
DONG SHI ER KE

异"之说韪焉。而世上任何事物，终是发展的、前进的，医学科学更是如此。陆氏囿于偏见，且于叶氏所汇集如许病案中，检出二三例不足之处，大肆攻讦。这样的求疵遗珠，未免有春秋责贤之讥？一个医生，在几十年临床中，岂能个个求全，天下宁有是理乎。然而事实就是真理，我们在处理温病时，如果不跳出《伤寒论》的框框，则掣肘殊多。何况叶氏之"外感温热篇"、王氏之《温热经纬》、吴氏之《温病条辨》都是精辟论述，确是渡津宝筏。大家承认：没有《内经》就没有《伤寒论》，没有《伤寒论》，就没有后世的温病学说。这就是发展，就是前进。

治病不外乎理，推理及病，因病施治，这是中医学的主要精神。对治疗任何热病，首先是给病邪找出路。发汗、攻下、利尿、涌吐，或发疹、布痧、引痘等等，不同的热病，以不同的方法，给邪毒出路，我们叫作"开门逐盗"。"乙脑"的邪毒炽盛，剧变迅速，临床教训，若不迎头截断，跟在病后跑，则治多不及。前贤喻嘉言早就说过："《金匮》治痉为病，胸满口噤，卧不著席，脚挛急，必齘齿，可予大承气汤，乃死中求生之法也。"虽不够全面，但给我们很大启发。及早用白虎合承气，清热泻火，使毒有出路。再结合西医物理降温、补液制菌等法，共同救治，每能获救。其中还须根据年岁季节气候的变化灵活施治。

再论伤寒六经，太阳为开，阳明为合，少阳为枢，此阳经之离合也；太阴为开，厥阴为合，少阴为枢，此阴经之离合也。故太阳以"脉浮项强，头痛恶寒"八字为提纲；阳明以"胃家实"三字为提纲；少阳以"口苦咽干目眩"六字为提纲。太阴以"腹满而吐，食不下，自利益甚，时腹自痛，若下之必胸下结鞕"二十三字为提纲；少阴以"脉微细，但欲寐"六字为提纲；厥阴以"消渴，气上撞心，心中疼热，饥而不欲食，食则吐蛔，下之利不止"二十四字为提纲。以提纲为主，参以论中兼见之证，斯无遁情矣。陆九芝谓："三阳寒热之分，身虽大热而仍恶寒者，太阳也。寒已而热，热已而寒，寒热往来者，少阳也。始虽恶寒，一热而不复恶寒者，阳明也。太少两阳，病在肌腠。两阳合并，病归中土。故论经，则以太阳阳明，少阳为次，论病则太少之邪入阳明也。"又曰：病至三阴，宜温者多，宜清者亦不少。太阴为寒藏，尚有桂枝加芍药和桂枝加大黄二方。少阴火为本而水为标，亦有大承气法。厥阴阴之尽而阳之初，亦有白虎小承气以及乌梅丸的温清之法。所以不可偏废也。

总的说来，伤寒也好，温病也好，都要弄通不同的理论，了解伤寒与温病相互间关联，深入渗透，就能心明眼亮，胸中有数，易于识别，掌握疗法。

夫医之疗疾，为求生气也。故尤拙吾曰：人受寒邪，腠理固密，营气不行，仲景麻黄汤，即是生气。人受风邪，卫气伤，腠理开，汗出恶风，仲景桂枝汤，即是生气。风寒两伤，则有大青龙，邪去而正气不伤，即是生气。寒邪直中三阴，真武、四逆，即是生气。阳明经邪热汗渴，白虎汤即是生气。传入阳明腑，痞满燥实，承气通之，即是生气。肝郁不舒，脾土受克，逍遥之用生姜、薄荷，即是生气。推而言之，则对症之药，皆生气也。举例如下：

一龚姓子，12岁（邮电医院会诊）。患哮喘10年，新邪引发，宿饮阻络，胸胁牵痛，喘鸣肩息，昨午突然手足抽搐，搐停神清，连发不已，按脉弦大而滑，舌红苔垢，目赤齿燥，便闭数天。是病根在痰蒙蔽心窍，引动肝木，症势固重，亟先豁痰攻痰，希制其惊。遂以麻黄3克，竹沥30克，鲜石菖蒲6克，苏子9克，白芥子9克，生炒莱菔子各9克，全瓜蒌12克，象贝母9克，黄郁金9克，钩藤6克，橘红络各6克，礞石滚痰丸12克，煎服。

服药1剂后，痰仍未下，神志略苏。由于饮浊盘踞，壅积胸中，清窍蒙蔽，抽搐仍作，但无热度，其主因在痰，故原方去滚痰丸，另易控涎丹1.5克化服。

2剂后，浊痰尽下，神志顿清，饥而索食，惊搐亦定，惟胸腹仍痛，舌绛化燥，脉象软滑，是津液内耗，胶痰尚留也。续进润燥化痰之品，如川贝、全瓜蒌、花粉、杏仁、橘红络、桑皮、竹茹、竹沥半夏、石斛、麦冬等，数剂而安。

该病例，因宿饮盘踞，新邪引发，痰阻络道，胸胁牵痛，喘息抬肩，随后浊痰蒙心，引动风木而发惊搐。是祟由痰作，故用大剂攻痰，痰祛以后，则生气已得。虽阴液受耗，再以清润法善后而康。

然而，如果相反，病在里而攻其表，伐生气也；病在表而攻其里，伐生气也。虚而误攻，脱症旋见；实证误补，壅闭不行。邪热内伏，投以辛温；寒邪未解，饮以清凉。致伤生气者，医之过也。有例可证：

一高年人，65岁，素患便闭，自感腹胀，气如下注，虽强力弩责亦不得便，有时竟至旬日，一般五六日，习以为常。医者曾用泻下剂，虽通亦不畅，而腹胀更剧，反致疲惫不堪，不得已屡用灌肠法以通之。如是者已有数年，精神萎靡，终日不适。求商于余，余按其脉，虚迟无力，舌苔薄润，胃纳一般，腹部尚软，小溲亦长，殊无他病。因对渠曰：此乃老年气虚下陷，所谓"清阳不升，浊阴不降"，以致便艰也。若得气升陷举，其便自通。遂予补中益气汤，暂加大黄一味。2剂后，大便通下，先坚后软，腹部较舒，且得频转矢气，以后即去大黄，连服补中益气汤30剂，中气一足，便通自如。此即虚而误攻，致伐生气也。

前哲有言：凡为医之道，必先正己，然后正物。正己者，谓能明理以尽求也；正物者，谓能用药以对病也。然后事先济而功必著矣。若不能正己，则岂能正物，不能正物，则岂能愈疾哉。

医者明理就是明古人治病之理，这个"理"是古代医家经千百次临床实践的经验和科学总结。我们掌握了它，就能从纷繁复杂的现象中看到它的本质，从而再结合我们的具体实践得到较好的效果。所以熟读古代医家的著作，参透其中原理，应为医家最基本的修养。同时，还必须端正思想，对患者有高度的责任心，在辨证论治过程中切忌主观主义的片面性。

中医理论，有很多特点：

第一，整体观念。优秀的中医，是能从整体来分析病情的，认为五脏六腑都是相互关联的，必须从通盘考虑。故局限性的头痛医头，脚痛医脚，见病治病，不求病因，乃为中医所不取。如：

刘某，女，40岁，教师，门诊号：278076。患咽痛音嘶，两耳如塞，身无热度，形寒怕冷，病经月余，用过口服消炎药物，及青、链霉素等。中药清咽泻火，外吹锡类散均无效果，来门诊求治。通过四诊观察：①望其面色不泽，舌淡苔白，咽虽痛而不红。②自觉怕冷，喉痛如梗，口和不渴，两耳如塞，便通溲清。③闻其语声，嘶哑不亮。④切脉沉而微细。从四诊的分析，再结合上述治疗的经过，这是阴性喉痹，不同于阳热实火，所以消炎清火，未能奏功。

临床上实热的喉痛，其咽必红，且有热度，舌质红，口必燥，脉数面赤，尿黄便结。以此对比，适得其反，此辨其虚实之要旨也。

然则，阴寒何以而为咽痛耶？其源出于肾虚（根据上列证候，俱是明证），肾属少阴，以少阴之脉，入肺中，循喉咙，挟舌本。以其新寒夹阴火而上泛，发为喉痛，所以本病初诊时，即予麻黄附子细辛汤，既解表又温经。3剂以后，咽痛较和，且仍不红，声音稍亮，右脉有力，左脉仍细。二诊时原方加甘桔汤，合西藏青果的甘辛苦泄。数剂以后，病已缓解，因其体虚，续用附桂八味以善其后。此即整体上考虑问题，《内经》所谓上病治下之法也。

第二，疾病的发展。疾病是不断变化和发展的，决不会始终如一，但也有其一定的规律可循，中医基本上就是掌握规律诊治疾病。上述之《伤寒论》三阴三阳的传变，都说明了发病规律和治疗规律。举例如下：

朱某，女，18岁，住院号：135585。发热6天。无明显诱因，开始发热稍恶寒，微咳嗽，伴咽痛不吐，昨晚体温上升到40℃，因上述症状加重而住院。拟诊：发热待查（检查血常规阴性，胸透阴性），未用西药，由中医处理。

因观察到的症状，为发热而微恶寒，并有寒热往来的现象，汗出不彻，咽干口苦，胸胁苦满，舌质红，苔薄白，脉弦数，便结2天，小溲短赤。根据上列症情，属少阳见证，很为明显；由于仍有恶寒，则太阳表证未罢。因此，即予柴胡桂枝汤一法。2剂以后，汗出较多，寒热不作，表里均和，清理而愈。

此为《伤寒论》少阳篇第151条的治疗法则。《金鉴》云："此方以柴胡冠桂枝之上者，意在解少阳为主，而散太阳为兼也。"程知曰："其主要作用为和解少阳，发散太阳，此为不易之法也。"这就说明在明理基础上，得到辨证施治而见功效也。

第三，任何疾病，都有主要矛盾，要懂得抓住主要矛盾，从许多错综复杂的病情中，找出其起决定作用的主要病因，然后分清主次缓急，何先何后，进行处理。疾病发展过程中，只要用全力找出主要矛盾，则一切问题不难迎刃而解。举例如下：

张某，女，22岁，住院号：128243。住院已有多月，西医诊断为风湿性心脏病，久久不愈，肝脾肿大，腹部胀满，心悸气急，唇紫汗淋，咳嗽潮热。月经不潮，已2年余，形销骨立，治疗上用过多种多样的方法和药物（病史记载）。曾有医者以其体质虚极，投以中药补剂，内有太子参重至30克。服后，患者胸闷加剧，气急难忍，大汗淋漓，辗转不安。两日来自感必死，请中医救治。根据一系列症状，乃室女"干血痨"也。嘱亟停前药，另作处理，既解前药之误，又从血分着手。干血痨一症，不同于瘀血积聚者所可比拟。因之，迨其病情稍缓，即采用《金匮》大黄䗪虫丸法，或丸或汤，参伍施用，间亦夹以调济气血兼和胃气诸方。经治3月，月经见潮，虽其量不多，是则生气已得，病情好转，嘱令出院调治。

前贤告诫：干血痨一症，与寻常瘀血不同，其体征必见极虚，若误用补法，则反助其病。这是因其旧血不去，则新血断不能生。而治瘀血的行气活血之法，亦相隔无用。因之，非䗪虫、虻虫、水蛭、蛴螬等啮血诸虫以蚀之，去其干血，不能见功也。此经验之说，应深思之。

【董氏儿科】

DONG SHI ER KE

我们体会，理论指导实践的过程，也就是实践检验理论的过程。从以上列举的不同病例，在其处理经过中所得出的结论，都是证实理论的实践。当然它包含着很多复杂的诸如病理、脉理、方理、药理等结合而成的一整套内容。我们说的"明理"即是领会和掌握中医学的理论，同时把理论付之于实践并接受实践的检验。唯有这样，我们才能"在实践中不断地开辟认识真理的道路"。在临床实践的基础上，不断总结新鲜经验，发展祖国的中医药学。

（二）识病

识病——就是既要认识疾病，又要了解疾病的发展过程，以及发展过程中的转归。

人们要处理事物，首先是认识事物。认识事物不能只看表面现象，而必须了解事物的本质、事物内部的联系及其发生发展变化过程，从而预测到事物发展的趋势和前景。唯有如此，我们才以恰当而有效的方式，主动而正确地处理好这个事物。

中医治病其义亦同。它是通过不断实践，不断认识，临床中经无数次悉心观察细研，日积月累，逐一地识别各种疾病的发病规律，初步掌握了治疗准则。因人之禀赋有厚薄，体质有强弱，邪气有盛衰，病期有新久，证候有兼夹，时令有四季，地方有南北等等不同因素，就需因时、因人、因地而制宜。须从疾病的全过程，患者的整体与局部症状，进行诊察，细听主诉，望闻问切，辨析病情，尽量避免差以毫厘、失之千里之谬。更应注意勿被一种主要倾向掩盖另一种倾向。譬如：病有真热假寒，真寒假热，阴盛格阳，阳极似阴等等疑似假象。若粗枝大叶，辨别不清，则危害立至。故我们既要看到疾病的正面，又要看到疾病的反面；既要注意已经出现的迹象，又要估计到我们尚未察觉而又有可能出现的问题，紧紧抓住其主要方面，同时兼顾次要方面，作出正确的治疗方案。"识病"的关键即在于此。举例如下：

陈姓男孩，13个月（7个月早产儿）。因发热3天，泄泻2天，已在他院经补液、抗生素及中药葛根芩连汤、紫雪丹等治疗，热度不退，吐泻更剧，转入我院。大便水样有黏冻，日6~7次。粪检：红细胞0~2，白细胞10~20。精神萎顿，有脱水征，腹部胀满。西医诊断：①菌痢。②中毒性消化不良。给予痢特灵、新霉素、制霉菌素及消化、收敛剂和静脉补液、纠正电解质等措施。第3天，体温上升（39.5℃），大便次数频多，腹部胀气，有肠麻痹趋势，病情严重。当晚 9 时会诊时，泄泻已 6 天，身热、腹痛、口舌干燥，作恶吐呕，哭剧无泪，大便稀黏，次多量少，小溲尚长，腹部膨胀，叩之中空。此乃脾气虚惫（肠麻痹），证势危险，速需救急，先予外敷温脐散（丁香、肉桂、木香、麝香）希其能转矢气，以察变化。2 小时后更换 1 次，因时间太晚，未处汤剂。翌晨再诊，知略转矢气，肠鸣腹软，热度渐退，但泄泻仍剧，日 7~8 次，小溲通长，经仔细观察，形神更软，舌质由红转淡，舌苔薄腻，睡时露睛。脾阳虚矣，亟予附子理中汤加白芍、木香。连服 2 剂，泄泻减至 3 次，热平胃动，形神较振，哭已有泪，腹亦转软，因便仍溏黏，续用原方去白芍加炒石榴皮、炒扁豆，连服 5 剂，痊愈出院。

这一病例，由阳盛转为阳虚，通过明辨而应变，使病孩得到救治。正确的治疗方法，来自正确的诊断，而正确的诊断则基于对疾病正确认识。识病的意义就是这样。

然正确识病，谈何容易。疾病的发生和发展，往往是错综复杂的，它会由各方面的因素影响而呈现出千差万别：有大同小异，有小同大异。这些异或同，有的在表面现象，有的却在本质。如举中医学说中"火"字来谈。《内经》病机十九条中，属火者有五条：所谓"诸热瞀瘛"，"诸禁鼓栗，如丧神守"，"诸逆冲上"，"诸躁狂越"，"诸病胕肿，疼酸惊骇"等是也。但只限于《至真要大论》范围，不能包罗一切。结合后世医学来充实病机十九条，一般可分两个方面：①外感六淫之火，乃指部分壮热。导致壮热不一定是火邪，寒邪也能引起壮热，所谓六淫之邪皆能化火也。若于壮热之中，伴有口渴、舌绛、苔糙、神昏谵语等情况，则变为火邪了。②内伤五志之火，是指机能偏胜及无热而精神异常等。例如：因机能偏胜，虽无发热，而自觉心烦易怒，头晕耳鸣，舌红等，一般称为肝火、虚火。又由于精神刺激，五志之火内燔，神志失常，骂詈不避亲疏的狂疾，一般称为痰火。

又如风寒湿邪，闭郁表气，郁而化火者；内伤饮食生冷，遏而化火者。此二者，皆为郁火，《内经》所谓火郁发之之火也。外感温暑燥热，助其内热成火者；内伤饮食辛热，致火得热愈炽者。此二者皆为实火，丹溪所谓气有余便是火，《内经》所谓实者泻之是也。气不足，致令脾阳郁而成火也，李东垣所谓阳虚发热也；肾水虚，致令肝火冲而上炎者，朱丹溪所谓阴虚发热也。此二者皆为虚火，《内经》所谓精气夺则虚，虚者补之是也。郁火、实火、虚火之外，尚有阴火者，如阴盛格阳之火，亦即阴极似阳之火。"木华海赋"所谓阳冰不冶，阴火潜然者也。其于病也，虽见种种火象，如面赤戴阳，除中能食，手足躁扰，欲入泥水中坐。而用药宜大辛大温，直破其阴以回阳，少佐甘咸，以引火归原。以上各类火证，均有其不同的病因，治则亦就据因而异。尤以阴火之证，更难辨识，倘或误诊则祸不旋踵。然温热伏邪致病，每多假阴火证，其热壅于上，气不下行，而见热深厥深，手足冰冷，似下寒上热之证，切不可误认为阴火，而妄施附、桂，美其名曰迎阳破阴，导龙归海，以致酷灼胃液，烁涸肾阴，死生立判，不可不细审也。

火之为病，郁火可发，实火可泻，虚火可补，人皆知之。而阴火可温而引者，以其得养而火反敛也，奈每多不敢者，何也？盖恐误用而致偾事耳。然而火病之发，必有其因，当有其理。故能明理识病，准确施治，见效可必。举例如下：

青年工人，男，27岁，门诊号：92-156。1969年9月20日初诊：患口疮8年，选用西药多种抗生素；中药则泻火、滋阴、清热、口涂药物不计其数，均未见效。其口舌龈颚咽喉，或烂或痛，层出不穷，精神萎顿，夜班工作后加剧，肢末怕冷，饮食困难，两脉软缓，腰脊疼痛。据其发病和治疗经过，以理推论，诊断其为真阴亏损，阳虚假火上逆而成口疮也，方用温养敛火法。处方：熟地、怀山药、麦冬、山萸肉、怀牛膝、珠儿参、熟附片、淡干姜、炙甘草。服药后有所好转，继以此方为主，随症加减，由于久病无近效，故服药53剂，方得平愈。为了巩固，嘱以人参养荣丸常服，辄未再发。

尤在泾读书记中有录。他说：王肯堂治许少微口糜，谓非干姜不愈，卒如其言。又从子懋锫，亦患此，势甚危急，欲饮冷水。方与人参、白术、干姜、茯苓、甘草，煎成冷水，日数服乃已。盖土温则火敛，人多不知此。所以然者，胃虚食少，肾水之气逆而乘之，则为虚中，脾胃虚衰之火，被迫上炎，作为口疮。其症饮食少思，大便不实，或手足逆冷，肚腹作痛是也。这对我们启发很大。但上例兼症不同，脾胃未虚，故予滋水药物与姜附同用，以温养敛火也。

所举病例，主要是为了发扬中医学特点，说明在治法上，不能执一方以治一病，必须考虑到每一病种的正反两面，整体和局部的关联，在八纲中阴阳、表里、寒热、虚实，这些相对问题上来分清，从而进一步深入认识，切不可只看表面现象而不求本质。全面观察分析才能得到正确的治疗。

火的演义，包括西医学所谓"发炎"。但对"炎"的处理，不外是制菌、消炎、清热等等对症疗法，在多数情况下，确有一定疗效。然于临床实践中往往不是那样简单，对此古人是很有研究的。虽说水能灭火，尽人皆知，用寒凉药能消炎，亦为治疗上有效常法。然天下事往往会适得其反。譬如：油脂水燃。化料焚烧，用水灌浇，其火反烈者，何也？这种反常现象，从物理上看，恐怕亦非仅有吧？

前哲有言："岱石出火，汉井出烟，是土生火也。海中阴晦，波如火燃，是水生火也。火热而水干，是火反克水也。水冲而土溃，是水反克土也。丛灶燎原，火亦克木。锄圃耨田，金亦克土。生克之道，不亦乱而无序乎。"因此五行生克，有正克，有反克。火亦有阳火阴火之分。上例即指反常的"阴火"，这类疾病，用制菌消炎清热均不能起到作用的，必须运用中医学的辨证施治，方能中病。以下再举两个病例以说明识病的关键。

例1　女孩，7个月。发热不清已40余天，日间热达38.5℃左右，晚上有时常度，时或低至36℃。面色不华，形体瘦弱，夜烦汗多，舌苔薄润，纳呆便泄。住院检查均无确证，X线胸透正常，抗生素针药、片剂均无效果。按上述症情和检查，根据我们临床经验，诊断其为营卫不和之发热。于是给予桂枝汤以调和营卫，加龙齿、龙骨、牡蛎潜阳敛汗，谷芽、白术调扶脾胃。3剂后初步见效，7剂后热平汗止，大便成条，胃动睡安，再进调补而愈。我们在识病过程中，从整个发病情况来找出瘕结所在：第一，物理检查无确诊，用抗生素生无效。第二，素体羸弱，夜有寝汗。第三，发热不高，退时反低。第四，胃纳减少，腹软便泄。第五，病程已40余天，除面白无华体弱外，殊无特殊变化。通过观察分析，既非阴虚发热，又无阳虚可凭，更无气虚现象，尤不是邪热不解，故推理诊断其为营卫不和，自是吻合。因识病准确，对症下药，见效迅速也。

例2　男孩，8岁。体质坚实，荤腻杂进，新寒外袭，发热39.8℃，头晕，目珠上视，四肢逆冷，腹部较满，苔厚便结，萎软困顿，然唇燥尿短。根据外露病情，辨认为夹食伤寒。以四肢虽为诸阳之本，因其食停胃中，加以寒邪夹滞，以致胃气郁而不能四达，故厥逆昏沉，乃大实有羸状，即此类也。且舌苔垢腻，大便不通，尤系先热后厥，明是热深厥深，自非阴症寒厥可言。即与木香槟榔汤剂处方煎服，下大量胶黏杂物，人事遂醒。但厥回复厥，再以四逆散升散表邪，推泄里热，再经过微热得到微汗，而诸逆悉平。此等病候，若不先攻后和，两法互施，殊难解决。如此阴阳疑似之症，所以最宜详辨而识别也。

综上所述，我们认为能不能识病，乃能不能治病的关键问题。所谓识病，乃是凭藉医家对医理、病机知识的理解与掌握。在临床实践中面对纷繁复杂的证候，必须抓住疾病的病理，应该看到，各种疾病，都有它的本质和发病的机理。在病情发展过程中是有规律可循和预后可测的。只有掌握了疾病的发展规律及其本质，才能制订治疗方案。同时必须注意同一种疾病，在不同个体，不同时节，不同环境，不同阶段，以及不同治疗过程中会有不同的转归，应灵活巧思，区别对待，变化出入，随证施治。只有不断深化对疾病本质的认识，才能不断提高诊治疾病的本领。病理不明，焉得辨证施治？

（三）辨证

辨证——就是要正确认识人的整体与局部的关系，通过望、闻、问、切四诊参合，归纳总结，从而取得病家的一手资料。

中医学是为朴素的唯物辩证的观点所指导的。藏象学说指出：人体始终处在对立统一之中。人体内各部分之间保持密切而有机的联系，互相资生，互相依存，互相联系，互相制约。人体某部分发生病理变化，可以影响到整个身体或其他器官；而全身的状况，又能影响局部病理的变化过程。只有全面地辨证地认识和妥善处理这种局部与整体的关系，通过现象，抓住本质，方能正确认识疾病，取得治疗上的主动权，达到愈病的预期目的。

临床诊病，先察其出现于外的"病形"，其次调查其病理活动的"病能"，通过其外形的表现以测其内在的变化，即从现象求取其本质。疾病的发生与发展是邪正盛衰，阴阳消长，相互转化的过程。我们运用四诊的望形察色，观舌看苔，切脉闻声，结合主诉，全面归纳分析，作出诊断和治则，这就是中医学诊治疾病的辨证法。

所谓"病形"，是指临床表现所能看到的病候。从病候来辨病之属外感还是内伤，如是外感，就须区别其为伤寒，或为风热；如果是伤寒，又须从六经区分。六经各有不同见证，即所谓"病能"。概括来说：太阳、阳明、少阳皆为阳病、热病、实病；而太阴、少阴、厥阴皆为阴病、寒病、虚病。阴阳寒热虚实之中，又有在表、在里、在半表半里之不同。太阳为表，少阴亦为表。太阳之表为热为实，证见发热恶寒，可汗而已；少阴之表为寒为虚，无热恶寒，不可汗也。阳明为里，太阴亦为里。阳明之里，为实为热，是为胃实，可予下法；太阴之里为虚为寒，证见自利，不可再下。少阳为半表半里，厥阴亦为半表半里。少阳之半表半里，为热为实，证见寒热往来，治可清解；厥阴之半表半里，为寒为虚，厥逆进退，不能清解。六经见证不同，治亦各异，此其辨证之要诀也。

若是风热，则有内外标本之别，如因风生热者，乃外入之风，风胜则热遏，散其风而热自解，所谓"火郁发之"也。此风为本，热为标也。因热生风者，乃内出之热，热胜则风旋，清其热而风自熄，所谓"热者寒之"也。此热为本，风为标也。倘或风热二字，义犹未明，模棱施治，治必失误。有风从热化而为温病，则病情进展须辨卫气营血，应按病势辨证施治。温病学说是后世医家从《伤寒论》发展而来的，也是中医学进展的学说。风温四时皆有，惟春为甚，但有新感、伏气之分。新感从口鼻而内袭三焦；伏气多匿于膜原，或内舍于营，然二证皆属肺胃。此类病，其属肺胃者，重则麻杏石甘汤加连翘、大力子、桑叶、薄荷；轻者桑菊饮少加麻黄1~2克，但取其轻扬之性，疏肺透表，效如桴鼓。虽有初恶风寒者，但忌用桂枝，以桂枝辛热灼营也。

应当说明伤寒邪在太阳，必恶寒甚，其身热者，乃阳郁不伸之故而邪未化热也。如传到阳明，邪已化热而不恶寒，始可用凉解之法，若有一分恶寒，仍当温散，盖以寒邪阴凝，故须麻桂猛剂。若温热则为阳邪，就须轻清解肌，倘或重剂大汗而伤津液，反化燥火，则难治矣。故初起解表宜用辛凉，并须避寒凝之品，恐遏其邪，反不易解也。即或夹有风湿，应于清热药中兼以渗化之品，不使湿热相搏，治则易解。故伤寒一发汗而表寒即解；温热一发汗则里热愈炽。伤寒以发表为先；温热以清里为主。伤寒后期多伤阳，其末路以扶阳微急务；温热后期多伤阴，其末期以滋阴为要法。但扶阳或滋阴，均宜侧重阳明，此又一辨证之大关键也。

然伤寒之背恶寒，又有不同的辨证焉。一为阳明证背恶寒而用石膏；一为少阴证背恶寒而用附子。辨之法，阳明证为身热而口燥渴；少阴证为无热而口中和。故病有相同者，当求其同中之异，因说明之，以免上述"若有一分恶寒，仍当温散"之论有所矛盾以致误解也。

从内伤来说，人多以内伤为不足，然劳倦伤固有不足者，若饮食伤则有余者多。所以云内伤者，为明其不因于外感耳。内伤有实证，亦有虚证。譬如，世多郁病，治法则以达、发、夺、泄、折为主，故凡郁无虚证。张戴人曰："郁之未成，其初甚微，可呼吸按导而去之，若强补而留之，留而不去，遂成五积，此病成即难去矣"。他又说："养生之与去病，本自不同，今人欲以补剂去病，宜乎不效。"更说明辨证不精，在实证有赢状时，而误补以益疾也。张仲景以"杂病"二字，统括全体脏腑之内伤证，可见内伤杂病者，不是单属虚损病也。由于现今郁病之多，故择其要者以分辨之。郁有气、食、痞、瘀四大类。"气郁"者由郁怒伤肝也，胸胁串痛，郁积伤中，情志隐曲，女子最多，男子亦有。以其郁闷不得发泄，治宜开郁理气。"食滞"者与气郁初起时症多相同，食郁每见嗳腐吞酸，恶心腹痛，中有实物，为实邪，舌苔厚白微黄，胸膈满痛拒按，而亦不移，治宜消导下积。气郁中空无物，为虚邪，舌苔薄白，胸膈满痛，软而可按，为不同点耳。"痞气"则满而不痛，痞满不舒，虚热烦闷，宜用泻心法治之。古人经验，治痞要药，在干姜、黄连二味，半夏、黄芩、甘草、大枣辅佐耳。偏于寒则多用干姜，亦可参以附子；偏于热则多用黄连，亦可参以大黄；偏于中虚则多加人参，或涉表邪则加生姜，此治痞之心法也。至于因瘀而郁者，为宿疾不愈，气阻血滞而成瘀积。心下虚痞，腹中胀痛，食难运化，形成癥块，妇人则经闭作痛，治宜大黄䗪虫丸或桃仁、红花、三棱、莪术等均可选用。以此为经血瘀阻，故宜润之，去之，通之，补之而入血分也。惟《内经》有云："大积大聚其可犯也，衰其大半而止"，即调脾胃以养正，使积自除，以积去须大补也。内伤之病不外气血，其虚实之理，不能不辨。《内经》所谓补不足泻有余，即此义也。举一反三，余可类推矣。

在儿科领域中，以幼儿不能自诉，则辨证方面更须医者观察周详，见微知过，方能无误，兹举2个不同病例：

例1　女孩，2岁。咳嗽3天，发热气急只有1天，但来势严重。西医听诊，两肺有湿啰音，以左侧为多，胸片为支气管肺炎，发热仅38℃。抗生素等不起作用。中医观察到其形体赢弱，咳逆气急，鼻煽色青，痰声辘辘，自汗淋漓，眼眶凹陷，身而四末厥冷，舌苔白腻，脉沉细而数，大便泄利，辨识到已呈阴盛于内，阳亡于外，正虚欲脱，势已危急，亟拟麻附细辛合真武汤以救其逆。

处方：麻黄（带根节）4.5克，淡附片4.5克，细辛2.4克，茯苓9克，淡干姜3克，五味子2.4克，焦白术9克。

上方服1剂后，阳气稍回，面色转润，而且见泪，自汗亦减，舌苔转腻，察势里寒有外泄之机，惟四肢不温，喘逆未平，便泄日五六次，小溲短少，脉象细数，热度如前38.3℃。病势虽初露转机，殊仍未脱险境，再宗原法出入。

处方：桂枝2.4克，淡附片3克，细辛1.8克，淡干姜2.4克，五味子 2.4 克，陈皮 3 克，姜半夏 9 克，茯苓 9 克，焦白术 9 克，川贝粉 3 克。

此剂服后，阳回肢温，面色滋润，苔已薄腻，脉象滑数，泄利亦和，惟虚汗尚多，痰多气逆，这是肾气不纳，水饮不化也。再用下方连服 3 剂。

处方：竹节附子 4.5 克，川贝粉 4.5 克，苏子 6 克，炒莱菔子 6 克，白芥子 3 克，橘红 3 克，姜半夏 9 克，紫菀 6 克，远志 6 克，黑锡丹（包）9 克。

3 日后苔化舌清，热退思食，气平痰少，脉软汗多，便下转厚，续进六君子汤调治而愈。

我们对此病例，从辨证角度来看，是较复杂而严重的。以其既见少阴之里（脉沉细），又见太阳表证（身热而脉数），舌苔白腻，更以咳逆气急，鼻煽面青，自汗淋漓，热微肢厥，故用麻黄宣肺，附子回阳，细辛温经。但汗多眠陷，肢厥痰壅，津液越出，微阳外亡，已呈虚脱之象，故合真武汤救治虚寒，制水气上逆（虚痰），又以汗多，故麻黄带根节，使发中有收。因其下利，去芍药易五味子以酸收，生姜易干姜以守中阳。服药 1 剂即见好转，遂去麻黄易桂枝以安表。续服 1 剂，阳回肢温，进步较大，其尚有痰多气逆者，乃肾不纳气，水饮不化也。故除温化痰浊之剂外，加黑锡丹以镇纳之，病得以安。

例 2 男孩，15 个月。患麻疹，有先天性心脏病史，发热 6 天，疹出隐不透，发热 39.6℃，咳嗽不爽，气急鼻煽，面色苍白，涕泪均无，舌红苔薄润，此为血分瘀阻，疹向内陷，故拟活血透痧法。

处方：当归 4.5 克，桃仁 6 克，赤芍 6 克，土红花 4.5 克，连翘 9 克，荆芥 4.5 克，葛根 6 克，枳壳 4.5 克，生草 2.4 克，象贝母 9 克，前胡 4.5 克，1 剂。

次日服药后，血得活而疹重见明透，热度尚高 39.2℃，涕泪已有，咳嗽轻松，气急略平，症象好转，再以表里双解。

处方：荆芥 4.5 克，连翘 9 克，大力子 9 克，前胡 4.5 克，象贝母 9 克，杏仁 6 克，赤芍 6 克，当归 4.5 克，蝉衣 2.4 克，1 剂。

第 3 天麻疹齐透后已呈回象，热度亦减至 38℃，咳嗽尚多，大便秘结，小溲短赤，舌红苔黄腻，此为毒火内恋，急以清泻，以泄热毒。

处方：桑叶 9 克，连翘 9 克，银花 9 克，白茅根 30 克，枇杷叶 9 克，杏仁 6 克，生山栀 9 克，瓜蒌仁 9 克，知母 6 克，紫菀 6 克，生大黄 9 克。

第 4 天大便 4 次，呈酱黄色，热净痧回咳减，苔薄舌绛，再经清理而愈。

这一病孩，从辨证来看，主要是麻疹不透，其不透的原因，因患儿原有先天性心脏病史，在血分的运行方面，自与常儿不同，故疹出即没，显系血分瘀阻。而麻疹之发，是自内达外，由里出表，必经血分，主要赖气行血活，其痧自透，如痧毒不从外泄，则变起仓卒，危害立至。我们用活血透痧为临床实践有效方法，至于后期便秘溲赤，予以清泻之剂以清余毒，则是随证而施的善后之治也。

总的说来，中医辨证是在识病的基础上加以分析。众所周知，小儿最常见的是消化道疾病和呼吸道疾病。即以小儿消化道疾病而言，种类很多：如伤食，腹泻，疳积，痢下，诸虫，腹痛，呕吐，纳呆，口腔溃疡等等。呼吸道疾病则有感冒咳嗽，肺炎，哮喘，咽蛾，喉炎，喉痧等等。所有这些疾病，我们可以看到同一个症状的出现，却有其不同的病因。正因其病因不同，则牵及的脏腑也不同，导致的后果也就不一样，于是治疗方法也该因之而异。故欲达到准确的治疗目的，必须辨析症状，探求病因，明了病理机转。而病因、症状、病机等都属于"病能"的范畴，此是临床中必须掌握的环节。所以说"病能"和临床医学有着不可分割的关系。如果我们不能掌握病因和病理机能，以及辨析临床症状，对疾病的诊断就没有预见性。治疗上，往往会流于见症治症了。

进而言之，小儿稚阴稚阳，易虚易实，对这方面更须密切关注。我们从具体征象可以测知，如：面赤、口渴、气粗、烦扰、腹胀、便秘、脉弦大数急等，多为实证。面白无华、不渴、短气、神倦、睡时露睛，脉细小软弱等，多属虚证。惟有辨清虚实后，方能作出正确的治疗。

此仅言其常，未论其变，变则有错综复杂的现象出现：例如真虚假实，假虚真实，或虚实互见。

《素问·通评虚实论》："邪气盛则实，精气夺则虚。"是指外感六淫之邪后，若邪气盛，正气充沛，为实证；邪气盛而正气虚弱，则精气不能与之抗争，而为邪气所夺，转为虚证。说明在邪正相争过程中：正长则邪消，正消则邪长，正邪消长反映出"实证"或"虚证"两种不同类型的病理现象。故虚实的转化，是医者必须掌握的。

其间尚有真假之别，互见之异。临床上体强者多实，体弱者多虚。但在病中儿质脆弱，虽实亦易转虚。至于禀赋素弱则尤须注意其虚之更速。因之治疗上务必严密防范，见微知著，不可草率从事。一露虚象，即须顾其元气，或扶元逐邪，或养胃安正，则不致偾事。此即儿科与内科在辨证方脉上最大区别的关键。

（四）求因

求因——就是对疾病所表现出来的症状，通过辨证，透过现象，抓住本质，从而对疾病的性质作出正确的判断。

《内经》曰：治病必求于本。"本"即中医所谓病源，或者是说发病的原因。医临斯证，必先辨其病属何因，继必察其性质何似，更审其有无宿恙，然后权其先后之宜，对证发药，庶可药到病除，无枘凿之不入矣。

任何疾病的发生，都有发病因素，在辨证要点之下，又必须求其发病原因。人身内部病变可以影响外部，外部的疾病也可影响内部。所以在疾病过程中，病情变化是相当复杂的，但在治疗上却不能见症治症，或但凭现象，不究本质，不探求病因，就会失却主次而影响疗效，甚或药不及病，或药症相反，以致益疾。

发病因素，有内因与外因，或内外互因（不内外因另作别论）。岐伯曰："从内之外者调其内，从外之内者治其外；从内之外而盛于外者，先调其内而后治其外；从外之内而盛于内者，先治其外，而后调其内；中外不相及则治主病。"这说明治病求因的原则。此五种不同情况，应分别说明其基本精神，从标本内外的先后缓急，领会这里面包括了病因病理的内容，以及治疗原则上主次方面的精神实质。

上述五条经文说明对任何疾病在治疗上均有一定规律可循，遵循法则可使我们据理推析。无论其病因属内属外，症情变化如何复杂，唯一关键是要探求发病的根源，掌握其标本先后以定治疗步骤，也就是治病"求因"的关键，其他自可隅反。

在儿科领域中，其发病因素以外感六淫之邪与内伤饮食之积，二者最为多见。若先天不足，本元虚弱，再因脏气娇嫩，更易引起外感与伤食。在外感与伤食的发病过程中，尤须注意虚实两个方面。虚实互见，或虚多实少，则又不可不明辨而细察之。从病因论，外感多实，内伤多虚。从时间论，初期多实，后期多虚。此为常理，但是，小儿患病客观上并不完全如此。外感发热如属体弱元虚者，则须用参苏饮之类既祛其邪，又扶其正。内伤饮食或恣啖生冷者，其脾胃先伤，运化无权，易致积滞，则实者先消之，久而内虚当须消补兼施。小儿尚无七情内伤，故可在虚实的证候中测知其病因，正确地辨证施治，自能奏效。

上述外感与伤食，仅举其概要。至于其他各种不同的病症，有其不同发病原因，临床上掌握其主要关键，切莫从枝节处看问题。病情虽复杂多端，只要分清其主要矛盾和次要矛盾，抓住病因是治病的首要问题，然后认清证候立方遣药，据理以治，自能丝丝入扣，而病可愈也。

（五）立法

立法——就是通过辨证求因以后，对疾病作出正确的治疗的方法。

如果说，明理、识病是反映了医学理论方面的修养和程度，而辨证、求因则属于观察、研究、分析、综合的能力。那么在上述基础上得出的结论，接下去就是如何着手治疗眼前的疾病了。在这阶段中，医家必须先确定采取什么方法祛除病痛，达到恢复健康的目的。

治法，是一个十分具体和重要的问题。方法对头，则问题解决就顺利有效；方法不恰当，往往事倍功半，收效不大；如果方法错误，那就造成无穷危害。治病关系着人的健康和生命，实非儿戏，更应慎重选择正确的治疗方法。

治疗方法的确定，本于对病情深入细致的观察调查。但确定正确的治疗方法既是一个实践问题，又是一个理论问题。所以，它是理论与实践相统一的结果。中医诊病通过从外到内，见证推理，以常衡变的诊断，从而确定治疗的基本方法，也就是我们所说的"立法"。

由于人体所患疾病种类极多，故治法也多种多样。我们前辈在临床实践的基础上总结了自己成功的经验，为后学提供了一整套治疗规律和多种多样的治疗法则，是我们临床中极好的借鉴。但借鉴并不等于照搬、照抄，还应从现实的环境条件和疾病情况出发，分析继承和吸取前哲研究成果的精华，巧思而灵活地运用它，并在这个基础上不断有所发明，有所创造，有所前进。

下面我们简单地介绍一下历代医家所总结的一系列治疗方法和法则以资参考：

古有七方（大、小、缓、急、奇、偶、复）之法则。大方者，以邪气强盛，病有兼症。如《伤寒论》阳明腑证非用大承气汤之大力推荡而不能克制也；小方者，其邪气轻浅，兼症不重，只需剂量较轻的小承气汤之类即可；缓方者，一般的虚弱病症，不求速效，用药缓和，如四君子汤的平补是也；急方者，在病情危急之时，须迅速抢救的，急用药力峻烈的四逆汤等方剂以回阳救逆；单数药味叫奇方，一般指病因单纯，而用一味药物治疗即可，如独参汤之类；双数药味叫偶方，系病因复杂，用二种以上的主药，如金匮肾气丸；复方者，即是二方或三方或数方相合配成，如清瘟败毒饮之类是也。

北齐徐之才，则有十剂之法（宣、通、补、泄、轻、重、滑、涩、燥、湿）。以宣可决壅、通可行滞、补可扶弱、泄可启闭、轻可去实、重可镇怯、滑可去着、涩可固脱、燥可胜湿、湿可润燥等是也。

从七方十剂基础上，明代张景岳另立"新方八阵"（补、和、攻、散、寒、热、固、因）。"补"适用于元气亏损，体质虚弱的患者。"和"是调和之意，即调和人体中之偏胜。"攻"适用于急证实证而攻之下之。"散"适用于风寒外束之表证。"寒"适用于热证，或为降火，或为补水之用。"热"适用于寒证，有助阳祛寒作用。"固"适用于各种滑泄不禁之证。"因"因证立法之意。

上述各法，都是中医治病中的基本大法，也是辨证施治中运用的必要法则。我们既要利用这些立法来为病人治病，还应明了其有禁忌而不能随便使用的一面。如从程钟龄医门八法来讲：

1. 汗法

使病邪从汗孔排除出去，以达到祛邪安正的目的。医者既要明其可汗之症，又要知其不可汗之禁。《内经》有动气不可汗。仲景有失血者不可汗；小溲淋痛不可汗；疮家不可汗；伤寒病在少阳不可汗；又虚人坏病以及妇人经水适来均不可汗。而伤寒太阳表证，自非汗之不可。以太阳为一身之外卫，主皮毛，而皮毛又为肺之合，故足太阳与手太阴二经之病，往往互见。如《伤寒论》头痛恶寒，固为太阳经证；鼻鸣而喘，即肺经证矣。此时以麻黄汤去桂枝，麻黄带根节，使发中有收，杏仁连尖取其发，连皮取其涩，甘草生用，补中有散，汤名改称"三拗"，再佐荆、防疏风，甘、桔宣上，百部止咽痒除咳，变峻剂为平剂，以治风伤肺，寒伤太阳的头痛无汗而喘，咳嗽痰白等症，效如桴鼓。这是化裁法。如若风寒紧束，自非麻黄汤不可了，因桂枝可助麻黄发汗。

2. 吐法

是利用具有催吐作用药物，促使郁结在咽喉之间或胸膈以上的有形实邪（痰壅食阻）从口中吐出的方法。但对体质虚弱的病人，慎用。必要时可用人参芦 3～6 克研末调服，可以催吐而不伤元气。但吐法在临床上用者很少。若咽喉壅塞，必要时用稀涎散或雄黄解毒丸调匀催吐，确有起死回生之功。

3. 下法

就是攻法。以病在里，攻而下之之法。然大便秘结一证，有热结，有气滞，有液枯三种不同。如是热结，则诸承气为正治。但用大承气有八禁：①表不解，恶寒未除，小溲清长，病尚在表，故宜汗不宜下。②心下硬满。以心下为膈中上脘之间，硬满为邪气尚浅，若误下之，恐利遂不止。③合面赤色。面赤为邪在表，浮火聚于上而未结于下，故不可攻。又面赤娇艳为戴阳症，尤须细辨。④平素食少或病中反能食。盖平素食少，为胃气虚，故不可攻。如果病中有燥矢，则不能食矣，若反能食，则尚无燥矢内结，不过便硬耳，只需润之，亦未可攻也。⑤呕多。呕属少阳，邪在上焦，虽大便不通，仍不可攻也。⑥病人自汗出，小便自利，此为津液内竭，便闭者不可攻之，宜导下法，导而通之。⑦脉迟。迟为寒，攻之则呃。⑧病人平日小便日三四行，今小便少，虽不大便，知其不久即入大肠，宜姑待之，不可妄攻也。知此八禁，庶免误投。

吴鞠通于阳明下证，峙立三法：热结液干的大实证，用大承气；偏于热结而液不干者（旁流），用调胃承气；偏于液干，而热结少者，用增液，所以固护其虚，务存津液也。

如气滞则必求所以致滞，而去其滞。如食滞则枳实导滞，痰滞则加味凉膈，瘀滞则桃核承气，饮滞则控涎、十枣蠲饮逐痰，热滞则厚朴七物，寒滞则六磨饮子，皆足奏功。"液枯"多兼热结，则养荣承气为正治。若液枯而兼气滞，轻则五仁陈皮；重则张氏济川煎，注重肝肾。肾主二便，故以苁蓉、牛膝滋阴下行以通便。肝主疏泄，故以当归、枳壳，一则补润肝阴，一则苦泄肝气。妙在升麻，升清气以输脾；泽泻降浊气以输膀胱；佐茯苓以成润利之功。张景岳谓病涉虚损，而大便不通，则硝黄攻下等剂必不可用。若势有不得不通者，宜此方主之。此寓通于补，临床有奇效。

4. 和法

伤寒在表者可汗，在里者可下，半表半里者惟有和之一法。所以病在少阳，有汗、吐、下三禁之训。仲景用小柴胡一方，最为切当，所见明确，立法精微。少阳的半表证即往来寒热，胸胁苦满，指在腠理之风寒而言；半里证即口苦、咽干、目眩，指在胆腑之里热而言。不使寒热互拒，故有和解一法。柴胡解少阳在经之表寒，黄芩清少阳在腑之里热；半夏、参、草和胃阳以壮里气；姜枣助少阳生发之气，调和营卫以解表。人参扶正补虚，此方可使上焦得通，津液得下，胃气因和，不强发其汗，而自能微汗以解，此为和解少阳风寒，助胃化汗之良法也。

5. 温法

温者，温其中也。脏受寒侵，必须温剂，《内经》"寒者热之"之谓也。脏寒属里，故曰里寒。而里寒有两种来源：一是寒邪乘虚而直中于里，或表寒不解而传里；另一是脏腑阳虚，寒从中生的内寒，但究因本身的真阳不足而发生里寒。因此祛寒之法，用温热药为主外，还应根据里寒的轻重、部位，分别配合温脾阳，补肾阳，以及温通经络等法来适应运用。

客有问曰：用清法易，用温法难，何也？余曰：医如寒热不分，虚实莫辨，用温法固难，用清法岂易哉？譬如劳力过度，中气已虚，发热倦怠，心烦尿赤，证属虚火，无阳以护其荣卫，虽似外感热病，设或清之，反致益疾。又如阴虚之体，日晡潮热，或小儿营虚血弱，发热烦躁，证象白虎，如果误投，则势必难救。又有阴盛格阳，真寒假热，其人面赤狂躁，欲坐卧泥水之中，数日不大便，或舌黑而润，脉反洪大，按之豁然，或口渴欲饮冷而不能下，法当用温，倘误施清凉，下咽则危矣。大凡直中阴经，其症恶寒厥逆，口鼻气冷或冷汗自出，或呕吐泻利，腹中急痛，厥逆无脉，下利清谷，种种寒证并见，必须温剂，当无疑义焉。又如寒湿痹痛，四肢拘急，亦宜温散。更有盛夏遇寒证而用热药，隆冬遇热症而用凉药，此则舍时从证之治也。所以辨证清，审因明，合宜而治，温清而治，温清自无难易也。

6. 清法

大凡清热泻火，凉血解毒的方剂，都属清法之类。清者，清其热也。经曰"热者寒之"是也。但热有不同的病因。表邪发热，用解毒法以退热。腑实内热，用攻里法以去热。而清法的适应证，为里热炽盛的较为恰当。然而里热有气分、血之分，所以必须分别用清气与凉血的方法来治疗。如白虎汤清气分之热，犀角地黄汤清血之热。如果气分之热不解，血中之热亦炽，形成"气血两燔"，则须清气和凉血并进之，如清瘟败毒饮这类的代表方剂。假如邪热内陷，侵入心包，昏厥狂乱，即须清热泻火与开窍安神法互用，必要时配伍养阴生津药物，以济高热烁耗的阴液。

倘因七情内郁，内脏功能失调的里热，须分清虚实，辨明脏腑，或用苦寒泻热，或用甘寒清热，或酸甘生津，养阴除热。至于虚劳骨蒸，夜寝盗汗，程度较深，则须根据其不同的病情而调治之。但尤须保护胃气，培养后天，和谷者昌，此之谓也。

7. 补法

人体气血阴阳不足，而发生的种种疾病，则必须用滋补强壮的药物，以补其不足。经曰"虚者补之"。然补必须分其气血，辨其寒热。以气主煦之，血主濡之也。故气虚者当补气，血虚者当补血，此为常法。如血热之证，宜补血行血以清之；血寒之证，宜温经养血以和之。在无形之气不能生有形之血时，则须补气以生血。在气虚不能摄血时，亦须补气以摄血。更有失血过多，如大吐血、妇人大量血崩，则无分寒热皆当补益，所谓血脱者益其气，乃阳生阴长之理也。盖有形之血不能速生，无形之气所当急固。补有平补、清补、峻补、食养之补，各随其宜而施治之。在五脏则有正补之法，所谓肺虚益气，心虚和营，脾虚调养，肝虚缓中，肾虚益精。尚有相生而补之法，如培土生金，益火生土，补木生火，滋水生木，养金生水等等，皆为补法之要也。然药既补矣，而平日身心的锻炼，饮食的调节，较药物之补更为重要。

8. 消法

就是消散积滞也。小儿乳食不节，饥饱失调或恣啖零食、生冷瓜果，最易积滞，初起即当消导，所谓"结者散之"。若日久成疳，则脾胃受损，就须消补兼施了。然疳积一症，用消补之法，须分浅深，浅者以消为主，略和脾胃。其次三补七消，半补半消，或七补三消，或九补一消，视其重轻，进行治疗。否则，治不及时，病日益深，而成"丁奚"、"哺露"，甚至形成"猢狲疳"，则治疗上更感困难了。用消法必须顾及胃气，初期即消，保其胃气也。病久用消补兼施，亦为使其不损中土也。所以消而伐胃，实非其治也。

再就《伤寒论》来说，张仲景既曰太阳证、少阳证、阳明证、太阴证、少阴证等，而又曰麻黄证、桂枝证、柴胡证、白虎证、承气证、四逆证等，既以病名证，而又以法名证，这是因病施治，以法合证也。同时既有正治，又有反治。由于病情万绪，变化莫测，且有秉受之异，老少之异，脏病腑病之异，七情六气之异，寒热虚实之异，均宜各审其所属而明辨施治。正治者，热因寒用，寒因热用，实者泻之，虚者补之也。反治则不然，如下气虚乏，中焦气壅，如果不知其本，反治其标，而用散满之法，则更虚其下，病必转甚矣。若能峻补其下，则下可实，而中满自消也，这是塞因塞用之反治法。又如协热下利，或凝寒而泄，则热者以寒下之，寒者以热下之，是为通因通用之反治法也。此所以能明确正治反治之法，何愁病之不愈也。立法的重要，于此更可明悉。

"法"是古人已验之成规也，前人立法，为使我们后人触类旁通斟酌而运用之，则为效不既易乎。然而，"大匠诲人以规矩，不能使人巧"。因之，拘法以论病，执方以用药，而病多不瘳，何哉？此未明受病之因也。

故一方者，乃一定之法也。法者，不定之方也。古人之方，即古人之法寓焉，立一方必有一方之精意存于其中，不求其精意而执其方，是执方而昧法，此为中医所大忌也。

当然，临床揣证，全凭胆识。望形察色，辨舌诊脉在于识；选药制方，定量减味在于胆。所以必先有定识于平时，乃能有定见于俄顷。但是临证断病，必须眼到、手到、心到，三者俱到，活泼地治病，始能无误，熟能生巧，非粗心草率者所能得其精髓也。

以上这些方法和论述都是历代医家在临床实用的已病却病的金科玉律，医者必须熟练掌握，取其精华，灵活运用。

（六）选方

选方——就是据法而选方，此犹作战之战略战术，用兵遣将，用先人已验之成规，合今人不断创新之经验，才能有的放矢。

方剂之多，浩如烟海，从古至今，何只亿万。明代以前，有《伤寒论》113方，《金匮》见于各篇的实177方，《千金方》6000余张，《外台秘要》4000余方，《圣济总录》2万有多，《普济方》61379张，以后则难于统计了（当然内有重复的）。所有这些方剂都是古代医家临床实践总结。我们今天如何正确运用，都是值得研究的问题。所谓"千方易得，一效难求"。我们还是只有从实践中予以检验，逐步地运用前人的经验理论，结合自己通过临床实践所得出疗效加以识别，得到新的知识。

我们儿科临床中所选用效方也甚多，诸如桂枝汤加麻黄根治小儿表虚汗多者。或因营卫不和而发热的，桂枝汤作为主方。葛根芩连汤为热利所常用，兼治小儿炎热重而泄泻者。止嗽散治感冒咳嗽效果很好。银翘散、桑菊饮治温邪初感而高热，二三剂可以见功。钱氏益黄散治乳儿消化不良，泄泻而呕者。七味白术散治腹泻烦渴。保和丸治初期积滞。王氏清暑益气汤用治小儿夏季暑热症，如上盛下虚，多饮多尿，加连附六一汤，确有功效。小建中汤治幼童虚寒腹痛，百治无效者，见功迅速。王清任氏少腹逐瘀汤治小儿复发性肠套叠，甚有连发十余次者，服此方不十数剂，就能根治不发。星附六君治小儿脾虚痰鸣。自制金粟丹服一二料，对小儿发热性惊厥可预防制止，不使再发。幼儿胎痫，用自制金箔镇心丹，疗效很好。一味羚粉治婴儿面疹奶癣，数剂可退。腺病毒肺炎，处方中用熊胆1.5克，麝香0.06克，退热消炎，效如桴鼓。麻疹不透，由于血瘀气滞，用王氏解毒活血汤，能使血活、痧透、毒泄、热和而安。这些不过是举其一部分在临床上已摸索到尚称满意疗效的，针对一定的发病规律和治疗规律的方剂。但对某种疑难症，我们也曾走过弯路，而且现在仍在走弯路而不能选择到有效的方剂，不能得到及时解决的，也不在少数。

所谓的选方并不是执一方治一病，而是需要深究其旨，在应用时慎思选用。世界上任何事物的特殊性，决定了没有一把钥匙可打开所有的锁。治病也是同理，药物同方剂并没有什么"神仙一把抓"的灵丹妙方和特效药，只有根据不同的情况采取不同的方法，因人、因时、因地明确辨证，灵活运用，方能曲尽中医之妙。运用中药方剂如果只是站在某一角度强调"特效"、"有效"，或者把方剂中的药物从配伍中分裂出来单味去研究，这样做法是片面的，甚至是错误的，因为它背离了中医学的基本原则——整体和辨证的观点。

前人制方，多重化气，如补方中兼用通药，乃防其气不化，补中益气汤用柴胡、陈皮，归脾汤用木香，逍遥散有生姜、薄荷，皆系此故。六味地黄用泽泻，异功散用陈皮，亦皆所以化气也。

临床上黄芩汤与活人败毒散同治痢疾，然有区别。黄芩汤治太阳少阳合病，热邪下行肠间之自利，对秋天伏热成痢，效果颇佳；败毒散治时行外风夹湿之痢疾，即喻嘉言所谓"逆流挽舟"法也。同为痢疾，因病因病机不同，治法选方亦异也。

有人说："熟读汤头四百首，不会治病也会治。"这种说法是想走直径，不思深造。如果说中医是一门科学的话，则决无如此轻易简便的。当然，汤头必须熟读，备以巧思运用，但应结合理法方药耳。陈自明说："世无难治之病，有不完善治之医。"那么要做一个善治之医，必须明理、识病、辨证、求因、立法。

（七）配伍

配伍——就是药物的搭配，君、臣、佐、使，来达到愈病的目的。

中医处方，大都是多味药物组成的，每方把几种或十几种药品搭配起来。而每味药品的配伍，有其不同的意义，同时药品之间，还有药性的相互关联。

处方的配伍，古人称其主次曰君、臣、佐、使，以分重轻。君为一方之主药，臣则辅之，佐则制止，使则引之。这是为了提高药物的疗效，通过配伍组织后，可发挥它们的综合作用，同时在配伍中还能减少个别药物的副作用，藉以消除和防止有害于人体的不良反应，使用于临床更加熨帖地有效于病情。

　　药质之轻者，能浮能升，上入心肺。质之重者，能沉能降，下行肝肾。中空者发表，内实者攻里。枝可达四肢，皮可走皮肤，为心为干，内行藏府。枯燥者入气分，润泽者入血分。酸咸无升，辛甘无降。寒无浮，热无沉。以此定其升降浮沉，以类相从之用。如升者引之以咸寒，则沉而直达下焦；沉者引之以酒，则浮而上至巅顶。能明以上种种，然后方能得配伍之要旨。

　　在古方的组成上，颇有法度准绳可循，方中药物的配伍，其合现实的处方意义。例如："四逆汤"之附子合干姜，伍以甘草；"大承气汤"之大黄配芒硝，伍以枳朴。附子合干姜，大黄合芒硝，都能加强显出其药效。而参草之与姜附、枳朴之与硝黄，则更具有很深的意义了，因为药物的作用，常因配伍的关系而有加强（协同作用）和抑制（拮抗作用），以变更其方向。不但如此，即一药因其用量的多少不同，亦往往可呈相反的作用。众所周知，其中最显著的如附子一药，它的成分有镇痛的乌头碱和强心的去甲基乌药碱等作用，可是中医所常用的是炮制过的变成熟附子了，其中"乌头碱"成分含量已经是极少的小量，而强心成分则不变。在"桂枝加附子汤"中附子加1枚（今常用药约1.5克），主治汗漏恶风，以其强心成分加强桂枝之振兴机能。可是另一个"桂枝附子汤"中附子的用量是3枚（今常用约4.5克），特别用得重，以治风湿烦疼，这里的附子正是用它作镇痛剂了。仲景方像这样的例子很多，这些地方，可以看出古代在实践中积累经验的伟大，是值得我们钻研的。

　　又如对黄芩有三种配伍：如配柴胡治气分结热，配芍药治血分结热，配黄连则治湿热中阻。其道理在于柴胡能开气分之结，不能泄气之热；芍药能开血分之结，不能清血中之热；黄连能治湿生之热，不能治热生之湿。这样严密的配伍，才能有不同的疗效。

　　吴鞠通谓："在温病初起时如需用普济消毒饮者必去芩连，盖畏其入里而犯中下焦也。如方内必须用芩连时必加大队甘寒以监之，但令清热化阴，不会化燥也。"他又说："如阳亢不寐，火腑不通，则重用之。湿温症则不惟不忌芩连，且重赖之，盖欲其化燥也。"此则因症情不同而在配伍之上又一变法也。

　　夏禹铸曰："四物汤补血，内有熟地。若心有火而血热，以生地易熟地，却是慧思；若心无火血不热，而生地易熟地，便是鄙见。"

　　以上所举，看起来似乎细小，严格说来，值得我们思考。

《伤寒论》一百十三方中，用人参共有十八。如新加汤、小柴胡汤之用人参，则以桂枝柴胡以达表，而以人参和阴。白虎加人参汤、竹叶石膏汤则以石膏退阳，而以人参救阴。附子理中汤、吴茱萸汤则以刚燥之剂，惟恐其伤阴，而人参养阴以配阳。这样运用之妙，必须师法。

嗣后不少前贤在方剂配伍上亦有独到之处，如香连丸用黄连以泻火，配木香以治痢；交泰丸用黄连配肉桂，使心肾相交以治不寐；水火散用黄连之苦寒，配干姜之辛热，燥湿逐寒散冷；姜黄散用黄连生姜散表寒以止呕；又黄连细辛寒温互济，直达少阴可治口疮。以上皆一冷一热，寒因热用，热因寒用，阴阳相济，最得配伍之妙也。

朱丹溪云：凡治吞酸胸满，必以黄连为主，而佐以吴茱萸；其治腹痛，则倍用山栀，而以炒干姜佐之。丹溪之寒热互施者，皆因火热郁结之病，夫火热宜清，郁结宜散。茱萸、干姜盖资其散，不资其热也，且云佐者，其量不多，自无掣肘矛盾之虞，而有相助为理之益也。临床试用屡有功验，其亦配伍之妙欤。

陆定圃《冷庐医话》云：用药最忌夹杂，一方有一二味即难见功。他说：治一陈姓病温，壮热无汗，七日不食，口渴胸痞，咳嗽头痛，脉数，右甚于左，前医定方，连翘、瓜蒌皮、牛蒡子、桑叶、杏仁、黑山栀、象贝母、竹叶、芦根，药皆中病，惜多羚羊、枳壳二味，服一剂病不减，胸口闷热转甚，求治于余。为去羚羊、枳壳，加淡豆豉、薄荷一剂，汗出遍体，即身凉能食。复去豆豉、牛蒡加花粉二剂而愈。因思温热病动手便用犀羚，其邪本在肺胃，反能引之而入心肝，轻病致重，职是故耳。此亦配伍之当否，可为后学之诫也。

李东垣尝谓：头痛必用川芎，如不愈加引经药。如太阳能配羌活，阳明配白芷，少阳配柴胡，太阴配苍术，厥阴配茱萸，少阴配细辛。此为分经配药之又一法焉。

前人的制方，与集书的选方，都是为使后学能知法度。但每一疾病，很难预测其后来变幻的如何，或者另有什么的兼夹，或者因气候的转变而发生变化，这就需要医者随时慎思注意，运用巧思慧眼，准确对待。孟子曰："大匠诲人，能与人规矩，不能使人巧。"谈到"巧"字，则不易传，亦不可传，也可遇而不可求，这只有医者心领神会，务先识其所以然之故，而后增减古方之药品分量，宜轻宜重，宜多宜寡，自有准的，所谓神而明之，存乎其人。

后人对李东垣氏"补中益气汤"有很多评评，仔细研究，答案是：责任不在制方者，而在用方的人。临床上能用之得当，效如桴鼓。倘使非是病而用是药，当然会起相反作用。应当体味，所有制方，有其一定的精义存乎其间，我们在应用时，必须根据具体病情，深入细研，有所加减，灵活配易，自不能照抄全搬。譬如：患者脾胃虚弱，不能照护营卫，卫气空疏，寒热汗出，则升麻柴胡应须考虑，而易以桂枝白芍，则可护卫益气，殊为合理。如遇阴火灼肺，少气乏力，口渴自汗，升麻柴胡自是禁药，改入麦冬五味的生脉法，可以生津益气，当然合宜了。设或虚火上乘，干心犯胃，面如火燎，心中烦热，升柴必须去除，另易黄连、黄柏以降火清热，比较妥当。他如脾阳不足，胃冷身倦，肢冷便泄，则应加附子、炮姜而去升麻、柴胡，可使扶阳益气，则方与病合，见功可必。正如东垣调中益气汤中以白术、当归易苍术、木香，清暑益气汤中去柴胡易葛根等加味，治法变化，而仍不失补中益气汤的原意。在这个问题上，要从理、法、方、药等实验中来研究，得出其配伍上作用和原理，不断提高临床的疗效。

再举桂枝汤一方而言，它是适用于营卫不和，表虚有汗的外感发热症。而在桂枝汤另加一味不同的药物，就可治疗不同的疾病。如加附子一味，常用于治阳虚背恶寒的外感症，一二剂阳和背就不恶寒了；如加饴糖倍芍药，名小建中汤，治小儿虚寒腹痛，功效很为理想；小儿寒性呕吐不止者，加玉枢丹0.3～0.6克，不二剂就能止吐，神效无比；加龙骨牡蛎，可治小儿心阳虚而汗淋者；成人表虚里实，大便不通者加一味大黄，即可和表通里；加入小柴胡汤治少阳症而太阳表证尚在者，服后二阳均和；加石膏治太阳阳明表热症；加黄芩治感冒咽痛；加党参治表虚体弱的外感。另外，我们治疗小儿虫积，用乌梅配以川椒以伏虫，再加川连为末，和饴糖为丸，可以缓攻杀虫。如以乌梅、川椒、槟榔、川连、使君子等煎汤，冲入大黄浸出汁，可以急攻杀虫，而下虫迅速。这些都是我们临床所常用的有效配伍法。

综上所述，虽仅只是中医学中的一鳞半爪和临床实践中的微细体会，但足以说明方剂配伍对临床治疗的重要意义。配伍，可增强药物疗效，可调和药物偏性，也有用以监制某些药的毒性，可以适合复杂病情的需要等。因此配伍不是简单的凑合，也不是机械地相加，而是有理论、有原则，应当下功夫研究的课题。同时应当运用现代科学知识进行研究，使之更臻完美，进一步掌握其规律性，这对中西医结合和发展中医药学是一个非常重要的关键。

【董氏儿科】
DONG SHI ER KE

47

（八）适量

适量——就是临床用药，必须抓住主要矛盾，该重则重，但须中病即止；该轻则轻（犹轻可去实），在用量过程中，要时时注意保护胃气，做到既稳又准，既合病又合小儿体质之特点。

临床处方对药量的重轻，确亦是一个重要问题。假如病重药轻，则药不及病，延误病机。病轻药重，则药过病所，诛伐无过，反能益疾。所以在方剂学中，一方之药品，除有药品配伍的意义之外，其用量方面，亦有一定的规律性，既要分清其主次的不同，又要适合病情内外的变化，则药症相当，见效可必。然而我们有时因治效不高，而加重药量，甚至增到超过常用极量，同时增加药味，这不能不使人有所疑虑。古人治病，着重胃气，药之变，全赖于胃，胃能承受，药效就高，倘或病中胃弱，尤以幼孩弱质，过量重剂，何能胜任。譬之食谷，一升之量，逾倍而增之，则不病亦病矣。况药有偏性，重在救弊，如果胃不任药，不但不获补救之益，恐其不反增疾者几稀焉。此所以用药适量之不能不讲也。

试举用于胃实热的白虎汤来说，石膏是主药，用量倍重，知母次药，较石膏只用五分之一，甘草是辅药，则只用十分之一了，用粳米以佐之，可以酌情加减。而麻杏石甘汤，是为汗出而喘，身无大热者而设，石膏虽为要药之一，但较白虎汤只用二分之一。喻嘉言清燥救肺汤的石膏用量仅二钱五分，主要是配甘草麦冬以清火养胃，其量故轻。再举小承气汤同厚朴三物汤而言，同是厚朴大黄枳实三药，而小承气汤用量大黄四两，厚朴二两，枳实三枚；而厚朴三物汤则是厚朴八两，大黄四两，枳实五枚。前者为尿数便闭，邪渐入里，胃虽实而非大实，取其和非大攻也。后者腹满而痛便闭者，所以开其下也。再如，当归补血汤，其用量为当归二钱，黄芪则用八钱或壹两，名为补血，而重在补气，以气为血之母，有形之血，赖无形之气以生，所谓阳生阴长，其血自足，此在用量上又一格局矣。举方不多，只是说明由于药量的不同，其适应的证候和作用也就不一样了。

对小儿来说，其用量更应精炼，所以但求清灵，毋事过剂，免伐生生之气，且也影响疗效。昔叶天士为幼科名家，用方工细，药简量轻。徐洄溪评为和平精切，可法可传，得古人真诠而融化之，不仅名家，可称大家。我辈读其书，究其方意，得其精髓，用于临床，确为指南航筏。因之在实践中有深刻体会，同时认识到必须时时顾及胃气。乳婴幼儿，嫩芽弱质，偶罹疾患，易受摧残，药物偏性，中病即止，转而养胃，以维生机。

而医之用药，全凭巧思。譬之吐泻，最为常见，易损脾胃，治不及时，或不得法，后果严重。当此之时，首辨其因，分析处治，藿朴五苓、六和汤、益黄散、七味白术散等，随宜而施，药简而轻，见效自高，乳儿如停乳二三天，效果更速。否则，因乳汁之不吸收而反增吐泻，且绝不会因暂停奶而影响其营养丧失，这是实践的经验。

又如外感受风寒，每多咳嗽，有发热或无热，用药更须轻简，三拗汤（麻黄1.5～2克，杏仁6克，生草2克）为常用，咳多加百部。如肢冷无汗则加桂枝2克。药少量轻，二三剂就可见功，运用古法，妙不堪言，初病邪浅，速战速决也。

再如婴儿便闭（西医名曰巨结肠症），大便不能自通。这类疾病，以其初生弱质，如用苦寒攻下，大便虽可通，则胃气先戕，况通而又秘，若再服再伤，绝难胜任。因之用元明粉6克，白蜜壹匙，润下之剂，开水冲服，药仅两味，效果满意，即使连服多次，也不伤正。

昔徐忠可，治幼儿未进谷食者，患疟久不止，法用浓煎冰糖成汤。王士雄则曰：此法屡试屡验。说明用药清灵，一味单方，合病而宜，此亦可为喜用重量多药者作一镜鉴也。

以上所举，只是说明药量重轻的不同，其适应证和作用就不一样了。另一方面，在儿科领域中，其体质不同于成人，所以用药上必须精简适量，以保幼苗。当然我们用古法以治今病，不能泥古不化，同时也应机巧地用变法来治今病。所谓"检谱对奕奕必败，拘方治病病必殆。"但不能逾越其理和法，则是不言而喻的了。

（九）知变

知变——疾病的发展有其一定的规律，但亦会发生特殊的情况和不同的转归，因此临床必须随证应变，做到病变，法变，药变，方能达到愈病之目的。

任何事物的发展过程，都有常有变，常和变是对立统一的。疾病的发生和发展，一般都有其规律性，但在发展过程中，会发生这样那样的变化。因此在发展的各个阶段，会产生特殊变化。我们既要知其常，又要知其变。在治疗上既要掌握常法，又要随机应变地运用变法。吴又可氏所谓的"因病知变，因变知治"即此意也，这是辨证施治中的很重要的一环。

张仲景《伤寒论》，其方仅一百十三，而法则有三百九十七条，而方方皆古，法法循经，治伤寒已无余蕴焉。然而病变不常，气血有素，穷不常之病变，葆有素之气血，则就须门门透彻，息息通灵，斯可以言医治之方药矣。

伤寒之邪，自表传里，里证皆表证所侵入。若伤寒而成温者，阳经之寒变为热也。须知其归于气，或归于血。阴证之寒变为热者，则归于血，而不归于气。所以伤寒由气分陷入血分；温热由血分转出气分。以伤寒多始于太阳，温热多始自阳明，或始自少阴（伏气温病）。此即热归于气或归于血之须明辨也，辨之如明，则法亦备矣。方书有："六经实热，总清阳明；六经虚寒，总温少阴；六经实寒，总散太阳；六经虚热，总滋厥阴。"此治六经寒热虚实之总结。温病辨卫气营血，最虑温邪内陷，但在证势上有轻重之不同，叶天士谓："在卫汗之可也，到气才可清气，入营犹可透热转气，入血直须凉血散血。否则前后不循缓急之法，虑其动手便错。"其间的变化，殊非博历知病者不能道。

然而，伤寒一发汗而表寒即解，温热一发汗而里热愈炽，前文均已阐述。故伤寒以发表为先，温热以清里为主。伤寒多伤阳，故最后以扶阳为急务。温热多伤阴，故最后以滋阴为要法。但扶阳滋阴，均宜侧重阳明，此为全部伤寒温病"存津液"总的精神。

中医治热病，重在及时给病邪找出路。伤寒汗下两法，就是在邪未入府者可汗，已入于府者可下而已。但发表不仅只是一汗之法也，如小儿疹布则热退，斑见则热松，痦齐而热和，痘痂而毒尽，病中而见痱瘰，知其尚有生气。这使邪从表出，亦可谓之汗法。下法也是一样，如导痰、逐饮、消食、去积、通瘀、利尿等，使邪从里而出者，亦可称之为下法，出路既得，则邪去正乃安，而正足邪自去也。以上略举热病的常法，然既知其常焉而更应知其变。

读《伤寒论》太阴篇第二七九条有感矣，论曰：本太阳病医反下之，因而腹满时痛，属太阴也，桂枝加芍药汤主之，大实痛者桂枝加大黄汤主之。此为太阳转属之证，被误下而太阳之气陷于太阴之中，因而腹满时痛，用桂枝汤倍加芍药以启下陷之阳，以和不通之络。此病变而法亦变也。如果因满而为大实常痛不定时者，则病又有不同之变也，而同样用桂枝倍芍药汤加大黄，权开阳明之捷径，以去脾家之腐秽，则又是不同的病变和法变也。举此一条，以启来者。而少阴症之急下急温，厥阴症之清温互用，变化更多，当参以论中兼见之证以作进退。此又非深入体味，殊难得其精奥也。

小儿每当夏月，恣啖生冷，冰饮不断，脾胃先伤，一有感受，动辄吐泻，屡见不鲜。有顾姓儿，年甫3岁，时当盛夏，因饮食不节又时啖冷饮，突患吐泻烦渴，请医曾服香薷、扁豆、半夏、六一散、藿、佩、川连，未效而剧。视其饮水即吐，泻利稀薄，唇红舌赤，尿短烦渴，然其面白神慢，气急痰多，脉息微细，已呈脾虚现象，此未可专谓暑热之燥也。论理分利止泄解暑除烦，固为医门之法则。然必因人而宜，因证而施。今其苗窍脉色为脾胃大虚之象，则此法殊不相涉。斯疾之唇红舌赤者，其津液因吐而上虚者也。尿短烦渴者津液由泄而下虚也。即予钱氏七味白术散2剂，烦渴渐和，吐利稍瘥，再以原法加扁豆、怀山药，不数剂而安。

夫形寒饮冷则伤肺，古有名训，恣啖冷饮，我认为不但伤肺，事实上脾胃先伤，所以易罹吐泻。斯儿气急痰多者，亦肺气受损之见证也。当然盛夏酷暑，偶啖冰饮，未始不可，然而肆意太过，其不影响肺胃者，吾不信也，为保稚质，时诚病家，实亦业儿科者之职责也。

城市小儿，痰喘甚多，但寒热虚实，最宜详辨。一王姓儿，年甫2岁，形体尚实，时值秋凉，偶因感冒，突然咳嗽气促，医用解表之药，其气愈急，又加大汗。医再复视，误为气脱，即予生脉散加味，药后反胸高喘迫，不能出声，目瞪上视，汗大如雨，痰声雷鸣，势甚危急。经过详察，知为胸膈积热，心火凌肺，肺胀喘急，实痰壅塞。当此危急之际，除非豁痰下痰，或可获救，即予保赤散0.6克，开水冲服（一般每次只用0.15克）下咽即吐，均系稠痰，移时又下大量稀黏涎沫，危状即平。保赤散内有巴霜、胆星、神曲、朱砂，其主要作用为泻其实痰，有时也能涌痰上出，但对体虚痰多者，则需慎重考虑之，以后再予清化痰药数剂而愈。此症乃实喘痰壅，不是少见，然不能同一般喘证来混治，所以在这样应急变化的过程中，我们更有深刻的教训。

进而言之，有既知其病变矣，亦应知其法变。如果法中之方，不善其变，亦致偾事也。例如一名10岁儿童，伤寒壮热，神志昏迷，大便闭结已有5天，医用一般清热诸品无效而改用安宫牛黄丸等，病仍日剧。殊不知其所以昏迷者，乃便闭热壅，阳明里实也。胃脉通心，清窍蒙蔽耳。安宫牛黄丸，只是治标不能治本，则无济于急也。亟予承气攻下，再以白虎清里，直折经腑实热，使宿秽通下，毒得出路，神志即清，病日以愈，此《伤寒论》所谓急下存津之法也。变化之道，不胜枚举，此医道之所以难欤？

我们更认识到，在儿科领域中小儿稚阴稚阳，是其生理特点，易虚易实，易寒易热，是其病理特点。因此，当其不断的生长发育，则阳之生，阴之长，就显见得相对不足。如果外遭六淫之邪的侵袭，或内由饮食饥饱的损伤，或先天不足，或后天失调，在发病过程中，往往易于形成传变多端的特点，更易发生阴阳的偏胜，或阴阳两伤。而阳气在生理状态下，是全身动力，在病理状态下又是抗病的主力。小儿高热病中，因阳气式微而邪向内陷，当此正不胜邪而出现危脱时，运用温阳扶阴之法，往往可以收到扶正不助邪，祛邪恶不伤正的效果。

再从治疗传染病来说，我们更应注意自然界气候的变化，作出不同的变法。《素问·五常政大论》曰："必先岁气，无伐天和。"这二句经文，对我们启发很大，所谓五运有纪，六气有序，四时有令，阴阳有节，皆岁气也。人在气交之中，而能适应生长，在正常冲和之气下，循时而安。但是岁气时有变迁，而每年四季气候亦有不同的变化，我们现在姑且不讨论五运六气，然而不同的年岁和不同的季节，其气候变化中，人体也随时受其影响。从一般来讲，在治疗用药方面，也不能违反四季气候，而必须根据当前气候的具体情况来灵活对待，这就叫作"无伐天和"。这一道理，我们中医同志都很明晓。

新中国成立前，各种的传染病流行，时有发生，由于"岁气"的不同，虽同一的传染病其发病的具体情况并不一样，如果墨守成规，不能根据年岁和季节气候上的变化，而变更其治疗措施，往往杀人如麻。远的来说，如圣散子一方，因当时寒疫流行，活人不少，苏东坡作序扬之。在后之年，以气候不同，则是热疫，仿用此方，被害不可胜数。圣散子为一派温热香燥之品，用于热疫自然杀人了。这一教训，值得深思。再从近的来说，石家庄以白虎汤治当年的流行性乙型脑炎，根据报道，疗效很高。而第二年因气候的不同变迁，则就不是理想了。

以上所举，都能说明一个"变"的问题，当然事物的矛盾有其普遍性和特殊性。如果不认识矛盾的普遍性，就无从发现事物运动发展的普遍的原因或普遍的根据，但是，如果不研究矛盾的特殊性，就无从确定一事物不同于他事物的特殊本质，就无从发现事物运动发展的特殊的原因，或特殊的根据，也就无从辨别事物，无从区分科学研究的领域。这就是我们从认识客观实际中的发展规律，并按照这些规律去决定自己行动采取当前应变的措施。也就是说，客观事物变迁了，我们头脑中的主观思维，也应适应客观的变迁而变迁，则不会因变而误事了。上面已经说过，常和变的对立统一关系，其道理也就由此而可明白了。

【董氏儿科】DONG SHI ER KE

四、诊察儿病，望诊为首

古贤省疾，望、闻、问、切，四诊合参，首重望诊。《素问·阴阳应象大论》尝云："善诊者，察色按脉，先别阴阳；审清浊而知部分。"明·张景岳认为："此论虽通言诊法之要，然尤于小儿为最切也。"此明言望诊在儿科临床之为重要也。小儿虽脏腑未全，但生机活泼，其五脏六腑之精华，藏于内者为气，现于外者为色，故望儿病者气色，可诊断其内脏之病变，审判疾病之顺逆。其临床主要可从以下几个方面认识掌握：

（一）面部所属

遵循《内经》之义，结合临床体会，认为小儿一般均以额（眉心）配心，左颊配肝，右颊配肺，鼻配脾，颏配肾，太阳穴属胆，上眼胞属脾，下眼胞属胃。

（二）色泽主病

红为赤色，主热证。黄色主湿证、虚证。白色主虚寒证、失血证。黑色主肾虚证、水饮证、瘀血证。青色主惊风，主痛证、寒证、瘀血证。

（三）面首部位颜色主病

眉心色有微黑或赤，为心热作惊，或兼山根部青筋暴现，每多见脾伤、泄泻或见惊搐。太阳穴是胆经所过之位，尤以左侧起青筋，多为惊风。眼部上胞肿为伤脾，下胞青色为胃有寒，胞肿而睡时露睛，为脾胃虚。唇口色黄，主胃积脾伤。

（四）望色生克，审知顺逆

赤色见于两颧乃心火犯肝肺之位，其色大如拇指，成条成片，聚而不散，当为木火刑金，病情凶险。前额色黑水寒克火，其黑大如拇指，甚为凶色。又鼻为面王，居中属土，黄为其正色，若鼻部出现其他颜色，均为病色。如鼻色青，青本为肝色，主痛，鼻现青色为土受木贼之证；又脾主腹，故腹中痛。若阴寒内盛，阳虚失运，故曰苦冷，严重者尚可见爪甲青白，唇色紫绀，是谓死候。若鼻见黑色，黑属水色，今见于脾部，是谓水反侮土，故病水气。色黄者，指面部出现不正之黄色，如面色淡黄少华，为脾虚停饮不化，故曰"胸上有寒"；另有湿热互结，亦可蒸郁发黄。亡血者，血不荣于面，故面白无华。

对于五色之生克，《望诊遵经》作了深刻的归纳。其云："诊视明堂，察其气色，分其部位。……合五行而推之，变在其中矣。所谓相应者，如青为风，青见于肺部者，风中肺也……所谓相乘者，以青属肝，青见肺部者，肝乘肺也。"又："本部见本色，浅淡为不及，深浓为太过，不泻其平，则皆病也。例如鼻者脾之部，黄色脾之色，脾部见黄色，则本经自病，正邪也；若见白色，为子盗母气，虚邪也；若见赤色，则母助子气，实邪也；若见青色，则彼能克我，贼邪也；若见黑色，则我能克彼，微邪也。"这里把五脏分部与五色生克结合起来的望面，是对经旨的很好发挥。

（五）视色上下，四诊合参

有关《内经》的脏腑分部，五色生克等面诊内容，在儿科应用颇多，兹举数例以见一斑。

例1 黄某，男，9个月。门诊号：12319。1983年4月2日就诊。

素易咳逆，近又发热3天，鼻塞流涕，夜间咳甚，喉中痰鸣，甚则咳吐痰涎，两目眵多，易打呃嗳，胃纳尚可，大便干粒，小溲黄赤，脉滑，舌红苔少。面诊：左颊红而成片，山根青筋。证属邪热郁闭，痰浊内阻。治拟宣解清热，化痰止咳。方用麻黄、杏仁、石膏、清甘草、竹叶、陈皮、竹茹、苏子霜、炒莱菔子、胆星、旋覆梗、碧玉散。4剂。

［按］左颊红属肝热；山根属脾胃，这里青筋系木旺乘土。脾生痰浊内停，肝旺火性上炎，故患儿肝火易动，痰随火升，痰热壅肺；复受外邪，则见发热、咳嗽、痰鸣；肝气上逆，咳剧而呕，易打呃嗳，目眵泌多，舌红便干，亦肝失疏泄，邪热内闭之象。故治以麻杏甘膏汤加陈皮、竹茹、苏子、莱菔子等宣肺清热化痰止咳。又按面诊所得加旋覆梗、胆星、碧玉散清降肝火，泻热化痰，两泻肺肝之热，其症旋安。

例2 华某，男，2岁半。门诊号：18566。1983年4月27日就诊。

咳嗽已久，痰多气短，虚汗淋多，胃口不开，苔薄中剥，睡时露睛，二便均调，其面部山根及太阳穴均布青筋。证属久咳肺虚，气阴亏损。治拟益气养阴，健脾润肺。方用南北沙参、地骨皮、麦冬、五味子、川石斛、白术、鸡内金、谷芽、神曲、麻黄根。7剂。服后症瘥，药中病所，无需更张，上方加百合。此后，症情已平，青筋亦已转淡。

[按] 山根属脾，青为肝色，山根现青筋，乃木来乘土；太阳属胆经所过，肝胆相为表里，外露青筋乃木气太过之象，色症合参，为脾虚不能抑肝，金弱不能制木，为肺脾两虚之候。故治以清养肺脾，调扶中土。方用生脉散补益肺气。重用白术以健脾养胃，内金、神曲消导和中；加百合、地骨增其清热润肺之力，得奏功效。由此体会，大凡小儿脾胃虚者，多见青筋，因小儿脾常不足，肝气有余，土虚则木来乘之，治宜从扶土抑木着手为佳。

例3　陈某，女，3岁。门诊号：17535。1983年3月23日就诊。

形体消瘦，胃口不开，汗出淋多，舌苔薄润，针四缝穴，二指有液，面诊可见右眼上与山根青筋。其证脾运失司，营卫不和，治拟外和营卫，内调胃气。治用桂枝汤加炒谷芽、佛手、赤苓、陈皮、神曲。7剂。3月30日二诊，昨因新感，发热咳嗽，热度虽退，舌苔亦净，然胃口不开，青筋仍显，更法治之，重以调扶消疳，方用川石斛、谷芽、陈皮、茯苓、甘草、佛手、扁豆、醋炒五谷虫、炒白芍、花粉。连服7剂后，疳积渐瘥，青筋亦渐隐。

[按] 本例初用桂枝汤调和营卫，加陈皮、佛手、茯苓、谷芽等健脾消运，汗出虽减然脾运未健。盖眼之上胞属胃，山根属脾，出现青筋，为木旺克土，故于调扶脾胃治疗疳积之际，配用白芍取其抑肝之意，抑肝则能培土，肝脾调和，土运得健，诸症向愈，故青筋退而疳证愈。

例4　张某，男，5岁。门诊号：8308。1983年3月16日就诊。

咳喘气急，痰阻不爽，舌苔薄润，大便干燥，面诊见眼下、山根、人中等处青黑。此素有夙根，痰浊阻肺，哮喘引发。治拟肃肺化痰润肠。方用蒌仁、杏仁、炒莱菔子、大力子、白芥子、象贝、桑皮、款冬花、竹茹。7剂。3月23日复诊，咳喘已和，舌苔薄润，面色萎黄，大便仍燥实，再宗前义。蒌仁、杏仁、炒莱菔子、苏子、白芥子、桑白皮、紫菀、款冬花、橘红、竹茹。7剂。药后痰下便调，咳喘均平而其面部青黑也转淡。

[按] 哮喘宿疾，症关肺脾肾三脏，其标在肺脾，本则关肾。从面诊言，眼下、山根属脾；人中属肾（夏禹铸曰"唇之上下属肾"）。黑本肾色，主水饮痰浊，黑色见于眼下山根是肾水上泛，痰饮壅逆，故见为咳为喘。故拟先治其标，主以清泄痰浊，痰浊蠲除则肺气得以肃降，咳喘得平，青黑之色自退。

（六）望舌辨苔，知邪所在

辨舌苔又为望诊中重要内容之一。章虚谷曰："观舌质可验其阴阳虚实，审舌苔即知邪之寒热深浅"，即所谓有诸内者必形诸外。小儿 3 岁以内脉气未充，不足为凭，故望舌更显重要。病之本元虚实，须视舌质；邪之重轻，当辨舌苔，其病浅深，又须按胸腹，问饮食二便，综合分析。

白苔，苔白为寒，白浮为寒，白浮润薄，寒邪在表，拟辛温散寒。全舌白苔浮腻微厚，刮而不脱者，此寒邪欲化热也；苔白薄呈燥刺者，或舌质红，此温病伏邪感寒而发，肺津已伤，初起卫闭则营气被遏，是为寒闭热郁，仍须辛温疏解，散发阳气，卫气开则营气通，白苔退而舌红亦减，所谓"火郁发之"是也。苔白黏腻，兼有伤食积滞；白滑而厚，又为痰阻遏，须于解表中佐入消导化滞或升降痰浊之品。满口生白花于新生儿则为鹅口疮，近有因过用抗生素而滋生霉苔，湿热可用导赤泻心利湿为治。有曰卫分之病，现于舌苔，营分之病现于舌质。

黄苔，苔黄为热，黄深热亦甚。黄而滑者，湿热熏蒸也；黄而干燥，邪热伤津也。浮薄色浅者其热在肺；苔厚黄深则邪热于胃；苔薄黄舌色赤者邪热渐入营分也；苔黄白相兼而舌绛红，此气分遏郁之热烁灼津液，非血分病也，仍宜辛润达邪、轻清泄热之法，最忌苦寒阴柔之剂。邪热内陷，舌质纯绛鲜泽，神昏者乃邪传包络，宜清营解热，通窍开闭。又苔黄垢腻口气臭秽，常因伤食积滞，湿郁化热，阻于肠胃，于清降里热中合化浊导滞兼泻腑热。

黑苔有寒热虚实之异，黑而滑者，内有寒痰，身无大热大渴者，须用辛温通阳化浊；黑苔薄润或灰色，舌质淡白，此为阳虚寒凝，亟须姜附温阳，桂苓化饮为法。苔黑而燥，或起芒刺，舌质红赤，乃邪实热甚，若腹满痛而拒按，为腑实热结，亟须三承气攻泻实热；若苔黑干燥腹不胀满，里无实结，是津液耗竭，又宜大剂凉润滋阴。寒热虚实当须明辨，毋犯虚虚实实之弊。又有食酸而色黑，称"染苔"，与病无关，不可混淆。

小儿舌质淡白者，为心脾虚寒，气血不足，正虚为本，至其变化，必当参合脉证。舌质淡白，脉神尚可，虽有邪热病证，宜轻清邪热，忌用苦寒削伐，以伤气血耳。幼儿体弱，每见热盛伤阴，或阴损及阳，常见舌红倏忽转淡，此时亟须扶阳，几微之间，辨之须清。而吐泻烦渴，舌淡白者，非用温补不可也。

上述仅举望舌经验之大纲，临床变化虽多，若能明理，撮其大纲而随证应变，自可类推隅反也。

（七）察其体相，知儿强弱

从体相来说，婴儿头角丰隆，髓海足也。脊背平满，脏腑实也。腹皮宽厚，脾胃强也。耳目口鼻，七窍平正，形象全也。而脾足则肉实，肝足则筋强，肾足则骨坚，哭声清亮为肺气壮，笑音正常为心气足。他如发泽而黑，气实血足；肌肉温润，营卫调和；肾囊坚小，根株固也；溲清便滋，里气和也。上述形相，多为无病易养。

反之，颅破项软，阳衰于上；腨小脚蹬，阴衰于下；面白不华，青筋散露，发稀色枯，鼻孔干燥，两目细小，唇缩流涎，哭声短涩，种种不足，必多病而难养。以上为辨其寿夭之体相也。

（八）视其病相，辨别病邪

病相为发病时所表现的不同形症和病态。每一种病变，当其发病的过程中都有其不同的形态显露于外，医者就能从其所表现如何来分析判断其病情的进退，随机处理，以达到治疗目的。

譬如麻疹，其发病初期，目泪汪汪，发热咳嗽，喷嚏鼻涕，虽然颇似伤风感冒，但另有特点。即牙龈上必见红赤，间有白色乳头点，则确为麻疹已无疑义。此法比观察咽峡的科白斑尤为便捷。其次是布点的部位如何，可知其顺逆。如果头部疹见而两颧苍白，必非顺证，就须慎重考虑了，不可因形态暂且尚安而忽略。

又如发热惊厥，为小儿所常见者。但同为惊厥，而病变不同，就须根据外部形症分析判断。如厥时项强囟凸，应考虑脑膜炎、乙脑等分别辨治。如厥后如常，此为幼儿不耐高热，引起中枢神经的反应所致；中医认为素有风痰，受邪激发，此为发热性惊厥症。虽无大碍，但应治疗，免其再作。至于无热而厥，痰声辘辘，时发时止，发无定期，此为痰痫，治应豁痰制痫，失治则将时发不已。

再如小儿疳积，色必枯萎，体必羸瘦，食欲不振，或口馋喜嗜另食，或喜食异物，或腹满便泄，或面现虫斑，或发如枯穗，拔之即起；重则两目遮翳，或走马牙疳，那就比较难治了。

又如初生儿目黄肤黄，小溲亦黄，名曰胎黄。有三种情况，一种是生理性黄疸，不药可愈。另有二种病理性的，其属阻塞性黄疸，除目黄肤黄尿黄外，尚有大便色白如陶土，而无肝脾肿大；其二属溶血性黄疸，见目肤尿黄，并有贫血，可有急性发作现象，发则见智力鲁钝。这种胎黄在治疗上较为困难。

小儿泄泻，最为常见。急性泻下多兼呕吐，每易伤津（脱水），可见眼眶凹陷，囟门低陷，哭而无泪，烦渴不安；此时病情严重，亟须救治为要。另有乳儿，生后泄泻，持续三五月不愈，但无失水现象；只见神情软慢，或眼皮下垂，他无严重变化。此往往与母乳有关，为乳母患有隐性脚气病之故。即应断奶，人工喂养，其泻可愈。

以上所述，仅为儿科望诊中之部分，要在医者明其理而于临床中举一反三也。

五、调治儿病，毋忘脾胃

脾胃在小儿生理、病理上都起到十分重要的作用，历代儿科名家对小儿脾胃学说的认识和运用，有着十分精湛的见解和丰富的临床经验。董廷瑶老先生在总结前人的经验上，结合80多年的临床经验，提出"调治儿病，毋忘脾胃"学术观点，形成了一套对小儿脾胃病的独特认识和治疗方法。并根据其特性，通过运用调治脾胃的方法，达到治愈其他脏器疾病之目的。这些经验对于指导我们对小儿脾胃的认识和疾病的辨治，起到了十分重大的作用。

（一）对小儿脾胃在生理与病理上的认识

1. 生理特点

小儿为纯阳之体，生机蓬勃，发育迅速。表现为阳常有余，而阴常不足。不足者表现为天癸未至，肾水不足，所谓"五脏六腑成而未全，全而未壮"是也；营阴精微，供不应求。而营阴之精微，全赖脾胃之生化功能。小儿脾胃本弱，加之营养需求较成人为大，因此从根本上决定了小儿脾胃功能在生理上的重要性，《素问·经脉别论》曰："胃为先天之本，脾为后天之本"，"饮入于胃，游溢精气，上输于脾，脾气散精，上归于肺，通调水道，下输膀胱，水精四布，五经并行，以为常人。"进一步说明人体的脏腑、经络、四肢百骸的营养物质，全赖胃的升降、脾的运化的正常生理功能。

2. 病理特点

"脾常不足"的生理特点是小儿病理特点的基础，不足的直接因果，可产生在脾胃运化的虚实上，如《小儿药证直诀·五脏所主》云："脾主困，实则困睡，身热饮水，虚则吐泻生风。"他包括了小儿脾胃病，胃热迫盛，乳食停滞，脾为湿困等实的一面，又包括了脾胃虚弱，运化失健的一面。因之小儿若乳食不节，喂养不当，或过食炙煿厚味生冷，伤碍脾胃，运化失司，升降失调，停留肠胃，形成积滞；脾气不足，虚而及肺，脾肺气虚卫外不固，虚邪贼风，虚而乘之，致外感之疾，反复易生；运化失司，湿从内生，聚而为患，合污下之则为泄，泛于肌肤则为肿，上储于肺则生痰，阻而碍气则为胀……凡此种种，皆说明小儿脾胃功能在病机转归上，起着重要的作用。万密斋有云：小儿"脾胃壮实，四肢安宁；脾胃虚弱，百病蜂起。"

结合前人之经验，我们提出了：小儿"先天强者不可恃，若脾胃失调仍易病；先天弱者勿过忧，若调摄（脾胃）适当强有望。"并以此作为指导思想，贯穿于临床之中。

（二）小儿脾胃病的辨证特点

小儿脾胃病的辨证特点，归纳起来主要有以下几个方面。

1. 脾气不足

脾为后天之本，气血生化之源，又是维持人体生命活动的最基本物质。若脾胃虚弱，生化无源，可导致其他脏腑经络发生病变，其主要表现症状为：面白无华，短气懒言，乏力少食，舌苔薄白，便泄不化，小溲清长。

2. 脾阳不振

脾阳有促进脾气将水谷精微升散、遍布全身和温煦的作用。因此脾阳虚常致脾运乏力，失于温煦而水湿停滞，其主要表现症状为，面白无华、四肢不温、多汗、小溲清长，或见下利清谷，或见痰饮不化，肌肤浮肿。

3. 水湿停滞

胃主受纳为水谷之海，脾主运化水湿，若脾胃健和，则水谷熟腐而化生气血，营养全身。若为外邪所伤，饮食不节，调护失宜，以致脾胃受损，则谷反为滞，水反为湿，精华之气，失于输化，反致合污下降而作泄泻。其主要表现症状为：多见泻下如水，无臭味，次数较多，小溲短少，舌少薄白或薄腻。

4. 升降失司

脾胃为升降枢纽之轴心，东垣指出，人体气机运化斡旋，效象天地，其中又以阳气之升腾最为重要，所谓"阳气升于天，则各安其分"。此亦即"春气升则万物安"。又谓："脾胃既虚，不能升清……清气不升，浊气不降。"所以脾胃一虚，常致升降失司而清浊不分。主要表现症状为：泻下稀绿，次数较多，小溲短少，口干或喜饮，舌红薄偏干或苔薄黄。

5. 乳食积滞

喂养不当，乳食不节，碍阻脾胃，运化失司，在上（胃）则可逆而吐；在下（脾）则可滞而利。主要表现症状为：纳少吐恶，脘腹胀满，或便下酸臭不化，舌苔厚腻。

6. 脾虚痰恋

"脾为生痰之源，肺为储痰之器"。若脾失健运，则肺失所养，水谷不化精微，反致聚湿而为痰。主要表现症状为：咳嗽痰多，迁延不愈，面白无华或萎黄，纳谷不香，自汗乏力，便下松软，小溲清白，舌苔薄白。

7. 肝脾不和

从"五行"木可克土，亦可侮土，肝性喜疏泄条达，其气机通畅，则有帮助脾胃消化的作用，故肝气郁结，最易克伐脾胃；反之脾胃虚弱，或阳气不振，则木亦可虚而乘之。其主要表现症状为：犯胃则脘痞不舒，恶心吐酸，纳谷不香；克脾则腹满短气，利则感舒，便溏不爽；乘脾则腹痛绵绵，日久不愈，时有气聚，按之不痛。

（三）治疗原则

以其小儿"脾常不足"的特点，治疗原则应该以"和与运"为主，即"胃以和为贵，和则生气；脾以运为重，运则生津"。所谓和者，即根据疾病的变化取其不偏不倚、中和之义，始终注意维护胃气，如《景岳全书·和略》曰："和方之剂，和其不和者也，凡病兼虚者，补而和之；兼滞者，行而和之；兼寒者，温而和之；兼热者，凉而和之，和之义为广矣。亦犹土兼四气，其中补泻温凉之用，无所不及。务在调平元气，不失中和贵也。"运即动也，脾以运为健，健则精微输送，肢体强壮。故临床有清而运之、消而运之、补而运之等，无论虚实，运则可消，运则为健。在这种总体治疗原则思想指导下，临床则可运用有度。如健脾益气法，用于因脾气虚引起的如泄泻、贫血、营养不良等疾病，常用方有异功散、参苓白术散、补中益气汤、当归补血汤等；柔润和胃法，用于胃阴不足，或热病后期，阴津受耗者，常用方如益胃汤、沙参麦冬汤、增液汤之类；疏肝理脾法，用于肝气犯胃（脾）引起的脘腹疼痛诸症，如胃炎、胃溃疡、肠系膜淋巴结炎等，常用方有四逆散、越鞠丸、逍遥丸、柴胡疏肝饮之类；健脾祛湿法，用于因脾虚水湿停留所引起的泄泻、水肿等症，常用方如五苓散、实脾饮、黄芪防己汤之类。凡此种种临床可举一反三，通而用之、变而化之。

（四）注重胃气，量证施药

小儿生理和病理现象，决定了小儿脾胃功能在生长发育和疾病转归上的重要性，因此在临床诊断与治疗中必须时时注意脾胃之气，并把他始终贯穿其中，正如何梦瑶时所言"治病莫忘脾胃"也。

1. 维护胃气，中病即止

小儿生生之气，犹如草木方萌，娇嫩无比，察儿用药，万勿轻施过量之剂，以伐生生之气。《内经》有言："久而增气，物化之常；气增而久，夭之由也。"盖药之气味，治之缓急，出乎医之调燮。而胃中清纯中和之气，惟由谷肉果菜相宜，即参术苓草，亦有偏性，此先哲之格言也。病有新久，新则势骤，治宜重剂，久则势弛，宜调以轻理；在内外邪气已退时，药只间服，而以饮食养之，此其中有缓急之意存焉。若服药过度，反伤胃气，病益绵延难愈。钱乙有云："药必对证，中病勿过疾也……虽有可攻者，犹不可犯其胃气也。"所谓用药"有病则挡、无病则伤"，即为此意也。

因此，对一些急性实热性疾病的腑实证，苦寒攻伐之承气辈，常常是速用速止，点到为止，不犯虚虚实实之虞，以防变生他病。而对常证的治疗中更是注意维护胃气，如外感热病兼积则消，热病中后期阴津耗伤者，无积则和，虽辅以一二味之药，常可使疾病有好的转归。

2. 胃气盛衰，判病转归

人体的五脏六腑，四肢百骸皆有赖于脾胃之气的充养。脾胃之气充盛，则五脏俱荣；脾胃之气虚衰，则五脏俱败。故凡治疗，从维护胃气到判断胃气盛衰，对病机的转归及治疗方向都是十分重要的。如吴澄在《不居集》中云："凡察病者，必先察脾胃强弱，治病者必先顾脾胃勇怯；脾胃无损，诸可无虑。"

较之临床，大凡疾病发生发展过程中，其胃纳正常者，大多病较轻或向好的方向发展；若胃纳不振、药之少效，则大多病情较重或向差的方向变化。如果较好地掌握胃气的情况，再结合疾病的发展，对于判断预后，制定治疗对策，将起到积极的意义。

如曾治一重症泄泻婴儿，由于泻已经月，日泻无度，其形已是骨立肉削，西医对症治疗无以显效。其症可见舌红少苔而干，哭目无泪，精神萎靡，大便稀绿，日十多次，小溲短少，一派伤阴之象，理当施以酸甘化阴之剂，如乌梅、石榴皮、太子参、生扁豆、怀山药、生甘草、荷叶之类，但药入即吐，病已气阴两亏，虚不受药（食），胃气将绝之症也。"有一分胃气，便有一分生机"，急以扶胃生气或有转机，乃用野山参一味另炖，少量频服以扶元，另用怀山药50克煎汤代茶以护胃，味少药重，力专扶元和胃，使其受之不吐。2天以后，胃气渐苏，病得转机，再以按证调治，若是危重之证，终得挽救。此一以判断正确，二以用药精而瞭也，如此功底，非一朝一夕可得也。

3. 邪退正虚，调补脾胃

由于小儿有"诸病从脾胃而生"的特点，所以后世医家将其发挥为"调脾胃即是安五脏，安五脏即是调脾胃"的理论，钱氏亦指出："小儿久病，只以补脾胃为主，补其正气，则病自愈。"此种观点，合之医理、宜之（小儿）生理，更适之临床，何者？生化源也。所以大凡正虚邪恋或邪退正衰，疾病后期，均多以调理脾胃为主，这一是对于正虚邪恋者，通过调扶脾胃，使正气充盈，以正遏邪，使病速愈；二是病后正虚者，使胃和生气、脾运生津，水谷精微布诸脏，得到康复；三是脾健则肺强、营卫和，从而促进自身之免疫功能，达到"正气存内、邪不可干"之目的。

如临床上对湿热型泄泻、或伤阴泄泻的恢复期，多以健脾运津为主，常用方如钱氏七味白术散；积滞泄泻、积去以后更是以健脾益气之异功、参苓白术等为主。湿热型胃炎、胃窦炎湿热一去，气机通畅，亦当以调理脾胃之异功、香砂六君等。热病后期者，其阴津必伤，故在养胃生津的同时，常加用生怀山药、生扁豆、太子参之既生津益胃，又健脾气之类药物，其意亦为脾健津运也；小儿肺炎以后，其肺气必伤，若不予以调理，每致感邪则发，临床并不少见，故此类患儿，更需其病愈后再以调补脾胃，益肺固表，脾胃一健，肺气自壮，外邪少干，肺炎安生。同样对易感儿者，在其缓解期，非以健脾益气不可胜，临床不多枚举，全在于医者意也，举一反三而运用之，则自益匪浅。

4. 用药轻灵，润燥得宜

小儿脾胃嫩弱，清·吴鞠通在《温病条辨·解儿难·儿科总论》中指出："其用药也，稍呆则滞，稍重则伤，稍不对证则莫知其乡也，转救转剧、转去转远"，所以董廷瑶在小儿用药六字诀（轻、巧、简、活、廉、效）中以"轻"字居以首位。意在轻清，贵在平和，终以不伤胃气为原则。

所曰之"轻"，其意有二，一为处方应轻，如外感风寒，表实麻黄汤、表虚桂枝汤，一以散寒，一以和营，则邪去表和，其热自解。如是感受风温风热，则桑叶、薄荷、荆防、连翘之类，清凉解肌、疏风即可退热也。此轻可去实之轻也。常见寒闭热盛而厥者，此因高热而不胜任也，不可遽投镇惊之品，反能引邪入里，因其病在太阳，必须解表，方为正治（乙脑、脑膜炎之类，则须另法治之）。二为用量宜轻，小儿脾胃娇嫩，金石重镇，慎需考虑，药量过重，亦犯胃气，因小儿生长发育全赖脾胃生化之源，况百病以胃气为本。胃气一耗，胃不受药；病既不利，抑且伤正，因此根据其病情，轻重适宜，以不影响胃气为必要也。

所谓润燥得宜，是以调理脾胃而言，调理者，通补、润燥，调配适宜。盖脾胃之性，一方面生气血而藏营阴，另一方面健运不息，而输布精微，因此调补脾胃不能呆补、蛮补，而应在益气滋营的同时，佐以理通助运之品，故在调补脾胃诸方中，参苓白术之辈为所常用，对补养脾阴的山药、扁豆、米仁等，以属谷物，气味甘淡，深合脾胃本性；而在养胃法中，以石斛、花粉、扁豆、谷芽与陈皮、枳壳、佛手、香橼的润燥相互，使胃得润而气得和也。

根据以上的学术思想，我们结合应用于临床，起到了十分明显的效果。如小儿霉菌性肠炎，多为余热缠绵而阴津已伤的特殊机理，运用升清运脾法（书中另有介绍），既有抑菌作用，又有调节肠道功能效果较快；对脾气已虚而导致痰饮不消的肺炎、气管炎及肺脓疡迁延难愈者，用培土生金法，促其化源，使痰饮自消，肺金得安；小儿过敏性紫癜的主要机理多为脾胃之湿热内伏，复外触新邪所发，故用清脾化湿为主，兼以辛凉疏风，不但可使紫癜消退较快，且不易反复；小儿高热惊厥之发，虽多与痰、热、风有关，但其根本仍为脾气不足，不足者一则痰恋难消，二则脾肺气虚，卫外不固，易屡邪侵。故该病的治疗根本以调补脾肺之气为目的，则可使惊厥易发特性得到根治与减轻。凡此种种，临床不胜枚举，全在于医者明辨而活用之也。

六、外感热病，择途逐盗

中医治疗外感病，有众多的辨法和治则，且效果明显。我们根据热病的发病规律，合多年的临床经验，总结出对外感热病的治疗，必须以择途逐盗为急。

中医治疗外感热病理法有二，一是为病邪找出路，一是给病人存津液。病邪初入，当汗时而汗之；邪热传里，当下时而下之；湿热阻滞，当渗利时而渗利之，都是给邪以出路，使邪毒排除后，表里得和，津液自保。临床救治小儿多种热病急症，既从伤寒六经分辨，又自三焦温病论治，使识病有定法，疗疾有主方。若感证高热，邪自外入，初起邪在肌表，强调祛邪安正，譬如盗至人家，近大门则驱从大门出，近后门则驱从后门出。均是宗经旨"其在皮者汗而发之"，"其在下者引而竭之"，"开鬼门"，"洁净府"给病邪以出路。诸如高热惊厥、麻疹、乙脑等不同热病以发汗、攻下、利尿、涌吐，甚至发疹布痧、痘症引浆等不同方法都是为给邪毒以出路。临床上更有见伤寒蓄血证用抵当汤、桃核承气汤，则是取"血实宜决之"之经旨；小儿口腔溃疡用导赤散令小肠之火从小便出，齿龈红肿，大便实者，酌加大黄，此为上病下治之泄热法。伤寒热病若治不及时，邪传三阴，如贼已逼近寝室，倘能由阴转阳，回归阳明，不失时间则仍可驱以后门出，故曰三阴亦有可下之证也。热病的"开门逐盗"是以不令病邪深入，若祛邪不给出路，关门与之斗，即或贼败，能不损及器皿（脏气与正气）？设或不胜，必两败俱伤，甚或反被贼害，祸莫大焉！所以我们认为治疗热病切莫关门杀贼，必须以逐之矣。

第三部分

临床经验

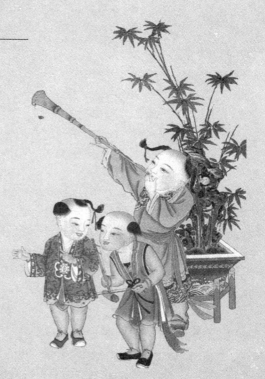

一、常见病

发 热

发热是小儿临床常见的症状，引起发热的病因不同，症状各异。一般来说，发热可分为外感发热与内伤发热两大类。外感发热者其邪多从口鼻或皮毛（肤）而入；内伤发热者，则多是机体内阴阳气血失和为主。

外感发热的辨证当宗以伤寒六经，温病卫、气、营、血和三焦辨证；内伤发热则当以机体内阴、阳、气、血之不足，分别辨证论治。外感发热的治疗原则，以祛邪为主，即给邪以出路，如发汗解表，清里，攻下腑热等法，均呈给邪以出路之法；内伤发热则当以调补为主，依阴阳气血之不足，分别予以调养，以期达到机体阴阳之平衡。由于疾病又有发展多变，转化不一的特点，如感受风寒，未及外解，可迅即转化为热证、里证；病感风热者，气分热盛，里热积聚，可成为阳明燥实证等，常常一证未罢又起它证，因此临床上的辨证治疗，必须正确明了，互相参合，灵活掌握运用，做到证变、法变、方变、药变，虽以其发热诸症病貌凶险，亦常可迎刃而解。

小儿有脏气清灵、随拨随应、易虚易实、易寒易热的生理和病理特点，因此在掌握好祛邪的原则基础上，又要做好"轻、准、活"三个方面。所谓"轻"，即用药宜轻，特别是治疗表热之证，当用轻清之剂。轻以举羽，邪可外解，重则遏邪，如风热表证用黄芩、石膏之类，或因热而惊用重镇之药，均反致邪不能外泄。药不对症，一则伤胃，二则正气受耗，病当迁延难愈，重则易变它证。"准"一是辨证要准，弄清楚其发病原因，病变部位，主症、兼症、并症，才能做到治疗用药上有的放矢，故虽有硝黄峻剂，常可药到病除，起沉疴而安正；二是用药分寸宜准，轻、重、缓、急，量病而施，中病即止，太过则易伤正，或呆、或滞，得不偿失。"活"临床上既要有辨证分型的思路，但也不能呆板刻套，按图索骥，必当以因论证，以证施辨，辨而制法，以法选方择药，则理、法、方、药，应证而施，灵活运用，何愁病之不愈。

至于小儿常见之夹痰、夹滞、夹惊之证，又当视其轻重而施治。如夹痰之证，发热甚者当先以祛邪退热为主，少佐化痰之品就可，俟邪祛热退，再以随症祛痰，这就是抓住主要矛盾，有时主要矛盾解决了，次要矛盾亦就迎刃而解了。但若因痰热并重，不得宣泄，如痰热型肺炎等，则又当清热宣肺化痰并重。夹滞者，与热相搏，若见表证者，单以解表，其邪难以透泄，必同施于消运之品，则可使邪热松解透泄而愈；若与里热相结者，更当予以清热泄下并用，邪积祛则病可安。惊皆由热、痰、积互结，甚而生风，因此治疗当以因论治，不可辄施以重镇之剂、碍邪之品。

【分型治疗】

1. 外感发热

（1）风寒表实

主症：发热无汗，恶寒较重，头痛身疼，鼻鸣喘逆，舌苔薄白，二脉浮紧，二便自调。

证候分析：感受风寒之邪，束于肌表，腠理闭塞，则发热恶寒无汗；风寒之邪客于经络，故头身感痛，其肺气不宣，故咳而作喘。

治则：辛温解表。

方药：麻黄汤为主：麻黄、杏仁、桂枝、清甘草、荆芥、防风、淡豆豉。

随症加减：兼咳嗽痰多者，加紫菀、姜半夏、冬花、金沸草；苔腻湿食积滞者加厚朴、炒莱菔子、陈皮。

（2）风寒表虚

主症：发热不高，汗出恶风，面白不华，舌苔薄白，二脉浮缓，二便自调。

证候分析：患儿素体禀赋较弱，常自汗少食，故感于风寒之邪，导致营阴不能守内，卫阳不得固外，而致发热、汗出、恶风。

治则：解肌和营。

方药：桂枝汤为主：桂枝、白芍、生姜、红枣、清甘草。

随症加减：发热偏高加荆芥、防风、苏叶、淡豆豉；咳嗽加陈皮、姜半夏、紫菀、杏仁；兼积加山楂、谷芽。

（3）风邪袭表

主症：发热恶寒，鼻塞流涕，咳嗽不爽，舌苔薄白，二脉浮数，二便自调。

证候分析：此证感受风邪，虽于表实证同，但二者之区别，表实证感受寒邪较重，且发热高、肌肤热，恶寒重，脉浮数而紧；而风邪袭表，兼及肺气失肃，咳嗽流涕较多，故实者当辛温重剂，所谓"体若燔炭，汗出而散"是也，其轻者当以辛温轻剂，以防发汗太过反伤及卫阳。

治则：疏风解表。

方药：荆防败毒散为主：柴胡、荆芥、防风、羌活、前胡、枳壳、茯苓、桔梗、川芎。

随症加减：发热而头痛不甚，尤以较小婴儿，当去羌活、川芎，可加淡豆豉、苏叶；兼咳嗽加象贝、陈皮、杏仁；兼积加山楂、谷麦芽；便干夹痰加炒莱菔子。

(4) 风热表证

主症：发热无汗或微有汗出，流涕打嚏，咳嗽不爽，咽喉微红，舌质红苔薄黄，二脉浮数，便通溲黄。

证候分析：风热之邪侵袭肌表，与卫阳相搏，不得外泄，故发热无汗。若阳气发越，玄府开泄，则可微有出汗。风邪袭肺，肺气失肃，故咳嗽、鼻塞流涕。风热之邪在表，故脉浮而数。

治则：辛凉解表。

方药：银翘散合桑菊饮为主：连翘、银花、薄荷、菊花、荆芥、芦根、淡豆豉、桑叶、前胡、象贝、甘草。

银翘散与桑菊饮均为辛凉解表之方，但其功效互有侧重，银翘散以热重为主，桑菊饮以咳嗽多为主。因此临床上治疗风热表证，常可二方混合使用，而在药味选择上则当据症而用，则其效更佳。

随症加减：发热兼夹湿如症见舌红苔腻，脘胀纳少者，尤在夏季，湿热互结，热常难解，故当加芳香透化之品，如清水豆卷、藿香、佩兰叶等，湿得松化，邪热易透；咽喉红肿痛，加黄芩、射干、蝉衣；咳逆痰阻加杏仁、竹茹。温病四时皆有，但有外感伏气之分。外感即以辛凉轻解，而伏气多匿于膜原，或内舍于营，证属肺胃。若证见发热较高、咳呛不畅，痰鸣气促，舌红苔黄，脉弦滑数，当为风温犯肺，热郁闭肺，如临床外感引发的哮喘性支气管炎、支气管肺炎等，亟当以麻杏石甘汤为主治之。由于风热之邪，传变较快，在表之邪，当急以透表为重，若表症尤存而又出现气分症者，如兼见唇朱，稍有烦躁、口渴等，则当于解表方中加入清气分之药，如黄芩、黑山栀、石膏等，则可解表清热而得安。

（5）热结少阳

主症：寒热往来，时高时低，数日不退，烦扰不宁，较大患儿可诉咽干、口苦、二胁不舒，舌红苔黄，或黄白相兼，二便尚调，二脉滑或弦数。

证候分析：邪热郁于少阳，稽留于表里之间，阴阳相争，故往来寒热。由于邪不外解，亦未传里，故热留不清，二便自调。胆为足少阳之经，故较大患儿可诉咽干、口苦、胁痛，较小患儿则多见烦扰不宁。由于此证未及肺卫，故临床咳嗽并不多见。

治则：和解退热。

方药：小柴胡汤为主：柴胡、姜半夏、党参、清甘草、黄芩、生姜、大枣。

随症加减：若病中气不虚者去党参；热势较高加连翘、芦根；夜间热重加青蒿、白薇；苔腻兼积加枳壳、山楂、陈皮。若上症伴微恶寒，骨节疼痛，当为少阳兼见太阳表证，治当和解少阳兼散外邪，方宜柴胡桂枝汤（柴胡、桂枝、炒白芍、生姜、红枣、清甘草）；若寒少热重，脘腹胀满，大便秘结，为少阳兼以阳明里结，法当和解清里，方用大柴胡汤为主（大黄、枳实、柴胡、黄芩、姜半夏、白术、生姜、大枣）。若寒热时作，迁延日久，烦而不宁，肢末清冷，舌红苔黄，便干，是为少阳气结，热郁于内，法当疏达运枢，解郁泄热，方用四逆散为主（柴胡、枳壳、芍药、甘草）；若往来寒热，或午后阵热，但热不高，苔腻，腹胀作恶，为胆经湿阻，犯及胃气，当以清胆化浊和胃，方用蒿芩清胆汤（青蒿、黄芩、陈皮、姜半夏、茯苓、清甘草、竹茹、枳壳）；若久热不退，发则阵作寒热，口气臭浊，呕恶时见，胸腹不舒，舌苔白腻而如积粉之湿热秽浊深藏蕴结者，则以达原饮主之（厚朴、常山、草果、槟榔）。少阳之证，临床变化较多，但和解为其主治，辨之得法，其效自显。

（6）阳明实热

①阳明气分证

主症：高热烦躁，口渴汗出，便干溲赤，舌质红苔黄或薄，二脉洪大，有的虽无明显口渴汗出症状，但其热势较高，唇朱烦躁，亦为邪入气分，临床当细辨。

证候分析：胃为多气多血之腑，邪热传于胃经，故见壮热不已，热迫津以外泄，则见汗出，其唇朱，烦躁，均为气分热盛伤津之象。

治则：清气解热。

方药：白虎汤为主：石膏、知母、粳米、甘草、连翘、黄芩、银花、芦根、杭菊。

随症加减：若热势不重则可用栀豉汤（栀子、淡豆豉）轻清透气，酌加连翘、银花、杭菊、薄荷等，使邪转而从卫分而解；壮热不已，烦渴不宁者，当加羚羊角粉以大清气分之药；若气分热盛，热高神昏，则需以紫雪丹、至宝丹或牛黄清心丸以开窍醒神；若高热日久，热势渐弱，而又伤及阴分，如见低热不清，汗出口渴之症，当以清气分余热而和胃生津，方用竹叶石膏汤（淡竹叶、石膏、姜半夏、麦冬、北沙参、甘草、粳米）为主。以上诸症兼以咳嗽者当加象贝、前胡、杏仁、竹茹；口渴伤津者加花粉、石斛、生热谷芽等。

②阳明腑实证

主症：发热不退，日晡潮热，烦躁不安，甚或神昏谵语，脘腹胀满，大便秘结或热结旁流，舌质红或燥，苔黄腻，脉沉实。

证候分析：邪热传于肠胃，与肠中糟粕相结，致燥屎内结，气机不畅，故腹满而痛。午后胃家当令，由于热结不清，故午后潮热微汗，烦而不安。热扰神明，则可神昏谵语。

治则：苦寒折热，泻下腑实。

方药：根据主症之不同，分别选择大承气汤（大黄、厚朴、枳实、芒硝）、小承气汤（大黄、厚朴、枳实）、调胃承气汤（大黄、甘草、芒硝）。

大承气汤用于痞、满、燥、实四症具备者；小承气汤用于痞、满、实而燥不显者；调胃承气汤用于燥、实而无痞满之症。

随症加减：在运用以上诸方时，同时可加银花、连翘、栀子、竹叶；热结旁流者加川连、扁豆衣、生甘草；对某些高热重症如中毒性肺炎、流行性脑膜炎、乙型脑炎当与白虎汤同用，以增强清气泄热逐毒之功，神昏谵语者可加紫雪丹、牛黄清心丸等。

（7）营分发热

主症：发热夜甚，烦躁或嗜睡，或神昏谵语，口干唇燥，舌红绛无苔，二便尚调，脉细数。

证候分析：营属阴，阴主夜，故邪热入于营分而见夜热较甚；营气通心，营分受邪，故心神被扰，烦躁或嗜睡；邪入于心包则见谵语，其口渴为热伤津也。

治则：清营透热。

方药：清营汤主之：犀角（水牛角代）、元参、地黄、丹参、连翘、麦冬、竹叶、黄连、银花。

随症加减：营分之邪，当冀其从气分而出，亦即叶天士所谓"入营扰可透热转气"，故治疗之初可加黑山栀亦即黑膏汤（地黄、黑栀子）、石膏等气分之药；神昏惊厥而致肝风内动加服紫雪丹；口渴甚者加花粉、石斛。

（8）热入血分

主症：高热持续，神昏谵语，皮肤斑疹，或吐血、便血、衄血，或痉挛抽搐，舌绛而干。

证候分析：邪热炽盛故高热不退，热迫血分故见出血症，心包受邪则神昏谵语，肝风内动则痉挛抽搐。

治则：凉血解毒。

方药：犀角地黄汤主之：犀角（水牛角代）、地黄、赤芍、丹皮。

随症加减：神昏谵语者加服至宝丹；痉挛抽搐者加羚羊角粉、钩藤。营血分之症，均为温热病重症，均有神志被扰症状，但血分证则兼见动血，以此为辨，临床不可混淆。

（9）湿温热病

主症：夏暑之时，发热不扬，汗出不畅，脘痞胸闷，纳呆泛恶，大便时溏，小溲混浊，二脉濡缓，舌苔浊腻。

证候分析：外感湿热之邪，或感湿化热，热被湿遏，故发热不扬，汗出不彻。湿热阻遏中阳，气机不畅，故脘痞胸闷作恶。其便溏溲浊等均为湿热之邪互结而不化之故也。

治则：清热祛湿，芳香化浊。

方药：豆卷连翘汤（自拟方）：清水豆卷、连翘、青蒿、藿香、佩兰叶、淡竹叶、菖蒲、茯苓、芦根。

随症加减：若舌质偏红，苔厚腻黄而略偏燥者，为热重于湿也，可加川连、黄芩、甘露消毒丹之类，以增强清热燥湿之功；舌质淡红，苔白腻之湿重于热者，加川朴、泽泻、米仁等以增强淡渗祛湿之力；若苔腻口臭，便下溏臭之伴积滞者，加山楂、银花、鸡内金。湿温之病在暑症，伏暑等症中均为常见，亦有非时之气与饮食不调相兼，而见湿热为病的。以小儿言，其邪因以逗留中焦为主，又往往气机不畅而弥漫三焦，故诊治不离乎清宣泄热，疏达三焦，以芳化淡渗，透泄清利等治疗为原则。临床每遵此而治，退热颇效。

（10）暑月热病

暑为大热之邪，故暑邪袭表，每易传入阳明，时见热在卫气之间；又暑多夹湿，暑湿夹杂而见弥漫三焦之证，临床每当细辨。

①暑邪在表

主症：发热初起，微感恶风，无汗，或咳，舌边尖红苔薄黄或薄白，二便尚调，二脉浮数。

证候分析：暑邪袭表，卫阳闭郁，故身热无汗。邪气犯肺，肺气失肃，则见咳嗽。邪尚在表，故见脉浮。

治则：辛凉解表。

方药：银翘散为主：连翘、银花、蝉衣、杭菊、淡豆豉、芦根、淡竹叶、青蒿、生甘草。

随症加减：若苔腻兼湿加清水豆卷、藿香、佩兰叶、西瓜翠衣；若兼见咳嗽加桑叶、象贝、前胡、杏仁，兼积加山楂、鸡内金。

②暑邪在表，热扰于内

主症：发热数日，头痛微恶风，汗不出，口渴时烦，舌红苔薄或腻，二脉浮数。

证候分析：此证常因暑月贪冷，致使卫阳被遏而发热。由于暑气当令，易于化火，化火则口渴时烦舌红也。其脉浮数者为其邪尚在表而又化热也。

治则：透邪泄热。

方药：新加香薷饮为主：川连、香薷、淡豆豉、连翘、清水豆卷、藿香、银花、芦根。

随症加减：兼咳嗽加桑叶、象贝、杏仁等；舌红苔腻湿者加厚朴、佩兰叶。

③暑入阳明

主症：高热烦渴，便干溲赤，舌红苔黄，二脉洪大。

证候分析：暑邪化火，故身热较高。火邪伤津，故口渴。其舌红苔黄，便干溲赤，脉大，均为火热之邪故也。

治则：清暑解热。

方药：白虎汤为主：石膏、知母、黑山栀、芦根、连翘、银花、川连、淡竹叶、杭菊。

随症加减：若高热而见神倦多汗者，为暑伤气也，当以人参白虎汤为主，其参可用党参或北沙参；若兼苔腻湿重者，可用苍术白虎为主，另加菖蒲、藿香、佩兰叶。

④暑湿侵犯三焦

主症：发热烦躁，胸闷脘痞，纳呆恶心，便溏溲少，舌红苔厚腻，二脉濡数。

证候分析：暑邪火热，则见发热烦躁。暑湿阻于中焦，故见胸脘痞满。湿热在下，则便溏溲赤。其脉濡数均为暑湿之象也。

治则：清暑化浊。

方药：三石甘露饮为主：石膏、滑石、寒水石、连翘、银花、藿香、佩兰叶、泽泻、茯苓。

随症加减：上焦热盛多烦者加黑山栀、青蒿；中焦湿重脘胀苔腻者加厚朴、米仁；下焦湿热，小溲短赤者川连、通草。

2. 内伤发热

（1）惊恐发热

主症：发热不高，昼轻夜重，夜睡惊惕或惊叫，时烦不宁，纳谷不香，二便尚调，舌苔薄净，二脉弦而微数。

证候分析：惊恐以后，心气不宁，神失内守，心火上炎，故夜惊不宁。

治则：清心宁神。

方药：清心宁神汤（自拟方）：淡竹叶、钩藤、蝉衣、灯心、生甘草、茯苓、连翘、防风、陈皮。

随症加减：若热偏高加银花、荆芥、杭菊；舌尖红心火偏重加川连、黑山栀；夜惊较甚加龙齿、远志；若兼积加山楂、麦芽。此惊恐发热，多见较小患儿，若较大患儿或以惊吓、多虑，紧张劳累，常致胆虚发热，治则宜清胆宁心为主，以蒿芩清胆汤为主（青蒿、黄芩、陈皮、姜半夏、茯苓、清甘草、枳实、竹茹）。

（2）伤食发热

主症：发热以夜为甚，烦而不宁，腹部不舒，嗳气泛酸，口气臭浊，舌苔厚腻，便下或秘或溏，小溲短少，脉滑。

证候分析：乳食积滞，郁而化热，蒸腾于外则发热。食滞中焦，气机不畅，故脘腹胀痛，嗳气泛酸。脾失健运，故便或秘或溏。胃失和则烦而不宁也。

治则：清热消积。

方药：保和丸为主：连翘、银花、茯苓、炒莱菔子、谷芽、鸡内金、陈皮、山楂。

随症加减：兼以表症热重者加淡豆豉、防风；郁而化火，呕吐较甚者加炒川连、炒竹茹、藿香；腹胀较甚加厚朴、枳壳；便下秘甚加生军、枳壳；大便溏臭加川连、扁豆衣；大便稀薄次多去炒莱菔子，加木香、青皮。

（3）营卫失和发热

主症：平素易于感邪，热势不高，但迁延难愈，面色不华，时有汗出，纳少神萎，舌苔薄白，二便尚调，二脉浮而微数。

证候分析：此症多见素体营卫不和者，以感邪以后，卫阳失和，营阴失守，故时自汗出而热不清；或以入夏以后，汗多阳气外越不固，以致营阴受耗而低热不清也。

治则：调和营卫。

方药：桂枝汤：桂枝、白芍、生姜、红枣、清甘草。

随症加减：若兼汗出淋多，四肢不温，舌苔淡白之阳虚者可加淡附片；短气乏力，神倦之气虚者加党参或太子参；若发热较高，营分夹邪，可加青蒿、白薇、银柴胡、地骨皮之类。

（4）气虚发热

主症：发热不甚，自汗恶风，气短神倦，面色萎黄或无华，舌苔薄白，便下欠化，小溲畅通，二脉虚软无力。

证候分析：小儿脾常不足，肺常虚，今中气不足，则清阳不升，故郁而发热。气虚、卫阳不固，而汗出恶风。脾肺气虚，中气不足，故短气、神倦。气虚少血，无以荣华，则见面色萎黄或白。脾虚失运则大便松散不化也。

治则：健脾益气。

方药：异功散：党参、焦白术、茯苓、清甘草、陈皮。

随症加减：脾肺气虚之发热用异功而不用补中益气者何也？因小儿脾常不足，运化易伤。今中焦气足，运化健壮，以之代以补脾生金，且黄芪、升麻诸品，有偏温过升之虞，对小儿脾虚诸症，过量用之反而有碍，此亦小儿之特点，临床之经验也，故特提而一笔，以供参考。若临床汗出不多，兼有表邪者加荆芥、防风；兼有喉中痰鸣者加姜半夏、紫菀，亦即六君之意；兼大便臭味者加山楂、麦芽、木香。

（5）气阴虚发热

主症：夏月不耐暑邪，或热病以后，气阴耗伤，每见午后发热，或活动后发热，热势不高，常自汗出，口渴喜饮，舌红苔少，便干溲通，二脉细数无力。

证候分析：盛暑或热病以后，阴津耗损，少阳升发不全，故午后或活动甚后微微发热。由于津耗气伤，故常自汗出。其口渴喜饮，舌红少苔者，脉细数无力，均为阴津耗伤之故。

治则：益气养阴。

方药：生脉散加味：太子参、麦冬、五味子、花粉、石斛、青蒿、玉竹、银柴胡。

随症加减：气虚、汗多、纳可者加黄芪、浮小麦；午后低热甚者加芍药、生地、地骨皮；大便秘者加知母、火麻仁；纳谷不香者加生熟谷芽、鸡内金、生怀山药。

（6）阴虚发热

主症：午后发热，五心烦热，两颧潮红，盗汗形瘦，口干喜饮，舌红少苔，便干溲少，二脉细数。

证候分析：本证多见于热病以后，或素体阴虚患儿，由于体内阴津亏损，阴虚则阳亢，而出现烦热发热。阴津不足，则口渴喜饮，舌红少苔。

治则：清热养阴。

方药：秦艽鳖甲散为主：秦艽、炙鳖甲、地骨皮、银柴胡、当归、知母、乌梅。

随症加减：午后发热较高或日久，可加青蒿、白薇；阴虚火偏旺者加生地、元参，去当归；盗汗多者加浮小麦、麻黄根；纳谷不香者加川石斛、生熟谷芽、玉竹。

【病案举例】

1. 外感发热

例1 徐某，男，6岁（风寒表实）。

2007年12月5日初诊案语：患儿发热5天，T39.5℃左右，腠闭无汗，形寒怕冷，咳嗽气促，舌苔白腻，纳谷不香，便下干结，二脉浮紧。胸片示：二肺纹理粗糙。血常规：白细胞 12×10^9/L，中性82%，淋巴16%。西医诊断为支气管炎。治以辛温解表，宣肺化痰。

处方：麻黄3克，桂枝3克，杏仁6克，清甘草3克，淡豆豉10克，荆芥5克，防风5克，厚朴3克，姜半夏10克，炒莱菔子10克，金沸草10克（包）。3剂。

二诊：药后汗出较多，其热即解，唯咳嗽仍剧，纳谷不香，舌苔根腻，二便尚调，治当宣肺化痰。

处方：麻黄3克，杏仁6克，清甘草3克，川朴3克，金沸草10克

（包），陈皮 3 克，姜半夏 10 克，炙苏子 5 克，炒莱菔子 10 克，炒山楂 10 克。3 剂。

三诊：咳痰已活，舌苔亦薄，纳谷稍动，二便尚调，治以化痰和胃。

处方：陈皮 3 克，姜半夏 10 克，茯苓 10 克，清甘草 3 克，款冬花 10 克，川朴 3 克，紫菀 6 克，炒山楂 10 克，炒谷芽 10 克。4 剂。

［按］该患儿高热无汗，苔白脉浮，兼之咳嗽气促，系为风寒表实、肺气失宣所致。故初投以辛温重剂，麻黄汤加豆豉、荆防，以助辛解，金沸草宣肺，厚朴、半夏、炒莱菔子以宣化痰湿，3 剂以后，汗出邪解，但咳嗽仍剧，乃投以三拗汤宣肺为主，兼以化痰导痰之品，又 3 剂咳嗽转活，痰湿渐清，则以二陈加和胃之品以收功。

例 2　蒋某，女，4 岁（卫气同病）。

2008 年 7 月 15 日初诊案语：患儿高热 4 天，T39.6℃ 左右，汗出不彻，时烦不安，唇朱口渴，但不欲饮，舌质红苔黄，干咳少涕，纳谷不香，便干溲黄，二脉数。血常规：白细胞计数 $13 \times 10^9/L$，中性 78%，淋巴 21%，治以解表清气。

处方：连翘 10 克，银花 6 克，杭菊 6 克，薄荷 3 克（后入），桑叶 10 克，芦根 15 克，淡豆豉 10 克，黑山栀 10 克，黄芩 6 克。3 剂。

二诊：药后汗出较多，热旋下降，T37.5℃，烦躁亦安，唯咳仍多，舌苔薄黄，纳谷不香，便下干结，治以清肃之。

处方：桑叶 10 克，杏仁 6 克，象贝 10 克，大力子 6 克，黄芩 5 克，芦根 15 克，前胡 6 克，竹茹 6 克，枇杷叶 10 克（包），石斛 10 克。3 剂。

三诊：余热已清，咳嗽有痰，纳谷稍动，舌苔薄黄，二便通调，治以养肺化痰。

处方：南沙参 10 克，桑叶 10 克，杏仁 6 克，竹茹 6 克，枇杷叶 10 克（包），象贝 10 克，川石斛 10 克，清甘草 3 克，大力子 5 克。4 剂。

［按］该患儿高热 4 天，以其汗出不畅，乃为表邪未罢，而烦而唇朱，口渴苔黄，虽无气分四大之症，但邪已犯及气分，故治则解表与清气同施，以银翘散为主辛凉解表，合栀子豉汤以轻清气分之热。用黄芩而不用石膏者，因其肺热干咳较甚也。3 剂以后，汗出热解，咳嗽转多，是乃肺得疏肃之故，故投以肃肺化痰为主，兼以黄芩清肺，芦根、石斛清养生津，复 3 剂，余热得清，咳嗽痰活，胃气已动，则以养肺化痰和胃而收功。

例 3　孔某，男，5 岁（少阳证）。

2006 年 5 月 6 日初诊案语：患儿发热 1 周，朝低暮高起伏不退，面色不华，咳无纳呆，舌苔黄白，二便尚通。血常规：白细胞计数：$6.5 \times 10^9/L$，中性65%，淋巴35%。胸片（−）。治以和解退热。

处方：柴胡6克，姜半夏10克，清甘草3克，黄芩5克，生姜2片，大枣3枚，青蒿10克，白薇10克，淡豆豉10克。3剂。

二诊：药后第2天，躯体汗出，热未上升，唯纳谷欠香，形神不振，舌苔薄白，二便尚调。治以调理和胃。

处方：党参5克，焦白术10克，茯苓10克，清甘草3克，青蒿10克，白薇10克，柴胡6克，生姜2片，红枣3枚，陈皮3克。3剂。

三诊：形神已振，纳谷亦动，舌苔薄净，二便均调。治以原法。

处方：上方去青蒿、白薇、柴胡，加炒谷芽、神曲。

［按］该例患儿，发热起伏1周，虽无口苦、咽干、目眩之少阳主症，但亦无明显之表里之证和肺气失肃之象，临床上此类患儿多见本质较弱，面色少华，故从少阳论治，每多获效。

例4　虞某，女，3岁（气营之证）。

2006年7月12日初诊案语：患儿高热经旬，T39.5℃以上，烦躁不安，唇朱渗血，乳蛾红肿，舌红少苔，口渴少饮，皮肤少量散在红疹，手足背硬肿，纳谷不香，便软溲赤。血常规：白细胞计数$12 \times 10^9/L$，中性70%，淋巴29%，血沉55mm/h，诊为川崎病，因家属要求同服中药治疗。治以凉营清气。

处方：连翘10克，川连2克，淡竹叶5克，银花10克，元参10克，生地12克，麦冬10克，黑山栀10克，芦根15克，羚羊角粉1.5克另炖服。2剂。

二诊：药后微微出汗，热势稍降T38.5℃，余证如前，病得转机，仍宗原法。

处方：上方2剂。

三诊：热得下降T37.8℃，烦躁已瘥，皮疹亦隐，手足背肿渐退，唇朱少苔，二便尚通。治以清养之。

处方：淡竹叶5克，生石膏20克（先煎），连翘10克，银花6克，芦根15克，生甘草3克，麦冬10克，北沙参10克，川石斛10克。3剂。

药后症情改善，其后继予清养之品调理10余剂而安。

［按］该患儿高热经旬，持续不退，其症唇朱渗血，舌红少苔，皮疹隐隐，邪已入营，但其烦躁不安，气分之热未尽也，故治当清营转气，冀邪从气分而解，方以清营汤。以羚羊角易犀角，则重在清气，加黑山栀，

亦乃助清气除烦之力，兼之芦根清热生津。2剂以后，汗出微微，热势下降，乃邪热从气分而出之佳兆也，故原法追踪2剂，其热大势已去，则以清气养阴之竹叶石膏汤以调养。由于川崎病阴津耗伤较甚，故后期当调养生津，以津复为上。

例5　张某，男，7岁（阳明腑实证）。

2007年6月5日初诊案语：患儿发热5天，午后较高，T39.5℃，脘腹胀闷，纳呆作恶，舌红苔黄腻，便秘4天，小溲短赤，治以苦寒折热。

处方：大黄5克（后入），厚朴3克，枳实5克，连翘10克，银花6克，藿佩10克（各），炒莱菔子10克，神曲10克，陈皮3克。3剂。

二诊：药后第2天，下宿矢较多，热未再升，腹胀亦瘥，舌苔薄腻，纳谷不香。治以清消余邪。

处方：厚朴3克，枳壳5克，连翘10克，藿佩10克（各），炒莱菔子10克，银花6克，神曲10克，茯苓10克，陈皮3克。3剂。

三诊：热已退清，舌苔亦薄，纳谷一般，便下欠畅，腹仍不舒。治以化积和胃。

处方：枳壳5克，炒莱菔子10克，神曲10克，陈皮3克，银花6克，炒谷芽10克，茯苓10克，鸡内金6克，厚朴3克。3剂。

［按］该患儿发热5天，午后较甚，兼之腹胀作恶，苔腻便秘，系为邪热入里，与积相搏，故投以小承气汤，苦寒折热，泻下腑实，兼之连翘、银花以助清热之力，炒莱菔子、神曲以消滞，藿香、佩兰叶以芳香化湿和胃，2剂以后腑气得通，热即下降，则撤去大黄之苦寒，以原意增用2剂，待邪去积消，则以和胃化积以善后。

例6　曲某，女，3岁（暑表热扰）。

2008年8月15日初诊案语：患儿病起通风受凉，发热4天不退，汗不出，时烦不安，舌红苔薄腻，纳谷不香，二便尚调。治以透邪泄热。

处方：连翘10克，银花6克，川连1.5克，淡豆豉10克，香薷6克，藿香6克，川朴3克，荆芥5克，清水豆卷12克。3剂。

二诊：药后得汗，热即下降，T37.5℃，烦躁亦平，唯苔腻纳少，治以清化。

处方：淡竹叶6克，藿佩10克（各），青蒿10克，银花6克，茯苓10克，川朴3克，山楂10克，滑石10克（包），米仁12克。3剂。

三诊：余热已平，舌苔亦薄，纳谷已动，二便均调，治以调理。

处方：北沙参10克，藿佩10克（各），茯苓10克，米仁12克，炒谷芽 10 克，陈皮 3 克，川朴 3 克，滑石 10 克（包），生甘草 3 克。3 剂。

[按] 该患儿夏月受凉，束于卫表，故高热无汗。由于暑气当令，极易化火，故表邪未清，里已化火，出现烦躁不安，舌质偏红，其苔腻者乃为暑多夹湿之象也，故治以新加香薷饮为主，以透邪泄热化浊，3 剂以后，得汗热降，烦躁亦安，乃为邪透热得以外泄也。由于其湿滞苔腻，故再以清余热之淡竹叶、青蒿、银花，兼以藿佩、厚朴、米仁、滑石化湿醒胃之品，而渐使病体得康。

例 7　周某，男，3 岁（暑湿侵犯三焦）。

2008 年 9 月 3 日初诊案语：患儿发热 5 天，T39.5℃左右，汗出不彻，神烦不安，脘腹胀满，纳呆作恶，舌红苔黄厚腻，便下溏鹜，小溲短少，二脉濡数。治以清暑化浊。

处方：石膏 15 克，滑石 10 克（包），寒水石 12 克，连翘 10 克，银花 10 克，厚朴 3 克，藿香 6 克，佩兰叶 10 克，茯苓 10 克，泽泻 10 克。3 剂。

二诊：药后微微得汗，热势下降 T37.8℃，腹胀纳呆，舌苔仍腻，便溏溲少，治以清暑化湿。

处方：连翘 10 克，银花 6 克，厚朴 3 克，藿香 6 克，佩兰叶 10 克，茯苓 10 克，泽泻 10 克，青蒿 10 克，木香 3 克，山楂 10 克。3 剂。

三诊：汗彻热平，腹胀亦瘥，舌苔已薄，便下渐条，小溲转长，治以化湿和胃。

处方：米仁 12 克，藿香 6 克，茯苓 10 克，泽泻 10 克，厚朴 3 克，陈皮 3 克，木香 3 克，炒山楂 10 克，扁豆衣 10 克。3 剂。

[按] 该患儿暑天高热，汗不出而兼烦，为上焦受邪化热；脘腹胀满，纳呆作恶，便溏鹜溲少，暑湿弥漫也，故治以三石甘露饮为主，清暑化浊。3 剂以后，微得汗出，为湿渐化而暑得解也，故撤去石膏、寒水石，加青蒿退余热，木香、山楂理脾消积。全方以清余热而化湿食为主，3 剂后热平湿除，则以和胃运脾以善后也。

2. 内伤发热

例 1　郭某，男，10 月（因惊发热）。

2007 年 10 月 3 日初诊案语：患儿 3 天前，突受惊吓，发热时起，夜睡惊惕，纳谷不香，舌尖红苔黄，二便尚通。治以清心安神。

处方：连翘 10 克，蝉衣 3 克，钩藤 5 克，生甘草 3 克，淡竹叶 5 克，杭菊 6 克，灯心 3 克，茯苓 10 克，陈皮 3 克。3 剂。

二诊：发热已和，夜惊不宁，纳谷不香，舌苔薄黄，二便尚调。治以宁心安神。

处方：蝉衣3克，钩藤6克，灯心3克，龙齿12克（先煎），茯苓10克，生甘草3克，炒麦芽10克，陈皮3克。3剂。

三诊：夜睡已安，舌苔薄净，纳谷已动，二便均调。治以调理为主。

处方：太子参5克，焦白术6克，茯苓10克，清甘草3克，陈皮3克，炒麦芽10克，钩藤5克，炒山楂10克。4剂。

[按]该患儿因惊恐而致发热夜惊，以其舌尖红苔黄，乃为心经有热，故以清心安惊为主，方中淡竹叶、甘草、蝉衣、连翘清心除热；钩藤、灯心、茯苓安神宁心，兼之陈皮和胃。3剂以后，热平而惊存，则撤去清热之品加以龙齿以安神，麦芽以和胃。复3剂诸症悉平，嫩弱之体以调理脾胃而收功。

例2　贾某，女，4岁（伤食发热）。

2008年10月6日初诊案语：昨食油炸饮料类，夜起腹痛吐恶，伴有发热T38.5℃，舌红苔腻，口气臭浊，便下秘结。治以清滞和胃。

处方：炒川连2克，连翘10克，藿香6克，川朴3克，炒莱菔子10克，炒竹茹5克，炒枳壳5克，陈皮3克，神曲10克，茯苓10克。3剂。

二诊：药后吐恶已和，发热亦清，便通一次，唯苔仍腻，腹部不舒，纳谷不香，再以消运为主。

处方：炒川连1.5克，藿佩10克（各），川朴3克，炒莱菔子10克，炒枳壳6克，佛手5克，炒谷芽10克，陈皮3克，茯苓10克，炒神曲10克。4剂。

三诊：舌苔已净，腹舒纳动，便下通畅，治以理脾和胃。

处方：陈皮3克，茯苓10克，神曲10克，鸡内金6克，炒谷芽10克，川朴3克，清甘草3克，佛手5克，米仁12克。5剂。

[按]该患儿伤于饮食，滞于中焦，郁滞化火而发热；气机不畅，胃失和降，则上逆而吐。故治以清胃导滞，以保和丸为主，加川连以清胃火。厚朴、竹茹化浊和胃。3剂以后，胃火已清，便下得通，故热去吐止。但苔腻腹胀，积未尽而气未畅也，故原方撤去连翘加佛手以增理气消积。又4剂，积去气畅，舌洁纳动，再以理脾和胃以收功矣。

例3　范某，男，5岁（营卫不和）。

2008年10月12日初诊案语：患儿平素体弱易感，1周前感邪发热，经治疗后，体温波动在38℃左右，汗出尚多，咳嗽无痰，面色不华，舌苔薄白，二便尚调。治以调和止嗽。

处方：桂枝 3 克，炒白芍 6 克，生姜 2 片，红枣 3 枚，炙甘草 3 克，陈皮 3 克，百部 6 克，白前 5 克，桔梗 3 克，紫菀 6 克。3 剂。

二诊：药后汗减热退，T37.2℃，咳嗽不多，舌苔薄白，纳谷欠香，再以调和营卫。

处方：桂枝汤加百部 6 克，白前 5 克，陈皮 3 克，炒谷芽 10 克，茯苓 10 克。3 剂。

三诊：热净咳和，纳谷已动，舌苔薄净，唯汗出较多，治以益气和营。

处方：党参 6 克，焦白术 10 克，茯苓 10 克，清甘草 3 克，桂枝 3 克，炒白芍 6 克，生姜 2 片，红枣 3 枚，陈皮 3 克，炒谷芽 10 克。5 剂。

［按］该患儿平素脾肺不足，体弱多病，故感邪以后，发热虽轻，但稽留不愈，其面色不华，汗出较多，且伴咳嗽，此乃营卫失和也，故以桂枝汤调和营卫，兼以止嗽散以止咳。3 剂以后，热降咳减，乃营卫渐和也，故以原法为主 3 剂，待咳和热平，再以桂枝合异功以益气和营而巩固之。

例 4　阮某，男，6 岁（阴虚发热）。

2007 年 9 月 15 日初诊案语：患儿肺炎咳嗽初和，前起又热 39.5℃，稍有鼻塞，咳嗽不多，舌红苔少，便干溲通，治以辛凉。

处方：连翘 10 克，银花 6 克，杭菊 6 克，芦根 15 克，生甘草 3 克，淡豆豉 10 克，桑叶 10 克，薄荷 3 克（后入），荆芥 5 克。3 剂。

二诊：发热不清，T38.5℃，鼻塞尚和，身热无汗，时烦不安，舌红唇朱，口渴喜饮，舌红少苔、偏干，便干溲少。治以清泄。

处方：黑山栀 10 克，淡竹叶 6 克，淡豆豉 10 克，连翘 10 克，芦根 15 克，银花 6 克，生甘草 3 克，杭菊 6 克，川石斛 10 克。2 剂。

三诊：身热无汗，T38.5℃，口渴喜饮，舌红苔少而干，便干溲赤，治以滋养之。

处方：大生地 12 克，元参 10 克，麦冬 10 克，北沙参 10 克，知母 6 克，炙鳖甲 12 克，地骨皮 10 克，川石斛 10 克，花粉 10 克。3 剂。

四诊：药后微微汗出，热势稍降，T37.8℃，舌红苔少，口渴喜饮，便下稍润，原法主之。

处方：上方加银柴胡 10 克，青蒿 10 克。3 剂。

五诊：身舒有汗，T37.2℃，喜饮已瘥，舌红苔润，二便尚通，治以养阴生津。

处方：原方沙参易太子参，去银柴胡。5 剂。

［按］该患儿肺炎以后，又感发热，用辛凉之剂，表症（鼻塞）虽除但热仍不退，烦而兼躁，投以清热除烦之剂，热仍不去，烦热无汗，此乃肺炎以后阴津本耗，复感邪热，阴津更耗，当为"汗之不汗是无水也"，故三诊以增液合秦艽鳖甲汤加减，滋水生津，微得汗出，而使热势下降，巩固用之，则津复有汗，诸恙得愈也。

呕 吐

小儿呕吐之症，婴幼儿较为常见，大凡乳食内伤，感受外邪等，导致胃气失和而上逆者，均可引起呕吐。

呕吐一症，古人虽有"有声有物谓之呕，有物无声谓之吐，有声无物谓之哕"之分，然临床呕与吐常同时发生，区别不大。由于胃为水谷之海，主受盛，胃气以降为顺，小儿本脾胃较弱，加之生长发育之中，营养物质需求较大，故无论乳食内伤，外感六淫，胃中寒热，痰饮惊恐，均能影响胃的正常功能，使气机升降运转失调，胃气上逆而致呕吐。

其治疗特点，一是呕吐之症，必为有所触而有所发，因此必须根据其主要发病原因，辨证施治；二是小儿胃气较弱，无论寒吐、热吐诸症，未有不兼于乳食停滞者，故辨证之余，毋忘胃清脾运，则升降必和；三是最终导致呕吐发作，乃是气机失调，胃气上逆之故，因而降逆和胃，调畅气机，必不可少。若是三者有机结合则治呕大法可定，治愈之望无愁也。

【分型治疗】

1. 伤食呕吐

主症：呕吐酸腐，脘腹胀满，时痛拒按，口气臭浊，大便秘结或溏臭，苔薄腻或厚腻，脉滑或弦。

证候分析：乳食停滞中焦，气机不畅，上逆作吐。运化不畅，则大便或秘或利。

治则：①伤食——消积导滞，降逆和胃。

方药：保和丸为主：神曲、山楂、陈皮、枳壳、炒莱菔子、木香、炒谷芽。

②伤乳——消乳化积，降逆和胃。

方药：消乳丸为主：麦芽、陈皮、茯苓、鸡内金、米仁、砂仁、山楂。

兼有溢乳者，多为乳后太饱，儿身不正，常溢出数口或倾而出之；呃乳者，即乳常流出口角，若症状不重，无需治疗。

　　随症加减：积滞化火，舌质伴红者加炒川连、炒竹茹；苔腻夹湿加厚朴、藿香；夹寒痰加姜半夏；热痰加枇杷叶；便溏臭者加炒银花、木香、扁豆衣；便下秘结加大黄。

2. 热吐

（1）暑湿呕吐

主症：呕吐胸闷，微热汗出，便溏溲黄，舌红苔滑或腻，脉微数带滞。

证候分析：长夏暑湿司令，运化本弱，一以感受，则暑邪阻表，湿邪滞中，气机不畅，上逆而吐。

治则：清暑化湿和中。

方药：三仁汤为主：滑石、通草、蔻仁、竹叶、厚朴、藿香、米仁、炒竹茹。

随症加减：兼见微热加清水豆卷、连翘、青蒿；便下溏薄加银花、茯苓、扁豆衣；口臭夹积加山楂、神曲、谷麦芽；兼嗽加桑叶、象贝、前胡。

（2）胃热呕吐

主症：呕吐较频，食入即吐，酸臭不化，时烦不安，口渴，便秘或溏臭，小溲通黄，舌红苔黄或腻，脉滑数。

证候分析：此皆小儿过食辛燥、生冷饮料之品，或乳母过食膏粱厚味，传于胎儿以致热积胃中，气机紊乱，上逆作吐。

治则：清热和胃。

方药：藿连汤合温胆汤为主：炒川连、藿香、炒竹茹、茯苓、陈皮、枳壳、姜半夏。

随症加减：兼积便干加炒莱菔子、谷麦芽；苔厚腻加川朴、佩兰叶；大便溏臭加炒银花，扁豆衣；若吐泻较频，用葛根芩连汤合四苓散加藿香、麦芽、扁豆衣。

3. 寒吐

（1）风寒吐

主症：呕吐时作，流涕打嚏，或兼恶寒微热，二便尚调，舌苔薄白，脉浮。

证候分析：风寒之邪，束肺犯胃，寒阻气滞，胃失和降。

治则：疏风散寒，和胃降逆。

方药：藿香正气散为主：藿香、紫苏叶、防风、荆芥、陈皮、姜半夏、茯苓、生姜。

随症加减：兼嗽加紫菀、款冬花；兼积加谷麦芽、山楂、鸡内金、神曲；便干加炒莱菔子、枳壳；便溏加煨葛根、木香、焦白术。

（2）胃寒吐

主症：食久方吐，吐则清稀或不化物，形神不振，脘冷喜热，纳谷不香，舌淡苔白，脉细软。

证候分析：脾胃素虚寒，或过食生冷之物，或寒邪直中，致使寒凝中焦，阳气不振，气机不舒，逆而作吐。

治则：温中散寒，和胃降逆。

方药：理中汤为主：炒党参、干姜、紫丁香、木香、白术、砂仁、陈皮。

随症加减：兼积加谷麦芽、山楂、鸡内金；便干加枳壳；阳虚肢冷便溏加淡附片、煨诃子。

4. 惊恐呕吐

主症：跌仆或惊吓以后，呕吐流涎，睡时惊惕不安，时烦不宁，面色青白，二便尚调，舌苔薄浮，脉紧。

证候分析：惊吓以后，气机逆乱，肝气犯胃，失于和降，上逆而吐。

治则：安神宁心，抑肝和胃。

方药：温胆汤：陈皮、姜半夏、茯苓、生甘草、枳壳、竹茹。

随症加减：若夜惊较重，加钩藤、蝉衣、龙齿；若心火偏重，加黄连、淡竹叶；兼积加麦芽、山楂。

以上是治疗呕吐的一般大法，另有较大小儿，多于情绪激动，或稍于过饱即易呕吐，而吐后又饮食如常，此多见婴时易于吐乳者，未能及时治愈，使胃气易于失和，久之成为习惯性发作，轻者随着年龄增大，脾胃气强，自然可愈，重者则需予以和胃顺气之品。

【病案举例】

例1　姜某，女，5月。

初诊案语：患儿近周来吐乳频作，纳乳不香，舌苔薄腻，便下不化，腹满尚软，矢气频频，小溲尚通，治以消乳和胃。

处方：炒麦芽10克，炒山楂10克，陈皮3克，广木香3克，茯苓10

克，鸡内金 5 克，炒米仁 12 克，车前子 10 克（包），川朴 3 克。3 剂。

二诊：药后吐乳减少，舌苔薄浮，腹软便调，治以调和脾胃。

处方：陈皮 3 克，焦白术 6 克，茯苓 10 克，生甘草 3 克，广木香 3 克，炒麦芽 10 克，炒山楂 10 克，炒米仁 12 克，川朴 3 克。3 剂。

三诊：舌淡纳可，腹软便调，再拟异功散加麦芽、木香等以健脾巩固之。

[按] 此例患儿为乳食所伤，运化失司，升降失和，故初以消乳丸为主，消乳运脾。3 剂后，积消脾运，升降旋和。

例 2　秦某，女，3 岁。

初诊案语：昨食油炸、饮料之类，今起吐恶频频，食入即吐，舌红苔黄，便下干结，治以清胃导滞。

处方：炒川连 1.5 克，藿香 6 克，陈皮 3 克，炒竹茹 5 克，枳壳 5 克，姜半夏 10 克，茯苓 10 克，炒莱菔子 10 克，炒麦芽 10 克。3 剂。

二诊：药后吐恶已平，便下亦通，唯纳欠香，再以消食和胃。

处方：炒川连 1.5 克，藿香 6 克，炒竹茹 5 克，陈皮 3 克，茯苓 10 克，枳壳 5 克，炒谷芽 10 克，鸡内金 6 克，佛手 5 克。4 剂。

三诊：药后舌洁纳可，再以调和之品。

处方：上方去川连加太子参 5 克。5 剂。

[按] 该例患儿，素体偏热，又因多食辛热冷饮之类，致使热食滞中，气机紊乱，上逆而吐。故初以清胃降逆，兼以消积之品。3 剂而使吐愈，再续进消运和胃之品而巩固善后。

例 3　张某，女，2 岁。

初诊案语：素来脾运不健，昨夜受冷，而致呕吐频多，面色不华，时伴腹痛，得按则舒，舌苔薄白，便下溏泄，小溲尚通，治以温中和胃。

处方：炒党参 5 克，淡干姜 1.5 克，茯苓 10 克，焦白术 10 克，陈皮 3 克，广木香 3 克，炒麦芽 10 克，炒怀山药 10 克，紫丁香 1.5 克（后入）。3 剂。

二诊：药后呕吐已止，腹痛未作，舌红苔薄，便下松软，治以健运和胃。

处方：炒党参 5 克，炮姜 1.5 克，焦白术 10 克，生甘草 3 克，煨木香 3 克，炒怀山药 10 克，陈皮 3 克，炒麦芽 10 克，炒扁豆 10 克。3 剂。

三诊：药后诸症悉和，再以理中汤为主巩固，5 剂而安。

[按] 该例患儿由于脾土素虚加之又中寒邪，故致中阳不振，气机不

畅，逆而作吐，理中者，温之中而散其寒也。

腹 痛

　　腹痛是小儿常见病之一，临床可由多种疾病而引发。如胃脘以下、脐部以上的腹部疼痛，多为积滞、胃炎、胃窦炎或胃溃疡所致；脐周的腹痛则多为虫积、肠系膜淋巴结炎或肠功能紊乱等造成。由于诸多脏器位居腹内，十二经和冲、任、带等经脉都循行或络属腹部，所以外感和内伤均能影响上述脏腑经脉的正常功能，导致脏腑经脉气机郁滞不通、气血运行不畅而发生腹痛。陈飞霞曰："夫腹痛之证，因邪正交攻，与脏器相击而作也。"

　　腹痛之证，古人将其分为多种类型，综合各家所论，结合临床情况。一般分为积滞腹痛、虫积痛、虚寒痛、气滞痛、湿热（食）壅积痛、络瘀痛六种类型。积滞痛者多为平素乳食不节或过食肥甘生冷，导致中焦壅滞、脾胃升降失调、运化失职，不通则痛；虫积痛者，亦多为饮食不佳，或过食肥甘致生虫盘肠道，骚动不安，气机紊乱而作痛；虚寒痛者，一为调护不当，风冷寒邪侵入脐腹，二为生冷瓜果伤及肠胃以致中阳受寒，寒则凝滞，气机不畅而痛；气滞痛者，多为环境不适，情绪紧张，或为学习压力等过重，导致肝气不畅，横逆犯胃，滞而作痛；湿热（食）壅滞者，多为饮食不节，过食生冷油炸厚腻，导致湿食阻中，日久壅而化火，滞而作痛；络瘀痛者，多因久痛不愈，气滞不畅，以致瘀阻络脉，或因跌仆损伤，术后脉络受损，瘀血内留、气血不畅而作痛。当然尚有他疾他证可致腹痛者，临床又当分清主次，细细辨治。

　　由于腹痛之证在于"不通则痛"，所以治疗以"通则不痛"为原则，分别用温中、消导、理气、活血等不同手段，使脏腑气机通达，经脉气血流畅，从而达到祛除疼痛，治愈疾病之目的。

【分型治疗】

1. 食积腹痛

　　主症：纳呆口臭，脘腹胀痛拒按，较小患儿则时啼哭不安，舌苔厚腻，大便秘结或溏臭，小溲通浊而短，二脉显滑。

　　证候分析：乳食积滞，壅滞不化，气机不畅，故脘胀腹痛，时啼哭不安。积滞不清，故苔腻口臭，便溏或秘。

　　治则：消积导滞。

【董氏儿科】 DONG SHI ER KE

方药：保和丸为主：山楂、陈皮、炒莱菔子、茯苓、鸡内金、佛手、槟榔、厚朴、炒谷麦芽。

随症加减：若有微热加连翘、银花；便下溏薄加木香、泽泻去槟榔；便秘腹满加枳壳、大腹皮。

2. 虫积腹痛

主症：绕脐腹痛，乍发乍止，或夜睡肛痒，睡中龂牙，嗜食异物，面色萎黄，或有花斑，形体消瘦，纳谷不香，舌苔薄浮或苔腻，二便尚调，二脉弦滑。

证候分析：饮食不佳，滞而化虫，盘踞肠中，骚乱动气，紊乱而痛。若生蛲虫，夜间出肛排卵，故肛痒不安。虫积内聚，运化失司，营养失调，故形瘦色黄，纳谷不香。

治则：祛蛔杀虫。

方药：消虫灵（自拟方）：炒使君子、苦楝根皮、炒川椒目、槟榔、枳壳、雷丸、炒谷芽、佛手、陈皮。

随症加减：若以蛲虫为主加百部、鹤虱、白芜荑去川椒目；苔腻积滞加大腹皮、鸡内金、厚朴；大便秘结，可少加生军和莱菔子以促使虫体排出；若蛔虫阻结引起梗阻者，则可使用乌梅方（乌梅、细辛、当归、党参、附子、川椒目、淡干姜、黄连、黄柏、肉桂），并加入生大黄绞汁冲入，以安蛔杀虫驱下法并进之，其效甚佳。

其虫之所生，亦多由积所聚，与脾运失健有关，所以治疗之中亦应适当参以运脾消积之品，尤以虫排以后，更当以健脾益胃以善其后。

3. 虚寒腹痛

主症：腹痛绵绵，时作难休，喜暖时按，面色少华，纳谷不香，舌淡苔白，二便尚调，二脉沉细。

证候分析：患儿素多脾胃虚弱，中焦阳气不振，导致气血不足，失于温养，因而脏腑经脉拘急而腹痛。其色不华，得暖则舒，得按痛缓，均为里虚有寒之证也。

治则：温中补虚，缓急止痛。

方药：小建中汤：桂枝、炒白芍、生姜、红枣、炙甘草、饴糖。

随症加减：若兼以血虚头晕加当归；兼以气短乏力加黄芪；兼脾阳不振，失于健运而肢乏便溏者加理中汤（党参、焦白术、淡干姜、甘草）；若临床虚寒腹痛时感气聚，便下干结者，为土虚木侮之症，治疗当以小建中汤合小柴胡汤，此症临床并不少见，且用之屡屡见功。

4. 气滞腹痛

主症：脘腹或脐周小腹作痛，阵阵发作，有的痛引两肋，按感不舒，嗳气或矢气则痛缓，纳谷不香，舌苔薄浮，二便尚调，二脉弦。

证候分析：肝气不舒，失于条达，横逆克犯脾胃，导致气机不畅，滞而作痛。

治则：疏肝理气。

方药：①柴胡疏肝散：柴胡、枳壳、白芍、甘草、川芎、制香附用于脘腹疼痛牵及两肋。

随症加减：若痛较甚加元胡、佛手、陈皮；兼积苔腻加厚朴、陈香橼；兼便干加炒莱菔子、槟榔。

②四逆散：柴胡、枳实、白芍、甘草。用于脐周作痛，时有气聚之肠功能紊乱者。

随症加减：疼痛甚者加元胡、川楝子、台乌药、川芎；兼以积便干者加莱菔子、槟榔；兼以便溏者加木香、佛手、山楂、陈皮。

5. 湿热（食）壅积腹痛

主症：时脘腹胀闷作痛，纳呆口臭，口渴不欲饮，舌红苔黄或腻，便下干结，小溲短赤，脉弦略数。

证候分析：多为饮食不节，过食生冷或油炸厚味，导致湿食阻滞脾胃，气滞不畅，日久壅而化火，故产生疼痛口臭之症。其口渴不欲饮者，为内有热壅而尚未伤津也。

治则：清胃化滞止痛。

方药：泻黄散为主：藿香、栀子、石膏、甘草、防风、柴胡、枳壳、大腹皮、鸡内金。

泻黄散源自《小儿药证直诀》，用之脾胃伏热之口疮口臭，方中石膏、栀子泻脾胃之积热，藿香理气，佐防风以疏散伏火，取"火郁发之"之义。今积久化火，滞而腹痛，其义同也，临床上用之可谓曲异而功同。

随症加减：若积滞重，口臭作恶加黄连、炒竹茹、炒莱菔子；湿重苔腻加厚朴、茯苓；便下秘结加生军，以下之为度。

6. 络瘀腹痛

主症：脐周或小腹作痛，或偶有刺痛感，久久难愈，面色灰黯，舌边有瘀，二脉细涩，二便尚调。

证候分析：血瘀导致气滞不畅，或气滞日久致血运不畅，使脉络瘀阻，滞而致痛。其刺痛，舌边有瘀，面色灰黯均为血运不畅之故也。

治则：活血化瘀。

方药：少腹逐瘀汤为主：小茴香、干姜、元胡、没药、当归、川芎、官桂、赤芍、蒲黄、五灵脂。

随症加减：兼气滞脘腹胀闷者加枳壳、川楝子、元胡；腹中若有癥块者加三棱、莪术，去干姜、小茴香、官桂；兼积者加佛手、山楂、炒莱菔子。

【病案举例】

例1 陈某，男，5岁。

初诊案语：患儿节日期间，饮食杂进，而致食滞中焦，气滞腹痛，已有周余，舌苔厚腻，纳呆口臭，大便秘结，小溲短浊，二脉弦滑，治当消积导滞。

处方：厚朴3克，枳实5克，炒莱菔子10克，槟榔6克，佛手6克，鸡内金6克，炒谷芽10克，炒山楂10克，陈皮3克。5剂。

二诊：药后矢气便通，腹痛转和，舌苔亦薄，积滞已清，再以消积运脾。

处方：陈皮3克，炒枳壳6克，炒莱菔子10克，佛手6克，茯苓10克，鸡内金6克，青皮5克，炒谷芽10克，生甘草3克。5剂。

［按］该患儿由积而滞，由滞而致腹痛，故用保和丸为主，以消积导滞。5剂后，积滞得清，气机通畅，故脘痛获愈，以其积滞伤脾，故再以清运以醒脾胃而善后。

例2 王某，男，9岁。

初诊案语：患儿腹痛较剧，日夜发作，已有3天，且痛则拒按，腹部膨胀，食入即呕，便下秘结，形瘦神软，舌质淡润，西医诊为机械性肠梗阻（蛔虫型）曾服西药下虫药，未见下虫，腹痛依然，治亟须安蛔杀虫，温里下积。

处方：乌梅6克，川椒目3克（炒出汗），胡连3克，雷丸10克，淡干姜3克，榧子肉10克，炒使君子10克，白芍10克，白芜荑10克，党参6克，另生军10克绞汁冲入。2剂因不能受药，药液由胃管灌入。

二诊：服上药头汁后约30小时左右，即下蛔虫16条，数小时后又下蛔虫百余条，腹痛缓解而诸症悉平，再予异功散为主以调理脾胃为安。

［按］本例虫积腹痛，已为绞结扰乱，故以乌梅丸为主治之。因虫得乌梅酸则伏；得胡连之苦则安。再兼使君子、雷丸、芜荑、榧子合力杀

虫，芍药缓急止痛，姜椒温中散寒。而生军绞汁使腑气通利，加速下虫。少佐党参者，乃恐攻伐太猛，保护脾胃之气也。诸药合用，得其功也。

例3 黄某，女，8岁。

初诊案语：患儿上学以后，疲劳紧张，近两月来脘腹时痛连及两胁，夜寐多梦，曾作胃透检查为浅表性胃炎，服药治疗未见好转，舌苔薄腻，纳谷不香，便干溲通，脉弦，治以疏肝和胃。

处方：柴胡5克，枳壳5克，制香附12克，元胡6克，川芎6克，炒莱菔子10克，佛手6克，川朴花5克，陈皮3克。5剂。并嘱家长让孩子适当放松休息，饮食清淡。

二诊：药后胁痛已和，脘痛次减，夜寐好转，舌苔薄浮，药已见效原法追踪。

处方：柴胡6克，炒枳壳6克，制香附12克，川芎5克，佛手6克，元胡6克，炒谷芽10克，茯苓10克，陈皮3克。7剂。

药后诸恙已和，舌洁纳和，再以香砂六君辈以调理脾胃以善其后。

［按］此例患儿，因初学紧张劳累，导致肝气不畅，逆而犯胃，故脘胀痛连胁。兼以积滞，则乃胃不和而寐不安也。故以柴胡疏肝散为主调畅气机，再以莱菔子、佛手、川朴花等消积导滞，诸药合用则气畅谷消，胃和而安。

例4 蔡某，男，6岁。

初诊案语：患儿平素喜饮料油炸厚味之类，近半年来脘腹时痛，痛则拒按（曾作胃透检查为胃窦炎，服药治疗未效），现纳呆口臭，口渴不欲饮，唇朱，舌红苔腻，便下干结，小溲短赤，脉弦滑略数。治以清胃化滞，理气止痛。

处方：藿香6克，石膏12克，栀子10克，防风5克，枳壳5克，大腹皮10克，柴胡6克，鸡内金6克，莱菔子10克。5剂。

二诊：药后腹痛减轻，舌红苔松腻，二便尚调，再拟原法主之。

处方：炒川连2克，厚朴3克，栀子10克，藿香10克，防风5克，大腹皮10克，炒莱菔子10克，陈皮3克，枳壳6克，鸡内金6克。7剂。

三诊：脘痛基本已和，舌苔已薄，纳谷稍动，二便尚调，再拟原法去防风加炒谷芽10克。7剂。

若是增损调理月半，胃透复查，胃窦炎已和。

［按］此例患儿，因平素过食生冷厚味之类，导致湿食内滞，日久不清，郁而化火，故初用泻黄散为主兼以消积之品，二诊时其症减轻，舌苔

松腻，说明内滞之食热已得松动，故再拟原方石膏易川连以增强清热燥湿之力。三诊诸症悉平，则去防风之辛渐增和胃之品，终使症消病愈。

例5　徐某，男，5岁。

初诊案语：患儿一年多来脘腹疼痛时作，若进冷饮更甚，胃透检查为十二指肠球部溃疡，经西医治疗溃疡渐以愈合，但腹痛仍作，纳谷不香，时有嗳气，人疲乏力，面色不华，舌淡苔白，便下干结，二脉稍弦，治以温中理气。

处方：桂枝3克，炒白芍6克，生姜2片，红枣5枚，生甘草3克，饴糖（冲）30克，柴胡6克，党参6克，制香附12克。7剂。

二诊：药后腹痛已瘥，嗳气减少，再以原法为主。

处方：上方加陈皮3克，佛手6克。

三诊：腹痛嗳气均和，舌薄纳可，二便尚调，二脉转缓，治以温补中焦。

处方：桂枝3克，炒白芍6克，生姜2片，红枣5枚，炙甘草3克，饴糖（冲）30克，党参6克，茯苓10克。嗣后再以原意调补2月余，腹痛未再发作，胃透复查十二指肠溃疡已愈合。

［按］此例患儿，腹痛逾年，原为中土虚寒之症，由于日久脾胃虚寒，肝木乘之，故腹痛绵绵而又嗳气不舒，其脉象稍弦，亦为肝气不畅之象，故方以小建中合用小柴胡为主，以温中理气，由于病情日久，面色不华，乏力，其气已虚，故少佐党参以补气。由于症药相对，故服之即见效果，随之中阳渐复，肝气调和，治以温补中土而收功。

例6　沈某，男，4岁。

初诊案语：患儿肠套发作，反复3次，平素小腹时痛，纳谷不香，形瘦萎羸，口唇紫暗，舌红苔花，便干溲通，二脉细涩，治以活血通络。

处方：当归尾10克，赤芍6克，红花5克，桃仁10克，柴胡6克，元胡5克，枳壳5克，炒五灵脂10克，生蒲黄10克。5剂。

二诊：药后腹痛减轻，但便下溏薄，日二三次，此与络通血活，肠蠕增加有关，为好兆也。

处方：陈皮3克，木香3克，当归6克，赤芍6克，红花5克，元胡6克，柴胡5克，桃仁10克，枳壳5克，山楂10克。5剂。

三诊：腹痛未作，舌红苔润，纳谷已动，二便尚调，再以调和气血。

处方：当归尾6克，红花5克，桃仁10克，炒五灵脂10克，木香3克，陈皮3克，生扁豆10克，石斛10克，生怀山药10克。5剂。

药后病情稳定，再以调和气血兼以健脾之品 10 余剂而安。

　　〔按〕本例肠套反复发作，腹痛频频，当以气血受阻，脉络不畅之故，故药取少腹逐瘀之意，用活血理气法。方中以归、地、赤芍行血和营，桃、红、蒲黄、灵脂祛瘀止痛，柴胡、枳壳疏气开结。二诊以后，腹痛即除，由于病久气血失和，必累及脾运失健，故以调和气血兼以健脾之品而收功。随访一年，肠套、腹痛未再发作。

积　滞

　　积滞是小儿常见之症，乃由小儿脾本不足，加之营养物质需求，故常致运化不良，乳食不消，消之不去，滞而为积。

　　小儿积滞的原因多为乳食不知自节，饥饱不知自调，或为喂养不当，或为贪吃生冷，或为过食厚味辛燥，均可以引起脾胃受耗，滞而不化；若猛进生冷辛热，又可迅即化火上逆；积久壅滞又可酿热；素体脾胃不足，运化乏力，乳食亦可滞而不化。正如《幼科类萃》曰："小儿诸疾，皆由乳食无度，过于饱伤，以致不能克化，留而成积。"《医宗金鉴·幼科心法要诀》曰："夫乳与食，小儿资以养生者也，胃主纳受，脾主运化，乳贵有时，食贵有节，可免积滞之患……乳食无度，则宿滞不消而疾成矣。"《幼幼集成》云："脾虚不运则气不流行，气不流行则停滞。"《赤水玄珠》曰："脾胃虚则停积。"综上可知，乳食壅滞和脾胃虚弱，乃是积滞的病因、病机两个主要环节。

　　其病名之分，古人有乳积、食积、气积等；而积又分为虚积与实积。如仁斋云："吐乳、泻乳，其气酸臭……是为乳积；肚硬带热，渴泻或呕，多餐过饱……是为食积；腹痛啼叫，利如蟹渤……是为气积；有时时泄下青水如生草汁，是受惊而后积……名为惊积。虚积则浑身微热，不思饮食，昏昧神缓，抱起如睡；实则吐热粪闭，囟肿喉塞，壅盛涎鸣……"古人之经验为我们临床辨证奠定了对该病的辨治的基础，只要我们抓住本质和主因，就定能取得较好的疗效。

　　至其治疗积滞一症，当以消导为主，根据病程之久暂，体质之强弱，证候之偏热偏寒、偏虚偏实，分别予以施治，不管何种积滞，积去以后脾胃必伤，故终则以健脾胃为着眼点。由于小儿脾胃本弱，运化乏力，因此在治疗过程中，"消积勿过攻伐，调补勿过温峻"，乃为其要旨。

【分型治疗】

1. 乳积

主症：呕吐乳片，不欲吮乳，或泻下乳片酸味，舌苔薄腻。

证候分析：伤于乳积，运化失司，故大便溏泄乳片。乳积滞中，升降失和，故呕吐不欲吮乳。

治则：消乳运脾。

方药：消乳丸：香附、神曲、麦芽、陈皮、砂仁、炙甘草。

随症加减：腹满矢气者加木香、青皮；舌苔厚腻者加厚朴、藿香、茯苓；大便秘结者加枳壳、炒莱菔子；大便溏绿酸臭，苔薄黄者加炒川连、炒银花；便泄溲短少者加泽泻、车前子；夜睡惊哭者加钩藤。

2. 食积

主症：脘腹胀满，纳呆泛酸或作恶，便下秘结或溏，舌苔厚腻，脉滑。

证候分析：食滞中焦，气机不畅，故脘腹胀满，纳呆泛酸；运化失司，脾失健运，则便下或秘或溏。

治则：消积导滞。

方药：保和丸：山楂、神曲、半夏、陈皮、连翘、炒莱菔子。

随症加减：腹痛便干加槟榔、大腹皮、枳壳；便下溏臭，口臭浊加炒川连、炒银花，去姜半夏；苔腻兼恶加厚朴、藿香、佛手。

3. 积化火

（1）胃积热　此症多见于急性肠胃炎。

主症：食入即吐，脘腹胀满，口臭口苦，舌红苔黄或腻，或伴微热，便下或秘或溏，小溲短少。

证候分析：多食生冷、辛热之物，伤于中焦，滞而化火，气机受阻，故食入即吐。积滞居中，失于运化，故脘腹胀满，口臭口苦，苔腻。

治则：清胃化滞，降逆和胃。

方药：黄连温胆汤：黄连、陈皮、半夏、茯苓、生甘草、竹茹、枳壳。

随症加减：苔腻吐剧加厚朴、藿香；大便偏干加炒莱菔子、大腹皮；大便溏薄加木香、山楂、银花；若伴微热加连翘、银花；另主方可酌加麦芽、鸡内金等消导之品。

（2）脾积热

主症：烦热不安，脘腹胀满，时有嗳气，舌红苔黄或腻，口气臭浊，便下秘结，小溲通赤。

证候分析：积滞日久，壅而化火，故烦热口臭，便下秘结。积滞中焦，气机不畅，故脘腹胀满。

治则：清热泻脾。

方药：小承气汤：厚朴、枳实、大黄。

随症加减：若作恶苔腻加炒川连、藿香；腹硬满加槟榔、炒莱菔子、大腹皮，并兼加消导之品如山楂、鸡内金、炒谷芽。泻下之品，宜积去为度，免过于克伐，反致伤脾。

4. 虚夹滞

（1）脾虚夹滞

主症：面色萎黄，神倦乏力，不思乳食，食则易饱，大便不化，舌苔白或薄腻。

证候分析：脾气不足则神倦乏力，面色萎黄。脾虚运化乏力，则胃气不苏，少食腹胀，大便不化。

治则：健脾消食。

方药：健脾丸去黄连主之：白术、木香、茯苓、党参、神曲、陈皮、砂仁、麦芽、山楂、山药、肉豆蔻。

随症加减：若苔腻积偏盛者去党参、肉豆蔻、山药加厚朴、佛手；寒偏重干呕者加淡干姜；湿重小溲短少者加泽泻、车前子。

另：此方亦常用于积渐去脾胃见虚者。

（2）阴虚夹滞

主症：纳谷不香，口干喜饮，脘腹时感不舒，舌红苔黄，便下干结，小溲通少。

证候分析：此症多见于素体阴虚火旺患儿，或平素喜食辛热炙煿之物，滞而不去，化热伤津，故可见口干喜饮，纳谷不香，便下偏干之症。

治则：养阴消积。

方药：益胃汤（自拟方）：北沙参、川石斛、花粉、鸡内金、生熟谷芽、生甘草、火麻仁、通草、川连。

方中沙参、石斛、花粉养胃生津且不过滋；内金、谷芽消不伤津；麻仁润下；通草化浊；川连、生甘草清热化湿食。纵观诸药，养阴而不碍胃，消积而不克伐，润下不伤正，且少佐清热之黄连而更苏其胃。

随症加减：兼有干呕者加炒竹茹、茯苓；便实甚者加瓜蒌仁、知母；火偏旺者加蒲公英。

【病案举例】

例1 陈某，男，3岁。

初诊案语：患儿纳呆1周，腹胀不舒，舌苔薄腻，便下干结，少伴咳嗽，治以消积导滞为主。

处方：厚朴3克，山楂10克，枳壳5克，陈皮3克，大腹皮10克，炒莱菔子10克，茯苓10克，象贝10克，半夏10克。4剂。

二诊：药后舌苔已薄，腹胀好转，纳谷稍动，咳嗽已和，便下稍软，再以原法主之。

处方：上方去象贝加米仁12克，鸡内金5克。4剂。

三诊：药后舌洁纳可，脘胀未作，便下通润，治以调和脾胃。

处方：党参5克，焦白术10克，茯苓10克，生甘草3克，陈皮3克，佛手5克，炒谷芽10克，鸡内金6克，山楂10克。5剂而安。

[按] 此例患儿，伤于积滞，中焦气阻，故纳呆腹胀便干。用保和丸为主消导之，药后积去，诸症悉平，则以异功兼以消运之品而善后。

例2 姜某，男，6岁。

初诊案语：平素胃火偏盛，昨多食生冷、炙煿，入夜脘痛作吐恶。且食入即吐，伴有微热T38℃，舌红苔薄腻，便下干结，小溲通赤，治以清胃化滞。

处方：炒川连2克，炒竹茹5克，枳壳5克，炒莱菔子10克，炒麦芽10克，茯苓10克，陈皮3克，鸡内金5克，银花6克，藿香6克。3剂。

二诊：药后吐恶已止，少量能食，微热T37.5℃，舌红苔黄，二便尚调，治以清和消积。

处方：炒川连2克，银花5克，炒竹茹5克，藿香6克，炒莱菔子10克，炒枳壳5克，陈皮3克，茯苓10克，炒谷芽10克。3剂。

三诊：药后诸恙悉平，纳谷正常，发热亦和，舌苔薄黄，二便尚调，治以调养和胃。

处方：北沙参10克，川石斛10克，鸡内金5克，炒谷芽10克，生甘草3克，茯苓10克，陈皮3克，藿香6克，佛手5克。4剂。

[按] 此例患儿，平素喜食辛热炙煿之物，加之夹杂生冷，滞于胃中，气机失和，故腹痛作恶，予黄连温胆汤为主，清热和胃兼以消导之品，药

症相对，其效必然。积去之后，阴虚显露，故再以调养之品略加消运而收功。

例3 龚某，男，7岁。

初诊案语：患儿面色萎黄，纳呆已久，口气臭浊，腹时感胀，便下秘结，靠开塞露行下，舌红苔黄薄腻，此积久化热，滞而不去也，治以清通导积。

处方：厚朴3克，枳实6克，大黄5克（后下），炒莱菔子10克，银花5克，鸡内金6克，槟榔6克，炒谷芽10克，黑山栀10克。3剂。

二诊：药后腑气自通2次，腹胀即舒，余证见瘥，再以消导余积。

处方：厚朴3克，枳实5克，大黄3克（后下），炒莱菔子10克，银花5克，鸡内金6克，山楂10克，佛手6克，陈皮3克。3剂。

三诊：便下通调，纳谷转和，腹软溲通，舌红苔黄，治以调和之。

处方：北沙参10克，鸡内金6克，川石斛10克，瓜蒌仁10克，炒莱菔子10克，炒谷芽10克，生甘草3克，枳壳5克，陈皮3克，佛手6克。5剂。

〔按〕此例患儿，积滞日久，郁而化火，为腑中积热，故用小承气汤为主以清热导下，以通为用，佐以消导之品，则其效更捷。3剂以后，腑通积渐去，则减轻大黄用量，以免攻伐太过。三诊时其症已缓，由于积热久而显伤阴现象，故再以调养消运之品而收功。

例4 方某，女，5岁。

初诊案语：患儿纳呆已久，面色萎黄，神萎乏力，时有嗳气，舌苔薄白，大便不化，治以运脾消食。

处方：党参5克，焦白术10克，茯苓10克，生甘草3克，陈皮3克，木香3克，砂仁2.5克，佛手5克，炒谷芽10克。5剂。

二诊：药后形神稍振，嗳气已无，纳谷不香，便下松散，再以健运为主。

处方：炒党参5克，焦白术10克，茯苓10克，生甘草3克，陈皮3克，木香3克，炒怀山药10克，炒扁豆10克，炒谷芽10克，佛手6克，鸡内金6克。5剂。

三诊：面色转润，纳谷不香，舌苔薄浮，二便均调，治以原法。再以上方7剂以巩固之。

〔按〕此例患儿，脾胃本弱，以致运化乏力，化机不良，故神萎乏力，纳呆作嗳，便下不化，初用健脾丸去黄连、肉豆蔻以健脾消食主之。5剂以后，脾胃之气渐生，运化渐健，再以原意为主调补而安。

疳 积

　　疳积为儿科四大症（痧痘惊疳）之一。疳积之成，起于脾胃失调。水谷入胃，赖脾运化，水谷精微变为气血，灌溉诸脏，营养一身，故有"水谷素强者无病，水谷减少者则病，水去谷亡者则死"的说法。《小儿药证直诀》云："疳皆脾胃病，亡津液之所作也。"说明疳积之形成是由于脾胃之损伤，维持机体各部营养及生长所必须的物质缺乏，以致全身气血虚惫，出现一系列虚弱干枯的症状。如初起常见身热潮热，面黄肌瘦，久则头皮光洁，毛发焦枯，腮缩鼻干，两目昏烂，睛生白翳，喜暗憎明，揉鼻挦眉，尿浊泻酸，吃啮衣咬甲，口馋嗜食，并嗜异物，对炭、米、泥土等甘之如饴。此皆疳证病机、症状之特征也。

　　疳积的病因，历代儿科医家均认为主要与喂养不当有关。以襁褓幼婴，乳哺未息，即三五岁的孩提，胃气未全而谷气未充，父母不能调将，以舐犊之爱，令其恣食肥甘，瓜果生冷及一切烹煎烩炙之品，朝餐暮啖，渐致积滞胶固，积久生虫，腹痛泻利，而诸疳之症作矣。万密斋谓："小儿太饱则伤胃，太饥则伤脾。"过饥过饱，脾运失常，疳之由也。又有攻击太过，损伤胃气，亦可成疳。另有因吐、泻、疟、痢等病之后，津液耗亡，乳食减少，调治失宜，而成疳者。

　　"疳"之病名，有两种涵义。一种疳者"甘"也。认为小儿饮食失调，过多地恣食肥甘生冷，损害脾胃功能，形成积滞，日久致疳。另一说疳者"干"也。认为津液干涸，形体羸瘦，每多营养不足，是为疳症。虽然，前者是指病因，后者是指病机，两种解释在认为疳发于脾胃损伤上，则是一致的。或有人问，目今城市小儿疳症反多，其故安在？答曰：主要原因是过于溺爱，一味依顺，致任意恣食，饥饱无度。诸如瓜果杂食，棒冰冷饮，巧克力等超额给养，胃气先伤；而正常的谷食，反而少进，久而久之，运化失司，气滞食积，致成疳积。此即疳者"甘"也之谓。

　　综上可见，疳之成病有以下四点因素：

　　1. 乳儿脏腑娇嫩，肠胃未坚，乳食杂进，耗伤脾胃，易成疳积。

　　2. 小儿断奶以后，犹恋乳食，生养不足，脾气暗耗；同时饮食乖度，恣意饮啖，因而停滞中焦，日久成积，积久成疳。

　　3. 小儿食不运化，并感染虫卵；虫既内生，口馋嗜异，虽能食而不肥，则疳症成焉。

4. 小儿吐泻之后，中气不复；或妄施攻伐，津液枯竭，均使肠胃失急，食滞而结，终致疳积。

至于前贤尚有五疳之分，及多种疳积之名，然总不外伤及脾胃而变生诸证。诚如先辈所云："大抵疳之病，皆因过餐饮食，于脾家一脏，有积不治，传之余脏，而成五疳之疾"（《幼科释谜》）。《幼科发挥》亦云："虽有五脏之不同，其实皆脾胃之病也。"因此，治疳之法，总不离乎脾胃；且疳之为病，脾胃虚弱为本，即热者亦虚中之热，寒者亦虚中之寒，积者亦虚中之积。所以古人于疳症，治积不骤攻，治热不过凉，治寒不峻温。我们根据前人之法，结合自己临床经验，在治疗中，视患儿体质之强弱、病情之浅深，使用补、消二法。其初起或虽久而体尚实者，予先消后补法；对病久体质极虚者，用先补后消法；此外还有三补七消，半补半消，或九补一消等法，均据患儿具体情况而定。待其脾胃化机逐渐恢复，则相应渐次侧重于滋养强壮。同时，还配合针刺四缝穴，以振奋中气，激动化机，在临床上确有加速疗效的功用。

【分型治疗】

1. 疳积实证

主症：口馋嗜食，腹部膨硬，舌苔厚腻，面色萎黄，发结如穗，便下干结。

证候分析：积久成疳，运化失司，气机不畅，故腹部膨硬，积滞在内，水谷精微失于敷布，不能荣华泽发，故面色萎黄，毛发为穗，舌苔厚腻。

治则：消疳化积。

方药：董氏消疳 1 号方：煨三棱、煨莪术、炙干蟾腹、青皮、木香、胡连、醋炒五谷虫、佛手、炒山楂。此方适应疳积而形体尚实者，以消为主。

2. 疳积虚实并见证

主症：口馋纳呆，面色萎黄，毛发如穗，腹满尚软，舌苔薄腻，便下欠化。

证候分析：疳积失运，脾气不足，故色萎神差，毛发如穗。疳积不化，脾气不畅，故腹满苔薄腻，纳呆口馋。

治则：健脾消疳。

方药：董氏消疳 2 号方：炒党参、焦白术、茯苓、生甘草、陈皮、青皮、炒五谷虫、炒神曲、煨三棱、煨莪术。此方适应疳积而体质较虚，或服消疳药后，其疳渐化，以半补半消为主。

3. 疳积虚多实少证

主症：面色萎黄，毛发如穗，形神不振，纳谷不香，舌苔薄净，大便松散，腹满而软。

证候分析：疳积日久，脾运失健，气不足则色萎神差。气不生血，不能泽发则如穗。脾运失健，而使大便松散。疳未化尽而腹仍满也。

治则：健脾为主，少佐消运。

方药：董氏消疳3号方：炒党参、焦白术、茯苓、生甘草、陈皮、炒怀山药、炒扁豆、广木香、炒五谷虫、煨三棱。此方适应疳病以虚为主，或疳积渐趋恢复者，以调补为主，少佐消运。

上例数方，为临床所常用者，但并非刻板套用，必须随证化裁。如飧泄清谷者，加炮姜、煨肉果、煨诃子肉等；疳热不清，加胡连、青蒿；面白无华，自汗肢冷，里阳虚者，加附子、肉桂；舌光剥而口干唇红，阴液亏者，加生地、麦冬、石斛、乌梅等。白膜遮眼，两目羞明者，加谷精草、夜明砂、密蒙花、鸡肝散等；兼虫积者，加使君子、苦楝根皮，及诸如雷丸、芜荑、槟榔、贯众等。如兼患牙疳，以牙疳散外敷。若兼其他诸脏病症者，须辨证灵活论治。疳化以后，当用参苓白术散加减调理。

附：牙疳散方 用于疳积引起牙疳出血，龈烂口臭。药物：人中白（煅存性）：绿矾（烧红）、五倍子（烧黑）各6克，冰片0.6克，共研细末。用时先将患处以温水拭净，然后敷之，每天2～3次。本散无毒。

参苓白术散加减方 疳积已消，脾胃尚未复原者宜用本方调扶。药物：党参、炒于术、茯苓、怀山药、炒米仁、炒扁豆、莲子肉、陈皮、炙甘草、生姜、红枣。

针刺四缝穴 针刺四缝穴是重要的辅助手段。针刺四缝穴治疗疳积，早见于《针灸大成》。四缝为经外奇穴，位于两手除拇指外其余四指的掌面，由掌起第一与第二节横纹中央即是。其法以三棱针深刺穴位，约1.5～3mm，刺出稠质黏液。疳重者全是黏液，轻者黏液加血，未成疳者无黏液而见血。间日或三四日刺一次，一般刺3～6次，黏液减少，直至无黏液仅见血。四缝穴的部位与三焦、命门、肝和小肠有内在联系，针之可调整三焦，理脾生精。不但能加快疗效，且在诊断上亦有鉴别的意义。一般无疳者，刺之多无液，并在治疗中，随着疳渐化，而液亦少，并可见血。

【病案举例】

例1 李某，女，3岁。

初诊案语：患儿口馋嗜食，形色萎倦，毛发如穗，腹满便溏，舌苔厚腻，疳积已久，治以消疳和脾（针刺四缝穴黏液多）。

处方：胡连2.4克，炒五谷虫10克，佛手6克，煨三棱5克，青皮5克，广木香3克，陈皮3克，炒谷芽10克，炒山楂10克，焦白术10克。5剂。

二诊：药后腹部转软，舌苔化净，口馋嗜食，大便松散，此积渐去，而脾不健也，当以健脾消积（针四缝黏液少）。

处方：炒党参6克，焦白术10克，茯苓10克，生甘草3克，陈皮3克，胡连2.4克，木香3克，炒扁豆10克，炒谷芽10克，炒五谷虫6克。5剂。

三诊：疳积已化，腹软舌洁，纳谷正常，便调溲清，治以健脾和胃（针四缝液少见血）。

处方：炒党参5克，焦白术10克，茯苓10克，生甘草3克，陈皮3克，炒怀山药10克，炒扁豆10克，炒谷芽10克，鸡内金6克。7剂。

［按］该例患儿为疳积实证，虚象初以显露，故治疗上先以消疳除积为主，5剂后疳渐得化，遂予消补兼施，候疳化腹软则以健脾和胃以巩固之。本例乃先消后补之法。

例2 程某，男，4岁。

初诊案语：患儿疳久脾虚，面色萎黄，形神不振，消瘦，发稀如穗，拔之即起，腹满尚软，纳谷不香，便下溏薄，舌淡苔薄腻，予以消扶兼施（针四缝穴液多）。

处方：炒党参5克，焦白术10克，茯苓10克，生甘草3克，青皮5克，陈皮3克，广木香3克，炒怀山药10克，陈香橼5克，煨三棱5克，炒谷芽5克。5剂。

二诊：药后形神稍振，纳谷一般，便下尚条，舌苔薄净，再以原法（针四缝穴液少）。

处方：炒党参5克，焦白术10克，茯苓10克，生甘草3克，陈皮3克，木香3克，炒怀山药10克，炒扁豆10克，煨三棱5克，青皮5克。5剂。

三诊：药后面色渐润，纳可腹软，舌薄，二便尚条，疳积已化，脾运亦健，再以调理脾胃为主（针四缝穴少见血）。

处方：上方去三棱、青皮。7剂。

［按］该患儿疳久不化，脾胃已虚，故初用半补半消之法，待疳渐化，则再以调补脾胃而安。

例3　徐某，女，14个月。

初诊案语：疳积已久，形瘦骨立，毛发焦枯，又因感后热咳，迁延不愈，舌苔厚腻，纳谷不香，腹满便溏，亟须消疳扶脾，使脾运得健，肺金自安（针四缝穴黏液较多）。

处方：炒党参5克，焦白术10克，茯苓10克，生甘草3克，陈皮3克，醋炒五谷虫10克，姜半夏10克，佛手6克，寒食曲10克。3剂。

二诊：药后热净，腹部已软，纳谷稍动，唯咳痰仍作，大便溏泄，再以消扶为主（针四缝穴黏液有）。

处方：炒党参6克，焦白术10克，茯苓10克，生甘草3克，陈皮3克，木香3克，姜半夏10克，煨诃子5克，炒怀山药10克，炒扁豆10克，佛手5克。3剂。

药后诸恙渐和，再以调扶脾胃10余剂而安。

［按］本例患儿西医诊为支气管肺炎、佝偻病，经治疗后，高热虽退，但低热稽留，咳嗽多痰，且久不愈。此为患儿原本疳积，脾土已虚，且病后致脾土更弱，土不生金，故致低热、咳嗽，便泄久之难愈。从本治疗，消疳扶脾，培土生金，使脾运一振，脾气自展，此亦为"虚则补其母"之理也。

泄　泻

泄泻是儿科最常见的疾病，四季皆有，夏秋尤多。其症为便次增多，泻下稀薄如水，或飧泻不化，溏黏臭浊，如病情严重的常可危及生命。由于小儿脾胃功能薄弱，所需营养物质又较成人大，脾胃负担较重，因此除易患泄泻外，其临床用药稍呆则滞，稍不对症则莫知其乡。加之寒热虚实，变化多端，辨之得当，立竿见影，辨之不当，则迁延变化莫测。因此我们只有了解它的发病原因，掌握它的转化过程，熟知它的普通和特殊规律，才能知己知彼、有的放矢获得良效。

泄泻的病因说法很多，《幼幼集成》谓："泄泻之本，无不由于脾胃，盖胃为水谷之海，而脾主运化，使脾健胃和，则水谷腐化，而为气血，以行荣卫。若饮食失节，寒温不调，以致脾胃受伤，则水反为湿，谷反为滞，精华之气，不能输化，乃至合污下降，而泄泻作矣。"《小儿卫生总微论方》则云："小儿吐泻者，皆由脾胃虚弱，乳哺不当，风寒暑湿，邪干于正之所致也。"根据古人经验，结合我们临床体会，归纳起来大致有三个方面：一是外感时邪，主要是气候失调。如：夏秋季节感受暑与湿，冬春季节感受风与寒。二是内伤饮（乳）食。乳食失节的有因母乳原因（乳母本身发热，或母乳中缺少维生素 B_1 等），或母乳喂养不当，太饥或过饱。饮食方面如饮食不洁，误食变质食物，餐具等不洁。三是脾胃虚弱。若先天不足者，其脾胃功能本弱；若后天失调者，皆由喂养不当，病后失调，寒凉药物攻伐伤及脾胃。

根据病因分析，其病机当为：一是脾受邪困，则运化失健，升降失职，清浊不分，合污而下；二是乳谷伤脾，停滞失运；三是脾虚失健，运化乏力。此外，尚有肾阳不足，不能温煦脾阳，或脾阳困乏，累及肾阳，均致命门火衰，而致洞泄或滑脱；热利暴泻，水液耗损，津液受伤。而阴损又可及阳，阳损可及阴或阴阳二伤。

小儿泄泻之证，有常亦有变，因之临床上一定要以证求因、以因立法而施方。其辨证的重点在察色、观舌、按腹、闻味、审小便。如舌苔薄白多为感受寒邪，或脾运不健；舌淡苔白为脾肾阳虚；舌红苔黄多为有热；苔黄腻者，湿食热并重；红苔薄润，多为脾气阴不足；舌红而干少苔者，则为热盛伤津，腹满矢气频频而臭浊，为邪积气滞；腹满按之尚软，矢气不多，多为脾虚气滞。大便色淡无味如泡沫，多为感受寒邪；大便色黄而松散不化多为脾虚；泻下无度，澄澈清冷，多为脾肾阳虚；大便色绿带黏，其味酸臭、或溏稀如水，多为湿热困脾；溏臭稀薄，泻下无度，多为热伤津液。小便清白为有寒或脾虚；小溲短少，多湿阻脾胃；小溲臭浊为有积；小溲短赤为有热或伤津等等。不管临床错综多变，只要几症参合、辨证清楚，治疗随手而应亦非难事。

【分型治疗】

1. 寒泻

（1）风寒泄泻

主症：大便泻下清稀，肠鸣腹软，小溲清白，或有流涕微热，舌苔薄白或薄腻。

证候分析：寒邪客于肠胃，中阳被困，运化失司，故大便泻下清稀，小溲清白，感受寒邪或为湿困，故舌苔薄白或薄腻。

103

治则：疏风散寒，运脾和中。

方药：防葛祛风汤（自拟方）：防风、葛根、藿香、荆芥、木香、茯苓、白术、清甘草、车前子、炒山楂。

随症加减：若泻下清稀，次数频多，小便短少，舌苔薄白、口不渴者，此清浊不分，水湿并走大肠，治当利小便以实大便，分阳利水法，五苓散主之（焦白术、泽泻、猪苓、茯苓、桂枝）。

（2）寒邪直中（太阴）

主症：受冷或饮冷以后，腹痛便稀，色清无臭，腹软，溲通，舌苔薄白。

证候分析：寒邪损伤脾阳，失于温煦，运化无力，故致腹痛便稀，溲清舌白。

治则：温中散寒。

方药：理中汤为主：党参、焦白术、炮姜、生甘草、煨葛根、炒怀山药、煨木香、茯苓。

随症加减：若小便短少加车前子、泽泻；汗多肢冷，面色无华，加淡附片、煨肉果；若时作恶者，可用钱氏益黄散（青皮、陈皮、紫丁香、煨诃子）。

2. 伤食泻

（1）伤乳泻

主症：泻下如奶片，伴有酸味，肠鸣或腹软稍硬，小溲通黄，舌苔薄浮。

证候分析：伤于乳食（人工喂养），积于脾胃，运化失司，故泻下奶片伴有酸味，积而气阻，故肠鸣或腹满。

治则：消乳运脾。

方药：消乳丸：香附、麦芽、神曲、陈皮、砂仁、炙甘草。

随症加减：大便酸臭溏绿加炒川连、炒银花；小便短少加车前子、泽泻；腹满矢气加枳壳、青皮。

另：乳母感冒发热，哺乳以后，常致婴儿泄泻，此类当以清肠消乳为治，常用银花、藿香、扁豆衣、茯苓、炒麦芽、木香、山楂、生甘草，大便酸糊带黏者加炒川连。

（2）脚气型泄泻

此型病儿的泄泻，有其一定特点：①出生后不久即有泄泻，色青，夹有奶块，次数频多，五六个月的婴儿，泄泻倒有四五个月；②小溲如常，饮食尚可，无脱水征，但面白神萎，烦吵不安，或有眼皮下垂，甚至抽搐易惊；③使用一般的中西药物，见效不大，反复不止；④如停哺母乳，往往泻止，若继续又哺，泻即复发。

由于哺乳引起泻作，使我们从母乳上寻找原因。关于母乳可致儿泻，《景岳全书·小儿则》中曾有引录薛氏之说。对这类病儿的乳母，进行蹲踞、踝膝反射等试验。发现内有隐性脚气病存在。从而推想母乳中维生素 B_1 缺乏，可能是这类泄泻的原因。

西医学中的婴儿脚气病，分成消化系、神经系、循环系三种表现，以消化系症状为主者，可出现轻泻，且认为乳母的维生素 B_1 摄入量长期不足，新生儿即可发生此病，似与我们的观察类同。从中医观点看，成人脚气病有干、湿之分，如乳母之隐性脚气病是湿性者，可有内湿留滞，乳中夹蕴湿邪，若是哺乳易致婴儿泄泻。因此我们把这类泄泻暂拟名为"脚气型"婴儿泄泻。

主症：泄泻迁延，五六个月婴儿，泄泻往往已有四五个月，且中西药物无效，泻下不化，兼夹奶片，日可达 5～6 次，腹软，溲清，饮食、形神如常。

证候分析：伤于母乳，运化受损，脾虚不复，故久泻不愈。

治则：健运脾胃，消运乳汁。

方药：异功散为主：党参、焦白术、茯苓、生甘草、陈皮、炒麦芽、广木香、炒山楂、车前子。

暂停母乳 1 周，哺以米汤或粥饭，加服煮熟苹果汁，乳母肌注维生素 B_1，0.1g 肌注，每日 1 次，连续 7 天，或口服维生素 B_1，每次 0.2g，每日 3 次。若是治疗临床效果十分明显。

（3）伤食泻

主症：大便稀糊酸臭，腹胀腹痛，或有作恶，小溲通黄，纳谷不香，口臭，苔腻。

证候分析：积滞阻中，运化失职，气机不畅，升降失和，故腹胀腹痛，作恶便溏臭。

治则：消积理气。

方药：保和丸：山楂、神曲、半夏、茯苓、陈皮、连翘、莱菔子。

随症加减：若大便黏臭加炒川连、银花；腹满矢气加枳壳、木香、藿香；小溲短少加车前子、泽泻。

注意：脾以运为贵，特别是乳食损伤，困阻脾胃，在消导的同时佐以理气之品，可促进肠运功能而助消化健脾。

3. 湿热泻

（1）热重于湿

主症：泻下如注，或溏绿黏糊，次多酸臭，肛周红炎，小溲短赤，微热烦躁，口渴少饮，舌红苔黄或薄腻。

证候分析：湿热下趋，迫注大肠，故泻下如注。湿热熏灼，故肛周红炎，烦热不安。其口渴少饮者为湿热互结，津不能上承，但其津液尚未伤也。

治则：清热利湿。

方药：葛根芩连汤为主：葛根、黄芩、黄连、生甘草、麦芽、山楂。

随症加减：热重者加银花、马齿苋、扁豆衣；小溲短少者加茯苓、泽泻、车前子；呕吐加藿香，严重加服纯阳正气散。

（2）湿重于热

主症：泻下如水，或溏鹜酸臭，脘腹胀满，纳呆作恶，神疲乏力，小溲短少，舌苔厚腻。

证候分析：湿热困阻脾胃，运化失司，气机不利，故腹胀作恶，便下溏鹜。

治则：芳香化湿，清肠运脾。

方药：三仁汤为主：滑石、通草、蔻仁、厚朴、米仁、姜半夏、炒川连。

随症加减：大便稀绿，加炒银花、扁豆衣；脘胀甚加木香、藿香、青皮；积滞便臭加山楂、麦芽；小溲短少加茯苓、车前子。

（3）暑湿弥漫（三焦）

主症：泻下如水，酸臭不化，吐恶腹胀，腠闭无汗，高热烦躁，小溲短少，舌红苔腻。

证候分析：暑湿弥漫，困阻三焦，故烦热，吐下，腹胀诸症而生。

治则：清暑化湿。

方药：三石甘露饮为主：石膏、滑石、寒水石、炒川连、炒银花、扁豆衣、赤苓、米仁、藿香。

随症加减：烦热加银花、炒川连；呕吐严重加藿香、木香；苔腻溲少加米仁、茯苓、泽泻；兼积山楂、麦芽、扁豆衣。

4. 脾虚泻

（1）脾气虚

主症：食后易利，泻下松散，乏力少气，面色无华，纳谷不香，腹软溲清，舌苔薄白。

证候分析：脾虚失运，故大便完谷不化。脾气不足，故面白无华，少气乏力。

治则：健脾益气。

方药：异功散或参苓白术散为主：炒扁豆、党参、焦白术、生甘草、怀山药、莲子肉、米仁、砂仁。

随症加减：大便次多兼有滑脱加煨诃子、煨肉果；脾虚气滞，腹软矢气加木香、青皮，少佐运脾之意；兼积加山楂、谷麦芽。

（2）脾气阴虚

主症：便下次多，量多不化，口渴不喜多饮，小溲通黄，面色萎黄，舌红苔黄（多见于热利以后者）。

证候分析：热利或久利以后，脾虚津液不能上承，故口渴不喜饮。脾虚失运，故便下次多不化。

治则：运脾生津。

方药：七味白术散：党参、焦白术、茯苓、生甘草、葛根、藿香、木香。

随症加减：大便次、量多加炒怀山药、生扁豆、炒石榴皮；少伴酸味加炒银花、荷叶。

另临床每多见热利水泻以后而反见便秘者，此为津伤不运之故，当主以七味白术散，健脾运津之方。

5. 伤阴、伤阳、阴阳二伤

（1）伤阴泄泻　一般来说伤阴泄泻多见于暴泻或热利以后，水液耗损，阴津不足。

主症：泻下稀水，略带酸味，次数频多，神烦不宁，唇朱口渴，小溲短少，舌红无苔而干。

证候分析：邪热下迫，故泻下稀水酸臭，次数频多。水液耗伤，故口渴唇朱，舌红无苔。

治则：酸甘化阴。

方药：连梅汤为主：川连、乌梅、荷叶、生甘草、怀山药、扁豆衣、北沙参。

随症加减：津伤伴吐加木瓜、炒石榴皮；口渴喜饮加花粉、石斛；兼积便臭加炒麦芽。

（2）伤阳泄泻　伤阳泄泻多见于中寒水泻失治，或脾虚泻日久不愈，脾阳不振累及肾阳，肾阳不足又不能温煦脾阳。

主症：泻下清稀不止，形神不振，面色不华，睡时露睛，四肢不温，汗出较多，舌淡苔白，二脉沉细。

证候分析：肾阳不足，火不暖土，脾气失于温煦；或脾阳困乏累及肾阳，命门火衰，故泻下清稀，四肢不温，汗出舌淡。脾气不足则睡时露睛，色白神萎。

治则：回阳救逆。

方药：四逆汤：附子、干姜、甘草。

随症加减：上方可加党参、焦白术、煨肉果、煨诃子、炒怀山药；若欲脱者加人参、煅牡蛎、煅龙骨。

（3）阴阳二伤　常见久泻以后又常可阴损及阳、或阳损及阴，导致出现阴阳两伤的症状。此类泄泻病情危重，治疗难度也大，因此要把握好以下三个方面：一是辨证要正确。临床上阴阳二伤症状，常表现为伤阴症状为主，如舌红少苔或无苔、唇朱、虚烦不宁、大便稀绿、小溲短少等；其重要的阳虚症状主要表现在肢末不温、或偶微出汗。二是要注意胃气的存亡。重症泄泻、其转归如何，关键亦看其胃气如何，古有"留得一分胃气，便有一分生机"，确是如此，因此治疗用药，务必关注胃气，保护胃气，生养胃气，使胃能受药，脾能生津而泄渐止。三是用药要力重而专。大凡重症，常会虚不受药、或轻不抵病，因此用药必须抓主要矛盾，主要症状，做到药重力专，如西洋参、别直参都可量症使用，待病得转见，再以按证调治以巩固善后。此症的治疗当以扶阳益阴并用，其侧重则当视阴阳的耗损程度而施。

附1：泄泻腹胀

另一个重要问题是临床常可遇到的泄泻腹胀症，凡出现腹胀的患儿其病情往往较重，甚至可见肠麻痹症。据临床所见，约有三种不同的腹胀。

（1）湿困脾土　症见脘腹胀满，时有肠鸣，泛恶欲吐，形神倦乏，舌苔白腻，脉见濡细。此乃脾为湿困，气化不宣，健运失职。治当温运燥湿以振脾阳之气，药用太无神术散，倍川朴，加炮姜、木香，增强温燥调气的作用，使运化得复，则腹胀泄泻随之而瘥。如有呕吐，可加川连、生姜，辛开苦降，屡见获效。

（2）**水湿内滞**　症见泄泻时作，腹胀不减，小溲短少，舌苔白厚滑腻，脉濡而沉。此因小肠泌别失职，水湿不得从膀胱气化而出。法当用五苓散以分利，加藿、朴化湿利气，使水下泄，则胀消而泻止。

（3）**脾惫气衰**　此类腹胀，即西医谓之肠麻痹症，其于脾气虚败，治之最为棘手。症见腹胀如鼓，叩之鼛鼛，呼吸短促，食入即吐，而大便不畅，次多量少，形困神疲，症属危重。西医学认为此症因腹泻所致之低血钾，或"停滞性"缺氧；严重者若不及时治疗，可危及生命。

本症在《幼幼集成》中有所记载："虚胀者，或因吐泻之后……致成腹胀者，宜温中调气，厚朴温中汤；若虚而兼寒者，加附桂。"症治似略接近，然《内经》已知本症为逆症。《灵枢·玉版》云："其腹大胀，四末清，脱形、泄甚，是一逆也。……咳呕腹胀且飧泄，其脉绝，是五逆也。如是者，不及一时（一天一意）而死矣。"于此可见，泄泻而现腹大胀鼓，类似于肠麻痹者，以小儿多见，且尤危重。

本症之病机，为久泄脾惫，中焦窒滞，升降紊乱，故气阻于下而大便不畅，胃气上逆而呕吐吸促。治当振奋脾阳，复其升降。可用附桂理中汤加木香、砂仁。但若呕而胃不受药时，必须另觅途径，急予外敷之法。我们所用的是自制温脐散，能即转矢气，拯危为安。

温脐散之药物组成：公丁香 1.5 克，肉桂 1.5 克，广木香 1.5 克，麝香 0.15 克。上药共研细末，用熟鸡蛋去壳，对剖去黄，纳药末于半个蛋白的凹处，覆敷脐上，外扎纱布。2 小时后即可闻肠鸣蠕动，矢气频转，便畅腹软而神安。若无转气，当再敷 1 次。

本方主用温香之品，借麝香的渗透之力，深入肠内，旋运气机；若得频转矢气，为脾阳有复苏之机，即是向愈之兆。我们常备本方，以便随时取用，则有利于抢救济急也。

上述三种腹胀，都为虚多实少，切忌攻下，这是必须注意的。

附2：病毒性肠炎（秋季腹泻）

病毒感染是泄泻的主要病因之一，目前已分离出 60 余种肠道病毒，如新发现的杯状病毒、星状病毒已引起儿科界的关注，但轮状病毒仍占主要原因。此病西医补充液体，仍为主要治疗手段，但这种方法并不能减轻泄泻的病症和粪便量。近年来通过研究发现肠道神经系统参与感染性泄泻的发生，并提出通过作用于肠道神经某一点来减少肠道液体分泌，可能为止泻药物的研究提出新方向。而中医对此病的治疗的确有其独特的疗效，临床一般可分为三期：

【董氏儿科】

DONG SHI ER KE

（1）初期（湿热型）　此类泄泻刚开始，多湿热互夹、困阻脾胃、下迫肠道，所以症状可见泻下稀水，次数频多，酸臭异常，小溲短少，发热或无热，舌红苔黄或腻。治疗当以清热利湿为主，用葛根芩连汤合四苓散（白术、泽泻、猪苓、茯苓）加藿香、扁豆衣、车前子等，若能及时施治效果良好。

（2）中期（热留伤津）　此类泄泻多泻利已3～4天，泻下稀水、略有酸臭味，舌红苔黄或少苔稍干，小溲短少，身微热或不热。此邪热逗留，阴津初伤，治当苦以清肠，酸甘以化阴，方用连梅汤加减，可用川连、银花、荷叶、生甘草、炒石榴皮、扁豆衣、怀山药等。

（3）后期（阴津亏损）　此类泻下多已4～5天，由于泻次频多日久、水液耗损较多，导致阴津亏损严重。临证可见：泻下如水，臭味不扬，哭目无泪，小溲短少，舌红无苔而干，唇朱喜饮，治当酸甘化阴、健脾生津。以生脉散为主：太子参（或珠儿参、西洋参）、五味子、乌梅、木瓜、生甘草、炒石榴皮、怀山药、生扁豆、荷叶、生甘草等。应当指出，对病毒性泄泻的治疗，当以中西二法并用为效疗更佳，因西医输液，可暂时迅速补充体内失去的水分，防止电介质紊乱，但止泻效不好，中药止泻虽好，但短时间体内液体恢复不快，二者可互补优势，相得益彰，临床上只要辨之得当，往往2、3剂即可获效。

附3：霉菌性肠炎

霉菌性肠炎引发的原因，外因主要是过多地使用广谱抗生素，引起肠道菌群失调；内因是先天禀赋不足，或后天失调，特别是人工喂养婴儿，抵抗力及免疫功能低下，脾气受损。病理特点是多由热利转变而成，由于邪热迁延，湿热不清，阴津受耗，脾失健运，清气不升，浊气不降。此与一般的伤阴泄泻有异、有同。相同之处：二者都是泄泻伤阴初期，而其余热未清。不同之处：霉菌性肠炎伤阴症状发展缓慢，但泄泻迁延难愈；单纯伤阴泄泻多伤阴症状明显，病情发展较快，往往伴有元气耗伤现象，但若治疗得当，收获效亦快。根据这种机理、规律的特殊性，我们运用养阴运脾、升清降浊之法，自拟洁肠汤一方（川连、银花、葛根、乌梅、炒石榴皮、荷叶、扁豆衣、生甘草），以川连、银花清热燥湿，清肠止泻；乌梅、石榴皮收敛涩肠，兼能益胃生津；葛根、荷叶、扁豆衣健脾升清；生甘草既能泻火，也能调和诸药，合而用之起到了抑菌洁肠，调整肠道功能，健脾补中的作用。经临床研究40例治疗组，治愈35例，好转5例，20例对照组（用西药制霉菌素）治愈15例，好转8例，无效1例。两组治愈率比较，差异有显著性（$P < 0.01$），特别是对脾运功能恢复的比较，治疗组更为明显，对钾、钠、钙的测定，治疗后亦有明显提高，用于临床确有较好的效果。

附4：合并肠道外感染

临床上常可出现以下几类情况。

（1）发热咽炎兼并泄泻　此类情况大多都是风热之邪侵袭肺卫，夹湿下移大肠或湿热泻未痊，又复新邪。其症可见发热、咽红、流涕咳嗽、便下溏臭、小溲通黄、舌红苔薄黄，治疗当以解表清里，以葛根芩连汤为主，加上连翘、银花、淡豆豉、杭菊、扁豆衣、赤苓等。

（2）支气管炎或支肺炎兼并泄泻　此类情况多系风热之邪侵袭肺卫，使肺气失宣、郁而化热，由于肺与大肠相表里，而致肺热移于大肠；或原本湿热下利、复感风热之邪束肺，而致肺气不宣。由于此症上下同病，互为因果，故治疗当以宣肺清肠同使，方用麻杏石甘汤（麻黄、杏仁、石膏、甘草）合葛根芩连汤，再以量证增药，效果十分明显。

（3）泌尿道感染兼并泄泻　此类情况多于热利患儿、护养不当、尿布感染（包括粪便）所引起，亦为湿热之邪、下迫所致，治疗当以清热利湿，方用葛根芩连汤加四苓散、车前子、银花等，并注意尿布勤换，保持干燥。

（4）皮肤感染兼并泄泻　此有二种情况：一是湿疹患儿，多以湿重而致脾困、消化不良、便下溏泄，若皮肤湿疹渗水较多，易致感染，有的会使泄泻加重。这类患儿泄泻加重时当以清热化湿运脾为主，但清热药不可太多，因其原本脾虚、苦寒克伐、反伤脾胃，再则湿性黏腻、迁延缓慢，不能急功图利。常用药物为炒川连、炒银花、炒米仁、茯苓、炒山楂、炒麦芽、生甘草、泽泻等。二是出疹性疾病引起泄泻，如重症水痘感染、湿热并重，亦可协热下利，因这种泄泻引起的主因以热为主，所以治疗亦当清热燥湿为主，药为川连、银花、苦参、蒲公英、紫地丁草、生甘草、米仁、扁豆衣、山楂等。

附5：用药体会及注意点

由于小儿有对营养物质的需求和脏器功能尚未发育完善的特点，故临床上"脾"常显不足，继而易导致或虚或湿、热、积之邪困阻而致泄泻。因之，健脾、固涩、清热利湿、消导之品等均为常用之药，但临床上这些药物的运用，必须要有尺度，有的放矢，才能获得良效。

（1）固涩药物的运用　固涩药物主要是治疗滑脱泄泻。原则上来说，临床中必须具备舌洁、无热、腹软、溲清四个方面，也就是说既无外邪，又无内积方可使用，否则易碍邪困脾，反致泻不愈。但在具体运用中，也不能过于刻板，若见邪热渐去而又久泄滑脱者，亦可于清热之中量证施用。下面介绍几种固涩药物常用之法：

①清肠参以酸涩：此为热泻已久，湿热之邪渐祛，而阴津虚耗，滑脱泄多。临证可见便下溏鹜，略带酸味，次数较多，腹软溲少，舌红苔少或舌红苔黄略干。可于清肠之中参以石榴皮、乌梅、五味子、木瓜之品，方如连梅汤之类，尤以石榴皮其性虽涩但亦有解毒清肠之功。此种之法谓之酸、甘、苦合用，以酸甘化阴生津，苦以清热，用于此证甚为合拍。

②健脾固涩：此于脾虚泄久、化机不复，导致脾气虚弱、滑脱而泻。临床可见便下松散，食后易泄，次数较多，面色萎黄或面色不华，腹软溲通，可在健脾益气如四君、异功、参苓白术散之辈中加入禹余粮、赤石脂、煅龙骨、煅牡蛎等，效果明显。

③温中固涩：此为脾阳不振、失于温运，日久而致脾虚滑脱。临证可见便下散泄，日次较多，面色不华，四肢不温，小腹绵绵作痛，小溲清长。当于温中如理中汤之辈中加入煨肉果、煨诃子、赤石脂、禹余粮等。若兼肾阳不振之五更泄，则当于附子理中、四神丸（破故纸、五味子、肉豆蔻、吴茱萸、生姜、红枣），或真神养脏汤（白芍药、当归、人参、白术、肉豆蔻、肉桂、甘草、木香、诃子、御米壳）之类中加固涩药物。

④扶元兼以固脱：此多泄泻频多，滑脱不禁，伤及元气，而致神萎欲脱之象。临床可见泄泻稀水无味，形神萎靡，若见舌红无苔而干之阴津耗伤者，当于养阴生津药中（如生脉散之类）加乌梅、五味子、儿茶、石榴皮、御米壳；若见舌苔淡白之元阳虚脱者，当于救元补气（如独参、参附汤之类）药中加煨肉果、赤石脂、禹余粮、煨诃子、御米壳之类。总之，临床上使用固涩药物要记住三个原则：一是滑脱者由虚所致，所以必须分清其是脾虚、阳虚、阴虚、元阴元阳不足，然后量证兼增固涩药物；二是用药必须在无外邪内积的基础上，若见余邪不多，而又滑脱者，亦当随机参用，此于临床灵活而使之者也；三是要掌握固涩药物的性能，如酸涩之品之石榴皮、五味子、乌梅等多用于阴虚滑脱，温敛之品之诃子、肉果等多用于脾虚或脾肾阳虚之滑脱，其禹余粮、赤石脂、御米壳等则二者视症均可酌用。

（2）健脾药物的运用　小儿脾胃脆弱，常易致虚而泄，因之不管何种泄泻其最后必当造成脾胃虚弱，亦就是说临床治疗上最后均当以健脾而收功。所以正确使用健脾药物，实亦为治疗小儿泄泻之关键。

①必须分清脾气虚还是脾气阴虚：脾气虚多是消化不良或久泄所致，症可见食后易泄，便下松散，舌苔薄白，当以健脾益气之四君辈之类；脾气阴虚则多是热利以后，脾虚不能运津，其苔多见薄红或薄黄，当以健脾运津之七味白术散主之。此二者证治必须十分明了。

②健脾需要运脾："脾以运为贵"，这就是说脾要发挥正常的生理功能，必定要气机通畅。因为积滞可致气机不畅，而脾气虚同样也可致气运不畅。所以临床上用健脾药物治疗脾虚泄泻的同时，当量证略参理气运脾药物，如枳壳、青皮、木香等，常可收到相得益彰的效果。

③注意季节与兼夹：不同的季节，可兼夹不同的病邪，这点在临床上也不可忽视。如暑天常兼热与湿，那么在健脾的同时参以扁豆衣、藿香等，使清而不伤，芳而醒脾，既促脾运恢复，而又不致碍邪。至于兼夹之证，当以积滞为多，临床有时虽或积少舌清，但加入几味如山楂、麦芽等消食（乳）之品，可帮助因脾虚而致运化乏力、反过来易成积滞之弊。

（3）化湿利水药物的运用 古有"无湿不成泻"之说，这是说脾有运化水液的功能，若脾运失健，水液运行障碍，则水反为湿，而困阻脾胃，因此化湿利水药物，可使水湿从小便而出，从而使泄泻速愈，所谓"利小便而实大便"即是此意。

①水湿困阻，必当分阳利水：临床上这类泄泻患儿并不少见，且多泻下水样，次数频多，舌苔薄白或白薄腻，此为水湿困阻，清浊不分所致，当用四苓、五苓之类，再加上车前子、米仁等，俟小便一多，便泄立止，效果十分明显。

②湿食互阻，消积利湿：乳食积滞，运化失司，往往亦致水湿受阻，所以临床上湿食常是互夹。因此伤食（乳）泄泻，若见苔腻，溲少之证，于消积之中，适当加入化湿利水之厚朴、米仁、泽泻、茯苓、车前子等，促其水湿运化，可助湿食去而泻止。

③注意尺度，不可妄用：利水药物可以祛湿，但若淡渗之品用之过度，亦为伤津。因此一宜中病即止，二宜视湿浊之轻重而投药之多少。特别是伤阴泄泻，其溲虽少，乃为阴津不足之故，切不可再投利水，而更伤其津。

（4）清热燥湿药物的运用 湿与热可相互兼夹，或相互生化，如有湿生之热，热生之湿，或湿热并重。若湿热互夹，困阻下迫大肠，则可形成泄泻。清热药物如黄连、黄芩、银花之类主要起到清热燥湿厚肠的作用，故对湿热引起的泄泻用之良效。但这类药物临床上若能灵活善用，则其效更广。

①积滞中兼以清肠：积滞日久，常易化火，而消导药物又多理气之性，多用理气必致燥，燥则易热，常可导致湿食热互结，胶固难化，因之临床若见苔黄或腻，口臭溲少，积滞而兼热者，必于消导之中少佐黄连、银花之品，既可清热燥肠，又可防消导之燥，一举两得，从而增加了药物的作用。

②脾虚肠热，清肠与健脾互施：临床上热利日久，虽伤阴不重，但可出现脾虚症状，如见泄利日久，稀糊不化，略带酸味，舌红苔黄等症，此时单以清热则脾虚不复，单以健脾则肠热不清，因此必须健脾与清肠同用，则效果立见，方可用葛根芩连汤合七味白术散。

③苦寒之品，宜中病即止：苦能燥湿，但亦能伤脾，尤以小儿脾胃不足之体更是如此，因此苦寒之品，宜热除即止，何也？其有病者，邪热可损；其无病者，则正气耗伤，此其一定之理也。

最后提一下婴儿泄泻的饮食护理，我们的经验是，不论泄泻起于何因，必须暂停进乳二三天，以因脂肪不吸收而反增病情，这是治疗中的重要一环，可代以焦米汤或薄粥汤，同时苹果煎汤代茶饮服。这样有助于迅速止泻且脾运恢复亦易。

【病案举例】

例1　陶某，女，3月（积食）。

初诊案语：积滞泄泻，日四五次，腹痛胀满，矢气频多，啼哭不安，小溲尚通，舌苔厚腻，治以消滞运脾。

处方：陈皮3克，青皮5克，广木香3克，炒麦芽10克，佛手片5克，炒枳壳5克，赤苓10克，荷叶10克，煨葛根6克，炒楂肉10克。2剂。

二诊：腹软不满，泻利转和，矢气尚有，小溲通长，舌苔薄黄。治以消扶兼施。

处方：党参5克，赤苓10克，扁豆衣10克，陈皮3克，广木香3克，青皮5克，炒楂肉10克，焦白术10克，荷叶10克，炒麦芽10克。2剂。药后诸症均愈。

［按］此例患儿因乳食内滞，以致脾运失职，气机不畅，清浊不分，而作泄泻。故治以消食导滞，佐荷叶、葛根以升清降浊，木香、枳壳运脾

理气，2剂后积去泻和，再用异功散加味以调中助运。

例2　周某，男，9月（热利）。

初诊案语：泄利1月，近日发热T38.5℃，泻下溏绿酸臭，日六七次，腹软，小溲短少，舌苔薄黄。热邪扰中，治以清热和泻。

处方：葛根5克，条芩5克，川连1.5克，清甘草3克，荷叶10克，扁豆衣10克，怀山药10克，车前子10克（包），炒山楂10克。2剂。

二诊：热度已退，便泄亦和，腹软溲通，舌苔薄净，治须健运。

处方：党参5克，茯苓10克，清甘草3克，扁豆衣10克，广木香3克，荷叶10克，怀山药10克，炒山楂10克。3剂。

药后即安。

[按]患儿泄泻1月，脾胃已伤，来诊时复感暑热，致暑湿互夹而身热泻剧。故投葛根芩连汤以清表里之热，加荷叶升清，车前利湿，山楂消积，怀山药、扁豆衣调理脾胃。主次分明，配伍得当，2剂热尽泻止，再以调中之剂而愈。

例3　钱某，男，2岁（暑湿弥漫）。

初诊案语：患儿10天来连发高热T38.8℃~39.9℃，时微汗出，但热不退，便下溏绿酸臭，日四五次，小溲短赤、舌红苔腻，脘胀作恶。曾用抗生素、退热剂、消化剂及输液治疗均未见效。治以清暑化湿。

处方：生石膏15克（先入），寒水石12克，清水豆卷12克，滑石10克（包），茯苓10克，银花6克，藿香5克，广木香3克，淡竹叶5克，陈皮3克，炒山楂10克。3剂。

二诊：药后汗出较多，发热即和，舌苔亦薄，脘胀已瘥，吐恶偶作，纳谷一般，便溏次减，小溲较长，治以清暑化湿为主。

处方：淡竹叶5克，银花5克，通草3克，茯苓10克，六一散10克（包），广木香3克，泽泻10克，佩兰叶10克。3剂。

服后病痊。

[按]三石甘露饮为治温病暑湿方。此例发热泄泻，虽时非暑令，但其病机为湿热阻滞三焦。故以三石清三焦之热为主，银花、豆卷以助清热透邪，茯苓、藿香化湿辟浊，竹叶清热利尿，木香、陈皮、山楂和胃消食。3剂即汗出热平，胀瘥呕少，泄减溲通，乃暑湿渐清也，故续进化湿运脾，其泄即止矣。于此亦见古方今用之妙也。

例4　岑某，男，1岁（暑湿淫脾）。

初诊案语：暑秽夹杂，泄利5天，泻臭放射，日七八次，舌苔薄腻，小溲短少，腹部尚软。治以祛暑逐秽以和其泻。

处方：纯阳正气丸3克，日分2次服，2剂。

二诊：暑秽一化，便泄即和，舌苔薄润，小溲转长，胃纳尚差。调理脾胃为主。

处方：陈皮3克，焦白术10克，广木香3克，炒山楂10克，炒谷芽10克，焦甘草3克，藿佩各10克。3剂。药后其病乃愈。

[按] 该例是暑天受寒，暑秽夹杂，而致泄泻，故予以纯阳正气丸以驱逐暑秽。邪浊一祛，即得泄利自和。

例5　沈某，男，8月（中寒）。

初诊案语：泄泻经月，日二三次，小溲清长，乳时作恶，舌淡苔薄，腹满按之尚软。消化不良，中寒久泄，治以温中消乳。

处方：陈皮3克，青皮5克，紫丁香1.5克，炮姜2克，煨诃子6克，广木香3克，姜半夏10克，清甘草3克，炒麦芽10克。2剂。

二诊：药后泄泻好转，胃气亦和，但脾虚中寒，为日已久，当再以温运以巩固之，再以上方去姜半夏，加党参5克，焦白术6克，续服5剂而愈。

[按] 该例患儿舌淡作恶，便利不化，小溲清长，此系脾胃虚寒，升降失职。但症状较轻，故以益黄散温和之，加半夏和胃降逆，炮姜、木香温中运脾，麦芽以消乳积。2剂恶止利减，故去半夏加参、术以调扶脾胃，5剂收功。

例6　王某，男，11月（中焦虚寒）。

初诊案语：泄泻旬日，舌苔淡白，形色苍瘦，胃口不开，腹软溲长，睡时露睛，脾胃虚寒之症，治当温运。

处方：米炒党参5克，炒白术6克，炮姜1.5克，陈皮3克，清甘草3克，煨木香3克，煨诃子5克，炒麦芽10克，炒神曲10克。

二诊：药后便已成形，再以原法巩固。原方3剂，服后即愈。

[按] 该例患儿亦为中焦虚寒，比较严重，其症舌淡色苍，睡时露睛，为脾土阳虚之象。故以理中温里，参以山楂、麦芽，消运醒胃，数剂而效。

例7　孙某，女，3月（脾虚烦渴）。

初诊案语：泄泻月余，近伴微热，舌红苔黄，口渴不多饮，涕泪尚有，便利日六七次，小溲一般。亟须七味白术散以治烦渴而和泄泻。

处方：党参5克，土炒白术10克，茯苓10克，清甘草3克，葛根6

克，藿香 5 克，木香 3 克，炒谷芽 10 克，扁豆衣 10 克。2 剂。

二诊：热净，泄泻转和，次数减少，化机不复，舌润纳和，汗出较多，肢末不温，小溲通长。治以温扶脾胃。

处方：党参 6 克，焦白术 10 克，炮姜炭 2.5 克，焦甘草 3 克，淡附片 3 克，煨葛根 6 克，木香 3 克，陈皮 3 克，炒谷芽 10 克，炒扁豆 10 克。3 剂。

三诊：大便成条，汗出减少，肢末已温。再以原方 3 剂以巩固之。

[按] 该例以其泄泻月余，微热苔黄，口渴，初看似有伤阴之象。但涕泪均有，小溲尚通，说明阴液未损，乃脾虚不能为胃行其津液而发口渴。故投以七味白术散以和脾胃。2 剂后热净泄减，汗出较多，舌润溲长，肢末不温，为久泄脾阳衰耗，因此以附子理中温运，加扁豆、木香、陈皮和胃气，葛根升清，不数剂即获痊愈。

例 8 游某，男，5 月（伤阴）。

初诊案语：先天不足，形体瘦弱，泄利已近半月，自 8 月中旬起发热逐渐增高至 T39℃以上。住院后，热未退，泄利亦多，症见形神萎羸，睡时露睛，舌红唇朱，涕泪较少，口渴引饮，小溲短少。阴液大耗，元气亦惫。病情严重，急宜救阴扶元。

处方：珠儿参 10 克，鲜石斛 12 克，花粉 10 克，生扁豆 10 克，乌梅 6 克，鲜荷叶 30 克，生甘草 3 克，鲜生地 30 克，陈粳米 30 克（包），皮尾参 5 克（另炖）。2 剂。

二诊：体温 T37.7℃，前进救阴扶元之剂，热势下降，形色较和，哭时见泪，小溲尚长，便泄稀薄，舌红润，唇色朱，睡仍露睛，病情稍得转机，仍未脱险，再以救阴扶元。

处方：花粉 10 克，生扁豆 10 克，乌梅 6 克，鲜荷叶 30 克，珠儿参 10 克，陈粳米 30 克（包），鲜石斛 10 克，生炒谷芽各 10 克，益元散 12 克，皮尾参 5 克（另炖）。3 剂。

三诊：热度退净，泄泻亦瘥，小溲通长，舌质红润。病情已得转机，但面白无华，形瘦，睡时露睛，体质太薄，亟须调养。

处方：皮尾参 5 克（另炖），焦白术 10 克，生扁豆 10 克，姜炭 3 克，陈粳米 30 克（包），焦甘草 3 克，花粉 10 克，乌梅 6 克，生炒谷芽各 10 克，鲜荷叶 30 克。3 剂。

药后利和，形神转振，续进调扶脾胃之剂而痊愈。

[按] 该儿来诊时住某院已 10 天，西医诊断为中毒性消化不良。患儿

先天不足，体质素虚，加之久泄耗液，热盛烁津，是其元阴消竭，因而出现一系列神萎露睛，舌红口渴，涕泪较少，小溲短少等危候。当务之急，应速以扶元生津固本。方中皮尾参扶助元气，珠儿参、鲜斛、鲜地、乌梅、粳米、花粉、甘草、鲜荷叶、生扁豆等酸甘化阴，生津和胃，滋水退热。2剂以后，病情初得转机，续进原意增损，终于获救。

例9　张某，男，8月（伤阳）。

初诊案语：禀体素弱，泄泻旬日，日10次左右，形体瘦羸，胃口不开，腹胀溲长，睡时露睛，四肢清冷，舌淡苔白。证属脾胃阳虚，病情不轻，非参附殊难济急。

处方：朝鲜参5克（另炖），淡附片6克，炮姜3克，清甘草3克，炒麦芽10克，煨木香3克，煨肉果6克。3剂。

二诊：药后便下成形，四肢稍温，小溲清长，面色不华，舌仍淡白，乃须原法巩固。

上方3剂服之泻止胃和，但因体弱，续进温补之剂而健复。

［按］本例患儿禀体素虚，泄利以后，又呈一派阳衰症状，且睡时露睛，四肢清冷，已有亡阳趋势。故急用参附重剂以挽救之，以其腹胀，则少佐木香以理脾。3剂以后，病得转机，泄和肢温。但其体质太弱，尚须继续调补，方获健复。

例10　朱某，5月（阴阳两伤）。

初诊案语：便下泄利，次数频多，小溲尚通，腹满胀气，按之即哭，形色较萎，身热不高，舌红口炎。热利伤津，脾运不畅。治以清养运脾。

处方：人参须2.5克，煨葛根6克，花粉10克，扁豆衣6克，麸炒枳壳5克，青皮3克，炒于术5克，生甘草3克，香连丸1.8克（包）。2剂。

二诊：泄利仍剧，日有10余次，腹满而胀，舌光干而淡红，形神萎靡，汗出，纳少作恶，小溲尚有。元气大惫，伤阴耗液，阳虚之象。其势危殆，亟投益气扶元救之。

处方：西洋参2.5克（另炖），移山参4.5克，乌梅5克，钗石斛10克，煨诃子10克，花粉10克，石莲子10克，生熟谷芽各10克，土炒于术5克，怀山药10克，炮姜1.5克，生甘草3克。1剂。

三诊：泄泻次数虽减，但便下清谷，腹满有气，形神不振，舌光津少而质淡，体温反低，阴津已伤，阳气亦衰，幸胃气稍动，或有一线生机。兹拟救阴扶阳，以冀转机。

处方：西洋参 2.5 克（另炖），移山参 4.5 克，黄厚附片 10 克，炮姜 1.8 克，钗石斛 10 克，生扁豆 10 克，炒于术 5 克，生熟谷芽各 6 克，焦甘草 3 克，乌梅 5 克，茯苓 10 克。1 剂。

四诊：服昨方今形神较振，泄利见瘥，但有不化黏质，小溲尚通，胃气已动，腹部虽满，按之尚软。征象渐露生机，兹拟原法继之。

处方：移山参 4.5 克，黄厚附片 10 克，上肉桂 1.2 克，炒于术 5 克，炮姜 1.5 克，茯苓 10 克，焦甘草 3 克，乌梅 5 克，钗石斛 10 克，生熟谷芽各 10 克。3 剂。

五诊：大便泄利，次数减少，小溲通长，腹部亦软，形神转振，胃气亦和，舌光淡红，症势由险化夷，仍以原法加减。

处方：移山参 4.5 克，黄厚附片 10 克，炒于术 5 克，炮姜 1.5 克，钗石斛 10 克，生熟谷芽各 10 克，怀山药 10 克，清甘草 3 克，煨木香 3 克。2 剂。

嗣后病情稳定，再以调补月余而安。

［按］本例西医诊断为中毒性消化不良，中医辨证为阴阳两伤。其病因从热利转变而成。但本病病情错综复杂，非明察毫米，步步紧扣，则殊难见功。初诊时其症见舌红口炎，身热色萎，便利次多，是热邪未清而又伤及阴分；腹满胀气，按之即哭，是脾运虽虚，气亦阻滞，乃系虚实互夹之证。如邪热不祛，气滞不畅，泄久必更亡津。因之用参须、于术、扁豆衣、花粉、甘草以养阴生津，香连丸、葛根清热和泻，青陈皮、枳壳理气运脾。2 剂后泄利仍剧，舌光而干，形神萎靡，纳少作恶，是阴津亏少，胃气亦衰；其腹满而胀，但按之不哭，与前胀不同。和舌质淡红，汗出相参，是为阳虚之症。经曰："脏寒生满病。"虽对水气而言，但其理相同，此是阴损及阳，而致火衰不能温煦肠胃，运化无权之虚胀满。这时邪热虽去，元阴亦由病久而随之虚衰，病情十分危重，当务之急在于扶元生津，保其胃气，使有一线生机也。若妄用苦寒克伐，必致危殆。方中重用二参以扶元救阴，炮姜温运阳气，乌梅、石斛、花粉、莲子、谷芽、怀山药、于术生津保胃。1 剂后病情好转，体温反低（说明辨证阳衰虚胀是正确的）。再以原法增损，加入附片以温阳，病情日趋坦途。续予阴阳并扶加减运用，终获全功。

例 11　姜某，男，3 月（阴阳两伤，胃气将绝）。

初诊案语：患儿便泄 1 月多，日 10 多次，稀薄如水，西药治之未效，其症形神萎靡，骨立肉削，哭目无泪，舌干红无苔，小溲短赤，四肢不温，药食入之即吐，亟须扶元养胃。

处方：别直参 2 克，西洋参 2 克，炖后少量频服，另用怀山药 50 克煎汤服。2 剂。

二诊：患儿 2 剂以后，药时吐恶已和，少少思食，病得转机，略增药味以助效。

处方：别直参 2 克，西洋参 2 克（另炖服），乌梅 5 克，木瓜 10 克，怀山药 12 克，石斛 10 克，淡附片 5 克，麦芽 10 克。2 剂。

三诊：药后形神稍振，哭时有泪，四肢转温，舌红苔润，再以调扶阴阳兼和胃也。

处方：珠儿参 5 克，怀山药 10 克，生扁豆 10 克，乌梅 5 克，石斛 10克，淡附片 3 克。3 剂。嗣后病情渐和。

［按］该患儿，其泻下无度，形瘦骨立，舌干红无苔，四肢不温，当为阴阳两虚之重症。兼以药食入即吐，是为胃气将绝之症，故当务之急，急以扶元养胃，留得一分胃气，便有一生希望。昔张锡纯有重用怀山药以养胃气之经验，故药用二参兼重剂怀山药，使药重味少力专。果然药后，胃气渐苏，已能受药思食，此病得转机也。渐此递增扶元养胃之品，终使重症得愈。

例 12　李某，女，5 月（阴虚余邪逗留，霉菌性肠炎）。

初诊案语：早产 1 月半患儿，泻下稀糊不化，略带酸味，日五六次，曾用多种抗生素治疗而未效，便检见白色念珠菌＋＋，白细胞少许。形体消瘦，舌红苔黄，唇朱虚烦，腹软溲少，治以养阴运脾，升清降浊。

处方：炒川连 1.2 克，炒银花 5 克，葛根 5 克，乌梅 5 克，炒石榴皮 5克，荷叶 10 克，扁豆衣 10 克，生甘草 3 克，炒麦芽 10 克。3 剂。

二诊：药后便下次减，日 2 次，但仍溏糊，烦吵已安，舌苔薄黄，纳谷一般，便检白色念珠菌少许。再以原法主之。

处方：上方加炒山楂 10 克，炒怀山药 10 克。3 剂。

三诊：便日 1 次，渐以成条，舌红苔黄，纳谷尚和，便检大便正常，治以运脾生津为主。

处方：太子参 5 克，焦白术 10 克，茯苓 10 克，生甘草 3 克，木香 3克，藿香 6 克，葛根 5 克，炒石榴皮 5 克，荷叶 10 克，炒银花 5 克。3 剂。

药后诸羔均和，大便数次检查正常。

［按］患儿原本先天不足，加之泄泻日久，又过多使用抗生素，致使脾气更虚，阴分耗伤，菌群失调，余热不清。故初用升清降浊之洁肠合

剂。3 剂后泻即好转，霉菌亦少，再进 3 剂，其泻即和，霉菌亦无。此脾健津回热清，运化恢复之由也。

例 13　沈某，男，1 岁（脾虚肠滑）。

初诊案语：脾虚泄泻，已有旬余，面色萎黄，毛发稀枯，小溲尚通，舌质淡红。为脾阳受损，治以温中健脾。

处方：党参 5 克，炮姜 2.5 克，炒于术 3 克，焦甘草 3 克，煨葛根 3 克，煨诃子 6 克，炒麦芽 10 克，炒楂肉 10 克。2 剂。

二诊：泄泻不和，昨曾 12 次，状若鹜溏，量少，腹满尚软，舌淡红苔洁。其证脾阳不振，泄久肠滑治以温涩。

处方：炮姜炭 1.5 克，石榴皮 5 克，炒于术 5 克，怀山药 10 克，扁豆衣 10 克，煨诃子 6 克，煨木香 3 克，陈皮 3 克，炒麦芽 10 克。2 剂。

三诊：泄利仍多，形神较活，小溲通长，胃纳尚和，啼哭有泪，腹软无气，舌淡苔洁。久泄肠滑，重用止涩温里。

处方：淡附片 3 克，炮姜 1.8 克，炒于术 5 克，煨木香 3 克，炒御米壳 4.5 克，煨诃子 6 克，石榴皮 6 克，扁豆衣 10 克，焦甘草 3 克，煅龙骨 10 克，赤石脂 12 克（包）。2 剂。

药后泄利次减，便亦转厚，泄久肠滑，乃须原法加党参续服，3 剂后痊愈出院。

〔按〕该例属脾阳不振，久泄而致肠滑，故初用理中不效，此乃补可去弱，不能固脱之因也。经改为温阳固涩之剂，如石榴皮、御米壳、煅龙骨、赤石脂等，泄利旋见好转而获愈。

例 14　沈某，男，7 月（水湿内滞）。

初诊案语：泄利 1 周，小溲短少，舌苔白滑，咳少有痰，证系水邪中阻，治当分利止泻。

处方：桂枝 2 克，米泔浸茅术 10 克，赤苓 10 克，猪苓 6 克，泽泻 10 克，广木香 3 克，葛根 6 克，陈皮 3 克，车前子 10 克（包）。3 剂。

二诊：舌净而淡，便泄已瘥，小溲转长，痰声尚有。治以健运化痰。

处方：广木香 3 克，焦白术 10 克，茯苓 10 克，陈皮 3 克，姜半夏 10 克，炒谷芽 10 克，炒扁豆 10 克，炒楂肉 10 克，车前子 10 克（包）。4 剂。

药后痰化便调，诸症均安。

〔按〕本例泄利溲少，痰多，苔滑，乃是水湿内滞，致小肠泌别失职所致。故用五苓散以分利之，使水湿从小便而出，以达到实大便之目的。

例15　陶某，男，11月（脾惫，肠麻痹）。

初诊案语：泄利6天，而成虚胀，西医诊断为肠麻痹症。高热干渴，作恶呕吐，气促不舒，小溲短少，大便不畅，次多量少，腹部胀满，叩之中鼙，药入即吐。脾气虚惫，症属重危，姑以外敷温脐法，希获转机。

处方：公丁香1.5克，肉桂1.5克，广木香1.5克，麝香0.15克。上药共研细末，用熟鸡蛋去壳，对剖去黄，纳药末于半个蛋白的凹处，覆敷脐上，外扎纱布。2小时后肠鸣连连，矢气甚多，腹部稍软。上药续敷1次。

二诊：外敷之后，气机舒缓，便下稀溏而通畅，腹部和软，形神较安，热度已净，舌质转淡，苔薄腻，泄利尚多，小溲短少，睡时露睛。证属阳气虚衰，以附子理中汤主之。

处方：米炒党参5克，土炒于术6克，炮姜1.5克，焦甘草2克，淡附片4.5克，广木香2克，茯苓10克，车前子10克（包）。2剂。

三诊：药后泄利已瘥，腹软溲长，惟便仍溏烂，舌淡而洁。中焦阳气未复，尚须温扶。

处方：米炒党参5克，炒于术6克，炮姜1.5克，焦甘草2克，煨木香3克，石榴皮5克，黄厚附片5克，炒扁豆10克。3剂。

药后便即转厚，纳食亦香，形神已振，续予温扶而安。

［按］本例病机是由于久泄脾惫，升降失常，中焦窒滞，则气阻于下而大便不畅，胃气上逆而呕恶吸促。在胃不受药的情势下，必须另觅途径，乃以外敷温脐散主治。中用温香诸药，借麝香的渗透之力，深入肠内，旋运气机，使其频转矢气而升降复常。然后再予附子理中调理而达到健复。

例16　汪某，男，4月（脚气型泄泻）。

初诊案语：患儿生后不久，即有泄泻，粪便稀薄，日10余次，形色萎羸，舌净无苔，小溲通长。检查乳母蹲踞、踝膝反射异常，乃"脚气型泄泻"也。暂停母乳，代以米汤、奶糕等，药用温运消积。

处方：炮姜2克，楂肉炭10克，炒麦芽10克，煨木香3克，党参5克，清甘草3克，陈皮3克，青皮5克，焦白术10克。3剂。

二诊：停乳进药，便下成条，为4月来所未有，舌苔薄净，形神亦振，小溲通长。再以理中加味，建议人工喂养。

处方：党参5克，焦白术10克，炮姜2克，清甘草3克，炒麦芽10克，广木香3克，陈皮3克。3剂。

以后家属告知，不哺母乳，大便从此正常。

［按］该患儿生后不久即泄，且中西药物未效，但其形神未脱，据乳母检查，乃知为"脚气型"泄泻也。故暂以停乳，代之米汤，药以运脾消乳为主，3剂而即见效也。

便　秘

小儿便秘一症，临床并不少见，尤其在新生儿时期，每多发生，此多由先天胎热（毒）传于婴儿所致，至于较大的患儿，则多由邪热内积，饮食积滞，气滞失运，或后天失调，气血不足，或热病以后，津亏肠燥等之故。

古人常将便秘分为"阳结"与"阴结"两大类，即"阳结"为实，"阴结"为虚。如《景岳全书·秘结》曰："阳结证必因邪火有余，以至阴液干燥，此或以饮食之火起于脾"。阴结者"一以阳虚，一以阴虚也。凡下焦阳虚则阳气不行，阳气不行则不能传逆而阴凝于下，此阳虚而阴结也；下焦阴虚则精血枯燥，精血枯燥则精液不到，而肠燥干槁，此阴虚而阴结也"。因此临床辨证当先分清虚实，然后究其原因，量证施治必有其效。

六腑者传化物而不藏，故其治疗当以通为旨，根据虚实病因之不同，可分别施以清热通下、导滞通下、行气通下、滋养通下、益气通下、温阳通下等等。所谓"通"者，实质上包括了运与润，最终目的以促进肠道的蠕动功能，使其自然恢复正常，则病方可谓愈。

大凡临床，实证宜急下，但需中病即止，然后分证予以调治；虚证宜缓下，不可过急，否则易犯虚虚之虞。

【分型治疗】

1. 积滞便秘

主症：大便秘结，脘腹胀痛，纳谷不香，口臭作恶，小溲通黄，舌苔腻，脉实或滑。

证候分析：小儿脾胃本虚，若乳食杂进，过食肥甘生冷，辛热炙煿，致壅阻肠胃，气机不畅，故脘腹作痛。胃气失和，则上逆作恶。积聚肠道则便秘不通。

治则：消积导滞。

方药：枳实导滞丸：枳实、大黄、神曲、黄连、茯苓、白术、泽泻、黄芩。

随症加减：若苔腻腹胀甚加厚朴、炒莱菔子、大腹皮去白术；胃纳呆滞加佛手、鸡内金、槟榔；伴有吐恶加炒川连、藿香、炒麦芽；若积滞便秘不甚者，当去大黄。

2. 热积便秘

主症：大便秘结，腹胀矢气，面赤身热，时烦不安，纳少作恶，口渴不多饮，口气臭浊，或口舌溃疡，齿龈红肿渗血，舌红苔黄或腻，小溲短赤，脉滑或数。

证候分析：此证多见积滞日久，蒸郁化火，浊气上冲则口臭作恶。滞则气聚不畅，则脘腹胀痛，矢气频频。邪滞肠胃而腑气不通。若感受热病，心火上浮则口舌溃疡，胃火上炎则龈肿渗血。

治则：清胃润肠。

方药：泻黄散合脾约麻子仁丸：生甘草、防风、石膏、黑山栀、藿香、大黄、枳实、火麻仁、芍药、厚朴、杏仁。

随症加减：若热病口舌溃疡者，加川连、淡竹叶、黑山栀、碧玉散、芦根；兼见龈肿渗血加知母、石膏、人中白，以上均当去防风、芍药、杏仁；若苔黄腻，腹满中焦积热者，则可选用凉膈散（大黄、朴硝、生栀子、薄荷、黄芩、连翘）。

3. 肠燥便秘

主症：便下秘结，或数天一行，无不舒感，纳谷一般，口干喜饮，小溲短少，舌红少苔，脉细微数。

证候分析：此证常见于较大患儿，多于热病以后，津液亏损，未得及时恢复，或过食辛热，日久化火伤津，导致肠燥便秘，肠失蠕动，而成为习惯。由于内无积滞，故无不舒之感。运输失常，津液不能上承，故口渴喜饮。其津液不足则小溲必少也。此证类于热病后期之"无水行舟"也。

治则：生津润肠。

方药：增液汤：元参、麦冬、生地。此证当以缓图为主，不可急功近利使用攻下之大黄之类，以更伤其津。

随症加减：上证之便秘可加生首乌、肉苁蓉，以增咸寒生津润下之功；若大便坚硬难下，可少量使用元明粉并加白蜜1匙以护胃，以急润之，但宜中病即止；口渴者加花粉、石斛、北沙参；纳谷不香加生熟谷芽。

4. 气滞便秘

主症：便秘不畅，腹满胀痛，矢气则舒，纳少嗳气，舌苔薄白或薄腻，二脉弦。

证候分析：平素好静少动，气机不畅，肝气郁结，犯胃则脘胀作恶，滞脾则便秘不畅，运不畅则积或滞，故又可见苔腻纳少。

治则：疏肝和胃，导滞通便。

方药：柴胡疏肝散：柴胡、白芍、枳实、川芎、香附、甘草。

随症加减：苔腻脘胀加槟榔、炒莱菔子；腹痛加元胡、台乌药、川楝子；纳谷不香加谷芽、佛手、青皮。

5. 气虚便秘

主症：形神不振，面白少华，易汗乏力，便下干而不畅，舌苔薄白，脉弱。

证候分析：先天不足或后天失调，尤以病后脾气不复，致使中气不振，传输乏力，脾虚及肺卫外不固则汗多乏力。此类患儿平素尤多感冒。

治则：健脾益气，润肠通便。

方药：异功散：党参、焦白术、茯苓、生甘草、陈皮。

随症加减：便秘重者加瓜蒌仁、火麻仁；伴有腹胀者加枳壳、青皮；胃纳不振加谷麦芽、鸡内金、佛手；较大患儿气虚便秘较重者亦可用补中益气汤加生军，此补中以急下同施，常可起到极好的效果，但生军宜便通即去，因其毕竟是虚弱之体。

6. 血虚便秘

主症：大便秘结难下，面色无华，唇甲淡白，纳少神萎，舌淡苔薄，二脉细弱。

证候分析：多因素体血虚患儿，或以病后多汗伤津，由于精血同源，津亏则血少，肠失濡养，故而便秘不畅。

治则：养血润肠。

方药：四物汤：熟地、当归、川芎、白芍。

随症加减：便下干者加桑椹子、火麻仁、郁李仁；伴气虚汗多加太子参、黄芪；舌苔花剥、阴津耗损加生首乌、肉苁蓉、川石斛。

【病案举例】

例1 李某，男，6岁。

初诊案语：患儿曾多食油腻饮料，导致便下秘结，已有4天，纳谷不香，脘胀作恶，舌红苔厚腻，治以消积导滞。

处方：厚朴3克，炒莱菔子10克，枳实5克，藿香6克，大腹皮10

克，槟榔6克，炒川连1.5克，鸡内金6克，生军3克（后入），神曲10克。3剂。

二诊：药后下大便较多，吐恶已和，脘胀亦瘥，舌苔薄腻，再以消导为主。

处方：川朴3克，炒莱菔子10克，枳壳5克，槟榔6克，鸡内金6克，藿香6克，佛手5克，陈皮3克，大腹皮10克。3剂。

三诊：舌苔已薄，纳谷尚和，二便均调，治以消运。

处方：北沙参10克，藿香6克，鸡内金6克，炒枳壳6克，生甘草3克，陈皮3克，佛手5克，茯苓10克，炒谷芽10克。4剂。

[按] 此例患儿因饮食杂进壅积肠胃，气机不通，而导致便下秘结，故用枳实导滞丸去白术、黄芩，加厚朴、大腹皮、槟榔以消积导滞。3剂以后，便下已通，积滞随去，诸症悉瘥，再以原法去大黄、川连之苦而加佛手理脾消食，续进3剂。舌洁纳和，则予以调理脾胃而安。

例2　汤某，男，9岁。

初诊案语：患儿便下秘结，一周一行，已有年余。平素喜食辛热之物，面色萎黄，纳少口渴不喜多饮，舌红苔少偏燥，脉细微数，治以生津润肠。并嘱忌食辛热炙煿之物，多食蔬菜纤维类食物。

处方：大生地12克，元参10克，麦冬10克，肉苁蓉10克，火麻仁10克，生首乌10克，北沙参10克，石斛10克，郁李仁10克。4剂。

二诊：药后便通1次，仍坚硬难下，此乃日久肠燥，当增以急润之。

处方：元明粉4克（冲），白蜜1匙，生地12克，元参10克，麦冬10克，火麻仁10克，石斛10克，肉苁蓉10克，瓜蒌仁10克，生甘草3克。4剂。

三诊：药后每日大便，溏稀酸味，舌苔薄红，纳谷一般，治以调养润下。

处方：北沙参10克，川石斛10克，火麻仁10克，生怀山药10克，肉苁蓉10克，生甘草3克，瓜蒌仁10克，银花6克，扁豆衣10克。4剂。

药后便通偏干，余症尚可，面色转润，以其病情已久，再以生津健脾润肠为主，调理数十剂而安。

[按] 此例患儿素体火旺，加之喜食辛热之物，以致灼津肠燥，便下秘结。用增液汤加咸润之品，药后便仍坚硬，乃日久津伤失濡，药力欠足也，故增以元明粉以急润之，促其肠道蠕动。服之4剂，便每日得通，但稀薄酸味，故撤去元明之急润之品，加以生怀山药、扁豆衣，健运而不碍

之品，银花清肠之余热。再以 4 剂，便虽干但已通润，乃津液渐复也，因病情已久，故而再以生津健脾润肠之剂调理旬半以巩固之。

例 3　蒋某，女，4 岁。

初诊案语：患儿平素易于感邪，面色不华，形瘦神萎，纳谷不香，舌苔薄白，大便干结，1 周 2 次，腹软溲清，治以健脾益气为主。

处方：党参 5 克，焦白术 10 克，茯苓 10 克，生甘草 3 克，陈皮 3 克，枳壳 5 克，瓜蒌仁 10 克，炒谷芽 10 克，佛手 5 克，鸡内金 5 克。5 剂。

二诊：药后便下 2 次，稍软，纳谷一般，舌苔薄浮，汗出较多，再以原法主之。

处方：上方加黄芪 12 克，5 剂。

三诊：药后面色转润，形神亦振，汗出减少，舌苔薄浮，便下通调，再以原法调理。

处方：上方去瓜蒌仁加炒怀山药 10 克，5 剂。

［按］该患儿脾气不足，而致无力蠕肠运便，故施以异功健脾，少佐枳壳、佛手以运脾，瓜蒌以缓润，药症相符，症得好转。二诊以其汗出较多，固增黄芪以补气固卫，若是调治，气足色润，汗减便通，诸症均得平和也。

夜　啼

小儿夜啼者，入夜啼哭，时作时止。轻者可不治自愈，重者则当分辨论治，不可轻视。

婴儿时期，由于其不能语言，又其脏腑娇嫩，阴阳稚弱，易于外感乳食所伤，惊恐所触，故啼哭是其不舒和病态的反应。该病之因，先后天均有所涉，如孕妇阳气素虚，常可导致婴儿阳气不振，阴寒内生；喜恣食辛热炙煿，郁热内蕴，传于胎儿，致热气熏灼、心火上炎；乳食不积，停滞中焦，气机不畅，则啼哭不安；神本怯弱，惊而伤之，则气乱不宁。故治小儿夜啼，只要理明，其法效自顺。

【分型治疗】

1. 脾虚中寒

主症：夜时啼哭，声音低弱，面色㿠白，四肢不温，腹部胀气，按之尚软，时伴肠鸣，便软或溏，小溲清长，舌淡红苔白。

证候分析：中焦虚寒，阳气不振，导致运化乏力，气机不畅，不通则痛，痛则啼哭。

治则：温中散寒，理气运脾。

方药：理中汤为主：党参、焦白术、炮姜、生甘草。

随症加减：矢气多者加木香、青皮。汗多肢冷者加淡附子、当归；便溏者加怀山药、炒扁豆；有乳积者加山楂、麦芽；吐乳多者加紫丁香。

2. 心火上扰

主症：入夜啼哭，其声洪亮，烦躁不安，面赤唇红，便干溲浊，舌尖偏红，苔薄或黄。

证候分析：此多为孕母湿热内蕴，传于胎儿，出生以后，湿热熏蒸，心火上炎，故入夜烦扰啼哭。

治则：清心泄热。

方药：导赤散为主：小生地、木通、淡竹叶、生甘草。

随症加减：烦扰甚者加黑山栀、灯心；若腹满便秘热结者可酌加生军，以便通为度；苔腻湿并重加滑石、米仁、佩兰叶；乳积不化，加麦芽、山楂。另因指出：目今忌用木通，恐其伤及肾脏，但对症下药，有病则治，其效明显，关键在于中病即止，久用则反伤正气矣。

3. 乳食积滞化火

主症：夜啼时作，腹满矢气，时易进气，纳少易吐，便干不畅，或便溏量少次多酸臭，舌红苔薄腻。

证候分析：乳食内停，蕴久化火，气机不畅，不通则痛，痛则气乱。多见胎火偏重婴儿，辅以乳食内停，导致气机不畅，互结化火。

治则：消积导滞，兼以清火。

方药：木香槟榔丸为主：木香、槟榔、青皮、陈皮、川连、木香、黄柏、生军、制香附。

随症加减：夜啼甚者加钩藤、蝉衣、灯心；吐乳频者加麦芽、炒竹茹；腹满多气加枳壳、炒莱菔子；另：生军、黄柏之用，以便通为宜，中病即止。

4. 惊恐伤神

主症：时夜间突然啼哭，时作时休，惊惕不安，面色乍青乍白，二便失调，舌红苔薄。

证候分析：婴儿神气本弱，易受惊恐，故感之则心气虚乱、神气失守，而致时时惊惕，夜睡啼哭。

治则：养心益气，定惊安神。

方药：甘麦大枣汤为主：炙甘草、怀小麦、大枣。

随症加减：面色不华，汗多舌白，心气不足者加党参、远志；惊惕多啼者，加龙齿、钩藤、茯神；兼积少乳者加麦芽、青皮、山楂。

【病案举例】

例1 姜某，女，3月。

初诊案语：患儿近周来夜啼不安，面色不华，肢末不温，时有吐乳，便下次多不化，昨又兼流涕痰鸣，治以温中散寒。

处方：炒党参5克，焦白术6克，炮姜1.5克，生甘草3克，木香3克，陈皮3克，姜半夏6克，炒麦芽10克，紫丁香1.5克（后入），防风5克。3剂。

二诊：药后夜啼稍瘥，便条次减，流涕已无，尚有痰鸣，再以温化之。

处方：炒党参5克，焦白术6克，茯苓10克，炮姜1.5克，生甘草3克，姜半夏6克，木香3克，炒麦芽10克，炒怀山药10克。3剂。

三诊：便下正常，痰鸣亦除，夜寐已安，面色转润，四肢得温，治当温中运脾。

处方：炒党参5克，焦白术6克，炮姜1.5克，生甘草3克，茯苓10克，炒怀山药10克，木香3克，炒麦芽10克。3剂。

［按］此患儿由于脾阳不振，而导致运化乏力，气阻不通则痛，痛则啼哭，夜间为甚，以夜属阴之故，又其少兼感寒邪，流涕痰聚，故治以理中以温中散寒为主，佐防风、半夏以祛风化痰，木香、丁香，以理脾和胃，麦芽消乳积。3剂以后，脾阳稍回而外邪已除，故于原方去防风、丁香，加怀山药以增健脾之力。又3剂，诸恙得愈，阳复脾健，则以原意巩固3剂而安。

例2 秦某，男，2月。

初诊案语：患儿自出生以后，入夜啼哭，至今不愈，哭声洪亮，面色红赤，时易进气，纳少吐乳，舌红苔黄，腹满便干，小溲短赤，治以清心导热。

处方：淡竹叶5克，炒川连1.2克，木通1.5克，生甘草3克，灯心3克，蝉衣3克，钩藤5克，生军3克（后入），枳壳5克。3剂。

二诊药后溲通，进气已少，腹部较软，夜啼稍瘥，纳仍不香，少有吐乳，治以清心和胃。

处方：炒川连1.2克，淡竹叶5克，生甘草3克，灯心3克，钩藤5克，枳壳5克，麦芽10克，炒竹茹5克。3剂。

三诊：夜寐已安，吐和乳可，舌苔薄黄，二便尚调，治以调和之。

处方：北沙参6克，川石斛6克，麦芽10克，茯苓6克，生甘草3克，木香3克，灯心3克，钩藤5克，陈皮3克。3剂。

[按] 此患儿夜啼2月余。且面色红赤，进气腹胀，便秘溲赤，是为心火炎上，脾胃有热积，故治以导赤散以泻心经之火，加生军、枳壳清泻疏理脾胃之热积；钩藤、灯心、蝉衣以清疏宁心。3剂以后，积去火降，故即去木通、生军之苦，加以麦芽、竹茹以和胃，药后诸恙均安。则以调和脾胃以善后。

例3 蒋某，男，4月。

初诊案语：患儿1周来，入夜易啼，日则时烦，吐乳纳呆，舌红苔腻，腹满矢气，便溏酸臭，小溲短赤，治以消积导滞。

处方：厚朴3克，枳壳5克，青皮5克，木香3克，槟榔5克，麦芽10克，炒银花5克，炒川连1.2克，炒莱菔子6克，钩藤5克。3剂。

二诊：药后夜啼日烦已瘥，吐乳转和，舌苔化薄，腹部稍软，矢气亦少，小溲转长，唯便仍溏，但臭味已除，治以消运为主。

处方：厚朴3克，木香3克，麦芽10克，枳壳5克，茯苓10克，陈皮3克，炒银花5克，生甘草3克，焦白术6克。3剂。

三诊：舌苔薄浮，纳乳正常，便下成条，小溲清长，治以运脾为主。

处方：陈皮3克，焦白术6克，茯苓10克，生甘草3克，木香3克，炒麦芽10克，炒山楂10克，炒怀山药10克。3剂。

[按] 该患儿因脾胃积滞，气机不畅，郁而化热，故致腹痛而烦啼，故治以消乳导滞为主，3剂以后，积渐去而火已清，故去川连之苦，槟榔之猛，加白术以健脾和中，复进3剂后，诸恙得愈，则以运脾和胃以巩固之。

例4 王某，女，4月。

初诊案语：患儿平素睡时惊惕，近因重声受惊，而致夜睡啼哭不宁，面色时清时白，纳乳不香，舌红少苔，汗出较多，二便尚调，治以养心益气，定惊安神。

处方：太子参5克，大枣3枚，怀小麦10克，炙甘草3克，远志5克，龙齿12克（先煎），钩藤6克，茯神10克，麦芽10克。4剂。

二诊：夜啼已瘥，神气转和，唯汗出尚多，纳乳不香，治以原法为主。

处方：上方加浮小麦。4剂。

三诊：惊惕夜啼均安，面色转润，纳乳已香，汗出减少，治以养心益气和胃。

处方：太子参5克，怀小麦10克，大枣3枚，茯神10克，麦芽10克，陈皮3克，浮小麦10克，炒怀山药10克，当归5克。4剂。

［按］该患儿平素心气不足，面色不华，突受惊恐，则致气乱，心神失守而啼哭，故治以益气宁心，定惊安神，以甘麦大枣汤加远志、龙齿、茯神为主。4剂以后，心气渐敛而惊啼见瘥，唯汗仍多，故原法追踪加浮小麦敛汗。又4剂，则诸恙悉安，乃本为心气不足之儿，故再以益气宁心和胃以巩固善后。

汗 证

多汗者为婴幼儿常见证，既有生理现象，又有病理现象，既可独自为证，又可随症发生，因此临床不可不晓、而又不可不辨。夫汗者，心之所藏，在内为血，发外者为汗。经云：阴虚阳必凑，则发热而自汗。阳虚阴必乘，则发厥而自汗，皆由阴阳偏胜而致也。《素问·评热病论》曰：人所以汗出者，皆生于谷，谷生于精。此乃汗是津液代谢的产物，来源于饮食，随三焦之气出入于肌肤腠理之间，以营养肌肉、充润皮肤，津出于腠理，是为汗。故正常情况下适量出汗可疏通腠理，抗御外邪，调整气血，维持体内阴阳之平衡。太过则为耗阴，伤气而损阳也。

由于小儿为纯阳之体，生机旺盛，腠理疏松，活动之后或入睡之初汗出较多，尤以额头为主。头者诸阳之会、心属火，头汗者，炎上之象也，清阳发越之象也。故此为正常之生理现象，不必用药。昼夜汗出不止，谓之自汗，此血气俱热、荣卫虚也；梦中自出，醒则干也，谓之盗汗。多由心阴不足，气不收敛或心火过盛，阳气外越所致；另若脾胃积热，可迫津外泄；夜汗四肢，心肺火旺，相火逼肾蒸腾出汗；痰浊内阻，阳气不通，自汗头晕；湿邪阻遏，则自汗恶风等。综合起来，小儿汗证可表现在三个方面：一是生理现象出汗，二是自身气、血、阴、阳之不足出汗，三是某些疾病发展过程中，如热病以后、佝偻病、先心病、结核病、风湿病等等出汗。因此临床上生理之汗不必治，虚证之汗当调治，随病而汗者，又当辨证而论治。

【分型治疗】

1. 脾肺气虚

主症：自汗较多，动则益甚，平素易感，形神不振，面色不华，便或时溏，舌淡红苔白，脉软无力。

证候分析：本症多见先天不足，或后天失调患儿，由于脾气虚弱，营养失输，导致肺气不足，卫外不固，腠理疏松，津液外泄，汗出越多，反复不已，则脾肺之气更虚。故产生自汗—乏力—形疲—易感—自汗的恶性循环。病位为肺脾，病机为气虚。

治则：健脾益气，固表止汗。

方药：黄芪异功散为主：黄芪、党参、焦白术、茯苓、生甘草、陈皮。

随症加减：此症常加麻黄根、糯稻根、浮小麦等止汗之品；若兼阳虚肢冷，可加淡附片；脾虚失运，大便松散，加炒怀山药、炒扁豆；纳谷不香加谷芽、山楂、鸡内金；汗出淋多者，加龙骨、牡蛎以收敛之。

2. 营卫不和

主症：自汗寝汗，反复易感，微恶风寒，时伴低热，面色㿠白，神萎纳呆，舌淡红苔白，脉浮软无力。

证候分析：平素体弱，反复感邪，而致卫外不固，营阴不守，故时汗出易感；营卫不固则胃气失和，纳谷不香。

治则：调和营卫。

方药：桂枝汤：桂枝、生姜、红枣、炙甘草。

随症加减：可加麻黄根、浮小麦、糯稻根；若腠疏气虚、动即汗出，加黄芪、党参；卫虚阳弱，舌淡漏汗者，加附子、龙骨、牡蛎；伴有低热，加青蒿；胃纳不香，加谷麦芽、山楂、鸡内金等。

3. 气阴不足

主症：自汗寝汗，动则较甚，平素易感，形体消瘦，神萎时烦，午后潮热，手足心热，唇朱喜饮，便干溲少，舌红少苔，脉细弱。

证候分析：多见禀赋阴虚患儿，反复感邪，阴津耗损，营阴失守，故见潮热，手足心热，唇朱喜饮等。营阴失守，则卫外不固，肺气不足，故自汗神萎易感。

治则：益气养阴。

方药：黄芪生脉散：黄芪、太子参、麦冬、五味子。

随症加减：可加浮小麦、白芍、生甘草、麻黄根；伴见低热肺阴不足者加生地、百合、地骨皮、银柴胡；胃阴不足，口干喜饮，纳谷不香者，加花粉、石斛、玉竹、生怀山药、生熟麦芽；形瘦骨蒸，肾阴不足者加熟地、龟板。

4. 阴虚火旺

主症：盗汗较多，烦躁易怒，夜寐不佳，颧红口干，便干溲赤，舌质红苔少或黄偏燥，脉细数。

证候分析：素体阴虚，或热病以后，或多食辛热炙煿，使阴津灼伤，阳火炎上，故烦躁易怒，逼汗外泄。

治则：滋阴降火。

方药：当归六黄汤：当归、黄芪、黄柏、黄芩、黄连、生地、熟地。

随症加减：口干喜饮加石斛、花粉；纳呆兼积加内金、谷麦芽 3 克，并去生、熟地；眵多易烦、心火偏旺，加淡竹叶、栀子；以上均可酌加麻黄根、浮小麦、碧桃干等止汗之品。

5. 脾胃积热

主症：易作自汗、盗汗，日久不愈，兼有纳呆口臭，脘腹胀痛，面色萎黄，两颧微红，或有低热，大便或秘或溏，酸臭不化，小溲通浊，舌红苔腻，脉滑略数。

证候分析：平素多食肥甘辛热或甜品饮料之类，积滞脾胃，郁久化火、积热蒸腾，津泄汗出。

治则：清热导滞。

方药：泻黄散：石膏、栀子、藿香、防风、甘草。

随症加减：若苔厚腻积重者加厚朴、大腹皮、枳壳、鸡内金、山楂等；大便秘结加炒萝卜子、生军；湿重加米仁、佩兰叶，伴吐恶者加炒川连、炒竹茹。

以上是临床常见的汗证辨治方法，此外常见心肺热者之盗汗，可用凉膈、三黄，泻相火、心火以助阴；肝经虚热，六味地黄滋养泻热；血脱盗汗，当归补血汤，以益气补血；肝胆风热，柴胡清肝汤清泄里热。因痰浊内阻自汗者，调中化痰；伤湿自汗者，健脾益气以化湿，诸多病因引起之汗证，更需视病辨证而论治。

【病案举例】

例1　孔某，男，5岁。

初诊案语：患儿自汗较多，稍动则甚，平素体弱易感，形神不振，面色不华，四肢不温，舌淡苔白，便下松散，治以益气和营。

处方：炒党参6克，焦白术10克，茯苓10克，生甘草3克，桂枝3克，炒白芍10克，生姜2片，红枣5枚，麻黄根10克。5剂。

二诊：药后汗稍减，余证如前，再以原法主之。

处方：上方加炒怀山药10克，炒扁豆10克。5剂。

三诊：汗出仍有，面色渐润，四肢转温，舌苔薄浮，便下成条，治以健脾益气。

处方：炒党参6克，焦白术10克，茯苓10克，生甘草3克，陈皮3克，黄芪12克，炒怀山药10克，麻黄根10克，糯稻根10克，碧桃干10克。5剂。

药后汗止纳可，诸恙均和。

［按］该患儿，脾气不足，则便下不化，形神不振；营卫不和，则四肢不温，表虚易感。气虚营卫失和，则多自汗较多，故治以健脾益气，调和营卫，以异功散合桂枝汤为主，加麻黄根以止汗。5剂以后，汗出稍减，余证如前，药虽对症，而气阳未复，故原法追踪增加怀山药、扁豆健脾之品。又5剂后，面色转润，四肢转温，便下成条，乃脾气得复，营卫转和，故再以黄芪异功加止汗之品健脾益气固表以善后。

例2　张某，女，7岁。

初诊案语：患儿素来形瘦质薄，夜睡多汗，近因支肺炎以后，热咳虽和，但夜汗更甚，形神不振，午后低热，手心灼热，唇朱喜饮，纳谷不香，舌红少苔，便干溲少，治以益气养阴兼清余热。

处方：北沙参10克，麦冬10克，五味子3克，地骨皮10克，生甘草3克，淡竹叶5克，川石斛10克，花粉10克，浮小麦10克，麻黄根10克。4剂。

二诊：低热已和，手心仍热，喜饮多汗，舌薄纳动，便通溲赤，治以益气养阴。

处方：太子参6克，麦冬10克，五味子3克，浮小麦10克，麻黄根10克，川石斛10克，花粉10克，百合10克，生甘草3克，地骨皮10克。4剂。

三诊：汗出减少，喜饮亦瘥，舌红苔薄，纳谷正常，二便均调，原法主之。

处方：上方加黄芪10克去地骨皮，5剂。

[按] 该患儿平素阴虚多汗，感受肺炎以后，气阴更耗，故夜汗更盛，加以余热未尽，故生脉散中加以北沙参易太子参，既养又清，加淡竹叶、地骨皮，以清余热虚邪；浮小麦、麻黄根以止汗；石斛、花粉以养胃生津。4剂以后低热虽和，但气阴未复，则原方太子参易北沙参，专以益气养阴，去淡竹叶加百合以养肺。又4剂后，汗出减少，气阴渐复，乃原方增黄芪以补气，并去地骨皮，5剂以后，病体康复，汗淋已止。

例3 戚某，男，8岁。

初诊案语：患儿盗汗年余，平素情绪易躁，夜寐不安，面色潮红，口干唇朱，纳可不喜饮，舌质红苔薄黄偏燥，便下干实，小溲短赤，二脉细数，治以滋阴降火。

处方：生地15克，黄柏5克，黄连1.5克，黄芩5克，黄芪12克，当归6克，麻黄根10克，黑山栀10克，制军5克，北沙参10克。5剂。

二诊：药后盗汗已少，情绪稍稳，面色潮红，口干唇朱，舌红苔黄，便干溲通，治以原法。

处方：生地15克，黄柏5克，黄连1.5克，黄芩5克，黄芪12克，知母6克，北沙参10克，当归6克，石斛10克，花粉10克，麻黄根10克，浮小麦10克。5剂。

三诊：夜汗减少，色润神安，舌苔薄黄转润，便下通调，小溲转清，治以滋养为主。

处方：生地、黄柏、黄芪、北沙参、知母、川石斛、花粉、浮小麦、麻黄根。7剂。

药后年余之盗汗已除，阴复火敛，得以康复。

[按] 该患儿盗汗年余，其症烦躁易怒，面红唇朱，口干不饮，便干溲赤，乃为阴虚火炎之故，因之用当归六黄汤为主治之，兼加黑山栀、制军以除烦泻火，北沙参养而兼清，5剂以后，阴稍复而火渐敛，故盗汗好转。二诊时原法去黑山栀、制军而加知母；并以石斛、花粉以增养阴生津之力。又5剂后，火邪已除而阴津得复，故再以滋养为主而巩固之。

例4 谢某，男，6岁。

初诊案语：平素喜食饮料，油炸厚味，近日来自汗、盗汗较多，情绪烦躁，脘腹胀满，面色萎黄，舌红苔腻，口臭，便下干结，小溲通赤，治以清热导滞。

处方：石膏 15 克，黑山栀 10 克，川朴 3 克，藿香 6 克，大腹皮 10 克，枳壳 5 克，炒莱菔子 10 克，鸡内金 6 克，陈皮 3 克。4 剂。

二诊：药后积滞渐去，便通腹舒，形神转安，舌苔松腻，汗出减少，小溲稍清，再以导滞为主。

处方：川朴 3 克，石膏 15 克，大腹皮 10 克，枳壳 5 克，炒莱菔子 10 克，鸡内金 6 克，藿香 6 克，通草 3 克，陈皮 3 克。4 剂。

三诊：舌苔薄浮，纳谷正常，二便转调，汗出已和，邪积渐去，当以运脾和胃。

处方：陈皮 3 克，茯苓 10 克，枳壳 5 克，鸡内金 6 克，炒谷芽 10 克，川朴 3 克，藿香 6 克，神曲 10 克，生甘草 3 克。5 剂。

[按] 该患儿汗出较多，乃由积滞化火，蒸腾津泄所致，故治以清热导滞之泻黄散为主，此方泻积滞火郁，效果明显，复加腹皮、枳壳、莱菔子以消积除胀；内金、陈皮以消食和胃。药既对症，故 4 剂以后，郁火松解，邪积渐去，而出汗自减。二诊时撤去山栀之苦，增通草以化浊，复 4 剂后病情基本已和，则以运脾和胃之品以巩固之。

夏 季 热

小儿夏季热为盛夏时期特有的疾病，好发于七、八月份，与气温升高、气候炎热有密切的关系，其年龄大多在 3 岁左右为主。

其发病原因除有特定的季节外，与小儿的体质因素密切相关，其中小儿先天禀赋不足，肾气虚弱；后天脾胃不足；病后失养，气阴耗伤，均能使入夏以后机体不能耐受炎热气候熏蒸而患本病。

小儿罹患本病以后，其毛孔致密，汗少或无汗，大渴引饮，小溲频多而清长，以其虽属暑热范畴，但清暑解热，发汗解表均难以奏效，因此必须了解本病的发病规律，病机特点，来决定治疗的原则。

此病之规律，多是元气亏虚的稚孩，以夏月炎热气候，不能耐受酷暑侵袭，且病后发热持续或昼轻夜重，或昼重夜轻。初期或夹湿浊，日久必耗气阴，故烦渴引饮，无汗少汗，小溲清长，而且其症状的轻重与体质强弱，气候温度变化有关，但迨秋凉一过白露，体温就可随之而降。如无并发他病，经过调治，易于康复，且无后遗症。若患儿体质较差，次夏仍可发作。

其病机特点是暑热之气，外灼肌肤，内袭肺胃，暑热熏灼，故高热无汗。若兼夹湿，日久每多耗伤津气。津气两伤，化源不足，则中阳不振，气虚下陷，气不化水，下起膀胱，故发热，口渴、多饮、多尿，少汗或无汗；日久损肾，命火虚衰，肾不摄水，不能上济于心，心胃之炎盛上，肾中真阳虚下，导致上盛下虚；暑热留着，阴分内耗，则致肝肾不足，虚火内盛；脾本不足，暑湿伤脾，脾虚失运，湿滞不清。

根据小儿夏季热的特点，当属伤暑的范畴，其治疗原则，当以祛暑益气为主。临床上可根据暑热的轻重，湿浊的兼夹，津气的耗伤，脏腑的虚损等不同，予以辨证施治。

【分型治疗】

1. 暑热夹湿

主症：多见暑热较轻，但发热日久，体温不高，（一般在 T38℃左右），汗出不多，微恶风寒，可伴咳嗽，胸闷纳呆，便秘或溏，溲浊，舌红苔腻，二脉滑数。

证候分析：暑多夹湿，感受暑邪以后，暑湿夹杂，滞留于表，故见发热日久不清，微恶风寒。若肺气失肃，又可见咳嗽不爽。湿邪阻滞，气机不畅则脘胀食少。湿热互结，运化失司，均可使便秘或溏。

治则：清暑化湿。

方药：清暑化湿汤（自拟方）：清水豆卷、连翘、银花、藿香、佩兰叶、青蒿、淡竹叶、淡豆豉、滑石、生甘草。

随症加减：若苔厚腻腹胀加厚朴、枳壳；大便秘结加炒莱菔子；大便溏薄加扁豆衣、木香；小溲通浊加茯苓、通草，兼咳嗽加桑叶、象贝。

2. 暑伤阳明

主症：热势较重，体温可达 40℃左右，面赤烦躁，口渴引饮，大便秘结，小溲短少，舌红苔黄，二脉数而有力。

证候分析：暑气当令，感暑邪以后，邪正交争，邪盛而正尚不虚，故热势较重，烦躁不安。热盛耗津，故口渴引饮，大便秘结。其溲短少，为病尚在初期未伤及少阴也。

治则：清暑泄热。

方药：白虎汤为主：石膏、知母、粳米、甘草、连翘、黑山栀、芦根、川石斛、淡竹叶。

随症加减：若汗出较多，脉数无力，热邪耗伤津气，可加党参或生脉散；发热迁延，身热不高，津津汗出，舌红烦渴者，以竹叶石膏汤，清暑热生津，益气和胃为主。

3. 暑气伤津

主症：高热不清，或昼重夜轻，或夜重昼轻，五心烦热，时时饮水，肢体消瘦，汗闭溲频，便偏干，舌红唇朱，或舌苔花剥，二脉细数。

证候分析：暑热熏蒸，热邪羁留，津液耗伤，故高热烦渴，形瘦汗闭。津气耗伤，气虚下陷，故小溲频多。

治则：清暑益气，养胃生津。

方药：王氏清暑益气汤：西洋参、石斛、麦冬、黄连、竹叶、荷叶、知母、甘草、粳米、西瓜翠衣。

随症加减：若热重加石膏、黑山栀；伤阴重加生地、花粉。

4. 暑耗少阴

主症：身热日久，朝暮较高，日中尚平，精神萎靡，虚烦不安，面色无华，四肢不温，汗闭，纳谷不香，溲清长而频，大便时溏，舌淡红苔少，脉细无力。

证候分析：少阴者心与肾也。小儿先天不足，形体素弱，又因暑热留恋，日久则形成上盛下虚之证。盛于上则烦热不清，口渴喜饮；虚于下则四肢不温，大便时溏，小溲清长而频也。

治则：清上温下。

方药：清上温下汤为主：附子、黄连、珠儿参、花粉、青蒿、生扁豆、西瓜翠衣、菟丝子、覆盆子等。

随症加减：若烦渴者加淡竹叶、生甘草；大便稀薄者加怀山药；下肢冷甚加肉桂。

【病案举例】

例1　蒋某，男，5岁。

初诊案语：时值夏日，发热2周，T38.3℃，汗出不多，咳嗽有痰，纳谷不香，舌苔薄腻，二便尚通，脉象滑数，治以清化。

处方：清水豆卷12克，连翘10克，银花6克，藿香10克，佩兰叶10克，六一散（包）10克，厚朴3克，芦根15克，桑叶10克，象贝10克。3剂。

二诊：药后发热已退，咳嗽亦少，舌苔松腻，纳谷尚可，二便尚调，再以清暑化湿。

处方：厚朴3克，藿香10克，佩兰叶10克，六一散（包）10克，茯苓 10 克，米仁 12 克，青蒿 10 克，桑叶 10 克，象贝 10 克。3 剂。

三诊：咳嗽已和，舌苔薄净，纳谷尚可，二便均调，治以清理。

处方：北沙参 10 克，佩兰叶 10 克，茯苓 10 克，米仁 12 克，炒谷芽 10 克，通草 3 克，石斛 10 克，生甘草 3 克，六一散（包）10 克。5 剂后病愈而安。

［按］此为暑湿之邪，袭于肺卫。病虽 2 周，但暑邪尚在肌表，故以连翘、银花、清水豆卷等外解暑邪，兼以藿佩、六一散之类芳香渗利；桑叶、象贝肃肺止咳。二诊时暑邪外解，余湿尚存，则以化湿为主，以除余邪。至三诊则症情基本已和，乃以清理和胃以善后也。

例 2　何某，男，2 岁。

初诊案语：感暑发热，已有经旬，高热达 T39.8℃，持续难退，皮肤灼热无汗，舌红苔黄，唇朱口燥，便通溲少，二脉数，治以清暑泄热。

处方：石膏 15 克，知母 6 克，连翘 10 克，银花 6 克，淡竹叶 6 克，香薷 5 克，六一散（包）10 克，西瓜翠衣 12 克，佩兰叶 10 克。3 剂。

二诊：药后汗出溱溱，热势下降 T37.3℃，舌红苔润，口干喜饮，纳谷不香，大便溏薄，小溲通畅，治以清暑运脾。

处方：北沙参 10 克，青蒿 10 克，西瓜翠衣 10 克，川石斛 10 克，花粉 10 克，怀山药 10 克，生扁豆 10 克，六一散（包）10 克，佩兰叶 10 克。3 剂。

三诊：发热已和，舌薄纳动，口尚感渴，便软次多，小溲通畅，治以健脾益气。

处方：太子参 6 克，焦白术 10 克，茯苓 10 克，生甘草 3 克，炒怀山药 10 克，炒扁豆 10 克，川石斛 10 克，炒谷芽 10 克，干荷叶 10 克。5 剂以后，便条正常，诸恙悉平。

［按］此例患儿，其证已暑入阳明，固重用白虎汤为主，直清气分之热，其热清以后，因脾气受耗，故再以健脾生津调治善后。

例 3　范某，女，2 岁。

初诊案语：盛暑之际，发热余旬，T39℃，烦渴喜饮，汗少无泪，舌红少苔，便溏溲短数，二脉数，治以清暑益气。

处方：西洋参 3 克，川连 1.5 克，麦冬 10 克，荷叶 10 克，西瓜翠衣 10 克，石斛 10 克，花粉 10 克，扁豆衣 10 克，陈粳米 15 克，乌梅 5 克。3 剂。

二诊：药后热势渐平 T37.8℃，纳动渴瘥，神安喜睡，便调溲通，舌苔薄浮，治以清暑益气，少佐化湿。

处方：西洋参 2 克，川石斛 10 克，花粉 10 克，西瓜翠衣 10 克，扁豆衣 10 克，滑石 10 克，佩兰叶 10 克，陈粳米 15 克（包），生甘草 3 克。3 剂。

三诊：身热退降，形神活泼，舌薄苔润，二便尚调，再以原方加怀山药 10 克，5 剂而安。

[按] 该例患儿，暑已耗津，故治疗当以甘寒生津，益气涤暑，用王氏清暑益气汤为主。3 剂而使津回暑热渐解，其后再拟生津益气，化湿之品而善其后矣。

例 4　王某，女，12 月。

初诊案语：患儿禀赋素弱，感暑以后，身热不退，已有半月。形体消瘦，口渴喜饮，大便溏薄，小溲频多而清长，纳呆少汗，舌尖红苔淡白，治以清上温下。

处方：黄厚附片 10 克，川连 1.5 克，西瓜翠衣 10 克，乌梅 5 克，菟丝子 10 克，缩泉丸 10 克（包），珠儿参 5 克，青蒿 10 克，生扁豆 10 克，花粉 10 克。3 剂。另：每天蚕茧 5 枚，红枣 10 枚，烧汤代茶。

二诊：药后消渴较瘥，肌肤稍得汗，大便亦调，小溲次减，但热未平，纳仍较差，舌质转红，气阴亦伤。再拟温肾阳救胃阴为主。

处方：珠儿参 5 克，黄厚附片 10 克，麦冬 10 克，花粉 10 克，西瓜翠衣 10 克，鲜钗斛 12 克，淡竹叶 6 克，鲜荷叶 30 克，青蒿 10 克，生谷芽 10 克。3 剂。

后以上方为主，去附片，加入调养脾胃之品，连服 5 剂而热得平，机体趋于康复。

[按] 本例患儿乃先天不足，脾肾本虚，因命门火衰，故致小溲清长。同时火不养土，使脾运不健，化机衰退，故大便溏薄。复感暑热，久而伤阴，使心火偏旺，而口渴引饮，渐成上盛下虚的暑热消渴症。故药用黄厚附片、缩泉丸、菟丝子等暖命门，壮肾阳以温下，川连、珠儿参、花粉、乌梅、扁豆、西瓜翠衣等涤暑热养胃阴以清上。3 剂后症状减轻，续以清暑益气，滋养胃阴而愈。

二、新生儿疾病

新生儿黄疸

新生儿黄疸，中医称之为胎黄。以巩膜皮肤黄染为其主要特征。临床上可分为生理性和病理性两种。其生理性者，多在生后 2~3 天出现，约 10 天左右自行消退。若病理性者，或生后即显黄疸，或 1 周乃至数周后出现黄疸，且难以消退或日益加重，并可兼及他症产生，如新生儿溶血，肝炎综合征，先天性胆道闭锁等。

黄疸的病名和证候，最早见于《内经》。如《素问·平人气象论》曰："溺黄赤安卧者，黄疸。目黄者曰黄疸。"又《灵枢·论疾诊尺》篇曰："身痛面色微黄，齿垢黄，爪甲上黄，黄疸也。"宋以前医家对黄疸的分类纷繁复杂，至元代朱丹溪才归纳其"同为湿热"，罗天益又根据黄疸的性质，区分为阳黄与阴黄两类，得以使黄疸的辨证渐趋明了。

新生儿黄疸的形成，多因母体胎孕之时，因湿热熏蒸于胎胞，如《证治准绳·幼科》曰："此胎黄之候，皆因乳母受湿热而传于胎也。"因此婴儿出生以后，湿热之邪，蕴于脾胃，熏蒸于胆，失于疏泄，胆汁不循以常，外溢肌肤而见周身发黄。由于小儿为纯阳之体，肝常有余，脾常不足，感邪以后又易虚易实，易寒易热，故胎黄虽从湿论治，亦当辨其寒热虚实。临床上其病大致可分为湿热蕴蒸、寒湿阻滞、湿热瘀阻进行辨证。

阳黄者必由湿热郁结，阴黄者多因寒实阻遏。因此黄疸的治疗大法，阳黄当以清热利湿为主，阴黄当以健脾温化为主。由于黄疸的发生和消失，和小便的通利与否有密切的关系。小便不利，湿热无从分消，故蒸郁发黄；小便得利，则可湿热从下而泄，则黄疸可退，故在治疗上要时时注意通利小便，这是整个治疗中的一个重要环节。

【分型治疗】

1. 湿热蕴蒸

（1）热重于湿

主症：身目黄色鲜明如橘，微热口渴，烦躁呕恶，腹满便秘，小溲短赤，舌红苔黄。

证候分析：孕母内蕴之湿热，传于胎儿，肝胆失疏，胆汁不循常道而外溢肤肌，则皮肤发黄。湿热内阻，脾胃气机受阻，升降失和，故恶心呕吐。湿热博结，郁而化火，故大便燥实，小溲短赤。

治则：清热利湿，佐以泻下。

方药：茵陈蒿汤为主：茵陈、栀子、大黄。

随症加减：热重而烦者加川连、黄芩；便实腹胀者加枳实、柴胡、厚朴；小便短少加泽泻、茯苓、车前子、滑石。

（2）湿重于热

主症：身目色黄，但不如热重者之鲜明，纳少腹胀，便下溏薄，小溲短黄，舌苔厚腻。

证候分析：湿热困阻，肝失疏泄，胆汁外溢肤肌则黄。湿阻脾胃，气机不畅，失于和降，故腹胀便溏。泄热失于疏利，则小溲短少而黄。

治则：利湿化浊，佐以清热。

方药：茵陈四苓散为主：茵陈、泽泻、猪苓、茯苓、车前子。

随症加减：苔腻腹胀加枳壳、木香；大便溏臭加山楂、麦芽；肝脏肿大加柴胡、佛手、制香附。

2. 寒湿阻滞

（1）脾虚湿阻

主症：肤目发黄，其色浅暗，形神不振，纳乳不香，便下溏薄，小溲短少，舌苔薄白或腻。

证候分析：湿阻日久，脾气受耗，故黄疸其色淡暗。脾虚湿阻，则运化失司，大便溏薄。水湿失于分利，则小溲短少。

治则：健脾利水化湿。

方药：四苓散为主：白术、泽泻、猪苓、茯苓、车前子。

随症加减：若腹满多气，加枳壳、木香、青皮；苔腻作恶加川朴、陈皮、麦芽；小便短少，黄疸明显加茵陈。

（2）阳虚湿滞

主症：黄色灰暗，神疲畏寒，四肢欠温，纳少易吐，大便稀薄或灰白，小溲短少，舌淡苔白或腻。

证候分析：先天不足，或患病日久，湿浊不化，脾气受损，日久导致脾阳虚弱，肝气失疏，故胆汁外溢其色灰暗。阳气不足，失于温煦，故形寒肢冷，运化乏力。水湿内滞，失于分消，则便溏溲少。

治则：健脾温中化湿。

方药：茵陈理中汤为主：茵陈、党参、淡干姜、白术、茯苓、甘草。

随症加减：肢冷多汗加附子；大便溏薄干姜易为炮姜，加怀山药、扁豆；吐恶纳少加麦芽、泽泻、木香。

3. 湿热瘀结

主症：肤目发黄，其色深暗，或肤有瘀斑，腹满纳呆，或右胁痞块，大便灰白，小溲短赤，舌黯红苔黄。

证候分析：湿热互搏，日久气阻，血运不畅，故发于外则黄色深暗。瘀于内则肝气不畅，脉络受阻而成痞块。其血不循经，故可见皮肤瘀斑。

治则：疏肝化瘀，清热利湿。

方药：血府逐瘀汤为主：柴胡、枳壳、当归、桃仁、赤芍、生地、川芎、牛膝、生甘草。

随症加减：若痞块质硬可加煨三棱、煨莪术，但不可久用，免伤脉络；便下秘结可加栀子、大黄；黄疸明显加茵陈、茯苓、泽泻。

【病案举例】

例1 张某，男，45天。

病史简摘：患儿生后1周，皮肤巩膜发黄，体检肝肋下4cm，剑突下5cm，质尚软，血检：总胆红质12.1μmol/L，1分钟胆红质9.69μmol/L，转氨酶125，碱性磷酸酶26u，诊为肝炎综合征，但经住院1个月治疗，黄疸未见消退，遂来中医求诊。

初诊案语：愈五旬乳儿，面目黄染，腹部胀满，肝脏肿大，矢气频多，舌苔厚腻，纳少作恶，便下秘结，小溲短赤，治以清热利湿，软坚散结。

处方：茵陈10克，黑山栀6克，枳壳5克，赤苓10克，川朴3克，泽泻10克，生军2克（后下），柴胡5克，煨三棱5克，煨莪术5克，当归尾5克。5剂。

二诊：药后便下已通，腹部稍软，矢气减少，舌苔稍薄，黄疸仍有，小溲欠清，再以原法。

处方：茵陈10克，黑山栀6克，枳壳5克，柴胡5克，煨三棱5克，当归尾5克，赤苓10克，泽泻10克，车前子10克（包）。5剂。

三诊：皮肤巩膜色黄已淡，舌苔薄腻，便通溲转长，腹部转软，病得转机，再以疏肝化湿。

处方：柴胡5克，枳壳5克，茵陈10克，赤苓10克，泽泻10克，车前子 10 克（包），当归尾 5 克，麦芽 10 克，青皮 5 克。

以此方加减，调治月余，黄疸退净，舌洁纳可，二便均调，肝功能检查均属正常。

［按］该患儿胎湿内蕴，肝失疏泄，导致胆汁外溢而发黄；又由于肝郁日久，气机不畅，血络瘀阻，故肝脏肿大；其大便秘结，小溲短赤，均为湿热内滞之象，故治以清热利湿，疏肝活（破）血为主，方中以茵陈蒿汤清湿热，加厚朴、枳壳、柴胡以疏理；三棱、莪术、当归破血活血；赤苓、泽泻增利湿之功。5 剂以后，便下得通，腹部见软，矢气亦少，乃为气机转畅，故宗以原法去生军，加车前子以增利湿。又 5 剂后，黄疸渐淡，小溲转长，腹部已软，此乃气血通畅，湿热渐去之良兆。因此按方撤去破血之三棱、莪术，主以疏肝利湿为主，若是为主，加减调治月余，终使其病康复。

例 2　陆某，男，2 月。

病史简摘：患儿生后 10 天，皮肤巩膜出现黄疸，其色不泽，但日久不退。体检：肝肋下 3cm。肝功能：总胆红质 12.9μmol/L，转氨酶 102，诊为肝炎综合征，由于西药治疗未见明效，遂来中医诊治。

初诊案语：2 月婴儿，生后 10 天，皮肤巩膜发黄，色虽不泽，至今未退，腹部软满，吐乳纳少，舌苔淡白，便稀如陶土，小溲深黄而少，治以温通化湿。

处方：茵陈 6 克，当归 5 克，赤芍 5 克，淡干姜 1.5 克，青皮 5 克，枳壳 5 克，木香 3 克，泽泻 10 克，车前子 10 克（包）。4 剂。

二诊：药后小溲转长，黄疸见退，腹部稍软，吐少纳动，大便稀散，治以原法。

处方：茵陈 6 克，柴胡 5 克，枳壳 5 克，木香 3 克，当归 5 克，茯苓 10 克，泽泻 10 克，淡干姜 1.5 克，车前子 10 克（包），青皮 5 克，山楂 10 克。5 剂。

三诊：黄疸基本已净，腹软溲清，纳谷尚和，病已转安，以疏肝理脾化湿为主。

处方：柴胡 5 克，枳壳 5 克，青皮 5 克，焦白术 6 克，茯苓 10 克，泽泻 10 克，车前子 10 克（包），山楂 10 克，木香 3 克，清甘草 3 克。5 剂。

以上方为主，先后去枳壳、青皮，加党参、米仁等调治月余，诸证得安，肝功能检查均为正常。

［按］该患儿黄疸色泽不鲜，舌苔淡白，腹软便稀如陶土，且病已 2

月，当为脾阳虚弱，气血不畅而致无力运化湿浊也。故治以淡干姜以温中；当归、赤芍养血活血；枳壳、青皮、木香理气运脾；茵陈、泽泻、车前子利湿。4剂以后，小溲转长，黄疸见退，唯便仍溏稀。故以原方去赤芍，加柴胡、茯苓、山楂以增疏运之力。又5剂，黄疸退净，腹软便条，则再以异功辈合疏利之品以调理善后。

新生儿口腔疾病

新生儿口腔疾病引起的症状，常易被医生或患儿家长所忽视，如板牙、马牙、蒂丁等，因此常使患儿家长感到无从着手，而这恰恰是中医治疗极具特色与效果的。

1. 板牙与马牙

主症：板牙者，上下牙床色白如脆骨坚硬，马牙者上下牙床有白点如粟米者。若新生儿哭吵不安，不能吮乳，或吮乳时紧咬乳头，均为此症所致。

证候分析：多为胎中伏热蕴结心脾，由于舌为心苗，口为脾窍，出生以后热毒湿邪不清，熏灼于口，故牙床发为脆骨、白点。脾热心火炎上，则烦吵不安。

治法：外治与内服汤药。

①外治法：用银针或三棱针，经高温消毒后，在板牙处将其轻刺出血；马牙则需挑出白色乳状物，用消毒干棉球拭去血迹，然后敷上冰硼散，并暂停吮乳1~2小时。

②内服汤药：心火偏重，舌红少苔，哭吵不安者给予降火汤，药用黄连、淡竹叶、通草、生甘草、麦芽、灯心、蝉衣等；心脾火旺者，兼见便下秘结，小溲短赤，当予清热泻脾汤为主，药用黄连、栀子、石膏、生军、生甘草、银花、淡竹叶等，如是治疗，患儿常可当天而安，其效确显。但有板、马牙较轻而少者，若吮乳，睡寐正常，则可不需治疗，日久其脆骨和粟米状者多可自行消退或吸收。

2. 蒂丁

蒂丁是指悬雍垂下面的会厌软骨，若受浊邪火热蒸熏可高起为丁。

主症：婴儿常见吮乳、吐乳，甚或进乳即吐，严重的数月不愈，伴见面色不华，形神不振。

证候分析：胎热邪浊熏蒸于上，气机失和，则吐乳吮乳频作。日久营养匮乏，脾胃失和，则面色不华，形神不振。

治法：手压法和内服汤药。

①手压法：医者剪净右手食指指甲，清洗 3 次，以酒精棉球消毒后，指头掌面蘸以少量冰硼散，食指呈弯曲弓状伸入患儿舌根部，按触到蒂丁时，瞬间加压并快速退出。患儿在进乳 2 小时后才能使用本手法，指压后 1 小时才能进食。此法可 3 ~ 5 天操作 1 次，3 次为 1 疗程，多数患儿 1 个疗程均可痊愈。

②内服药物：症状单纯的一般可以不用药物。若伴见苔腻，便溏消化不良者，可以和胃运脾，方用二陈汤加麦芽、厚朴、木香等；病久脾胃受损，面色不华，形体消瘦者，则可用异功散加麦芽、鸡内金、怀山药等以补益运脾；心胃火旺，用黄连温胆汤为主加淡竹叶、麦芽。

3. 鹅口疮

鹅口疮又称"雪口"，主要表现为患儿口腔内乳样斑块较多，影响患儿进食。在新生儿多与胎中伏热有关，较大患儿常由抵抗力差，或过多使用广谱抗生素，导致菌群失调，白色念珠菌在腔内大量繁殖所致。

（1）心脾积热

主症：口腔黏膜白糜，舌质红苔面乳样斑块如鹅口，少食拒食，叫吵不安，时伴发热，便干溲赤。

证候分析：脾胃湿热蕴结，兼夹心火上炎，故时烦而不安，纳呆便秘，苔腻如雪口。湿热之邪内结不得从下而出，故便秘小溲短赤。

治则：清热利湿。

方药：导赤散：小生地、木通、淡竹叶、甘草梢。

随症加减：舌尖红心火旺者加川连、连翘；舌苔薄腻或厚腻湿重者加佩兰叶、米仁、泽泻；便下溏薄加麦芽、扁豆衣、茯苓；便下秘结者加银花、生军。以上症状均可合用甘露消毒丹以清热利湿。

（2）脾气阴虚湿恋

主症：口腔苔面少许乳状样斑块，病情较长，面色虚红或黄，形神不振，纳乳不香，大便溏散，舌质微红苔薄黄。

证候分析：患儿先天不足，或病久火邪渐去，脾胃气阴虚弱，以致运化乏力，湿浊留恋，故见形神不振，苔糜不除，少食便溏。

治则：健脾化湿。

方药：七味白术散：太子参、焦白术、茯苓、生甘草、藿香、木香、葛根。

随症加减：若苔薄腻湿偏重者加米仁、佩兰叶、泽泻；大便溏薄而酸味加炒银花、扁豆衣、山楂。

（3）外治法

用消毒纱布或棉球蘸绿茶轻擦口腔苔面，然后涂上冰硼散，每日 1～2 次。

【病案举例】

例 1　贾某，女，3 月。

初诊案语：患儿近月来夜睡不安，吮乳啼哭，且乳后易吐，面色较红，舌红苔黄，便下干结，小溲短赤，检口腔二牙床白如脆骨，上下牙床有较多白点如粟米，治以清心降火。

处方：淡竹叶 5 克，炒川连 1.2 克，通草 3 克，麦芽 10 克，银花 5 克，蝉衣 3 克，灯心 3 克，火麻仁 6 克。3 剂。

并用消毒银针在口腔上下牙床白色脆骨片轻刺出血，将上下牙床如粟米者挑出白色乳状物，然后用消毒棉球拭去血迹敷上冰硼散，并嘱 1 小时后方可进食。

二诊：患儿针刺以后，当夜即能安睡，第 2 天吮乳正常，吐乳亦少，治以调养和胃。

处方：淡竹叶 5 克，炒竹茹 5 克，炒麦芽 10 克，陈皮 3 克，通草 3 克，灯心 3 克，蝉衣 3 克。3 剂。药后诸症悉平而安。

［按］该例患儿不能吮乳，且夜啼不安，舌红苔黄，乃为内蕴之心脾之火上熏所致，故治以清心脾以安神，同时针刺口腔脆骨和粟米状物，治疗当天即见效果。

例 2　徐某，女，2 岁。

初诊案语：患鹅口疮已 1 周多，经治疗后，苔面仍有乳状样斑块，舌质淡红，形色不振，面色萎黄，纳谷不香，便下溏薄，小溲短少，治以健运化浊。

处方：太子参 5 克，焦白术 10 克，茯苓 10 克，生甘草 3 克，陈皮 3 克，藿香 5 克，扁豆衣 10 克，炒米仁 12 克，炒银花 5 克，炒山楂 10 克，3 剂。

并嘱用棉球蘸绿茶轻擦，舌面后涂上冰硼散，每日 1 次。

二诊：药后苔面渐净，尚有少数斑块，纳谷稍动，便仍欠化，再以原法主之。

处方：太子参 5 克，焦白术 10 克，茯苓 10 克，生甘草 3 克，葛根 5 克，藿香 6 克，木香 3 克，炒米仁 12 克，扁豆衣 10 克，炒山楂 10 克。

3剂。

三诊：舌洁纳和，形神已振，面色转润，二便正常，治以健运脾胃。

处方：太子参5克，焦白术10克，茯苓10克，生甘草3克，藿香5克，木香3克，葛根5克，怀山药10克，炒米仁12克，炒山楂10克。4剂。

[按] 该患儿雪口1周多，虽经治疗已有好转，但仍未净，其神萎色黄，舌质淡红，便下溏薄，乃为气阴不足，无力运化湿浊，故治以七味白术散运脾生津，兼以银花、米仁清化余留之湿热。3剂以后，脾气渐复，湿邪渐去，再进3剂，病已得痊，而后以健脾和胃以巩固之。

三、传 染 病

麻 疹

麻疹是小儿常见的一种传染病，又名"痧子"、"痦子"、"疹子"，历代医家认为麻疹的发病原因是内蕴毒热（胎毒），外感麻毒时邪。如《麻科活人全书·麻疹骨髓赋》云："麻疹虽胎毒，多带时行，气候冷热非令，男女传染而成。"

万全曰："疹小而碎，少阴心火也，心肺位于上，心火旺则肺受之。"而脾主肌肉，肺主皮毛，阳邪毒热与气血相搏，郁于肌表，发于皮外。可见麻疹的病性主要为阳毒热证，其病位主要在心肺与脾胃。

麻疹有顺证与逆证之分。顺证者，正气充沛，邪毒较轻，在发病过程中病情顺利，各期按一定病程进行，如热后3天开始出疹，再3天则疹出齐，继则热势降，咳嗽减，疹渐隐，预后一般良佳。逆证者，正虚邪盛或邪盛正衰，在各阶段中，病情逆转，疹不出，或一出即没，从而出现一些复证合并证，甚或出现险恶危笃证候。因此在对麻疹的治疗中必须把握好两个方面，一是早期诊断，二是合理透发。

早期诊断：麻疹将发之前，一般症状与感冒相似，唯麻疹有面红腮赤，呛咳时作，喷嚏频作，眼睑红赤，目泪汪汪，哈欠喜睡，或有恶心、呕吐、腹泻等，与感冒有所不同。特别是观察口腔黏膜，牙龈之色较平素为红，其上间见白色细小乳头状点，为其他外感所不备，其诊断正确性较观察颊黏膜柯氏斑为优和早，一般可根据上述症状，作为早期诊断的依据，及时做出治疗的措施。

合理透发：由于麻为阳毒，自内达外，故麻疹的治疗原则，重清解透表，如麻疹之初热期出现一系列卫分症状，治法宜清凉透表为主，忌用或慎用苦寒之品，恐寒凉冰伏遏毒外出，若兼感寒邪，可于上方中酌加发散风寒之药，如麻黄、桂枝之类，以祛表寒而助透疹；见形期多为热性证候，疹点依次出现，治宜清热解毒，但仍须酌加透表之品，以防余毒内留。前人对麻疹之治有"三日前宜升（即透的意思），四日后宜降"之说，即从见点起3天内应及时合理透发，如该透不透，或透不得法，或不该透而继续透发，反会发生不良后果，致病情恶化。其次在疹发过程中出现的几个症状必须注意，一是由于疹宜通泄，故以大便通畅者为顺，即使泄泻几次亦属无妨，以毒从下泄，不必止泻，但滑利药物亦当慎用，如大力子之类。若泄利次数频多者，当须重视，防毒内陷，宜加葛根、荷蒂之类以升提之，重则可用升麻葛根汤。至大便闭结者，反恐凶候出现，急宜通下，轻者瓜蒌仁之类，重则用大黄。二是麻疹初期出现鼻衄，亦属佳兆，犹如风寒太阳之红汗，乃邪气散越之征，可以勿忧。

至其麻疹透达以后，不能再用疏透，因其阳邪伤津，当以清养生津为主。另麻疹每多干咳较剧，有的音嘶不嘹，此为肺津受灼之故，因此治当用甘寒养肺，大忌再以疏宣之品，以更灼伤其津也。

【分型治疗】

1. 顺证

身热和缓，神气清爽，咳嗽而气不促，三四天开始发疹，先见于耳后、头面，次及胸背、四肢，疹点均匀，色泽红，无其他并发症，疹点在3天内透发完毕，渐次隐没，热退咳减，胃纳转佳，二便通调，渐趋康复。

（1）初热期

主症：发热微恶风寒，咳嗽涕嚏，眼睑红赤畏光，目泪汪汪，牙龈色红，其上间见白色乳头状点，便通溲黄，舌苔薄黄或薄白。

证候分析：麻毒初犯肺卫，故可出现一系列肺卫症状。

治则：透疹为主。由于初疹期的季节、病邪、体质和兼夹之不同，因此根据不同情况有八种透发。

①辛温透疹，少佐辛凉：主要用于季节寒凉，并感受寒邪者，但由于麻为阳邪，化热较快，故必于辛温之中兼之辛凉，顺疹势而防化燥热。方用三拗汤为主，麻黄、杏仁、甘草、荆芥、防风、浮萍、连翘、蝉衣。

②辛凉透疹：主要用于初疹期，有一系列风热犯肺而出现肺卫症状

者，方用连翘散为主，连翘、银花、薄荷、桑叶、杭菊、生甘草、荆芥、防风、葛根、象贝。

③透疹化积：主要用于初疹期兼夹湿积之邪，而出现苔腻纳呆，便秘或溏臭之症，方用宣毒发表汤为主，荆芥、防风、连翘、薄荷、大力子、枳壳、葛根、山楂、佩兰叶、生甘草。

④解毒活血透疹：主要用于初疹期气血不和，透疹不畅，二颧苍白，舌红苔黄者，方用解毒活血汤为主，葛根、柴胡、当归、连翘、银花、蝉衣、薄荷、赤芍、丹皮。

⑤养血透疹：主要用于初疹期，先天不足或后天失调致气血不足之婴儿，由于麻自内达外，从血分而出，血虚则无力达邪外出，故致面色苍白，疹点隐隐，舌苔淡白者，方用养血汤为主，当归、红花、赤芍、生地、川芎、连翘、薄荷、荆芥。

⑥升陷透疹：主要用于初疹期因泄利次多而疹不外透，方用升麻葛根汤为主，升麻、葛根、芍药、甘草、木香、银花、扁豆衣、连翘、防风。

⑦清暑透疹：主要用于暑天感受之麻疹，由于暑多夹湿，故方用香薷饮合六一散为主，香薷、淡豆豉、川朴、六一散、连翘、清水豆卷、银花、荆芥、杭菊、茯苓。

⑧清肺透疹：主要用于秋季燥气司令，初诊期而舌红苔燥者，方用清肺汤为主，南北沙参、黄芩、连翘、银花、杭菊、蝉衣、生甘草、石斛、芦根。

以上八法，临床若能掌握得当，灵活运用，均可使疹毒能顺利透达。

（2）见形期

主症：发热3~4天，热势较高，目赤多眵，咳嗽较剧，疹点按顺序出现，口渴神疲，小溲短赤，大便或干或溏，舌红苔黄，脉数。

证候分析：麻为阳邪，热高疹达，故热势较甚，目赤多眵。热邪伤肺故咳嗽较剧，耗伤津液则口渴喜饮。其便干、溲赤、苔黄、脉数，均以疹毒透达，热邪至盛之故也。

治则：清热透解。

方药：清解透表汤：西河柳、连翘、银花、杭菊、生甘草、芦根、黄芩。

随症加减：热毒较重，疹色紫暗，融合成片，加丹皮、赤芍、石膏；咳嗽较剧加以象贝、杏仁、桑叶；大便秘结者加生军，以通为度；口渴加南沙参、石斛。

（3）恢复期

主症：疹齐以后，热势下降，疹点依次渐收，皮肤呈糠麸样脱屑，干咳少痰，纳谷渐苏，舌红少苔，二便尚通。

证候分析：麻毒透发，故疹点渐收。麻为阳邪，耗伤津液，故干咳少痰，舌红少苔。

治则：甘寒养阴，兼清余热。

方药：沙参麦冬饮为主：北沙参、麦冬、生扁豆、玉竹、花粉、生甘草、桑叶、川石斛。

随症加减：尚有低热者加淡竹叶、芦根、地骨皮；纳呆不香者加炒谷芽、鸡内金；干咳频者加川贝母、竹茹、枇杷叶、大力子；大便偏干者加杏仁、瓜蒌仁。

2. 逆证

疹出不畅，两颧苍白，或疹出即没，或疹色紫暗，甚或并发肺炎、脑炎之证。

（1）麻毒闭肺

主症：壮热咳剧，气急痰鸣，鼻煽胸高。口唇青紫，烦躁口渴，便秘溲赤，疹出不透，或疹点稠密，或疹未透而回，舌红苔黄，脉数。

证候分析：热毒内闭，不能外达，故壮热烦渴。热毒燥肺，肺闭津伤，故咳逆气促，鼻煽胸高。其便秘溲赤，舌红苔黄者均为热甚之故。

治则：清热解毒，宣肺开闭。

方药：麻杏石甘汤为主：麻黄、杏仁、石膏、生甘草、黄芩、象贝、连翘、银花、桑叶皮。

随症加减：疹点不达者加蝉衣、丹皮、赤芍；咳逆喘促者加葶苈子、大力子、射干；大便秘结者加生军、瓜蒌仁；大便溏利者加川连、扁豆衣。

（2）邪陷心肝

主症：高热不退，神昏谵语，痉厥抽搐，喉中痰鸣，疹点稠密成片色暗，便干溲赤，舌红干绛起刺。

证候分析：热毒炽盛，内陷心包，故高热不退，神昏谵语。热盛动风，则痉厥抽搐。

治则：清解开窍，凉肝熄风。

方药：羚羊钩藤汤为主：羚羊角、钩藤、生地、川贝母、桑叶、白芍、甘草、茯神、竹茹。

随症加减：若疹点稠密紫暗加生地、水牛角、赤芍；壮热不退加川连、石膏；大便秘结加生军；痰鸣喘促加射干、黄芩、大力子、淡竹沥。

3. 透疹中活血药物的运用

由于麻疹是内蕴之毒与气血相搏，通过天行时气而诱发，因此它是自内达外、必经血分，如《幼科指南》指出："夫麻疹时毒也，出于血分，清热解毒，凉血和血，麻疹之治也。"因此对疹发不透，两颧苍白，疹色淡白，有先心病患儿或平素血运不畅者；或疹色紫暗，斑疹互见，壮热喘促，甚或神昏抽搐之邪毒闭肺或内陷厥阴者，适当运用养血和血，解毒活血，使其血运通畅，因势利导，顺其自然规律，排毒外出。此为心主血，肺主气，气行则血行，血滞气亦滞，血活而气行，疹发故毒解之理也。用之临床确使许多重症患儿得以挽救。即使对于顺证，略加一二味活血之品，亦可加快疹毒之透发，常用的活血之品有当归、红花、赤芍、桃仁、川芎、丹皮、紫草等，这些都是血分要药，且活血凉血，通瘀行滞而不碍气分。临床可根据不同情况选择使用。如热甚者可选紫草、赤芍、丹皮；便下秘者选桃仁、当归；平素血运不畅或先心患儿可选当归、红花、川芎等。

4. 合剂的运用

麻疹流行季节，为便于服用，可选择使用合剂治疗，下面介绍七种合剂的运用。

（1）透解合剂

应用范围：用于疹发初期，病机在表，应因势利导，故以葛根解肌汤为主。辛凉疏透，使疹毒由内达外。

药物组成：葛根45克，前胡45克，荆芥45克，连翘90克，蝉衣30克，薄荷24克，光杏仁60克，象贝母60克，陈皮30克，牛蒡子90克。浓缩成500ml，加糖浆100ml。

用法：每剂60ml，分3次服，每2小时1次。

（2）肺炎合剂

应用范围：在麻疹发疹期，气急鼻煽，咳嗽高热，乃热毒蕴留肺胃，未尽宣泄，致并发肺炎。宜清宣肺胃里热，泄其未透之邪，加味麻杏石甘汤合剂主之。

药物组成：水炙麻黄24克，生石膏300克，桑叶90克，连翘90克，光杏仁60克，象贝母90克，生甘草18克，生条芩90克，枇杷叶90克，大力子90克，白茅根300克，煎法及用法同上。

（3）疹后清火合剂

应用范围：在麻疹恢复期，余热未清者，此时须养阴清热。盖出疹以后，最易内伤阴津，故须清肺养阴较为合法。设再用解表清热，则更伤其阴矣。

药物组成：桑叶皮各90克，枇杷叶90克，白茅根300克，鲜芦根300克，连翘90克，银花90克，生甘草18克，杏仁60克，鲜生地120克，象贝母90克。

煎法及用法同上。

（4）轻宣合剂

应用范围：麻疹已回，身热亦退，咳嗽气急均轻，宜清利肺气为治，以肃余邪。

药物组成：前胡90克，桔梗60克，杏仁180克，连翘180克，象贝母180克，桑叶180克，炒竹茹60克，橘红90克，牛蒡子90克。

煎法和用法同上。

（5）泻肺合剂

应用范围：疹回而热稍退，但咳嗽痰多，乃肺经余火未清，宜清降泻肺。

药物组成：甜葶苈90克，桑皮120克，桑叶180克，芦根600克，白茅根600克，马兜铃180克，大力子180克。

煎法及用法同上。

（6）和中合剂

应用范围：麻疹回后，饮食不节，而致腹泻次多。此因脾胃已虚，易成消化不良也。但补消均须慎重，免妨脾胃。此剂以和胃为主，略参消化之品，无过补过消之偏，用于疹后消化不良颇为适宜。

药物组成：煨葛根120克，炒扁豆衣180克，焦六曲180克，土炒白术90克，茯苓90克，陈皮90克，荷蒂60枚，桔梗60克，炒谷芽180克。

煎法及用法同上。

（7）解毒活血合剂

应用范围：适用于麻疹期间疹出不明，并发肺炎或脑炎时，高热气急，神识昏迷。此乃疹毒热邪深入血分，亟须解毒活血法，使血活而解毒，本法在1958年麻疹大流行时，很多病儿因肺炎合并脑炎者，通过服用得以转危为安，抢救了大量病例。

药物组成：当归 30 克，大生地 90 克，柴胡 24 克，葛根 45 克，连翘 90 克，枳壳 30 克，赤芍 45 克，桃仁泥 90 克，生甘草 24 克。

煎法及用法同上。

5. 麻疹后遗症的治疗

由于患儿禀赋各异，病情轻重不一，或治疗失当，每致麻后出现一些后遗症，下面将几种常见的病症治疗介绍如下：

（1）下痢

麻疹虽收，身热未退，大便胶黏，赤白相兼，里急后重，日数十行。乃疹毒壅盛，下迫大肠而为下痢。治宜加味白头翁汤（白头翁、黄连、秦皮、黄柏、赤芍、木香、地榆、条芩、枳实、甘草），以清肠去热，调气导滞，凉血解毒。

（2）潮热

麻疹之后，潮热日久不解，并见干咳，大便不调，形体羸瘦，肌肤枯槁。此系邪毒伤阴，耗损肺气。迁延日久，可成痨癫。治宜地骨皮饮（地骨皮、银柴胡、知母、甘草、太子参、鳖甲、黄芩、茯苓），以养阴清热。

（3）口疳

麻疹后口内生疮，或齿龈肿痛出血，甚则溃烂而成走马牙疳。此为热壅于肺胃两经，上熏口舌所致。宜内外兼治。

内服加味黄连解毒汤（黄连、黄柏、黄芩、栀子、丹皮、银花、连翘、生地、甘草、灯心），以凉血解毒，导热下行。

外用药：牙疳可外搽砒枣散（胡连、甘草、人中白、冰片、硼砂、黄柏、青黛等，共研细末而成）。

（4）发颐

两腮红热肿痛，甚则化脓。此系麻毒未清，郁于肝胆两经上攻颌面所致。可用普济消毒饮去升柴（川连、黄芩、连翘、元参、马勃、大力子、甘草、僵蚕、橘红、薄荷、桔梗、板蓝根）。

（5）疥癫

麻疹后皮肤瘙痒难忍，此乃热毒恋于肌腠未尽。宜外敷青黛散（青黛、石膏、滑石、黄柏，研细末，和匀之），干搽或麻油调敷患处。

最后附带提一下护理问题。本病在病情发展过程中（包括出诊、回疹、疹后）的传变，与护理关系很大。如果护理适当，则可减少或避免并发症的发生。一般应注意以下几点：

①卧室应温暖湿润。如冬寒春冷时，房中空调取暖，当置放清水一

盆，可使空气温而不燥。

②空气要流通。在侧处开窗户，避免直接吹风，或随时开关调节温度。

③室内光线不宜过强，更不宜强光射目。

④衣被不宜太厚，以免助热"窝痧"，或汗出过多而耗伤津液。

⑤口腔、眼、鼻均需常常洗涤，保持清洁，以免污染发炎。

⑥及时饮水，以补充水液，有利于微汗透发，可调节温度，排泄废物。

⑦食物以流质或半流质为宜，适于清淡，忌进油腻荤腥辛辣，生冷瓜果。如有兼现腹泻之婴儿，应减乳食，代以米汤，在麻疹愈后才可增加食物。

【病案举例】

例1　张某，男，15个月。

初诊案语：血滞毒陷，发热6天，疹出旋没而不透，发热39.6℃，咳嗽不爽，气急鼻煽，面色苍白，涕泪均无，舌红苔薄润。有先天性心脏病史，气血受阻，拟活血透疹法。

处方：当归4.5克，桃仁6克，赤芍6克，杜红花3克，连翘9克，荆芥4.5克，葛根6克，枳壳4.5克，象贝9克，前胡4.5克。1剂。

二诊：通过活血，疹已明透，身热尚高（39.2℃），涕泪已有，咳嗽轻爽，气急略平。症象好转，兹拟表里双解，兼活血其血。

处方：荆芥4.5克，连翘9克，大力子9克，前胡4.5克，象贝9克，杏仁6克，赤芍6克，当归4.5克，蝉衣2.4克。1剂。

三诊：麻疹齐透呈回，身热亦减（38℃），咳嗽尚多，大便秘结，小溲短赤，舌红苔黄腻。拟清泻之剂。

处方：桑叶9克，连翘9克，银花9克，白茅根（去心）30克，枇杷叶9克，杏仁6克，生山栀9克，瓜蒌仁9克，知母6克，紫菀6克，生大黄9克。1剂。

药后热净疹回咳减，大便下4次，呈酱色，苔薄舌红，再经清里而愈。

［按］患儿有先天性心脏病史，在血运方面与常儿不同；而麻疹之透，须赖血活气行。初诊所见，乃是肺气不宣，血滞毒陷，病属严重。故以活血透疹法，方以王清任活血解毒汤加减，其中归、芍、桃、红活血行滞，芥、翘、葛根宣肺透表，贝、前、枳壳止咳下气，而以生草和中解毒；诸

品合用，乃使疹透毒宣，症势遂见好转。三诊时便秘溲赤，予清泻之剂，以除余邪。

例2 毛某，女，3岁8个月。

初诊案语：毒攻心包，疹发7天，壮热不退（39.4℃）。热毒内攻，疹色紫暗成块，神昏摇头，龂齿啮衣，烦躁不安，便通1次，小溲尚多，口唇干燥，咳嗽气促，舌红苔薄润而腻。乃疹毒由血分入侵心包，但尚未化燥。拟活血解毒、清热开窍。

处方：赤芍4.5克，葛根6克，当归4.5克，枳壳4.5克，连翘9克，生草2.4克，大生地9克，桃仁9克，杜红花4.5克，生黄芩9克。1剂。另苏合香丸1粒，开水化服。

二诊：上药后神志清晰，疹色转润，摇头停，龂齿除，神安热退（37.4℃），舌红苔薄，大便不多，小溲仍通。再拟活血解毒为主。

处方：大生地9克，杜红花4.5克，赤芍4.5克，桃仁泥9克，当归4.5克，生甘草2.4克，连翘9克，银花9克，生黄芩9克，白茅根（去心）30克。1剂。

三诊：神清热净，咳嗽气缓，二便通调。予清肺调理。

处方：桑叶9克，枇杷叶9克，竹茹6克，杏仁6克，生甘草2.4克，大生地9克，麦冬（去心）6克。2剂。

服后痊愈。

［按］患儿发疹后高热不退，曾在他院经各种抗生素治疗，未见效果。西医诊断：麻疹并发肺炎、脑炎。根据症状，乃疹毒由营入心，但尚未化燥，故用活血解毒剂合苏合香丸，服1剂后疹色转润、神清热减。继用原法，第3天病势已入坦途，予清肺调理之剂，数剂而愈。

例3 景某，女，4岁。

初诊案语：热毒阻血，发热6天，疹见3日，两颧不明，四肢不温，疹已呈回，壮热烦躁不安，舌红苔黄，口唇干裂，干咳不爽，大便泄利，小溲短少。毒邪内陷营分，拟清营解毒、活血透疹。

处方：葛根6克，生条芩9克，川连3克，鲜石菖蒲4.5克，炒枳壳4.5克，杜红花4.5克，桃仁泥9克，赤芍4.5克，连翘9克。1剂。另至宝丹1粒（开水化服）。

二诊：麻疹明布，热势亦和（38℃），四肢温暖，神志清晰，舌润苔黄，口唇干燥，大便溏利，小溲短少，血活疹透，兹拟表里双解。

处方：葛根6克，生黄芩9克，荆芥穗4.5克，桑叶9克，连翘9克，银花 9 克，枇杷叶 9 克，鲜石菖蒲 4.5 克，白茅根（去心）30 克。1 剂。另神犀丹 1 粒（开水化服）。

药后疹回热退，神志亦清，咳爽气平，舌色红润，口唇干燥，时有叫吵，便黏溲少。肺阴受耗，拟清肺增液。

处方：鲜生地 30 克，元参 9 克，知母 6 克，麦冬（去心）9 克，天花粉 9 克，桑叶 9 克，生黄芩 6 克，枇杷叶 9 克，淡竹叶 6 克，生甘草 3 克，白茅根（去心）30 克。3 剂后平。

［按］此例乃血分瘀热，毒不宣泄，并协热下痢（西医诊断为麻疹并发支气管肺炎、口腔炎）。予葛根芩连汤合活血药，并加至宝丹、泻火解毒、清心安神，防其热毒侵脑。1 剂后疹明布，热势亦和，神志清晰，再以表里双解而热退疹回。由于壮热烁液，肺阴受耗，故三诊以清肺养阴之剂，数日而愈。

例 4 石某，男，3 岁。

初诊案语：疹发 1 周，壮热不退（40℃），咳嗽气急，神志清晰，四肢不温，大便不通，胃纳呆钝，小溲短赤，舌苔红润，脉急数。疹毒内积，亟须清降泻火。

处方：元明粉 6 克（冲），生大黄 6 克（后下），瓜蒌仁 12 克，连翘 9 克，生黄芩 9 克，生石膏 30 克（先煎），桑叶皮各 9 克，生山栀 9 克，白茅根（去心）30 克。1 剂。

二诊：服昨方大便通畅，毒火得下，高热亦退，舌质滋润，咳爽有痰，胃气亦动，哭则有泪，小溲通长。通下之剂，中病即止，予清降法。

处方：桑叶皮各 9 克，生石膏 18 克（先煎），生黄芩 9 克，知母 6 克，元参 9 克，麦冬（去心）6 克，枇杷叶 9 克，白茅根（去心）30 克，瓜蒌仁 12 克，绿豆 30 克。2 剂。

三诊：热净 3 天，咳嗽亦瘥，舌苔滋润，胃气已动，两便均通；惟腹部胀气，予以调中。

处方：陈皮 3 克，佛手柑 4.5 克，桑叶皮各 9 克，炒枳壳 4.5 克，广木香 1.5 克，大腹皮 9 克，竹茹 6 克，紫菀 4.5 克，通草 3 克。2 剂。

药后胃和便调，热净脉软，稍有咳嗽，再予清肺化痰之剂。数日后痊愈。

［按］此孩患麻疹 1 周，但身热不退，咳嗽气急，西医诊断为麻疹并发肺炎，经多种抗生素治疗无效。根据症状显系痧毒未清，蕴结肺胃，热毒内炽，幸舌苔红润，尚未化燥。予清热解毒泻火之剂，便通毒下而热

退，病势即得转机。

例5 朱某，男，3岁。

初诊案语：热燔伤阴，疹回以后，痧邪未清，热毒内炽，壮热不退，伤津劫液，舌绛干燥，面赤目肿，口唇燥裂，咳呛不爽，啼哭少泪，便闭溲少。亟须清热解毒，增液润燥。

处方：鲜生地30克，元参9克，麦冬（去心）6克，知母9克，绿豆30克，生黄芩12克，生石膏60克（先煎），白茅根（去心）30克，生甘草3克，活芦根（去节）30克。1剂。另紫雪丹3克，分2次服。

二诊：症势如昨，仍予原方1剂，紫雪丹改为1.8克。

三诊：药后热虽未和（39℃），但痧毒渐清，舌苔滋润，气缓咳爽有痰，形神尚振，口唇干裂，便下7次，小溲通长。再以清热增液。

处方：鲜生地30克，元参12克，知母9克，桑叶9克，连翘9克，银花9克，枇杷叶9克，生黄芩9克，白茅根（去心）30克。2剂。

四诊：服后热净（37.1℃），痧毒平熄，舌苔滋润，咳嗽痰爽，胃口亦开，大便4次，小溲通长，口唇亦滋。再需清理。

处方：桑叶9克，枇杷叶9克，白茅根（去心）30克，生黄芩9克，银花9克，元参6克，绿豆30克，活芦根（去节）30克，生甘草2.4克。2剂。

上药服后热度即净，舌润咳爽，胃和便调，症势显见好转。嗣后予清肺调理数剂，痊愈出院。

［按］此例与案4同为麻疹后热毒内炽，但在辨证治疗上有所不同。案4舌苔润，大便秘，津未化燥，里热实结，故用清热泻下之剂。此例舌绛干燥，口唇燥裂，乃久热烁煎，津液枯涸；其便秘者乃热邪伤阴，不能滋润大肠所致，故不宜苦寒攻下，而用大剂清热解毒，增液生津之品。服两剂后津见回而大便通利；虽热仍高（39℃），大便一通，则热从便利解，此为临床实践中所屡见者。

风疹（风痧）

风疹古人亦称瘾疹、风瘾、风痧。通常在发热1～2天开始出疹，始于面、颈部，迅速向躯干四肢蔓延，1天内满布全身，但手掌及脚心无疹，疹色浅红细小斑丘疹，并有痒感，同时可伴有耳后、枕部淋巴结肿大。

《麻科活人全书·正麻奶麻风瘾不同》曰："风瘾者……时值天气炎热，感风热而作……"陈无择云："疹属热与痰在肺，宜清肺降痰，或解散汗出，亦有可下者。瘾疹多属脾，隐隐然在皮肤之间，故言瘾疹也。发而多痒，或不仁者，是兼风兼湿之殊。色红者，兼火化也。"

根据本病的症状，古人认识，结合临床治疗经验，我们认为风疹多为感受风热时邪所致，从口鼻而入，犯于肺卫，故而可见发热、咳嗽、涕嚏的卫表症；风热之邪内蕴肺胃，与气血相搏，则发于肌肤而见疹点隐隐，所以本症的治疗当以疏风散热为主，以辛凉轻剂，使风热之邪从肌表而解，则其疹自透解；若邪热炽盛，又当清解热毒兼以辛凉透疹齐下。由于风疹之发与气血相搏有关，故于清轻疏解之中，略加数味如赤芍、丹皮等凉血活血之品，可促使风疹加速透发。

【分型治疗】

1. 邪犯肺卫

主症：发热 1 ～ 2 天，头面或躯体四肢可见细红疹隐隐，伴有痒感，耳后、枕部淋巴结肿大，流涕打嚏，或伴咳嗽，舌红苔黄，脉数，二便尚通。

证候分析：风热之邪，侵袭肺卫，导致肺卫失宣，故见发热打嚏，咳嗽流涕等症。风热之邪，内蕴肺胃，与气血相搏，故见皮肤疹点隐隐。气血壅结，故耳后、枕部淋巴结肿大。

治则：疏风散热。

方药：银翘散：连翘、银花、淡竹叶、荆芥、大力子、薄荷、桔梗、生甘草、芦根。

随症加减：伴咳嗽加桑叶、象贝；痒甚加蝉衣、杭菊；苔腻湿食互滞加米仁、滑石、山楂；兼泄泻者去大力子、芦根，加茯苓、扁豆衣。上方除泄泻外均可加入赤芍与丹皮。

2. 邪热炽盛

主症：高热数天不退，烦躁不宁，疹点稠密，皮肤灼热，疹色艳红，皮肤瘙痒，便秘或溏，小溲短赤，舌红苔黄偏燥，脉数。

证候分析：感受风热之邪较重，或未能及时外透，以致脾胃热盛，高热数天不退。扰及营分，则见烦而不宁，疹点稠密，皮肤灼热。

治则：清热解毒。

方药：解毒透疹汤（自拟方）：连翘、银花、蒲公英、紫地丁草、黄芩、黑山栀、蝉衣、丹皮、赤芍、生甘草。

随症加减：壮热微汗出者加石膏、知母；大便干结者加生大黄（中病

159

宜停）；口渴者加花粉、石斛；若大便溏利次多者，则用葛根芩连汤加银花、扁豆衣、茯苓、滑石、生甘草主之。

【病案举例】

例1 岑某，女，5岁。

初诊案语：患儿昨起发热 T38.5℃，初起头面红疹隐隐，今日躯体四肢均显，伴有痒感，流涕打嚏，咳嗽不爽，舌红苔黄，二便尚通，耳后、枕部淋巴结肿大。治以疏风散热。

处方：连翘10克，银花6克，薄荷3克（后入），蝉衣3克，杭菊10克，桑叶10克，芦根15克，荆芥6克，大力子6克，象贝10克，赤芍6克。3剂。

二诊：药后第二天，其热渐降，今日已平，皮疹亦隐，涕嚏已瘥，咳嗽减少，二便尚调，唯纳不香，再以疏解。

处方：蝉衣3克，连翘10克，银花6克，芦根15克，生甘草3克，桑叶10克，象贝10克，竹茹6克，炒谷芽10克，川石斛10克。3剂。

三诊：药后咳涕均和，纳谷稍动，舌红苔黄，二便尚调，再以清理之品以善后。

［按］此例患儿，感受风热较轻，故以银翘散为主，辛凉轻解，服2剂后，其症即瘥，则再以3剂以清肃余邪，兼和胃气，药后康复较快。

例2 苏某，男，6岁。

初诊案语：患儿高热发疹已5天，高热达 T40℃ 左右，皮疹稠密甚痒，耳后、枕部淋巴结肿大，摸之感痛，时烦不宁，口渴不欲饮，舌红苔黄薄腻偏燥，便下秘结，4天未解，小溲短少，二脉数，治以清热解毒。

处方：连翘10克，银花6克，蒲公英15克，紫地丁草12克，黄芩6克，黑山栀10克，赤芍6克，淡竹叶6克，生军5克（后入）。2剂。

二诊：昨夜下宿矢较多，热势下降 T38.2℃，皮疹渐退，淋巴结见小，舌红苔黄稍润，再以解毒为主。

处方：黄芩6克，银花10克，紫地丁草12克，黑山栀10克，芦根15克，丹皮6克，赤芍6克，知母6克，连翘10克。3剂。

三诊：药后热净，皮疹已退，淋巴结见小，摸无痛感，便干溲少，舌苔薄黄，纳少喜饮，治以清养之。

处方：北沙参10克，石斛10克，银花10克，知母6克，生甘草3克，炒谷芽10克，淡竹叶6克，丹皮6克，杭菊6克。3剂。

四诊：药后诸恙均平，再以调养之品而告愈。

［按］此例患儿，感受风热之邪，未及外解，内蕴化火，搏结气血，扰烦营分，故壮热不退，疹出稠密，烦而不安，便下秘结，故予以解毒之品为主，兼以生大黄泻热通壅。药后矢气便通，毒得外泄，热疹亦随之而瘥。再以清解余毒，和胃生津，渐次调治而安。

幼儿急疹（奶麻）

幼儿急疹好发于哺乳期婴儿，故古人又谓之"奶麻"、"假麻"。其症初起即见高热，并可伴咳嗽、流涕、眼结膜及咽部充血，耳后、枕部、及颈部轻度淋巴结肿大，高热稽留 3～4 天后，多数患儿体温旋即退为正常。热退则颈部躯干出现细小疹点，24 小时内可遍及全身，1～2 天内又可全部消退，预后良好。

本病亦多为外感风热时邪，从口鼻而入，伤及肺卫，继而邪郁化热，肺卫热盛，搏结气血，并随之邪毒的外泄，而热退疹出。

本病的治疗，初期发热阶段，当以辛凉解表兼清邪热为主，使邪尽快从表而解，并防化火过甚；热退疹出期，当以因势利导疏清余邪；退疹以后，因其高热必然耗伤正气，更因乳儿体质稚嫩，故当以调理之剂，扶其元气较快恢复。

【分型治疗】

1. 发热期

主症：突发高热，伴咳嗽流涕，目赤咽红，烦而不宁，夜睡惊惕，甚或惊厥，便通溲黄，脉浮数。

证候分析：风热之邪，从口鼻而入，侵袭肺卫，故见发热咳嗽流涕。表邪未除，热盛化火，扰及心肝，故可见烦躁目赤，惊惕惊厥。

治则：疏风清热。

方药：银翘散：连翘、银花、淡竹叶、荆芥、薄荷、大力子、桔梗、生甘草、芦根。

随症加减：高热烦渴者加石膏、黑山栀去荆芥；咳嗽多者加桑叶、象贝；惊惕惊厥者加钩藤、蝉衣；咽红肿、淋巴结肿大者加黄芩、象贝；大便溏薄者去大力子，加黄芩、扁豆衣。

2. 疹出期

主症：热净或渐退，头面躯体遍布细小红疹，舌红苔黄，二便尚通。

证候分析：肺胃之热，与气血搏结使邪从肌肤而泄，故热退疹点遍布。

治则：轻清透邪。

方药：银翘散和桑菊饮加减：连翘、银花、蝉衣、杭菊、桑叶、生甘草、芦根、薄荷、桔梗。

随症加减：兼咳嗽加象贝、前胡、杏仁；目尚炎红加淡竹叶；口渴少食加北沙参、川石斛、炒谷芽；便下干结加瓜蒌仁、大力子；便下溏薄加扁豆衣、荷叶、炒麦芽。

3. 疹退期

主症：热净疹退，形神较活，纳谷一般，舌苔薄净，二便尚调。

证候分析：由于邪热退净，正气渐复，胃气得苏，故形神较活，纳谷尚可。

治则：调理和胃。

方药：沙参养胃汤：北沙参、川石斛、花粉、生甘草、茯苓、炒麦芽、生扁豆、陈皮。

随症加减：少兼咳嗽加南沙参、冬花、竹茹；纳谷不香加山楂、陈皮。

【病案举例】

徐某，女，3月。

初诊案语：患儿发热2天，高热达T39.8℃，烦而不宁，时有惊惕，流涕咳嗽，咽红纳少，舌红苔黄，便干溲赤，治以清疏解热。

处方：连翘6克，银花5克，黑山栀6克，芦根12克，生甘草3克，薄荷3克（后下），蝉衣3克，钩藤5克，桑叶6克，黄芩5克，象贝6克。2剂。

二诊：昨夜起热降，今上午已和，头面躯体细小红疹遍布，形神转安，咳嗽尚有，纳乳不香，舌红苔黄，二便尚调，治以轻清余邪。

处方：连翘6克，银花5克，杭菊6克，蝉衣3克，桑叶6克，象贝6克，竹茹5克，石斛10克，麦芽10克，茯苓10克。3剂。

三诊：咳嗽已和，纳谷亦动，舌苔薄净，二便尚调，治以调理。

处方：北沙参6克，川石斛10克，花粉6克，生扁豆10克，麦芽10克，生甘草3克，陈皮3克，怀山药10克，茯苓10克。3剂。

［按］该患儿初以外感风热兼以化火症状，故以银翘散为主予以辛凉

清解透邪，2剂以后邪泄疹达，故予以清理余邪兼以和胃之品，待三诊诸恙悉平，则以调扶和胃为善后。

水 痘

水痘（又名"水疱"）是一种具有传染性的急性发疹性疾病。临床以发热、皮肤出现椭圆形疱疹，色明亮如水，内无浑浊痘浆为特征。一般起病较急，皮疹或发热可同时出现，但发热不高，皮疹初显时如丘疹，数小时后可成为疱疹，1～3天可干缩结痂，皮疹分批而发，轻的4天左右，重的要1周左右，因此皮疹与疱疹可掺杂并见，但以躯干为多。

水痘的主要病因为内有湿热内蕴，外感时邪病毒。主要病机为毒邪留于肺脾二经，邪从气泄，发于肌表。因此，其治疗当以透表清热，除湿解毒为主。

【分型治疗】

1. 水痘轻症

主症：发热不高，或有流涕，躯体可见斑丘样皮疹或椭圆形透亮水泡，此起彼伏，皮肤瘙痒，舌红苔黄，纳谷一般，二便尚调。

证候分析：水痘邪毒，经口鼻而入，上犯于肺，故见发热咳涕，下侵于脾，而致水湿不化。湿毒互结，热毒于内外发肌肤则为水疱。

治则：疏风清热，兼以化湿。

方药：银翘散为主：连翘、银花、杭菊、荆芥、薄荷、滑石、生甘草、米仁、蝉衣。

随症加减：兼咳嗽加桑叶、象贝、前胡；乳蛾红肿而痛者加大力子、板蓝根；苔腻兼积者加山楂、谷麦芽、茯苓。

2. 水痘重症

主症：高热烦躁，数日不退，水痘稠密，根盘红晕，疱浆淡黄而浊，难以结痂，便干溲赤，舌红苔黄，二脉数而有力。

证候分析：本症多为感受邪毒较重，或素体火旺，或感受水痘以后，护理不当，搔破水痘感染而致热毒加重者。从而导致邪毒内湿壅搏化火，壮热不退，水痘稠密，难以结痂。

方药：黄连解毒汤：黄连、黄芩、黄柏、黑山栀。

随症加减：热毒重加紫地丁草、蒲公英、连翘、银花；湿热并重加滑石、泽泻、佩兰叶、米仁；兼见口疮加淡竹叶、生甘草；齿龈红肿加石膏、知母；大便秘结腹满者加生大黄。

【病案举例】

例1　蒋某，女，5岁。

初诊案语：患儿昨起发热T38.5℃，并伴见皮肤为丘疹样皮疹，今起多呈椭圆形水疱，散见胸背，伴有痒感，少咳流涕，舌苔薄腻，纳谷不香，便通溲黄，治以疏风清热，佐以清化湿食。

处方：连翘10克，银花6克，荆芥6克，蝉衣3克，杭菊10克，桑叶10克，象贝10克，茯苓10克，米仁12克，山楂10克，滑石10克（包）。

二诊：发热已和，水痘大部结痂，外发已无，咳少纳呆，舌红苔黄，二便尚调，治以清化为主。

处方：连翘10克，银花6克，米仁12克，滑石10克（包），生甘草3克，象贝10克，桑叶10克，炒谷芽10克，山楂10克，茯苓10克。3剂。

三诊时诸恙悉平。予以清理之方而告痊。

[按]　此例患儿初诊时其发热水痘均现，根据症状当为水痘邪毒之轻症，故予以银翘散为主疏散风热，再以肃肺之桑叶、象贝之品以理咳嗽，渗以米仁、茯苓、山楂、滑石以化湿消积。3剂后，热毒外泄而清，湿食亦得解化，故水痘结痂而未见新发，以后清利余邪，调理脾胃，渐次收功。

例2　李某，男，8岁。

初诊案语：患儿高热5天，达T40.3℃左右，烦渴不宁，面红唇朱，躯体伴有椭圆形水疱，根盘红，疱疹密，浆色黄浊，干咳咽红，便下秘结，小溲短赤，舌红苔黄腻偏燥，二脉数实，治以清热解毒。

处方：黄连2克，黄芩6克，黑山栀10克，银花10克，连翘10克，紫地丁草12克，蒲公英15克，滑石12克（包），生军5克（后入），芦根15克，大力子6克。2剂。

二诊：昨药下宿矢较多，今晨热降至T38.2℃，疱疹色转淡，伴有部分结痂，药已对症。再以原意为主。

处方：上方去生大黄，加泽泻10克，瓜蒌仁10克。3剂。

三诊：热度退净，疱疹结痂，烦渴已平，唯纳谷不香，舌红苔黄松腻，便干欠畅，小溲通黄，治以清化。

处方：银花 10 克，瓜蒌仁 10 克，佩兰叶 10 克，米仁 12 克，滑石 10 克（包），泽泻 10 克，生甘草 3 克，山楂 10 克，鸡内金 6 克，茯苓 10 克。3 剂。

药后舌薄纳动，再以轻清调理而安。

［按］此例患儿壮热不退，水痘稠密，疱浆黄稠，其症当以湿热化火，热毒壅盛，不得外泄，故主以清热解毒为主，辅以大黄通下（亦热毒外解之意）。2 剂后热势已折，毒得外泄，故原法追踪，并以瓜蒌仁移大黄之峻以不伤其正。又 3 剂后，热邪得清，湿邪得松，故于少量清热之中合于化湿而不伤津之品，数剂而得安康也。

腮腺炎

腮腺炎又称痄腮，四季均可发生，冬春易于流行，好发于学龄期前儿童，其主要症状以发热、耳下腮部漫肿疼痛为特征。一般轻症一周左右可愈，少数严重的可因温毒内陷而出现昏迷、痉厥。若青春期者，男的易兼发睾丸炎，女的易兼发卵巢炎。

对本病的认识，古多有记载，如金《疮疡经验全书》曰："痄腮毒受在耳根、耳盯，通于肝肾，气血不流，壅滞颊腮，是风毒症。"因此本病是因为风温时毒，从口鼻而入，郁而化热，壅阻少阳、阳明，致经脉失和，气血阻滞，胆胃之火随经上攻腮颊，而见腮下漫肿，坚硬疼痛，若少阳传于厥阴，则可伴睾丸肿痛。

【分型治疗】

由于本病为风温时毒之邪，故其治疗当以清热解毒，辅以软坚散结为主，以普济消毒饮作为其主要治疗用方。

主方：普济消毒饮（黄芩、黄连、大力子、元参、生甘草、桔梗、板蓝根、升麻、柴胡、僵蚕、陈皮、薄荷、马勃、连翘）。

随症加减：病发初起，毒邪较轻可去升麻、柴胡；腮部漫肿硬结不散，伴颌下淋巴结肿大者，加夏枯草、知母；大便秘结，高热不退，舌红苔腻者加生军；伴小腹或睾丸疼痛，加龙胆草、黑山栀、荔枝核；内陷心肝高热抽搐者加服安宫牛黄丸；昏迷嗜睡者服用至宝丹；其热退腮平以后，常见颌下淋巴结肿大，当用清热化痰软坚散结之品，如：石膏、知母、象贝、海藻、昆布、皂角刺、元参之类。

在内服中药同时，可同时用药物外治：①新鲜仙人掌去毛刺后剖开，以内侧敷于腮部漫肿处，日1次。②青黛散麻油调拌敷腮部，日1次。③三黄胶敷腮部，隔日1次。

【病案举例】

张某，男，3岁。

初诊案语：患儿高热5天，T39.5℃左右，伴二腮部漫肿红痛、肿硬，咽喉红肿，颌下核肿大，形神较躁，舌红苔黄，便下干结，小溲短赤，二脉数。治以清热解毒，散结消肿。

处方：连翘10克，黄连2克，夏枯草10克，板蓝根12克，僵蚕10克，石膏15克，知母6克，大力子6克，黄芩6克，芦根15克。3剂。

二诊：昨夜热降T37.8℃，腮肿见小而软，咽红肿亦瘥，颌下核仍肿，舌红苔黄，便干溲通，再以解毒散结为主。

处方：夏枯草10克，板蓝根10克，川连2克，石膏15克，知母6克，元参10克，僵蚕10克，象贝10克，大力子6克。3剂。

三诊：热度退降，腮肿亦消，颌下核尚存，舌红苔黄，二便尚调，治以软坚散结为主。

处方：北沙参10克，象贝10克，知母6克，皂角刺10克，昆布10克，海藻10克，大力子6克，川石斛10克，生甘草3克。

药后诸症悉平，再以调养之剂以善后。

［按］该患儿初诊时已为温毒壅逆，里热炽盛，故以清热泄毒之普济消毒饮为主，方中去升、柴、薄等辛散，以防化火过甚。同时加用知母、石膏以清阳明之火，加夏枯草以增解毒之功兼化痰核。3剂以后温毒渐泄，腮肿渐软，故再以原法为主加用元参、象贝以软坚化痰散结，服后热退腮平，以其颌下淋巴结尚存，故以养阴软坚，化痰散结为治。4剂以后，颌下淋巴结消散，则以调养生津和胃之品以善其后也。

流行性乙型脑炎

流行性乙型脑炎以夏秋之际发病最多，属中医学"暑温"的范畴，亦有谓暑痫、暑风者。如吴鞠通曰："小儿暑温身热，卒然痉厥，名曰暑痫。"《医宗金鉴》云："幼儿暑风，症见抽搐似惊风，烦渴身热有汗，二便黄赤。"其证候之描述类似于"乙脑"。

本病之病因，多乃感染暑温邪毒所致，证属温热时疫，毒从外袭。以小儿腠薄，于夏令溽暑之时，汗出必多，阴液阳气随汗而泄，以致营卫空虚，构成了易感邪毒的内在因素。病机方面，其发病过程一般尚合温病学说的卫气营血传变规律，亦见逆传心包直达营血的。其症情总以暑热为主，也可随流行年份、地区气候、体质条件、流行高峰前期和后期等不同因素，使表现的证候存在偏温偏湿的差异；然均以起病突然，壮热头痛，项强抽搐，神昏肢厥，甚则角弓反长等症为特征。

本病在发病上的特点，为暑温邪毒，证属疫疠，其气暴戾，传变瞬息，势如奔马，急若掣电。故其病发作骤疾，邪势鸱张，病毒深入，即成燎原。其病机集中在热盛化火，生风炼痰。盖热炽化火，因而壮热不退；火热伤阴，因而肝风内动；风火相煽，因而熬液成痰；风火热痰，交相鼓动，因而旋陷营血，深犯心包。故高热、神昏、惊搐、痉厥诸证叠见矣。且邪毒亢盛，精气易夺，暑温热毒易伤心营，又耗真气，故常可见心阳衰竭之脱证；或虚实并见，内闭外脱，构成急剧危重之症。因此，临床之抢救治疗，必须把好高热、抽搐、痰涎、壅塞、呼吸衰竭、亡阴亡阳这5个关键，而不可疏忽。

针对暑温邪毒急暴剧变之性，这里要强调以攻逐邪毒为主的先发制病问题。前贤常谓：温病下不嫌早。戴北山言之甚详："时疫下法与伤寒不同。伤寒下不厌迟，时疫下不厌早。伤寒在下其燥结，时疫在下其郁热"；"时疫不论表邪罢与不罢，但兼里证即下"；"时疫上焦有邪疫可下，若必待结至中下二焦始下，则有下之不通而死者"。他的论述蕴含着先发制病的治疗思想。喻嘉言指出：《金匮》"治痉为病，胸满口噤，卧不着席，脚挛急，必齘齿，可与大承气汤"，为"死里求生之法也"；并加以发挥："此证入里之热，极深极重……故取用大下之方，以承倾其一线之阴气"。这些经验要诀启发后人，根据本病的特点，治疗上必须采取先发制病的措施，防其传变；且用药应重，泄内在热邪，使温毒有其出路，而杀其猖獗之势，争取症情之转机。上述之经验方药，即包含着承气、凉膈、羚羊白虎之类，是我们临床所常用者。

实践经验证明，对本病重在先发制为治疗原则，即给邪毒以出路，至于石膏、羚角之用于偏热，芳香化浊用于偏湿，豁痰开窍息风诸法，根据天时、地理、人体，灵活运用，不拘泥于成方，不胶执于舌脉，而触类旁通之。从治疗的病例来看，初步掌握其发病规律，先发制病，及时用药，取得了一些效果。以本病变起仓卒，务必严密注视，护理得当，亦为重要的环节。

【分型治疗】

1. 急性期

（1）轻型

邪在气卫：病初起时，邪在卫分，高热微有恶寒，或但热不恶寒，面赤头痛，口渴呕吐，苔白微黄，脉象浮数。邪在气分，高热疼痛，口渴，面红目赤，嗜睡半昏，项强烦躁，轻度痉厥，苔黄腻而燥，脉洪数；如热毒传入阳明而成里实时，则烦躁加重，腹满便秘。

（2）重型

邪由气入营：表现为气血两燔，邪陷心包，或热盛动风。症见高热，疼痛，烦渴，项硬，神志时清时昏，或昏迷不醒，反复或持续抽搐惊厥；若昏迷加重，高热不退，抽搐不止，可突然出现呼吸衰竭，喘促痰鸣等危重症状；其大便或闭或泄，舌苔黄糙或厚腻，舌质红绛，或但红不绛。

（3）极重型

邪窜营血：痰热内闭，风火相煽，症情更为严重。高热不退，深度昏迷，强烈抽搐，惊厥，甚则角弓反张，全身强直，目合口开，呼吸气粗，痰声辘辘。如邪火煎迫，每至肺气上脱，心阳暴亡，出现面色苍白，汗出肢冷，脉伏息促，甚至内闭外脱而死亡。极重型的形成，其势极暴，有从气营型传变而来，也有从卫气型突变而成。因此在治疗过程中，必须严密观察症情，及时抓住主要病机而急予抢救。

治则：清热解毒。

处方：经验方：大青叶30克，板蓝根30克，银花15克，连翘15克，黄芩9克，活芦根60克，生石膏60克（先煎），生甘草3克，每日1剂至2剂。

随症加减：如卫分表证，加薄荷3克，杭菊6克；汗少可加香薷4.5克，鲜荷叶9克；偏湿加鲜藿香9克，鲜佩兰12克，滑石15克，米仁12克；偏热盛加川连3克；气分热重，加重石膏120克，知母9克。

气营两燔，去银花、连翘、黄芩、芦根，加入丹皮9克，鲜生地30克，元参12克，紫草9克，或用紫雪丹1.5~3克，化服。

痰热甚者，加竹沥30克，胆星3克，天竺黄6克；大便秘结，加生大黄9克，元明粉6克（冲）；昏迷，加鲜菖蒲4.5克，郁金9克，至宝丹1粒或神犀丹1粒化服；抽搐，加地龙6克，钩藤9克，或抱龙丸1粒化服；湿浊痰阻，或呕吐，用紫金锭0.6~0.9克，分次化服。

2. 恢复期

如余热未清，气阴不足，宜益阴清热，应以鲜石斛、鲜沙参、生地、麦冬、丝瓜络、青蒿、鲜荷叶、白薇、西瓜翠衣、甘草等较为有效。余热未清而痰浊留阻，宜豁痰清热，可用鲜菖蒲、郁金、丝瓜络、天竺黄、胆星、白芍、淡竹叶、元参等。如热伤阴液，虚风内动，宜滋养肝肾，育阴潜阳，应以生地、炙甘草、阿胶、火麻仁、牡蛎、鳖甲、穿山甲、磁石等为主药。如瘀阻经络，经脉失养，宜活血通络，如当归、白芍、丹参、地龙、秦艽、木瓜、蜈蚣、红花、乳香、没药、生地等。痰多用礞石滚痰丸。以上方药，根据不同情况，灵活施用，殊有一定疗效。

【病案举例】

例1　郑某，男，2岁。

初诊案语：患儿高热38.5℃～39.4℃，已有3天，肢冷无汗，颈强抽搐，时有嗜睡，神志尚清，便秘5天，腹部微满，舌苔薄润，脉象细数。西医诊断为乙脑；为暑温邪热内结，亟须清解泻火，开门逐盗。

处方：西香薷3克，益元散12克（荷叶包），西锦纹6克，元明粉4.5克（冲），黑山栀9克，大青叶9克，连翘9克，银花9克，钩藤6克，鲜佩兰12克。1剂。

二诊：便通5次，腹已柔和，小溲尚通，颈软搐减；但热度仍高，舌红脉数。温邪初得出路，其势尚炽。再以清火解毒。

处方：生石膏30克（先煎），知母6克，大青叶9克，川连1.8克，益元散12克（包），鲜竹叶50片，连翘9克，银花9克，鲜青蒿12克。1剂。

三诊：热势较松（38.5℃），便下5次，睡时惊惕，舌绛苔薄。温邪未清，病势犹重。再以泻火清热，祛除邪毒。

处方：川连2.4克，淡黄芩6克，黑山栀9克，益元散12克（包），扁豆花4.5克，连翘9克，银花9克，大青叶9克，鲜竹沥50片，紫雪丹0.9克，化服。1剂。

四诊：热退惊平，便下亦和，舌红苔润，续以清泄。

处方：川连1.8克，淡黄芩4.5克，六一散12克（包），连翘9克，银花9克，桑叶9克，淡竹叶4.5克，大青叶9克，川石斛9克，知母6克。2剂。

五诊：诸恙均和，形神亦振，唯小便短少，大便干涩，苔薄而干，是温热伤津之故。病差当予清润调理。

处方：元参9克，知母6克，瓜蒌仁12克，火麻仁12克，炙草3克，炒谷芽9克，川石斛9克，麦冬9克，大生地12克。2剂，药后病愈出院。

［按］病孩症起3天，已见实热里结，可见暑温传变急骤，邪毒正盛，故即予通腑泻火之剂。昔贤喻嘉言谓：《金匮》治痉为病，胸满口噤，卧不着席，脚挛急，必齘，可与大承气汤，乃死中求生之法也。服之邪毒初得通泄，其猖獗之势顿挫。二、三诊时，先予白虎加味，继之黄连解毒，均以清气泄热、解毒化暑为主。其后邪势大衰，病情遂入坦途，治方逐渐转为清润滋养而愈。

例2　陈某，男，10岁。

初诊案语：暑温高热、呕吐已有4天，现热重T39.5℃，肢凉嗜睡，脊项强硬，便闭3天，时有腹痛。舌苔薄润，脉象濡数。西医诊断为乙脑。其邪偏于气卫，亟须清宣。

处方：连翘9克，西香薷4.5克，鲜藿佩各9克，钩藤6克，凉膈散12克（包），银花9克，炒枳实4.5克，黑山栀9克，清水豆卷9克。1剂。

二诊：四肢较温，吐恶已无，热度略降（T38.7℃），嗜睡稍差。惟颈项仍强。时感头昏，大便未下，舌苔薄黄。邪恋气分，防其转营。再以清气化热，兼泻实火。

处方：枳实4.5克，川朴4.5克，西锦纹6克（后下），元明粉6克（冲），鲜藿佩各12克，连翘9克，黑山栀9克，银花9克，清水豆卷12克，鲜竹沥50片。1剂。

三诊：热毒尚平（T38.8℃），头痛不已，项强纳呆，嗜睡烦躁，大便仍闭，5天不通，小溲通长，苔黄脉数。邪在气分不解，防渐入营。泻火清暑，冀泄邪毒。

处方：葛根6克，川连1.8克，条芩4.5克，凉膈散12克（包），枳实6克，鲜藿佩各12克，西锦纹（浸汁冲）9克，黑山栀9克，西香薷4.5克，元明粉6克（冲），连翘9克。1剂。

四诊：温邪鸱张，头痛项强，神志半昏，烦扰不安，四肢不温，手足惊颤，舌苔黄润，二脉弦数。邪毒有内陷心包之势，而便闭腹痛，犹未通下。亟须灌肠辅之，使毒早泄，并拟大剂清火解毒。

处方：生石膏60克，大青叶30克，连翘12克，银花9克，西香薷3克，凉膈散30克（包），黑山栀9克，鲜石菖蒲4.5克，鲜竹叶50片，至宝丹 1 粒化服。2 剂。

五诊：大便得通，其热即降（T37.7℃），神志清醒，肢温项软，小溲尚长，舌苔薄腻。病势由险化夷，续以清化解毒。

处方：连翘 9 克，鲜竹叶 50 片，陈青蒿 9 克，大青叶 15 克，鲜石菖蒲 4.5 克，桑叶 9 克，银花 9 克，鲜佩兰 12 克，六一散 12 克（荷叶包），至宝丹 1 粒化服。1 剂。

六诊：热度已平，神志亦清，肢温汗多，胃动思食；嗜睡仍有，舌苔黄腻。病情渐和，湿浊余热未尽，再以清化余邪。

处方：钩藤 6 克（后下），淡竹叶 6 克，大青叶 15 克，连翘 9 克，六一散 12 克（荷叶包），鲜佩兰 12 克，赤苓 9 克，桑叶 9 克，橘叶 6 克，牛黄清心丸 1 粒化服。3 剂。

服后诸恙悉安。

［按］患儿之症，为暑湿温邪胶结气分。邪毒郁聚而未得泄，致使症情日益转甚，四诊时已见内陷心包之势。唯因初治以来，坚持泻火解毒，并佐以灌导，使已成实热之邪毒，顺势下泄，则凶象旋弛。续以清化涤秽即得安和。

例 3　林某，女，9 月。

患儿高热 3 天，伴呕吐、嗜睡而入院。面色差、热高、惊跳，腰椎穿刺：脑脊液白细胞 212；血象：白细胞 11500，中性 49%，淋巴 51%。脑膜刺激征阳性，瞳孔对光反应迟钝。呼吸较浅而不规则。四肢强直，抽痉频繁。西医诊断为乙脑。

初诊案语：高热 40℃，项强惊跳，肢强而冷，频发痉搐，昨曾吐恶，大便未通，嗜睡半昏，喉有痰声，啼哭无泪，汗少溲短。舌红苔薄，脉数而急。病属暑温，热盛动风。势虑剧变，亟须解热镇惊。

处方：钩藤 6 克（后入），羚羊角 1.2 克（先煎），大青叶 9 克，西香薷 3 克，益元散 12 克（荷叶包），连翘 9 克，银花 9 克，川连 2.4 克，鲜佩兰 12 克，鲜竹叶 50 片。1 剂。

二诊：热势稍平（T38.4℃），神志稍清，便下溲通，哭时有泪，昨晚痉搐，四肢不温，舌质较红，脉象急促。邪势似减，仍防有变。再以息风定惊，清火解毒。

处方：羚羊角 1.2 克（先煎），钩藤 6 克（后入），鲜石菖蒲 4.5 克，大青叶 9 克，川连 2.4 克，西香薷 3 克，知母 6 克，生石膏 30 克（先煎），连翘 9 克，鲜竹沥 50 片，至宝丹 1 粒，分 2 次化服。1 剂。

三诊：温热势仍鸱张，邪毒尚未得泄。今虽神清，犹虑传变。惊惕抽搐，四肢不温，腹部胀满，便燥气臭，两脉细数，舌红苔润。温邪燔灼，实热里结。拟予通腑泻火，泄其邪毒。

处方：西锦纹 6 克，元明粉 4.5 克（冲），生甘草 2.4 克，生石膏 30 克（先煎），知母 6 克，钩藤 6 克，大青叶 9 克，鲜石菖蒲 4.5 克，连翘 9 克，银花 9 克。1 剂。

四诊：服昨方便通 3 次，毒势仍炽。以温邪熬津，痰多气急；风火相煽，壮热频搐。舌红苔润，症势仍重。兹拟清火豁痰，以制其惊。

处方：钩藤 6 克，淡竹沥 30 克（姜汁冲），陈胆星 3 克，蝎尾 1.2 克，蜈蚣 1.5 克，生石膏 45 克（先煎），大青叶 9 克，紫草 6 克，川连 2.4 克，淡黄芩 6 克，川贝母 3 克。1 剂。

五诊：热度初和，今 37.2℃，腹部柔软，小溲通长，然抽搐未止，痰鸣喉间。舌红苔薄黄，是痰热化风。再踪原法，息风豁痰。

处方：钩藤 6 克，炒僵蚕 9 克，陈胆星 3 克，淡竹沥 30 克，蝎尾 0.9 克，蜈蚣 0.9 克，麝香 0.09 克，猴枣散 0.3 克（化服），1 剂。

六诊：热度尚和，抽搐稍缓，便秘溲长，痰鸣未罢，舌苔垢腻，风痰未清。前法既合，应予连用。

处方：上方加川贝 4.5 克，陈皮 3 克。1 剂。

七诊：热度退净，抽搐已止，项软肢温，舌苔薄润。便秘 3 天，痰声尚有，病势已出险境，兹拟清化痰浊。

处方：橘红 3 克，川贝母 4.5 克，杏仁 6 克，陈胆星 3 克，桑皮 6 克，钩藤 4.5 克，竹茹 6 克，枇杷叶 9 克，猴枣散 0.3 克（化服），2 剂。

嗣后痰化通便，神清惊定，续以调养之剂。

［按］本例初期，乃属暑风暑痫，为"热入营血，肝风内动，手足瘛疭"（《温病条辨》）。一、二方中以羚角、钩藤镇惊息风为主，药后热势稍缓。三诊时见热结阳明，立即抓住时机，投以白虎、承气，使毒有出路。幸以救治及时，得以毒泄热减。其后之抽搐未止，乃温邪余势，痰热生风所致，故专主豁痰息风，其症渐愈。

猩 红 热

猩红热，古人又谓之烂喉痧、丹痧、疫喉痧等，此病有较强的传染性，好发于冬春二季，其主要症状为壮热不清，皮疹连片，隐后脱屑，咽喉溃烂，杨梅舌等。

本病之因以小儿素体内热偏盛，病毒疫邪乘时令不正之气，从口鼻而入，侵袭肺卫，进而于内热相搏，蕴结肺胃，累及营血。

本病的特点从起病到净蜕皮，约1周左右。若痧疹早回，或一出即隐，则热毒更高，甚至神昏谵语，此是毒从内陷，病势严重，亦有小部分痧疹发出未透，颈部可结成丹毒。因此根据它的发病规律，我们将本病的辨证治疗分为初、中、末三期。初期为邪在卫分、气分或气营之交，治疗以疏泄清热为主；中期多为气营两燔，治以凉营清热，泻火解毒为主；末期为阴液已伤或余邪未尽，治疗以养阴清肺为主。特别要提出的是，该病初期之所以清、散并用，是因为若过用寒凉，难免遏毒在里，痧疹不能畅达，则易变它症；若表散太过，热盛之势，兼以辛味，则可能伤津劫液，引动肝风，发为痉厥。

【分型治疗】

1. 初期

主症：骤发寒热，热多寒少，耳后、颈部、颌下可见针头样大小红疹，数小时内蔓延躯干及四肢，呈弥漫性红色疹点，似鸡皮样稍隆起于皮肤，疹点间隙都满布红晕，几无正常皮肤可见，手指按压可使红晕暂退，瞬息即复原样，口唇四肢皮肤苍白，并可伴头痛心烦，口干恶心，咽喉肿痛，或见红点如为芥子大，舌红少苔，便干溲赤，脉数。

证候分析：感受痧疫之邪，从口鼻而入，伤于肺卫，故见寒热发作，邪热化火，蕴结肺胃，上熏则咽喉红肿溃点，蒸郁肌表则皮肤疹点连片。火盛则烦，胃失和则恶，此均为表邪未清，火邪骤起也。

治则：疏泄清热。

方药：清咽利膈汤：连翘、生山栀、黄芩、薄荷、防风、荆芥、元明粉、桔梗、银花、元参、大黄、甘草、黄连。

随症加减：寒少热多者，去荆芥、防风，加芦根、淡竹叶；咽肿溃疡，去荆、防，加石膏、板蓝根、大力子；便干不秘者，去生军、元明粉，加知母；兼咳嗽加桑叶、象贝；干呕甚者加竹茹、石斛；咽喉溃烂用锡类散吹喉。本症亦可选用加减黑膏汤（淡豆豉、鲜生地、石膏、薄荷、连翘、僵蚕、赤芍、蝉衣、鲜石斛、生甘草、竹叶、茅根、芦根、浮萍、象贝）。

2. 中期

主症：皮疹出已3～4天，蔓延在躯干及四肢，稠密红晕，壮热烦渴，咽红肿大溃点，舌苔花剥，红绛起刺，呈杨梅舌，便干溲赤，脉数有力。

证候分析：本症邪毒热势炽盛，故可见壮热烦渴之气分症，又可同时出现疹稠密赤红，舌红绛苔剥的营分症，其咽喉溃烂也是热毒上熏之故。

治则：凉营清热，泻火解毒。

方药：丁氏凉营清气汤：犀角（水牛角代）、鲜石斛、黑山栀、丹皮、鲜生地、薄荷、黄连、赤芍、元参、生石膏、生甘草、连翘、竹叶、茅根、芦根、人中黄。

随症加减：壮热汗出者加黄芩、银花；伴有惊厥者加羚羊角粉、钩藤，以上均去薄荷；毒盛便秘加生军、知母；若毒结颈项，则加解毒退肿之品，如银花、当归、赤芍、象贝；若神昏谵语，用紫雪丹或神犀丹；咽喉溃烂用锡类散吹喉，日 1～2 次。

3. 末期

主症：疹出 1 周后，按原出疹顺序逐渐消退，轻者脱屑，重者成片脱下，形神渐安，舌苔花薄尚润，口渴喜饮，或伴低热，便干或通，小溲短少，脉细微数。

证候分析：邪毒渐去，故壮热已平，余热不清，皮肤脱屑。由于邪毒炽盛，阴分受耗，故舌苔花剥，口渴喜饮，脉细而微数。

治则：养阴清肺。

方药：养阴清肺汤：鲜生地、元参、麦冬、薄荷、白芍、丹皮、生甘草、银花、土牛膝、川贝母。（上方当去薄荷、土牛膝）。

随症加减：口渴喜饮加南沙参、川石斛、花粉；纳谷不香者加生熟谷芽、石斛、鸡内金；便干艰难者加知母、瓜蒌仁。伴低热加地骨皮、青蒿、炙鳖甲。若尚有烦躁低热，阴伤而气分余热者，则可用竹叶石膏汤为主（竹叶、石膏、半夏、麦冬、党参、生甘草、粳米）。

【病案举例】

例1　周某，男，6 岁。

初诊案语：患儿高热 4 天，T40℃左右，烦渴不安，时有惊惕，躯干四肢密布痧疹，按之色淡，瞬息复原，咽喉红肿溃疡，唇周苍白，舌红绛起刺，少伴咳嗽，颈部核肿，便下干结，小溲短赤，脉数，治以凉营解毒。

处方：黄连 2 克，黄芩 6 克，石膏 20 克（先煎），芦根 20 克，丹皮 5 克，赤芍 6 克，知母 6 克，元参 10 克，银花 10 克，象贝 10 克，黑山栀 10 克，石斛 10 克。3 剂。另：羚羊角粉 0.3 克炖服汤汁。锡类散吹喉，日

2 次。

二诊：药后热势下降 T38.5℃左右，烦渴稍瘥，皮疹色淡，颈核见小，咳嗽尚作，便干溲赤，治以清凉养阴。

处方：石膏 15 克（先煎），知母 6 克，银花 10 克，黑山栀 10 克，淡竹叶 10 克，丹皮 6 克，象贝 10 克，元参 10 克，生地 15 克，石斛 10 克。3 剂。

三诊：皮肤脱屑，形神已安，颈核小，咳嗽和，唯低热不清 T37.5℃左右，口渴喜饮，便下干结，小溲短少，治以清养生津。

处方：生地 15 克，北沙参 10 克，地骨皮 10 克，淡竹叶 10 克，青蒿 10 克，石斛 10 克，花粉 10 克，生甘草 3 克，芦根 15 克。5 剂。

药后低热已净，舌苔转润，纳谷正常，便下畅通，予以调养数剂而安。

［按］该患儿初诊时已值本病中期，为痧毒炽盛，累及营血，故投以凉营解毒之品，又因惊惕不安，气分热盛，已有动风之势，故用羚羊以清熄之。3 剂以后，毒邪减轻，病稍得安，则以凉解为主，佐以养阴。再以 3 剂后，毒势已去大半，唯留余邪，阴耗显露，故以养阴为主，兼清余热，若是调治，使病得安。

百 日 咳

百日咳属小儿呼吸道的一种传染病，本病以阵发痉挛性咳嗽为主，病程缠绵，日轻夜重，伴鸡鸣样回吼声，待痰吐出咳则缓解，严重的可伴眼结膜出血，由于经久难愈，故名曰百日咳，又因其伴发咳嗽，而称其为顿咳。

本病好发冬春，以 5 岁以下小儿为多，年龄越大，感染机会越小，且现婴儿多注"百白破"预防针，此病已见减少，即发其症亦轻，但对其病因及辨治，我们又不可不知，必须掌握。

百日咳之因，古人认为"湿痰蕴肺，因感风而触发"。结合临床，我们认为其症所发，多是感受时邪病毒，阻于肺窍，并与内蕴之痰相搏，肺失清肃，致使痰浊壅发气道而发。

本病之发初如感冒咳嗽，待 1 周后才出现痉挛性咳嗽，连续 5 周左右痉挛渐以缓解。若 1~2 月内遭遇感冒，其痉挛现象又会出现，但经治疗会很快得愈。因此本症的治疗重在痉挛期咳嗽。

【分型治疗】

1. 初咳期

（1）风寒型

主症：低热或无，咳嗽流涕，日渐加剧，舌苔薄白，二便尚调。

证候分析：外感风寒疫邪，使肺气失宣，故咳嗽不断，痰声不扬。

治则：疏肺止嗽。

方药：止嗽散：白前、陈皮、桔梗、清甘草、荆芥、紫菀、百部。

随症加减：若咳嗽加剧，兼有痰阻不活者加麻黄、杏仁；大便干结者加瓜蒌仁、大力子；痉挛咳嗽渐显者加天竺子、象贝。

（2）风热型

主症：微热或无，咳嗽加剧，痰阻不化，舌红苔黄，二便尚调。

证候分析：风热疫邪，侵犯肺卫，故可见微有发热之表证，与内恋之痰相搏，致肺气失宣，痰壅气乱，故咳嗽阵作，咳痰不畅。

治则：清宣化痰。

方药：桑杏石甘汤：桑叶、杏仁、石膏、生甘草。

随症加减：上方可加象贝、前胡、百部、天竺子；咽红感痛加黄芩、射干；伴咳加重加桑皮；大便干结加葶苈子。

2. 痉咳期

由于疫邪与内恋之痰相搏，易于化火，所以进入痉咳期，大都已演变为肺热痰郁之证。

主症：咳则痉挛，有鸡鸣样回吼声，待痰吐呕后方缓，日轻夜重，若遇外界刺激则阵咳又作，甚则二目红肿出血。舌红苔黄或腻，大便干结，小溲短赤。

证候分析：疫邪化火，与内伏之痰胶结，阻遏肺气，肺气失宣则上逆而痉挛阵咳。痰吐以后，肺气稍舒，故咳嗽得缓。而郁热痰浊不清，聚而又阻，气道不畅，故而复而又咳。若痰热逆犯肝、胃，故可见咳而呕吐，二目炎赤。肺与大肠相表里，痰热结肺则大肠燥秘。

治则：清热泻肺，涤痰止咳。

方药：麻杏石甘汤加味：麻黄、杏仁、石膏、生甘草、黄芩、桑皮、甜葶苈、川贝母、天竺子、百部。

随症加减：痰多而稠者加瓜蒌皮仁、冬瓜子；二目炎赤者加黑山栀、丹皮。此外可针刺十宣或四缝穴，亦可使痉挛咳嗽迅即缓解。

3. 缓解期

主症：痉咳次数减少，咳时症状减轻，呕痰量少，舌苔薄黄，二便尚调。

证候分析：疫邪渐轻，肺气渐舒，痰热渐化，故咳减症轻。

治则：养肺化痰和胃。

方药：养肺饮（自拟方）：南沙参、款冬花、桑皮、川贝母、杏仁、麦冬、百部、石斛、炒谷芽。

随症加减：尚多痰者加竹茹、枇杷叶；口渴者加花粉、玉竹；便下干者加全瓜蒌；咽微红感痛者加元参；大便溏薄兼以脾气虚者加怀山药、生扁豆，去杏仁。

另成药鹭鸶丸具有宣肺、清热、和中等作用，对百日咳痰浊恋肺者，不论初、中、末期皆可服用，亦可单独使用，且无副作用，服法每日1丸。

【病案举例】

初诊案语：患儿咳嗽经旬，咳则连顿，有回吼声，待呕吐后，其咳渐缓，日轻夜重，舌红苔腻，纳谷不香，便干溲赤，治以宣降涤痰。

处方：麻黄3克，杏仁6克，石膏15克（先煎），桑皮10克，葶苈子10克，川贝母4克，百部10克，天竺子10克，黄芩6克，生甘草3克。4剂，并针刺四缝穴。

二诊：顿咳次减，舌苔薄黄，纳谷不香，二便尚通，再以原法。

处方：麻黄3克，杏仁6克，石膏15克（先煎），生甘草3克，川贝母4克，葶苈子10克，百部10克，天竺子10克，炒谷芽10克，桑皮10克。5剂。

三诊：呕吐已无，夜咳尚作，舌红苔黄，二便尚调，治以清养。

处方：南沙参10克，桑皮10克，百部10克，川贝母4克，天竹子10克，生甘草3克，杏仁6克，炒谷芽10克，冬花10克。5剂。

四诊时顿咳已少，纳谷已动，舌苔薄净，再以养肺和胃之品以巩固善后。

［按］该患儿求诊时已为顿咳之痉挛期，其肺气不宣，与痰热搏结，又致肺气逆乱，故治以宣肺降肺并施，加百部、川贝、天竺子等，增强止嗽止痉之力。4剂以后，肺气渐畅，痰浊得松，故再以原法为主5剂，其后随着症状好转，痰浊渐清，遂以养肺和胃之品以调理固之。

痢 疾

痢疾一病，古不作"痢"。《内经》称本病为"肠澼"，《难经》为"大瘕泄"，《金匮要略》以"下痢"统括泄泻和痢疾，晋南北朝部分方书，称本病为"滞下"，至《诸病源候论》，始有利之称。

痢疾之因多为夏秋季节肠道传染，乃由疫邪致病，而其内因则是饮食不洁，脾胃不和，凝滞停积，蕴毒结作，更因寒暖不慎，暑湿内合和其他兼夹而致。正如《内经》所曰："饮食不节，起居不时，阴受之则入五脏，填满闭塞，下为飨泄，久为肠澼。"在小儿者由于气血怯嫩，脏腑娇弱，若以夏日恣啖瓜果冷饮，或厚味炙煿之物，每每脾胃先伤，若加以贪凉冒寒，疫邪干正，即可发为本病。一般症状，便下黏液，红白脓血，里急后重，腹痛次频。如见高热惊厥，来势急骤，是为疫毒痢。

痢疾分类古人较广，如《诸病源候论》始有"赤白痢"、"血痢"、"脓血痢"、"热痢"，病程久者又分为"久痢"、"休息痢"；《医宗金鉴·幼科心法要诀》则撮其要，总为寒痢、热痢、时痢、噤口痢四种。《小儿卫生总微论方》则提出"八痢"即水谷痢、冷痢、热痢、滞痢、积痢、疳痢、蛊痢和休息痢。而《幼科类萃》认为："小儿人痢者，乃饥饱、劳疫、风惊、暑湿、因触冒天地八风之邪而得，故以命名也。"总而言之，古人以病因而言者，分为湿热痢、寒湿痢、暑痢、疫毒痢；以病程而言，分为暴痢、久痢、休息痢；就其痢下之物形质而言，可分为白痢、赤痢、赤白痢、血痢、五色痢；就其合并症而言，又有疳痢、痳痢、惊痢、食痢等。根据古人之经验，结合本病之特点，为临床便于辨证，我们将本病分痢疾轻症、痢疾重症、疫毒痢、久痢四种类型。

本病的辨证要点为，腹痛阵阵，下痢窘迫，红白互夹，里急后重，或热或吐。本病的治疗大法《病机或要》十分明确曰："后重则宜下；腹痛则宜和；身重则治湿；脉弦则祛风；脓血稠黏以重剂竭之；身冷自汗以毒药温之；风邪内宿宜汗之；鸭溏为痢当温之。"《幼科发挥》曰："痢初得之，其法宜下，积不去，痢不止也。"《幼幼集成》曰："赤白相兼者，心主血，因伤热得之，则心热移于小肠，故赤者从小肠来。肺主气，因伤热得之，则肺热移于大肠，故白者从大肠来。皆以芍药汤治之，调血则便脓愈，行气则后重除，此治痢之要法也。"取其精要在急性期我们以消积导滞，行气调血，清热解毒为主；慢性期则以健脾温中，温补肾阳，酸甘化阴作为痢疾的治疗大法。

古人治痢尝有四忌。一忌温补。盖痢之为病，由于湿热胶滞肠道而发，治宜清邪毒，导壅气，行滞血。若用参术等温补药，则热愈盛，气愈结，血愈凝，久之正虚邪实，不可治矣。二忌大下。痢因邪热黏结于内，颇与沟渠壅塞相似，唯宜磨劫疏通。若用承气类下之，则徒伤胃气，真元受伤而邪毒不去也。三忌发汗。痢有头痛目眩、身寒发热者，此非外感，乃郁毒熏蒸，自内向外，似有表证，实非表邪。若发汗则耗散正气，且风剂燥烈，尤助邪热，亦为"释邪攻正"之举。四忌分利。利小便者，乃治泻之良法，以之治痢则大谬。盖痢之邪热胶结灼阴，若以五苓类利水，则津液更枯，涩滞愈甚而难愈矣。

但所谓忌温补者，忌在初起邪实痢剧之时，若正气确虚，则酌用补法亦在所不避。具体方法甚多：邪尚未清，可消补兼施；久痢滑脱，可补涩并举。所谓忌大下者，忌于邪未实满也。若大实大满、痢势盛而正气实者，亦可用承气急下之，但宜中病即止，免伤胃气。所谓忌发汗者，忌于似有表证而无表邪之假者，若痢初起，兼有表邪，则疏表之剂亦可参入，但不宜过剂。此所以必"先议病，后议药"，随宜而治，乃中医不易之道也。

【分型治疗】

1. 痢疾轻症

主症：下痢初作，便常黏冻，或红白血，次多量少，有后重感，腹痛不甚，舌红苔黄或薄腻，或伴发热。

证候分析：多系误食不节之物，或生冷之类，导致食阻气滞。伤于热者，湿热下迫，损伤血络，则可出现红白黏冻。

治则：消积导滞。

方药：治痢散：葛根、酒炒苦参、广木香、酒炒条芩、陈皮、酒炒赤芍、炒麦芽、陈松萝茶。

随症加减：此方为程钟龄所创。方中葛根升清和痢，使邪不下陷；苦参、黄芩味苦性寒，清热燥湿，酒炒者以其能升药气而性疏滞也；麦芽、山楂消导下积；松萝茶化食和痢；陈皮、木香理气行滞；赤芍活血和里。若白冻多者加槟榔、白槿花、白扁豆花；伴脓血冻者加川连、马齿苋；若兼外感发热可加荆芥、防风、银花。

2. 痢疾重症

主症：发热下痢，黏冻红白，里急后重，肛门红炎灼热，舌红苔黄腻。

证候分析：湿热壅滞肠胃，气阻血滞，损伤肠络，化为脓血，湿热下迫则里急后重，肛门灼热。湿热互结，则可蒸郁发热。

治则：清解导滞，行气调血。

方药：葛根芩连汤合白头翁汤：葛根、黄芩、黄连、白头翁、秦皮、黄柏。

随症加减：葛根芩连汤专治协热下痢，便血者。白头翁汤专清血分湿热，泻肠道之火而止后重，合而用之能祛风燥湿，解毒止痢。

若赤冻多者为热重（血分），可去葛根之升加苦参、马齿苋、赤白芍；白冻多者多为湿重（气分），可加槟榔、枳壳、白槿花；若脘腹痞胀，多为积滞较重，可去葛根加木香、山楂、枳壳。

另，马齿苋为治痢要药，其性寒酸，入心肝脾三经，既具清热解毒之功，又有凉血利肠之力，在上述诸方中均可加入。香连丸、芍药汤、枳实或槟榔导滞丸等法，也可随机选用，要在据症而斟酌之。有表证者须参合表剂以疏外邪，甚则用荆防败毒散，此喻嘉言所谓逆流挽舟之法也。然须确诊而辨治之。

由此可见，治痢之法，端绪不一。必待辨证求因，审因论治。湿热者宜清利之，积滞者宜导下之，因于气者调其气，因于血者和其血；有表证者须兼解表，新病属实者则须通因通用，久病因虚者，虽古训有痢无止法之说，亦可考虑塞因塞用。凡此乃治痢之大法也。

3. 疫毒痢

主症：发病急骤，高热昏厥，抽风痉挛，而无大便脓血之象，诊断易与乙脑混淆，故需作肛拭或灌肠查粪以作鉴别，临床上疫毒痢可分为两种类型。

（1）实热内闭

主症：多见壮热烦躁，面红目赤，谵语抽搐，下痢脓血，小溲短赤，舌红苔腻。

证候分析：暴感暑疫毒气，蕴结肠胃，化热化火，入心包，动肝风。

治则：解毒泻火。

方药：急救法，以紫雪丹鼻饲泄热制惊，熊胆灌肠剂泻火解毒。

（熊胆灌肠剂组成：熊胆0.6克，马齿苋15克，黄柏12克，椿根白皮15克，下血多者加苦参9克，用水200毫升煎至30毫升，保留灌肠，每日1~2次。方中熊胆苦寒无毒，入心肺肝胃四经，苦泻火，寒胜热，功能清火凉血，解毒开结。椿根皮苦寒而涩，入胃、大肠，功能燥湿清热，涩肠固下，黄柏、马齿苋均为清热燥湿，治疗之要药）。

待热降惊定，再以清热导滞，解毒止痢；药可用马齿苋、生军、槟榔、枳实、银花炭，川连、炒条芩、楂肉炭、白头翁等。

（2）内闭外脱

主症：多见体质素弱的病儿，在热闭抽搐的同时，突然出现面色苍白或灰白，脉象沉细，舌质转淡苔腻，四肢厥冷等。

证候分析：稚嫩之体，不耐疫毒烈毒，元气耗伤，而出现阳虚之脱症。

治则：回阳救逆。

方药：四逆汤合独参汤：淡干姜、附子、甘草、人参，待阳回脱固，再按症施治。

4. 久痢

（1）脾虚

主症：多为下痢已，黏冻除，而便泄不化者，可见面色不华，肢倦体乏，舌质淡白。

证候分析：痢后肠滑，运化无权，脾气不足。

治则：健运脾胃。

方药：异功散：党参、焦白术、生甘草、茯苓、陈皮。

随症加减：便调次多加炒怀山药、炒扁豆、赤石脂、石莲子；舌苔厚腻积滞未尽加炒山楂、木香、陈皮；若便下时有黏液，如休息痢者加白槿花、白扁豆花、木香、炒川连。

（2）脾肾阳虚

主症：多为大便培养始终阳性，便泄无臭，或略带黏冻，面色不华，神倦乏力，舌苔淡白，四肢不温。

证候分析：痢后脾肾阳虚，真气虚惫，运化无权，不能制菌，因此黏冻多为脾虚致肠黏膜滑脱也。

治则：温中扶阳，扶正祛邪。

方药：理中汤加味：党参、炮姜、甘草、焦白术、上肉桂。

随症加减：便下次多加炒怀山药、煨诃子、炒扁豆。

（3）脾阴虚

主症：久痢以后，便下稀糊，略带酸味，舌红苔黄偏燥，唇朱口渴、溲少。

证候分析：此多为热痢以后，脾阴耗伤，运化不复。

治则：运脾生津。

方药：七味白术散：太子参、焦白术、茯苓、生甘草、藿香、木香、葛根。

随症加减：若舌红少苔，口渴喜饮，阴液耗损严重者加乌梅、炒石榴皮；若便带少量黏冻加炒川连、炒银花、马齿苋以清余毒；便下松散，量次多者加炒怀山药、炒扁豆、石莲子。

另：有痢久不止，脾胃受伤，中气下陷，则可为脱肛，治疗当以调气养血，略带升提，方可用升麻汤：升麻、党参、焦白术、茯苓、荆芥穗、广皮、当归、白芍、防风、炙甘草、乌梅。若久痢不思饮食，食入易吐者，多为胃虚逆气上冲而吐，此名曰噤口，治宜健脾益胃，参苓白术散主之，并以米汤调服。

【病案举例】

例1　李某，男，3岁。

初诊案语：患儿多食生冷及炙煿之物。引起发热下痢，已有3天，体温在39℃左右，便下黏冻脓血，里急后重，日10余次，肛周红炎，腹痛纳呆，舌红苔腻，治当清解导滞。

处方：川连1.5克，苦参5克，秦皮10克，白头翁10克，黄柏5克，马齿苋10克，白槿花6克，槟榔6克，白扁豆花6克，枳壳5克。3剂。

二诊：药后热势下降T37.8℃，便下次减量增，脓血已除，尚有黏液，腹痛减轻，舌苔薄黄，再以清解余毒。

处方：炒川连1.5克，炒黄芩5克，白头翁10克，秦皮10克，马齿苋10克，白槿花6克，槟榔6克，广木香3克，炒山楂10克。3剂。

三诊：药后热降，便下松散，日有3次，黏冻已无，舌苔薄黄，纳谷不香，治以运脾为主。

方药：炒银花5克，马齿苋10克，炒怀山药10克，茯苓10克，炒谷芽10克，生扁豆10克，生甘草3克，陈皮3克，广木香3克。4剂。

药后便下得调，纳谷亦动，再以健运脾胃以巩固，并嘱饮食宜清淡。

［按］此例患儿因生冷炙煿蕴结肠胃导致湿（食）热互结，蒸郁发热，气滞不畅则腹痛，里急后重，下迫肠道，损伤血络而便脓血，故即以解毒燥湿、导滞之葛根芩连汤合白头翁汤加槟榔、枳壳、马齿苋等。3剂以后，便下次减量增，黏冻已少，乃为气血渐以调顺，故腹痛减轻，热势渐降。

再以原意追踪 3 剂，热降便黏冻已无，其松散者，是为痢后脾运未复，故以健运之品，少佐银花、马齿苋，恐其余毒未尽而复发。若是渐次调治，而使痢愈脾健得复也。

例 2　李某，男，6 岁（疫毒痢）。

初诊案语：患儿昨起呕吐 3 次，腹泻 1 次，高热惊厥，大便培养为宋内氏痢疾杆菌，西医诊断暴发型菌痢。入院后用西医抗生素、可的松、补液等。现高热 T40.5℃，四肢厥冷，手足抽搐，面白无华，神志昏迷，两脉沉数，舌苔黄垢。属暴发疫痢，来势险急。宜泄热解毒。

处方：紫雪丹 1.5 克，分两次化服；熊胆剂灌肠急救处理，1 剂。（熊胆剂组成及用法：熊胆 0.6 克，马齿苋 15 克，椿根白皮 15 克，川柏 12 克，用水 200 毫升，煎成 30 毫升保留灌肠）。

二诊：体温下降（现 T38.5℃），神志转苏，抽搐亦定，大便秘结，日10 余次，舌苔黄腻。为积滞夹杂，热毒未清也。再予清泄导滞。

处方：枳实 4.5 克，楂肉炭 9 克，马齿苋 15 克，生军 6 克（后下），生白芍 9 克，槟榔 9 克，炒莱菔子 9 克，连翘 9 克，鲜菖蒲 4.5 克，鲜藿佩各 9 克，银花炭 9 克。2 剂。

三诊：身热尚有（T38.9℃），腹痛，便下黏冻，小溲短赤，胃口不开，舌尖红绛，苔灰腻。痢滞未化，湿热蕴结。兹以苦寒泄热。

处方：葛根 6 克，条芩 4.5 克，川连 3 克，川柏 6 克，白头翁 9 克，秦皮 9 克，银花 9 克，马齿苋 12 克，六一散 12 克（包）。2 剂。

四诊：便痢黏冻，日三四行，舌苔已薄，胃气亦和，两脉滑数。再拟苦寒清痢。

处方：葛根 6 克，香连丸 2.4 克，条芩 4.5 克，扁豆花 6 克，马齿苋 9 克，生甘草 2.4 克，车前子 9 克，山药 9 克，白芍 9 克，炒银花 9 克。2 剂。

五诊：大便趋于正常，次数亦减；但胃口一动，多食胀气，面部略浮，小溲短少，形成食复。急令节食，改以消导理气。

处方：陈皮 3 克，青皮 4.5 克，川朴 2.4 克，广木香 2.4 克，神曲 9 克，扁豆 9 克，带皮苓 9 克，地骷髅 9 克，清甘草 3 克，炒谷芽 9 克。2 剂。

诸症已安，大便培养呈 3 次阴性。

［按］该儿为疫痢重症，热甚危急，初诊时系热深厥深，即予紫雪丹泄热定惊以济急，熊胆剂灌肠泻火解毒以清理，上下合治。翌晨即神苏搐

止，体温下降，痢次增多而毒得下泄，痢疾症状反而明显。其舌苔黄腻，为积热与湿浊夹杂，故予苦寒泄热之葛根芩连合白头翁汤为主方。药后诸症渐轻，大便趋于正常，虽因食复而面浮腹满，则戒以节食且与消导理气而安。

例3 郭某，女，7岁。

初诊案语：急性下痢赤白，兼夹里急后重，日10余次，身热T39.5℃~40℃，神志昏糊，四肢厥冷，面白无华，纳呆作恶，脉伏略细（血压下降），舌苔厚腻。西医诊断为中毒性菌痢，大便培养福氏痢疾杆菌。此当为积热蕴郁，冷实不消，内闭欲脱也。病情危重，亟须温脾汤温通下达以抢救之。

处方：淡附片4.5克，干姜3克，肉桂1.5克，酒浸大黄9克，元明粉9克，炙草3克，党参6克，当归4.5克，炒白芍9克。1剂。

二诊：清晨神志半清，大便绿黏，少能进食，舌脉如昨，药症尚合，续与原方，追踪1剂。

三诊：二进温脾汤后，热毒外泄，痢次反剧，日十七八次之多，赤白黏冻，兼夹绿色。热度渐降（T 38.3℃），神识清醒，阳回肢温，吐恶亦止，脉象细数，舌红苔化。症势由重转轻，但郁滞未化，尚须苦寒泄热。

处方：葛根6克，酒芩6克，水炒川连2克，白头翁4.5克，川柏4.5克，秦皮9克，马齿苋9克，银花炭9克，扁豆花9克，车前子9克。2剂。

四诊、五诊乃以上方去秦皮、川柏，加酒炒赤芍、酒苦参，连服7剂。

六诊：热度已平，痢下已和，胃纳转佳，但大便溏泄，面足略浮，形体转弱，舌淡苔厚，脉滑软数。此为痢后土虚，脾阳不振也。治拟温中消滞，以化余湿。

处方：党参4.5克，焦白术9克，炮姜2.5克，肉桂1.5克，广木香3克，陈皮3克，川朴3克，楂炭9克，煨葛根6克，酒芩4.5克。2剂。

七诊时又连用5剂。

八诊：痢疾已除（大便培养多次阴性），腹软纳佳，大便仍溏，两脉细弱，舌根尚腻。是脾阳虚耗，须温运兼予固涩以善其后。

处方：党参4.5克，焦白术9克，姜炭3克，粳米15克，山药9克，煨木香3克，扁豆花9克，石莲子9克，石榴皮炭9克，赤石脂9克。5剂。

服后诸症皆安而愈。

［按］患儿高热神昏、痢下赤白、里急后重，为典型的痢疾，病势确实严重。我们在治疗过程中，大体上分四个阶段。第一个阶段从初诊起，当时身热虽高，神志昏沉，但无痉搐，而四肢厥冷、面白无华、脉伏微细、血压降低、舌苔厚腻，虽似热深厥深，乃冷实热不消与湿热错杂蕴郁，而成内闭欲脱之象也。故即用千金温脾汤寒温互施、补泻同用，以桂、附、姜、参、归、草、芍温中回阳，调和气血；以硝、黄荡涤积滞，清热开结。1剂后神志半清，少能进食，下利绿黏，症情虽无改善，亦未恶化。然此类寒热补泻并用的峻剂，若不对症，则定生变端矣。实因病势严重，其效不显。迨二进温脾汤后，即见阳回肢温，神识清醒，热势亦缓。虽痢次反多，是阳气得回，而阴寒之邪挟湿滞下泄也。三诊起为第二阶段，由于阳回阴消，病情不同，故以葛根芩连汤合白头翁温汤清热和痢，参入理气导滞之品。至六诊痢疾已和，胃气亦动，但便泄不化，舌苔仍厚，是痢后脾虚，余滞未尽耳。故以消扶兼施，方用肉桂理中温扶，合陈皮、川朴、楂肉、木香、神曲、枳实等消滞，如此治疗1周，这是第三阶段。八诊后胃和苔化，腹部柔软，而溏泄未止，此缘脾虚肠滑，下焦不固也，故用加味理中参入石榴皮、赤石脂等，以固涩之，直至痊愈，此为最后阶段。

综观本案，初起之寒热错杂、病势危急，自须胆大心细、辨证正确；设有一般套方，恐有暴脱之虞，势必不救。在二进温脾汤后阳回热降，虽痢次仍多，然已脱险境。在阳回阴消之下，改用清热导滞以和其痢，至痢和而便泄者，乃中气受戕，余邪未清，则以消扶兼顾。嗣后胃和苔净腹软便泄，为脾虚肠滑、摄纳无权，故加固涩之品而健全功。以上治法，按辨证而求因，审因而论治，取得了满意的疗效。

例4　吴某，男，4岁（脾虚肠滑）。

初诊案语：大便下痢赤白黏冻，高热抽搐、神志昏迷而入院。西医诊断为中毒性菌痢。经抢救治疗后症状减轻，大便培养已转阴性。但便下泄利，次数尚多，故改由中医诊治。症见痢后肠滑，泄痢不化，日仍多次，胃纳随和，面白无华，舌淡无苔。脾阳虚损，法须温扶略兼收涩。

处方：党参4.5克，于术6克，炮姜2.4克，焦甘草3克，怀山药9克，炒谷芽9克，石榴皮4.5克，石莲子9克，煨木香9克。3剂。

二诊：胃纳和，腹部软，便仍泄利，舌质光淡。是痢后脾阳气虚，下焦不固。仍宗温中固涩相参。

处方：上方去谷芽，加扁豆9克，赤石脂9克，3剂。

服后便泄已愈。

［按］本例属于痢后肠滑，其症泄痢滑脱，面白无华，舌光而淡，显系元气下夺，砥柱无权，所幸胃气未败，尚能食谷，故予温中固涩之剂。二诊时更增赤石脂等，见效甚速。盖补可去弱，涩以固脱，乃仲师桃花汤之变法也。然治痢用兜涩，前贤每有告诫，若非确见邪去滑泄，当然不可轻用也。

急性传染性肝炎

急性肝炎出现黄疸者，阳黄居多；无黄疸者，列入湿滞或肝脾不和之证；重症肝炎有"急黄"或"瘟黄"之类；慢性肝炎，则往往会导致肝硬化腹水，以及腹满膨胀等证候。

本病的病因，中医学认为湿热之邪乘虚侵入，湿郁热伏，困扰脾胃，致脾胃升降失度而出现恶心呕吐，脘腹胀满，食欲不振，四肢乏力，二便失调等证。若湿热不化，郁结熏蒸，脾失健运，肝失疏泄，胆汁外溢肌肤，而发为黄疸。若湿热炽盛，毒邪内陷营血，则可呈现高热、烦躁、神昏、谵语、衄血、便血等证……小儿急性肝炎的病因，主要有内因、外因两个方面。外因是外感湿热毒邪；内因则与饮食有关，如恣啖生冷瓜果，或零食杂进，使脾运受损，湿食阻滞，从而气机不畅，肝失疏泄，郁而化热。所谓"气郁则湿郁，湿郁则热郁"。值得注意的是，小儿平素形体虚弱者，较易感染本病。

小儿其生理与病理特点：形气未充，脏腑娇嫩，生机蓬勃，发育迅速，这是生理特点；易寒易热，易虚易实，这是病理特点。因此在治理中，必须处处注意到这些与成人不同之点。

在急性期，虽然肝失条达、升降失调是其病机，但是当时的主要矛盾是湿热壅遏，因此治疗用药的重点在于清热利湿。不宜偏于疏肝，免生他变。在好转期，由于小儿脏气轻灵，苦寒之药不能过剂而影响脾胃。因此在急性期用过大剂苦寒之后，如果湿热渐去，苦寒之品，必须慎重考虑，转而调和脾胃，促进其生化之源，以恢复其肝脏功能，这是十分重要的一环，小儿如此，大人亦不例外。我曾治一妇女，患黄疸肝炎，经治疗后，黄疸退净，谷－丙转氨酶一直偏高不退。人感乏力，舌洁、便溏，脉稍软。前医选用苦寒清热解毒之品，经治月余，毫无效果，反致胃呆体乏，急给予健脾理气之药，十余剂自觉症状好转，纳香便调，肝功能复查，谷－丙转氨酶亦趋正常。可见临床上不能单纯辨病而忘却了辨证，这是不符合中医的基本法则的。

在祛湿退黄治疗方面，古代虽有"治湿不利小便非其治也"之说，但此仅仅是退黄的途径之一，临床上还应当分辨湿热的主要病位。湿热交结，首先应阻脾胃，中焦枢机不利，上下不得通宣，所以中州受病，是其基本特征。根据临床病象，和病邪的轻重，以及机体抗病能力的差异，从病位来分析，大致可归纳为：①湿热偏于中上焦：症状可见头痛，心烦脑憔，呕吐频作，胃脘胀闷等。②湿热偏于中下焦：症状可见小便短赤，尿浊尿频，尿道灼痛，小腹胀。热盛者大便干，湿热者大便溏薄，湿热并重，大便黏滞不爽。③湿热弥漫三焦：则上述症状交错出现，而且病情严重，严重时湿热蒙闭心包，可见高热、神昏、谵语、抽搐等危候。因此在治疗中，除辨湿热轻重而予以清热解毒利湿外，尚须注意湿热的病位。若偏于中上焦，当应开上宣中而散湿；若在中下二焦者，则宜宣中导下以利湿；如果弥漫三焦，则轻开、宣化、利导同时并进，使云雾湿热得以消散。这些治法，用之得当，确见功效。

在急性期的治疗中，主方加入凤尾草，有时亦与板蓝根、夏枯草同用者，以凤尾草性苦寒，能清热解毒，临床证明确有较好的效果，剂量可用至15～30克。板蓝根与夏枯草亦为苦寒清热解毒之品，且抗病毒作用较好。急性期大便闭结者，必须加用生军，以生军能泻火热，不必顾虑，所谓"有故无损，亦无殒也"，但需中病即止。如有夹食可加炒莱菔子、山楂，以莱菔子既能消食，又能理气通便，山楂消食兼能祛除油腻。总之在治疗中应当注意有时清热不宜太寒，祛湿不宜太燥，疏泄不宜太过，健脾不宜太壅，养阴不宜太腻，以免影响脾胃。这样随机应变，合宜而施，以获功效。

【分型治疗】

在临床辨证论治上，一般可分为3个不同阶段。

1. 急性期

急性期又可分为3型，即辨别湿重于热，或热重于湿和湿热并重。

（1）偏热

主症：黄疸前期，初起恶寒发热，精神疲惫，四肢乏力，食欲不振，恶心呕吐，上腹不适，并可出现尿胆红素，约1周后进入黄疸期，面目皮肤呈现黄疸，鲜明如橘子色，口渴思饮，不喜油腻，小便短赤，大便干结，舌质红，苔黄腻，脉弦数，有的可见肝区疼痛或肿大，并伴有压痛或叩击痛。

证候分析：湿热郁阻，气机受阻，则恶心、便秘溲赤。肝失调达则胆汁外溢，气滞血瘀则肝区疼痛肿大。

治则：清热解毒，利胆除湿，疏肝理气为主。

方药：茵陈蒿汤为主，酌加凤尾草、板蓝根、夏枯草、柴胡、枳壳、赤苓、泽泻等。便闭加生军；恶心加厚朴、藿佩、山楂等。

（2）偏湿

主症：初起发热轻或无，头重身倦，胸闷腹胀，嗳气作恶，渴不喜饮，继则出现面目皮肤色黄而滞，小便浊而不清，大便溏或黏腻不化，舌苔白厚腻，脉弦而缓。

证候分析：湿邪困阻，则头重身倦，湿食壅阻。肝胃失和，则胸闷腹胀，嗳气作恶。肝气不畅，胆汁外溢则发为黄疸。

治则：疏肝利胆，淡渗利湿为主，兼以清热消导。

方药：茵陈四苓散为主：茵陈、泽泻、猪苓、茯苓、凤尾草、板蓝根、柴胡、枳壳、炒莱菔子、川朴、山楂。

（3）湿热并重

主症：具有湿热并重的特点。较上述二类为剧。

治法：着重于湿热两分，如叶天士说："此则分消上下之势，随证变法"。以清热解毒，利胆除湿为主，兼以疏肝理气。

方药：茵陈蒿汤合三仁汤加减：茵陈、黑山栀、大黄、米仁、川朴、通草、滑石、凤尾草、枳壳、泽泻、赤苓。

2. 好转期

即实验室检查及各项体征渐趋恢复。

主症：热净或有低热，面目肤黄退，舌苔化薄，脘舒纳呆，便通溲清。

证候分析：湿热渐清，故肤目黄退，便通溲清。肝气调和，胃气未复，故脘舒纳呆。

治则：疏肝理气，和胃化湿为主。

方药：四逆散合茵陈四苓散：柴胡、枳壳、白芍、甘草、香附、佛手、茯苓、茵陈、炒谷芽、陈皮。

3. 恢复期

急性肝炎以后，容易出现脾胃虚损或肝阴受耗两种情况。

（1）脾胃气虚

主症：症状明显好转，黄疸退净，热净或低热，舌洁或苔薄腻，神倦乏力，纳谷不香，便下溏薄不化等正常。

证候分析：湿热渐去，但脾胃气虚，故乏力、纳呆、便溏。

治则：健脾和胃为主，兼化余湿。

方药：香砂六君子汤为主：党参、焦白术、茯苓、清甘草、香附、砂仁、陈皮、佛手、神曲。

（2）肝阴虚耗

主症：黄疸退净，舌红苔净或无苔，口干喜饮，低热盗汗，神倦乏力，便干或溏，脉细微数。

证候分析：湿热蒸郁以后，肝阴受耗，阴虚火浮，故低热盗汗，口渴喜饮。累及于脾则为便秘或溏。阴虚肠燥则便而为秘，余热不清，亦可便溏。

治则：养阴清热为主。

方药：一贯煎为主：北沙参、麦冬、当归、杞子、川楝子、石斛、地骨皮、花粉、生扁豆。若便干者加火麻仁；便溏稀者去麦冬、当归、杞子加怀山药、炒银花。

【病案举例】

例1　李某，女，12岁。

初诊案语：急性传肝，巩膜黄染，发热 T38.5℃，舌红苔黄薄腻，纳谷不振，便下溏臭，小溲短赤，二脉弦数，治以清热利湿。肝功能检查黄疸溶血＋，约40mg/dl，谷丙转氨酶200 U/L以上（赖氏法），余正常。

处方：凤尾草24克，板蓝根12克，茵陈15克，生山栀9克，黄芩6克，制军6克，车前草15克，滑石15克，泽泻9克，茯苓9克。5剂。

二诊：发热已和，巩膜黄染稍退，舌质红稍淡，苔薄腻，纳谷一般，便溏溲通，二脉弦滑，湿热之邪渐去，再以原法为主。

处方：凤尾草30克，板蓝根12克，茵陈24克，泽泻9克，滑石18克，黄芩6克，生山栀9克，车前草24克，柴胡4.5克。5剂。

三诊：病情好转，再以原法加减5剂。

四诊：巩膜黄已淡，舌苔亦薄，便溏溲通，二脉弦缓，治以疏肝理气，健脾化湿。

肝功能复查黄疸指数10，余正常。

处方：柴胡4.5克，青皮4.5克，楂肉9克，茵陈30克，茯苓9克，车前草 15 克，泽泻 15 克，佛手 6 克，川楝子 6 克，黄芩 6 克。7 剂。

药后病情好转，便下转条，再以原方加用健脾调治，其后肝功能复查均属正常。

［按］此例急性肝炎，根据证型分析是热重于湿，故用茵陈蒿汤加用凤尾草、板蓝根等以重在清热利湿。以其便溏臭，溲短赤，下焦湿热盛也，故加用制军，以制军走前阴，使湿热从小便而出，待湿热渐清，撤去苦寒之品，重在疏肝化湿，调畅气机，最后以健脾而收功。

例 2 王某，女，10 岁。

初诊案语：高热以后肝脾不和，巩膜黄染，舌苔厚腻，纳谷不香，便下干结，小溲短赤，二脉弦滑，治以清热解毒，兼以疏肝化浊。

肝功能检查：黄疸溶血，谷丙转氨酶 200U/L 以上（赖氏法），余均正常。

处方：茵陈 15 克，凤尾草 24 克，黄芩 4.5 克，生军 4.5 克（后下），大腹皮 9 克，川楝子 6 克，赤苓 9 克，泽泻 9 克，青皮 4.5 克，滑石 15 克。5 剂。

二诊：舌苔已薄，纳谷稍动，便下通畅，小溲转清，脉弦滑，再以原法加减。

处方：凤尾草 24 克，黄芩 6 克，茵陈 15 克，制军 6 克，川楝子 6 克，制香附 9 克，赤苓 9 克，泽泻 9 克，柴胡 9.5 克。5 剂。

三诊：四诊再以原意增损，服之 10 剂，肝功能复查黄疸 4，谷丙转氨酶在 4 以下。再以疏肝之品而巩固之。

［按］此例患儿，来诊时发热稍退，但巩膜黄染，舌苔厚腻，纳呆，便干溲赤，乃为湿重于热，湿热重在中下二焦。故药用茵陈四苓散化裁，加大腹皮、生军、滑石以畅中通利，候中下二焦湿热渐清，再以疏肝理气，健脾化湿而收功。

例 3 徐某，男，5 岁。

初诊案语：患儿肝炎 2 月多，舌苔厚腻，纳谷不香，人感乏力，便下溏薄，二脉缓濡，治以疏肝理气，健脾消湿食。最近两次肝功能检查，谷丙转氨酶 78U/L（赖氏法），余正常。

处方：柴胡 5 克，枳壳 5 克，川楝子 3 克，制香附 9 克，青皮 4.5 克，赤苓 9 克，川朴 3 克，陈皮 3 克，炒神曲 9 克，山楂 9 克。5 剂。

二诊：舌苔已薄，纳谷稍动，便仍溏薄，再以原法。处方：原方加米仁 12 克。5 剂。

三诊：舌苔薄净，纳谷精神亦振，便下渐条，二脉缓，治以健脾为主。

处方：党参 6 克，焦白术 9 克，茯苓 9 克，清甘草 3 克，陈皮 3 克，广木香 3 克，佛手 5 克，炒枳壳 4.5 克，扁豆 9 克。5 剂。

药后肝功能复查已正常，再以原法巩固而收功。

[按] 此例患儿，急性肝炎，经治疗后，黄疸退净，谷－丙转氨酶从 200 以上降至 78，但以后继续给予苦寒清热药，数次肝功能复查，未能恢复正常。根据来诊时证候分析，是脾土虚弱，以致无力运化湿食，湿食阻滞，从而进一步影响了肝的疏泄升降功能。所以苦寒之品，非但不能见效，反致损伤脾胃及影响肝的功能，以致疾病迁延。经给予健脾疏肝药后，健运得健，湿食一清，促使了肝功能正常，病得获愈。

伤　寒

伤寒属中医湿温病范畴，与中医传统之伤寒病有区别，好发于长夏初秋，暑湿两盛的季节，以外感湿热，滞于三焦而发病。临床以持续发热，表情淡漠或嗜睡，玫瑰疹，肝脾肿大，为其主要特征。若病情严重，湿热熏蒸则可见壮热不退，皮肤红色白痦；湿热滞中，脘腹胀痛；火伤肠络，大便下血；蒙闭心包，引动肝风，神昏抽搐等。

由于湿性黏滞缠绵，与热相搏，如油入面，一时难以生化，故该病的病情较长，且若余邪留伏，还有"复燃"之可能。因此该病是以湿热内蕴为主因，以脾胃为中心，治疗过程中当辨清热重于湿，或湿重于热，或湿热并重，这样就可有的放矢，对症下药，而收到效果。如偏于湿重的，治以芳香化浊，淡渗利湿，佐以清热；偏于热重的，治以清热化湿，佐以淡渗；湿热俱重者，则清热化湿并重；如湿热之邪逗留气分郁蒸不化而出现红疹白痦者，则宜轻清疏透，佐以淡渗分利，使邪从表里分消。苟能掌握这些原则，合理治疗，就不会有后期许多不良之转归。

【分型治疗】

1. 湿热在表

主症：发热午后较高，微恶风寒，头痛身重，胸闷纳呆，倦怠懒言，或咳嗽咽痛，舌白或黄或腻，脉浮数。

证候分析：湿热郁于卫表，故发热而微恶风寒。湿热郁滞，脾胃失和，故胸闷、身重、纳呆、倦怠。肺失宣肃，则咳嗽咽痛。

治则：清疏化湿。

方药：银翘散合三仁汤为主：连翘、银花、淡豆豉、清水豆卷、藿香、米仁、川朴、生甘草、滑石。

随症加减：热盛者加黄连、黑山栀；寒战高热加柴胡、黄芩；湿重者加泽泻、佩兰叶、茯苓；头目胀者加菖蒲、杭菊；大便溏泄加山楂、扁豆衣。

2. 湿热蕴阻气分

主症：高热不退，烦躁汗出，口干少饮，脘腹胀满，红疹白痦，或吐或泻，小溲短赤，舌红苔腻，脉濡数。

证候分析：邪热入于气分则高热烦躁。湿热熏蒸，壅阻脾胃，则脘腹胀满，或红疹白痦。湿热下迫则为泄泻。

治则：清热化湿。

方药：白虎汤合川朴饮为主：石膏、知母、黄连、黑山栀、厚朴、姜半夏、淡豆豉、菖蒲。

随症加减：湿重苔厚腻者加藿香、佩兰叶、米仁、泽泻；热重苔黄燥者加黄芩、银花；大便溏臭次多者加用葛根芩连汤；大便干结者加用枳实、炒莱菔子；非实热之症切忌大黄苦寒大泻之品。

3. 邪入气营

主症：高热不退，夜热大甚，烦躁谵语，皮肤斑疹，脘腹胀满，或便血，或衄血，舌红绛苔黄厚偏燥，脉弦数。

证候分析：湿热之邪，郁久化热，入于气营，故高热夜烦谵语，皮肤斑疹。湿热壅盛，故脘腹胀满。胃火上逆则衄，热伤肠络则便血。

治则：清气凉营，解毒泄热。

方药：清瘟败毒饮为主：石膏、生地、水牛角、川连、黑山栀、黄芩、知母、赤芍、元参、连翘、丹皮、淡竹叶、甘草。

随症加减：神昏谵语抽搐者可选用紫雪丹或安宫牛黄丸；便血较多加地榆、仙鹤草，去赤芍；若见下血过多，气血两脱，舌淡肢冷脉微者，当急先以回阳救逆，当用独参、参附龙牡救逆之类。

至于伤寒后期，多为正虚邪恋之证。正虚者多为气虚或阴虚，邪恋者多为湿热之邪未尽也，故善后之法，当辨此四者为主。如气虚湿恋者，症见面色不华，纳谷不香，舌白苔薄腻，便下松散，法当健脾化湿，用异功散加怀山药、炒米仁、泽泻、厚朴、广木香为主；阴虚湿滞者，症见低热不清，口干不多饮，舌质红苔薄黄，二脉细，治以清养化湿，方用竹叶石膏汤为主,加佩兰叶、米仁、青蒿、白薇;正伤不显而湿热未尽者,可见低热不清,脘胀纳呆,舌苔薄腻,便下溏稀,小溲通黄,脉濡微数,治当清化为主,可用藿朴四苓加青蒿、白薇、淡竹叶、滑石、生甘草。

另伤寒恢复期,当注意饮食清淡易化,休息有时,防止感冒,因此三者易使伤寒之余邪再燃也。

【病案举例】

例1 梅某,女,9岁。

初诊案语:高热起伏 T39℃~40℃之间,已有半月,汗少恶寒,烦躁面赤,形神萎倦,四肢不温,咳嗽有痰,纳呆作恶,苔厚灰腻,便通溲赤,表邪未解,内湿化温,拟清轻松透,使热以气分外泄。

处方:清水豆卷12克,连翘10克,鸡苏散12克,佩兰叶10克,黑山栀10克,青蒿10克,活芦根30克,鲜菖蒲15克,鲜竹叶12克,茯苓10克,泽泻10克,陈皮3克。2剂。

二诊:热仍未清,恶寒尚有,咳嗽有痰,腹软便溏,小溲短少,舌苔灰薄,伏邪内恋,治以清热化湿。

处方:清水豆卷12克,连翘10克,银花10克,银花10克,鲜菖蒲15克,活芦根30克,益元散12克,淡竹叶6克,川贝母5克,茯苓10克,泽泻10克。2剂。

三诊:热势下降 T38.2℃~39.5℃之间,恶寒已除,咳嗽尚有,纳谷不佳,大便溏散,舌质红润,苔中灰薄,邪渐去而气阴受损,治以清气益阴。

处方:淡豆豉10克,淡竹叶6克,黑山栀10克,鲜生地18克,活芦根30克,青蒿12克,桑叶10克,川贝母5克,枇杷叶10克(包),生甘草3克。2剂。

四诊:热度梯形下降,咳嗽好转,纳谷已动,便调溲通,舌苔灰薄,治以清余热而养肺胃。

处方:南沙参10克,麦冬10克,川石斛10克,淡竹叶6克,青蒿10克,白薇10克,川贝母5克,桑叶10克,枇杷叶10克,生甘草3克。3剂。

五诊:热降3天,咳嗽已和,纳谷正常,二便尚调,舌苔薄浮,大病以后,机体未复,饮食起居,慎于调护。

处方:太子参5克,茯苓10克,麦冬10克,炙甘草3克,川石斛10克,炒谷芽10克,青蒿10克,陈皮3克,鲜生地15克。5剂。

[按] 此患儿湿温半月，高热起伏，乃湿邪不得外泄，内蕴化热。而恶寒咳嗽，四肢不温，是肌表之邪未解，病虽半月，邪仍在卫气之间。其舌苔灰腻，邪尚未化燥，故予轻清化气，兼淡渗利湿之剂，使表邪以气化而散，里湿从小便而去。三诊后表邪已除，里湿渐清，阴耗显露，故予清余邪而养肺胃，使机体渐以康复。

　　例2　杜某，女，6岁。

　　初诊案语：伤寒8天，热势正盛，神志烦扰，饮食不进，白㾦隐布，便结2天，小溲短赤，舌红尖绛，两脉滑数，病邪进入阳明，势虑增剧，加味白虎汤主之。

　　处方：生石膏30克，知母6克，生甘草3克，川连3克，黄芩6克，连翘10克，银花6克，鲜竹叶10克，青蒿10克，白薇10克，花粉10克，陈粳米30克（包）。2剂。

　　二诊：热势稍缓，今晨T38.8℃，神志较安，白㾦隐布，纳谷不香，昨起便溏，小溲短赤，舌红绛色稍淡，阳明之热未尽也，再以原法主之。

　　处方：葛根5克，川连3克，黄芩5克，青蒿10克，白薇10克，黑山栀10克，淡竹叶6克，连翘10克，石膏24克，知母6克，生甘草3克，陈粳米30克（包）。3剂。

　　三诊：身热起伏已瘥，微微汗出，胃气稍动，形神较安，白㾦渐隐，便和溲赤，舌苔红润，邪已外泄之势，予以清热透邪。

　　处方：清水豆卷12克，青蒿10克，连翘10克，银花10克，花粉10克，黑山栀10克，淡竹叶6克，白薇10克，活芦根30克，六一散12（包）。2剂。

　　四诊：午后潮热T38.5℃，稍伴咳嗽，白㾦隐，纳谷已动，二便尚调，舌苔红润，再以轻清和热。

　　处方：南北沙参各10克，黄芩5克，淡竹叶6克，青蒿10克，鲜竹叶10克，桑叶10克，枇杷叶10克（包），川石斛10克，生甘草3克。3剂。

　　五诊：伤寒大热已除，低热未净，纳可便调，舌苔薄润，法当清养之。

　　处方：生地15克，南北沙参各10克，川石斛10克，青蒿10克，生熟谷芽各10克，炒竹茹5克，生甘草3克，淡竹叶6克。3剂。

　　[按] 此宗温热夹湿，湿热郁蒸未能宣泄，致白㾦隐布，病邪逗留阳明气分，故以重剂白虎汤加川连、黑山栀以清泄之。二诊时气分邪热未

减，而又协热下利，故与白虎汤合葛根芩连汤为主，以清热化湿并重而治。三诊时，热势渐降，其舌苔转润，微微汗出，为邪有外达之象，故治以因势利导，清热之剂兼以清水豆卷等透达之品，其后清热育阴，生津和胃之品，以调理善后之。

例3　冯某，女，4岁。

初诊案语：发热半月，持续升降，纳谷一般，舌苔厚腻垢浊，大便尚调，小溲短少。乃清阳不升，浊阴不降也，治以导湿下行。

处方：厚朴3克，桂枝3克，制茅术10克，赤苓10克，猪苓10克，泽泻10克，佩兰叶10克，青蒿10克，连翘10克，六一散12克（包），清水豆卷12克。2剂。

二诊：舌苔仍厚腻，但已松化，日晡潮热，胃纳不佳，便调溲通，湿浊未清，再以升清降浊。

处方：厚朴5克，青蒿10克，赤苓10克，佩兰叶10克，柴胡6克，黄芩5克，制茅术10克，猪苓10克，泽泻10克，陈皮3克，藿香10克。3剂。

三诊：舌苔已化，潮热也退，纳谷已动，大便正常，小溲通黄，湿浊已下降也。

处方：陈皮3克、茯苓10克，猪苓10克，泽泻10克，制茅术10克，青蒿10克，佩兰叶10克，炒谷芽10克，白薇10克。3剂。

四诊：舌薄纳可，二便尚调，余热均和，法当调理。

处方：党参5克，焦白术10克，茯苓10克，生甘草3克，陈皮3克，泽泻10克，佩兰叶10克，炒谷芽10克，青蒿10克，米仁12克。5剂。

［按］该案发热半月，据其舌苔厚腻垢浊等症乃湿热之邪，逗留脾胃，且湿重于热，而致清阳不升，浊气不降，故初以五苓散为主通阳利水，少佐轻清疏透，使三焦疏利冀湿得化。二诊时舌苔已得松腻，乃湿热已得松化之机，以其病本湿温，故即予清热利湿为主治。三诊时湿热已去大半，故在原意巩固3剂后，再以健脾利湿而收功。

四、寄生虫病

蛔　虫

蛔虫古称之为蚘虫或长虫，多为饮食不洁，生冷菜果，使虫卵从口而入，育为成虫，寄于肠胃，故该病的发生与脾胃关系最为密切。如《幼幼集成》云："夫虫痛者，蛔虫也。盖由小儿脾胃虚弱，多食甘肥生冷，留而为积，积而化虫。"该病的发生，初期以实证为多，治宜消积杀虫。病久常又兼夹脾虚，则当以健脾杀虫并使；若气血不足之严重者，又当先以调理，待元气恢复，再以杀虫。在使用杀虫药物的同时，可根据病之轻重，适当加入导下药物，以促使虫体尽快从体内排出。由于该病总以磨损脾为主，故待下虫后，必当以调理脾胃以善其后。

【分型治疗】

1. 虫积居肠

主症：脐周时作疼痛，伴有纳呆或恶，口馋嗜异，形瘦色黄，舌苔腻或薄黄白，便干或伴下蛔。

证候分析：蛔虫踞内，扰乱气机，故脐周作痛，阵阵发作。虫于积生，阻于脾胃，升降失司，故或恶或便秘。虫扰气机积阻脾胃，故胃嘈口馋嗜异。

治则：杀虫消积。

方药：槟榔丸为主：槟榔、木香、鹤虱、贯众、雷丸、巴豆霜、锡灰，轻粉。

随症加减：一般上方去巴豆、锡灰、轻粉，若苔腻积滞，形尚实者加炒使君子、苦根根皮、炒莱菔子、枳实；伴作恶者加川朴、神曲、佛手；若疼痛剧烈，伴有吐蛔，大便秘结，苔黄腻脉弦数之虫瘕者（虫梗阻肠道之类），则当加入大黄以急下通腑。

2. 虫积兼脾胃虚弱

主症：脐周腹痛阵作，纳谷不香，形体消瘦，神倦色黄，舌苔薄白，便下不化。

证候分析：素体不足或病久脾胃受损，运化不良，故形瘦色萎，便下不化。虫居肠中，扰乱气机，故脐周腹痛阵阵。

治则：健脾醒胃兼以杀虫。

方药：肥儿丸为主：党参、焦白术、茯苓、生甘草、陈皮、神曲、山楂、炒谷芽、炒使君子。

随症加减：脐周痛较甚者酌加杀虫之苦楝根皮、槟榔；大便不化者加青皮、广木香。

3. 虫厥

主症：脐周阵发剧烈，辗转不安，痛剧冒汗，呕吐蛔虫，纳谷不香，便下干结，舌苔黄腻，脉弦数。

治则：安蛔杀虫。

方药：乌梅丸为主：乌梅、川椒目、细辛、桂枝、黄连、黄柏、附子、干姜、党参、当归。

随症加减：苔黄湿热内盛者，去细辛、桂枝、干姜、附子、党参，加黄芩、大黄、枳壳；兼积滞加神曲、鸡内金、炒莱菔子；同时再酌加炒使君子、苦楝根皮、贯众等杀虫之品。

该方之妙在于酸以安，苦以下也，临床若能灵活运用，确有其效。

【病案举例】

例1 徐某，男，5岁。

初诊案语：患儿脐周腹痛阵作，已有旬余，口馋嗜食，面色萎黄，形体尚实，脐周可扪及条索状，舌苔厚腻，便干溲通，治以消积杀虫。

处方：槟榔6克，贯众10克，炒使君子10克，苦楝根皮10克，雷丸10克，枳实10克，炒莱菔子10克，佛手6克，炒谷芽10克，陈皮3克。3剂。

二诊：昨下蛔虫2条，但腹痛仍作，舌苔厚腻，纳谷不香，再以消积杀虫。

处方：川朴3克，炒使君子10克，槟榔6克，炒莱菔子10克，枳壳6克，贯众10克，佛手6克，鸡内金6克，雷丸10克，陈皮3克。3剂。

三诊：药后又下蛔5条，腹痛已缓，舌苔稍薄，纳谷一般，二便尚调，治以消积运脾。

处方：川朴3克，炒莱菔子10克，枳壳6克，青皮6克，佛手6克，炒谷芽10克，鸡内金6克，茯苓10克，陈皮3克，神曲10克。4剂。

药后舌洁纳可，面色渐润，再以异功散加谷芽、鸡内金、神曲、山楂、米仁。5剂调理而安。

［按］该患儿为虫积腹痛，以其形体尚实，故初以杀虫导下为主，3剂后下蛔2条，但腹痛未除，为虫积未尽也。故再以杀虫为主，撤去苦楝根皮者，以其药有毒，不宜久用。二诊又下蛔5条，腹痛已缓，舌苔化薄，虫积已去，故法当理脾醒胃。待三诊后，胃苏脾运，则以健运而巩固善后。

例2 汤某，女，5岁。

初诊案语：患儿因脐周疼痛剧烈经旬，近因高热而住院治疗，其症面色潮红，体温 38.5℃，腹痛发则剧，伴冒汗，曾吐蛔 1 条，舌红苔黄腻，腹部胀满，便秘 5 天，小溲通黄，二脉弦数，治以安蛔杀虫。

处方：乌梅 5 克，川椒目 3 克（炒出汗），炒使君子 10 克，苦楝根皮 10 克，黄连 3 克，大黄 5 克，黄芩 6 克，淡干姜 1.5 克，炒莱菔子 10 克。2 剂。

二诊：药后第二天下宿矢较多，并见蛔虫约 20 余条，体温降至 37.8℃，腹痛已减，腹部亦软，再以原法巩固，兼和胃气。

处方：乌梅 5 克，川椒目 3 克炒出汗，川连 2 克，淡干姜 1.5 克，炒使君子 10 克，枳壳 5 克，炒谷芽 10 克，茯苓 10 克，槟榔 6 克。3 剂。

三诊：药后未见下虫，热势已平，腹痛未作，唯神萎纳呆，舌苔厚腻，再以调养化浊。

处方：北沙参 10 克，青蒿 10 克，炒谷芽 10 克，佩兰叶 10 克，鸡内金 6 克，茯苓 10 克，陈皮 3 克，乌梅 5 克，枳壳 5 克。

四诊：纳谷稍动，舌红少苔，口干喜饮，便干溲通，治以益气生津以和胃。

处方：太子参 6 克，石斛 10 克，花粉 10 克，生甘草 3 克，生熟谷芽 10 克，鸡内金 6 克，青蒿 10 克，玉竹 10 克，瓜蒌仁 10 克。3 剂。

其后再以调养经旬而出院。

[按] 该患儿发热腹痛吐蛔，西医诊断为蛔虫梗阻，并伴轻度肠梗，其发热当为感染所致，故初用乌梅酸以安，黄连、大黄苦寒以下，少佐干姜之辛以伏其热，再加驱蛔导滞之品。2 剂后虫积随宿食而下，病即得轻，热势亦降，即以原法去泻下之品增以和胃之品。四诊时积热已久，因其病久，气阴耗伤，故予益气养阴和胃之品，若时调理，终以康复。

绕　虫

蛲虫亦为儿童之常见病，卫生不究，生活饮食不节均能感染产生。它的特点：常以夜间爬出肛门口排卵，幼虫孵化又可侵入大肠。因此，讲究卫生，如餐前便后洗手，不食不洁生冷之菜瓜果，感染后及时驱虫，及感染后早起清洗肛门，短裤衣被及时洗晒，均是治疗防止蛲虫反复感染的重要环节。

由于蛲虫寄生肠内，又多因饮食不洁之物所致，所以常致脾胃运化失司，或兼积或生湿蕴热，所以治疗之法是以杀虫理脾（胃）为主。

【治疗】

主症：肛门或会阴部瘙痒，尤以夜间为多，夜寐不宁，时烦不安，纳谷不香，舌苔薄黄，便调或不化，时有尿感，病久脾胃失健，又可见面色萎黄，形体消瘦。

治则：杀虫消积。

（1）内服方 百部10克，鹤虱5克，白芜夷5克，槟榔6克，炒使君子10克，雷丸6克，炒谷芽10克，山楂10克，陈皮3克。

随症加减：女孩前阴炎痒，小溲短赤者加淡竹叶、通草、滑石、生甘草；肛周红炎而痒加黄柏、苦参；苔腻纳呆加炒莱菔子、厚朴、枳壳。

（2）外用药

①每晚肛周可涂1次蛲虫膏。

②百部50克，浓煎至30ml。每晚1次保留灌肠，可连用1周。

【病案举例】

陈某，女，6岁。

初诊案语：患儿近周来夜寐不安，时烦不宁，并诉肛周会阴时痒，已抓之红糜，夜间诉肛痒时发现蛲虫爬出，纳谷不香，舌苔薄黄，便下干结，小溲短数，治以杀虫为先，兼以清利。

处方：百部6克，鹤虱6克，槟榔5克，苦参5克，黄柏5克，淡竹叶5克，通草3克，白芜夷5克，炒使君子10克，生甘草3克。3剂。

并嘱用百部50克浓煎至30ml，每晚1次，保留灌肠1周。

二诊：药后便下兼夹蛲虫较多，肛周红痒已瘥，患儿稍得安宁。

处方：百部6克，鹤虱6克，苦参5克，黄柏5克，淡竹叶5克，生甘草3克，白芜夷5克，炒谷芽10克，陈皮3克，通草3克。3剂。

三诊：药后仅见蛲虫数条，肛红已和，纳谷稍动，躁烦亦宁，舌苔薄黄，二便正常，治以调理之。

处方：北沙参10克，茯苓10克，泽泻10克，炒谷芽10克，鸡内金6克，淡竹叶6克，百部6克，通草3克，生甘草3克。5剂。

［按］该患儿感染蛲虫，湿热内生，注于下焦，故烦躁肛痒，尿短数，用之杀虫清热化湿，药而见效。其后虫积湿热渐去，则以清余邪，调脾胃而收功。

五、消化系统疾病

厌 食

厌食为日今儿科之常见病，与积滞不同，主要原因多为脾胃素弱，喂养不当，过食生冷油腻不化之物，或多服误服滋补之品，阻碍胃气；或病后如久泻、肺炎及慢性消耗性疾病，脾胃之气阴受耗；或先天不足，后天失调，造成胃气不足所致。其他如环境变化、惊恐紧张、劳累过度，均能产生厌食之症状。

【治疗】

厌食的主要治疗手段，以和胃运脾为主，使升降协调，气机通畅则胃气自苏。故治疗当中消必兼运，健必兼苏，养必兼和。如因积引起的厌食，以消积理气为主，方如食积保和丸，乳积消乳丸，酌加枳壳、青皮、佛手之品；脾胃气虚的，以健运脾胃为主，方用香砂六君汤加用谷芽、山楂、内金之类；久泻后脾气阴不足，不能运津上承而致口干厌食者，当以七味白术散为主，方中藿香亦为芳香醒胃之品，并加酌加石斛、炒谷芽以生津和胃；热病及消耗性疾病致胃阴不足者，当以调养胃阴为主，方用沙参养胃汤，北沙参、玉竹、生怀山药、石斛、花粉、生扁豆、生熟谷芽、生甘草、鸡内金等，运用得当，均有良效。

根据小儿体质之特点，结合临床实践，对小儿厌食，如先天脾胃虚弱，乳食内积，及他病之影响者以调和营卫的桂枝汤着手，此意在通过调和营卫，来促苏脾胃的气机，有时仅用数剂，能使儿知饥思食，确有意想不到之效果。

1. 应用桂枝汤之根据

营卫主一身之气血，脾胃虚弱则营卫不和，营卫不和则又影响脾胃之气机，二者在临床上互为因果，故调和营卫者，之所以调和胃气也。临床上厌食患儿，多面色不华，多汗易感，而桂枝汤则是一个改善和强壮体质，安定神志，或里虚里寒，中焦化源不足，潜在虚的一面的调节剂，昔尤在泾说："此汤外证得之能解肌，去邪气，内证得之能补虚调阴阳。"桂枝汤之妙，就在于调和营卫以促醒胃气也。

2. 桂枝汤之药理分析

从桂枝汤的药理配伍上分析，生姜助桂枝以和表寒，大枣助芍药以调营阴，甘草合桂枝汤、生姜可辛甘化阳，具少火生气之意，甘草合芍药又能酸甘化阴，甘草合大枣则养脾胃资汗源。阴阳并调，与脾胃之气天然相应，又桂枝汤善通心气，心气和调，则舌又能知五味矣。而厌食小儿常有其心理情志因素，而致食入无味。正是由于这种内在复杂的联系，形成了本方的多面性，乃至临床应用的广泛性。

3. 桂枝汤应用的随症加减

本方可加炒谷芽、鸡内金、山楂；而面色不华，乏力汗多气虚者可加党参、黄芪、麻黄根、糯稻根；伴脾虚便下次多者加异功散；舌淡肢冷阳虚者，加淡附片；伴虚寒腹痛，倍芍药加饴糖；阴津不足，苔薄花喜饮者加以石斛、玉竹、麦冬、生扁豆；阴虚便秘加生首乌、火麻仁。

【病案举例】

例1　何某，女，3岁。

初诊案语：患儿纳少厌食，已有数月，平素易感，形体消瘦，面色不华，汗出较多，大便不化，日2～3次，小溲通清，舌苔薄白，治以和营健脾。

处方：桂枝3克，炒白芍6克，生姜2片，红枣3枚，炙甘草3克，党参5克，焦白术10克，茯苓10克，麻黄根10克，炒谷芽10克，山楂10克。4剂。

二诊：药后纳谷稍动，汗出减少，便下转调，舌苔薄浮，再以原法主之。

处方：桂枝3克，炒白芍6克，生姜2片，红枣3枚，炙甘草3克，党参5克，茯苓10克，炒谷芽10克，山楂10克，鸡内金5克。4剂。

药后纳谷正常，便下成条，面色转润，原法巩固之。

[按]该患儿平素感面色不华，汗出较多，乃为营卫失和，形瘦便多，脾气已虚，二者互为影响造成厌食之症。予桂枝汤合异功散，使营卫调和，脾胃健运，而胃气得苏，纳谷自开也。

例2　陈某，女，3岁。

初诊案语：患儿厌食经月，体弱多汗，时发低热，T37.2℃～37.5℃，面色萎黄，舌苔淡花，便下干结，治以和营生津。

处方：桂枝2.5克，炒白芍6克，生姜2片，红枣3枚，生甘草3克，川石斛 10 克，生熟谷芽 10 克（各），鸡内金 5 克，青蒿 10 克，白薇 10 克，太子参 5 克，火麻仁 10 克。4 剂。

二诊：药后纳谷稍动，汗出减少，低热 T37.2℃，未再上升，方已见效，原法追踪。

处方：上方 4 剂。

三诊：纳谷已动，低热亦和，舌苔花剥，口干喜饮，便干溲通，治以益气养阴和胃。

处方：太子参 5 克，麦冬 10 克，五味子 3 克，川石斛 10 克，花粉 10 克，鸡内金 5 克，生熟谷芽 10 克（各），火麻仁 10 克，生甘草 3 克，青蒿 10 克。4 剂。

药后舌苔薄润，纳谷正常，二便均调，再以原法巩固之。

［按］该患儿当为阴虚体质，由于营阴不足而使卫分失和，纳呆厌食，伴见低热，其主要之辨在于舌淡苔花也。

故调和营卫养阴退虚热，为其主治，二诊以后，营卫和，低热退，纳谷动，其阴虚之体质显露，故再予益气养阴和胃之品而调理之也。

急性胃炎

小儿急性胃炎，属中医学中的胃脘痛、呕吐等范畴，其主要原因多为过食生冷辛热炙煿之物；或素有内积兼感外邪；或误食有毒药食，使壅滞脾胃，气机受阻，不通则痛，失于和降；水谷随气上升而作呕吐，严重的伤于胃络则可吐血。因此，急性胃炎的治疗总则当以祛邪为主（积、热、寒），兼以和胃降逆。

【分型治疗】

1. 湿食（热）阻中

主症：脘腹胀满作痛，呕吐频作，呕出物臭秽，时烦不安，口气臭浊，舌红苔薄黄或腻，大便或秘或溏利，小溲短赤。

证候分析：多因患儿过食生冷辛热炙煿之物，或素体偏热，兼以积滞，使湿食化火，阻于中焦，气机受阻，不通则痛。失于和降，则上逆而吐。湿食壅阻，气机不畅，则可大便秘结，若湿热下注则大便溏利。

治则：清热和胃，消积导滞。

方药：黄连温胆汤为主：炒黄连、陈皮、姜半夏、茯苓、生甘草、炒竹茹、炒枳壳、炒麦芽、鸡内金。

随症加减：苔腻积重加川朴、山楂、神曲、鸡内金；大便干者加大腹皮、炒莱菔子、槟榔；兼夹便下溏臭次多者合葛根芩连汤。

2. 外邪犯胃

外邪犯胃而引起的急性胃炎的，临床多见于患儿平素脾胃有积未消者，复感外邪，则与之相搏而引发，因此，祛邪之中当予以消食和胃之品，标本兼合，见效更捷。

（1）表寒兼积

主症：发热恶寒，纳呆吐恶，脘胀或痛，舌苔薄白或薄腻，便干溲通，脉浮数。

证候分析：感受风寒之邪，束于肌表，故发热恶寒，脉浮数。食滞中焦，于外邪相搏，气机受阻，失降失和，故纳呆，腹胀痛而呕吐。

治则：疏风散寒，消积和胃。

方药：藿香正气散为主：藿香、大腹皮、苏叶、茯苓、川朴、神曲、陈皮、姜半夏、焦白术。

随症加减：发热较高加荆芥、防风、淡豆豉；腹胀纳呆加山楂、炒枳壳、鸡内金；大便秘结加炒莱菔子、槟榔、去白术；兼咳嗽痰多加紫菀、象贝。

（2）表热兼积

主症：发热微恶风，纳谷不香，脘胀作痛，伴有吐恶，舌红苔黄或腻，便干溲赤，脉浮数。

治则：疏风散热，消积和胃。

方药：银翘散为主：连翘、银花、淡豆豉、荆芥、淡竹叶、芦根、陈皮、竹茹、茯苓。

随症加减：表热偏盛加薄荷、杭菊；脘胀痛加炒枳壳、炒莱菔子；咳多加枇杷叶、象贝；吐恶较频苔厚腻者加炒川连、藿香、川朴。

另有因毒食物引起的急性胃炎，治疗当先以西药洗胃以先救治之，同时中药可用催吐、泻下解毒诸法，一般临床多选用番泻叶 5 克煎汁服，以泻下毒物；绿豆 30 克，生甘草 6 克，芦根 15 克，煎汁服，以解内毒。待症状缓解，则再以辨证治疗。

【病案举例】

例1 李某，男，6 岁。

初诊案语：昨食油炸食物，兼以饮料，入夜腹胀作痛，吐恶时作，舌红苔腻，便秘溲赤，治以清热和胃，消积导滞。

处方：炒川连2克，川朴3克，藿香6克，炒莱菔子10克，炒竹茹5克，枳壳5克，陈皮3克，大腹皮10克，鸡内金6克。3剂。

二诊：药后吐止，腹痛亦瘥，但纳仍不香，舌红苔黄，便通溲赤，邪积渐去，再以清和之。

处方：炒川连2克，炒竹茹5克，藿香6克，炒神曲10克，鸡内金6克，陈皮3克，茯苓10克，炒麦芽10克，川朴3克。3剂。药后纳谷已动，便通溲清，舌苔薄黄，再以调和数剂而安。

[按] 该患儿因油腻饮料壅滞肠胃，加之素体偏热，致气机失和，火邪上冲，故初用清胃消导之品，3剂即见效果，再以原意增消积和胃以固效，终则以养胃和胃以收功。

例2 蒋某，女，4岁。

初诊案语：患儿感受寒邪，发热咳嗽（T38.5℃），纳呆吐恶，舌白苔腻，便下干结，小溲尚通，治以疏风散寒，兼消积和胃。

处方：荆芥5克，防风5克，淡豆豉10克，苏叶5克，藿香6克，川朴3克，大腹皮10克，茯苓10克，陈皮3克，姜半夏10克，炒麦芽10克。3剂。

二诊：热降T37.3℃，吐恶已瘥，但咳嗽较多，舌苔薄腻，便下秘结，小溲通浊，治以化痰和胃，消积导滞。

处方：陈皮3克，姜半夏10克，茯苓10克，生甘草3克，枳壳5克，川朴3克，炒莱菔子10克，炒神曲10克，炒谷芽10克，苏叶梗6克。3剂。

三诊：发热已和，咳痰已少，吐恶亦和，舌苔薄白，二便尚调，原法巩固。

处方：陈皮3克，姜半夏10克，清甘草3克，炒莱菔子10克，炒谷芽10克，鸡内金5克，炒神曲10克，紫菀6克。4剂。

[按] 该患儿由于素有内滞，故感受寒邪之后，表阳外束，肺气失肃，兼滞积气阻，而致发热、咳嗽、吐恶，故治当疏散消积，以藿香正气散为主，加防风、荆芥、淡豆豉辛平疏解之品，二诊时其表寒积滞渐去，而咳嗽多痰，故以二陈燥湿痰，兼以神曲等消积醒胃，三诊时诸恙悉瘥，故再以化痰消食之品而告愈。

例3 刘某，男，5岁。

初诊案语：患儿近月来纳呆口臭，昨又感发热，T38.9℃，咳嗽不爽，脘胀吐恶，舌红苔腻，便下干结，小溲通赤，治以清疏消积。

处方：炒川连2克，连翘10克，银花6克，杭菊10克，淡豆豉10克，桑叶10克，象贝10克，炒莱菔子10克，竹茹6克，枇杷叶10克（包），鸡内金6克，厚朴3克。3剂。

二诊：热势渐降，T38.2℃，微微出汗，吐恶亦少，唯咳嗽痰多，纳谷不香，舌红苔薄黄，便干溲赤，再以清疏化痰。

处方：炒川连2克，银花6克，连翘10克，桑叶10克，竹茹6克，枇杷叶10克，象贝10克，炒莱菔子10克，鸡内金6克，瓜蒌仁10克，炒谷芽10克。3剂。

三诊：热和纳动，胀除吐和，咳痰少作，舌苔薄黄，二便尚调，治以肃化和胃。

处方：桑叶10克，竹茹6克，枇杷叶10克，杏仁6克，象贝10克，冬瓜子10克，陈皮3克，鸡内金6克，炒谷芽10克，茯苓10克。4剂。

［按］该患儿本已积滞化热于内，再兼以外感风热之邪。而致肺气失肃，邪积壅阻，气机逆乱。故初以疏宣清消并施，候表邪散解，则再以肃肺化痰，消运和胃而收功矣。

肠梗阻

婴儿巨结肠者，多由先天因素有关，主要为孕母之湿热传于胎儿，致出生以后，胎热壅于大肠，气机不畅，传导失职而致大便不通。因此临床上本病以湿热实证偏多，亦可兼夹气滞不畅。至于虚者，亦多为后期，由于病情日久，虽湿热渐去，而脾虚显露。

【治疗】

本病治疗之要，当以清热通下为主。即所谓"六腑者，以通为用"也。通下之法，以咸寒之元明粉为主药，白蜜润肠护胃为辅药，此亦急润之法，因巨结肠者犹如"无水行舟"，而元明粉之咸寒可清可润，兼之白蜜用之甚为合法，若用大黄急下，虽可图一时之快，但久必更伤其津而致肠更燥矣。若兼腹满气滞者，少佐理气之品，亦属不妨，但必要有是症而用是药，切不可顾此而失彼也。

【病案举例】

徐某，女，1月半。

初诊案语：患儿自生至今便下秘结，靠灌肠得以通下，钡餐灌肠 X 线显示，直肠－乙状结肠处狭窄，舌红苔腻，腹满而硬，矢气不多，小溲通赤，治以润下为主，少佐理气消积。

处方：元明粉 3 克（冲），白蜜 1 匙（冲），枳实 5 克，麦芽 10 克，陈皮 3 克。3 剂。

二诊：药后便仍灌下，矢气较多，腹满苔腻，纳乳不香，再以原法主之。

处方：元明粉 4 克（冲），白蜜 1 匙（冲），枳实 5 克，麦芽 10 克，火麻仁 10 克，郁李仁 10 克，陈皮 3 克。3 剂。

三诊：药后自便 1 次，便下较稀，舌苔薄腻，腹满稍软，纳乳欠香，原法为主。

处方：元明粉 4 克（冲），白蜜 1 匙（冲），枳实 5 克，麦芽 10 克，火麻仁 10 克，瓜蒌仁 10 克，陈皮 3 克。3 剂。

药后便自通 1 次，舌苔化薄，腹部转软，再以原法增损调治经月而便每日得以自通。用药大致如下，服药半月后，大便隔天一二次，舌苔薄净，即去元明粉、白蜜，加减使用桃仁、山楂、鸡内金、当归、北沙参、川石斛等之类药物，以滋润养血和胃而收功。

［按］该巨结肠患儿，便秘不通，腹满而硬，舌红苔腻，系湿热壅积肠道，气机失调之故，故以元明粉、白蜜为主而急润之，并少佐理气和胃之枳实、麦芽。6 剂以后，便能自通 1 次，且矢气较多，说明其湿热之积渐松，气机稍复，故再以原意增加润下之瓜蒌仁、郁李之品，促使肠道蠕动而不伤津。待半月后病情稳定，气机通畅，渐显伤津之象，故即去咸寒之元明粉，增损以沙参、桃仁、当归、石斛滋养阴血兼能生津润下之品，若是调治月半，病终得愈矣。

肠套叠

肠套叠为小儿临床常见的急腹症之一，其急性发作时常在 X 线下以空气或钡液加压灌肠使之整复。但是不少患儿整复后仍易反复发作，严重的不得已行施手术治疗。

西医学认为本病的基本病理变化是肠壁肌肉痉挛和血液循环障碍，静脉受阻，肠壁瘀血，套入部分久而坏死。因此，可以认为肠套的形成是肠壁血液循环障碍局部麻痹而形成。又由于复位后，这部分的血液循环仍未通畅，故可再次形成肠套叠的发生。西医的这种机理，从中医角度来分析，正是不谋而合。方书谓：久痛在络，络主血，不独肢体之痛在络，即胸腹之痛，痞积之痛亦均在络，皆宜活血，无徒从事于气。且从临床辨证分析，肠套叠的发生，多因饮食、环境、气候变化，导致肠道气机逆乱，络脉瘀阻，若络瘀日久，每至整复后气血难畅，而致反复发作。

由于气为血帅，血为气之母。气行则血行，气滞则血瘀，反过来血运瘀阻亦必导致气机不畅。故气之与血，如影随形，活血者必当顾及气也。为此，本病的治疗大法当明，温经散寒，活血利气，化瘀止痛为主旨也。

【治疗】

主症：阵发性哭吵，屈腿（腹痛），面色苍白，呕吐食物或胆汁或粪便样液体，初起不便或大便正常，12小时后可见暗红色便血，或血黏液混合状，若整复后，有的仍可反复发作。

证候分析：肠道气机逆乱，故腹痛阵哭，面色苍白，胃气上逆则呕吐异物，肠之脉络受损，故大便带血，虽经整复，但局部气血未畅，故反复肠套发作。

治则：急性发作期，宜空气或钡液加压灌肠，待整复后，即以中药活血利气，温经散寒为主治。

方药：少腹逐瘀汤：小茴香、干姜、官桂、川芎、元胡、没药、蒲黄、五灵脂、当归、赤芍。本方之意在于小茴香、干姜、官桂温经散寒，通达下焦；元胡、没药，利气散瘀，消肿定痛；蒲黄、灵脂活血祛瘀，散结止痛；川芎为血中之气药，配合当归、赤芍以活血行气。

随症加减：若腹胀腹痛之气滞者加柴胡、枳壳、青皮；便下不化，加木香、山楂、谷麦芽；大便酸臭黏糊加川连、银花、扁豆衣。

本病之治当以保持大便通畅为先，若大便秘结，反致气血易阻，故整复以后，每多见大便松散次多，暂勿止泻健脾，候活血利气并适当加入运脾消积之品数剂后，待病情稳定，再以健运脾胃无妨矣。

【病案举例】

例1 蒋某，女，3岁。

初诊案语：患儿自去年至今，肠套已有4次，前天又作空气灌肠复位，现形神较软，面色不华，纳谷不香，便下不化，时伴腹痛，日 2~3 次，舌苔薄白，治当温经运脾，活血利气。

处方：桂枝 3 克，淡干姜 1.5 克，广木香 3 克，川芎 5 克，五灵脂（炒）5 克，当归 5 克，赤芍 5 克，小茴香 5 克，没药 3 克，生蒲黄 6 克，炒山楂 10 克，元胡 6 克。3 剂。

二诊：药后腹痛已和，形神稍振，纳谷一般，便下不化，舌苔薄浮，再以原法主之。

处方：桂枝 3 克，焦白术 10 克，茯苓 10 克，木香 3 克，当归 6 克，元胡 6 克，川芎 5 克，赤芍 5 克，山楂 10 克，生甘草 3 克。3 剂。

三诊：病情稳定，舌苔薄浮，纳谷已动，便下欠化，治以健运脾胃，少佐活血。

处方：炒党参 10 克，焦白术 10 克，茯苓 10 克，生甘草 3 克，红花 5 克，光木香 3 克，元胡 6 克，桂枝 3 克，陈皮 3 克，炒山楂 10 克。5 剂。

药后便下已调，再以原意增损调服 10 剂而安。随访 1 年，肠套未再复发。

［按］该患儿 1 年之中肠套反复发作 4 次，其症面白神萎，苔白便溏，乃为脾本不足，寒凝气滞，络脉瘀阻，故治以少腹逐瘀汤之温经散寒，活血利气为主，兼以广木香、山楂运脾消食，三诊时诸恙已得稳定，则以健脾为主，少佐活血。若是脾气健运，气血通畅，肠套得以根治矣。

例 2　徐某，男，3 岁。

初诊案语：反复肠套 8 次，经常腹痛，纳谷不香，面色萎黄，舌苔花剥，便下干结，治以活血利血为主。

处方：桃仁 10 克，红花 5 克，枳壳 5 克，川芎 5 克，赤芍 5 克，生地 12 克，五灵脂 6 克（炒），元胡 6 克，炒谷芽 10 克。3 剂。

二诊：药后腹痛减轻，纳谷不香，舌苔花剥，便下干结，再以活血调气。

处方：上方加火麻仁 10 克，生蒲黄 6 克，没药 6 克。4 剂。

三诊：腹痛未作，纳谷稍动，舌苔花润，治以原法兼以养胃。

处方：桃仁 10 克，红花 5 克，川芎 5 克，赤白芍 6 克，枳壳 5 克，川石斛 10 克，炒谷芽 10 克，火麻仁 10 克，生甘草 3 克。5 剂。

药后诸恙得和，再以调和气血旬余而安，随访 1 年，肠套未再发生。

［按］该例肠套多次发作，根据其症，当以络脉瘀阻，故治以活血为主，少佐理气，数剂后气血渐以通畅，则以原意增损以巩固之，三诊时腹

痛已和，乃由病久阴伤，故继予调理气血兼以养胃而善后。

六、呼吸系统疾病

小儿高热惊厥症

小儿高热惊厥症，是婴儿在发热时常易伴发的一种症状，惊厥发生的原因颇多，常见的如脑炎、脑膜炎、破伤风及败血症均可发生。但高热惊厥与此不同，它是部分小儿在感冒或伤食后因发热高所产生的惊搐发厥。一次发作以后，若再次感邪，即使是中等发热，亦极易发生惊厥。一般来讲以1~4岁为多发，7岁以上即少发，且发过以后，无后遗症，但反复发作，影响婴幼儿的生长发育，若7岁以后仍易发作，则又容易转化为癫痫。

高热惊厥之形成，据《巢氏病源》言："小儿惊者，由于气血不和，热实在内，心神不定，故发惊厥。"喻嘉言谓："小儿初生，阴不足，阳有余，故身内易致发热，热盛则生痰生风生惊。"由于小儿腠理不密，易于感冒，正如《内经》有曰：寒邪中人，先入太阳经，太阳之脉起于目内眦，上额交巅，其支者从巅至耳上角，其直者从巅入络脑，还出别下项，挟脊抵腰中，是以病则筋脉牵强，遂有抽掣搐搦。

根据其症的发作规律，临床观察和小儿机体的特点来分析，我们认为高热惊厥的反复发作，主要有三个方面原因：一是小儿机体的特点，小儿禀性纯阳，肌腠薄弱，又"肝常有余"，故气候变化，寒温失常，易于感邪，感邪以后，邪气亢盛，或治不及时，则易于化火、生痰、生风而作惊厥。二是痰浊内恋。古有"百病多因痰作祟"之说，而痰有有形无形之分。小儿惊厥发作虽平，但痰常内恋，加之小儿"脾常不足"易于失健而助湿生痰，故若反复触感外邪，必然引动内伏之痰，导致风痰相搏，阻于络窍而发生惊厥。三是脏腑弱，脾肺不足。钱乙有云：小儿五脏六腑，成而未全，全而未壮也。故脾不足者不能输精壮体；肺不足者，不能卫外固表，常致嫩弱之体，屡遭邪干。

【治疗】

高热惊厥发作期，中西医均只能对症治疗，但不能杜其以后不发，因此缓解期的治疗则是图其根本获愈之目的。我们曾用《幼幼集成》"金粟丹"防治该病，效果良好。后因诸多因素制丸困难而改用汤方，同样取得较好疗效，约75%以上的患儿可以服后不发，其余若发，则次数减少，且症状减轻，一并介绍如下：

1. 金粟丹的性能、制作及服用方法

金粟丹一方，载于清代乾隆年间陈复正所著之《幼幼集成》中，专能疏风化痰，清火降气，主治眼翻手搐，嗽声不转，喘急不定，咳嗽上气等症。陈氏谓诸家截风定搐之方，皆不及此方之圣。

（1）药味及制作

制胆星60克，明天麻（姜汁炒）60克，乳香（去油）60克，代赭石（煅水飞）30克，全蝎（去尾足，以汤泡去盐，晒干炒研用）30克，麝香0.6克，白附子（上炒）30克，冰片1克，白僵蚕（炒）30克，金箔50张为衣。1料。

共研细末，水泛为丸，其丸如皂角子大，每天早晨白开水化服1丸。病情需要可以连服2料。

（2）对金粟丹药物的分析

①豁痰定惊

胆星：主治中风痰厥，小儿惊风；性燥烈而逐风痰。"得牛胆则燥减，炮制后则性缓"（李士材）。

僵蚕：善治中风失音，小儿惊痫，客忤。化风痰，止痉搐，其性开壅结而通经络。

白附子：功能消痰祛湿，通络开窍。李时珍谓其"能引药势上行"而主暑风、痰厥、昏迷、抽搐诸症。

②平肝息风

天麻：常用于风虚眩晕，诸风麻痹等症，为肝经气分药。对小儿风痫，惊风，强痉，动风，甚为有功。

全蝎：李士材言其"善逐风痰，深透筋骨，为风家要药"，尤赏于小儿惊风惊痫，风痉天钓诸症。

代赭石："为肝与包络之血分药"（李时珍），以小儿神怯气浮，本品能息风镇惊，兼可清热降逆，故主惊痫抽搐，吊眼惊风。

③通壅开窍

乳香：李时珍谓其"为入心活血之品"，性香走窜，通络疏筋。对小儿急慢惊风，口目相引之症有一定功用。

麝香：开经络之壅结，通诸窍之不利。祛风痰，止惊痛，辟邪气，其功甚伟。

冰片：开通诸窍，消风化湿，"入心为诸药之使"（李时珍），"能引火热之气自内而出"（李士材）。其治为火郁发之，使壅塞通利，经络条达，而惊热自平。

④重镇安神

金箔：方书谓之辛平无毒，入心肝而除热烦，能安神定志，止惊悸风痫。

综上可见，诸药合用，有息风豁痰，镇惊通窍之功。用于小儿高热惊厥的防治，确有其独到之效。

（3）汤剂的组成及应用

根据本症为痰浊内恋，脾肺不足之特点，故汤剂的治疗分两个阶段。即先以疏风除痰通络以治其标，再以健脾益卫以固其本。

①化痰通络汤（自拟方）：胆星 3 克，天麻 10 克，全蝎 1.5 克，白附子 3 克，钩藤 6 克，代赭石 12 克，乳香 1.5 克，僵蚕 6 克，蝉衣 3 克。连服 10 天。

随症加减：伴发热未净加银花、连翘；伴咳嗽加桑叶、象贝；若兼纳呆便溏加谷芽、山楂、鸡内金。

②健脾固表汤（自拟方）：黄芪 10 克，党参 6 克，怀山药 10 克，焦白术 10 克，茯苓 10 克，生甘草 3 克，远志 5 克，益智仁 10 克，陈皮 3 克。连服 20 天。

以上两方连服为 1 个疗程。

【病案举例】

例 1 陈某，男，3 岁。

1992 年初诊，患儿自去年 2 月高热惊厥后，至今发热惊厥已有 5 次，发时牙关咬紧，二目上窜，手足抽搐，约 5 分钟，脑电图检查正常，现感后病势稳定，稍有咳嗽，舌苔薄黄，纳谷一般，二便尚通，治当化痰通络镇惊。

处方：金粟丹 1 料，每晨化服 1 粒。

随访 2 年，初服 1 月后曾发热惊厥 1 次，但抽势减轻，后曾发热 3 次均未见惊厥。

例 2 朱某，女，2 岁 4 月。

2005 年 5 月初诊：患儿自去年 7 月以来，反复感冒，高热惊厥发已 4

次，发时牙关紧咬，二目上窜，手足抽搐，约 3 分钟，脑电图检查正常，此次惊厥以后，余热未清，T38℃，少伴咳嗽，纳谷一般，舌苔薄黄，二便尚调。治以疏风化痰。

处方：连翘 10 克，银花 6 克，桑叶 10 克，胆星 3 克，天麻 10 克，白附子 3 克，钩藤 6 克，蝉衣 3 克，僵蚕 6 克，象贝 10 克。3 剂。

二诊：发热已平，咳嗽亦无，舌薄纳少，二便尚调，治以化痰通络镇惊。

处方：胆星 3 克，天麻 10 克，全蝎 1.5 克，白附子 3 克，钩藤 6 克，代赭石 12 克，乳香 1.5 克，僵蚕 6 克，蝉衣 3 克。5 剂。

三诊时病情稳定，再拟原方巩固 7 剂，后用健脾固表汤连服半月，随访两年，曾感冒发热 4 次，未见惊厥。

反复呼吸道感染

反复呼吸道感染患儿，与日俱增，此当与小儿生理特点密切相关。因小儿正处在生长发育阶段"五脏六腑成未全，全而未壮也"。故临床表现为"脾常不足，肺常虚"，因而常可导致小儿卫外不固，而易于感邪。

仔细分析临床致病原因，一是婴儿先天禀赋不足，胎气屡弱，生后肌嫩皮松，故一俟气候变化，则正不胜邪；二是后天喂养不当，过饥过饱，生冷厚味，辛热炙煿，致使脾胃耗伤，脾气不足不能输运精气，而致卫外失护；三是调护失宜，不是随季而衣，特别是幼儿园小儿和衣而睡，醒后穿衣又缓，或盛夏久用空调，均可致寒温不适而感；四是交叉感染，公共场合、集体环境，失于保护，相互感受；五是滥用药物，一见感冒发热，即予抗生素药物，殊不知，无细菌性感染之感冒者，其用之仅能起到防止感染作用，但其危害常会使患儿肠胃受到刺激（如出现纳呆、便秘、便溏等症），久之又可使自身免疫功能受到损害，免疫功能者人之正气也，正气不足，必卫外虚弱而易感也。可见正气不足，卫外不固导致易于感邪，而反复感邪又导致正气更虚，如此反复，形成一个恶性循环。

因此本病从治疗原则来说要逆转其恶势，即使其恶性循环转化为良性循环，促使人的"正气存内，邪不可干"之目的。

其防治原则主要有三个方面：一是药物治疗，急性发作期以对症治疗为主，即祛除外邪；缓解期，主要为正虚邪恋，治疗当以扶正祛邪；稳定期，以虚为主，治当以调扶正气为主。二是必须进行适当的锻炼，以增强自身的抵抗力（免疫功能）。三是正确合理的使用药物。如是三个方面，若是重视与坚持，此病之除，体质之强亦非难事。

【分型治疗】

1. 正虚邪恋

（1）卫外不固，余邪未清

主症：晨起咳嗽涕嚏较多，余时尚安，舌苔薄白，面色不华，汗出较多，二便尚调，脉浮弱。

证候分析：正气不足，卫外不固，余邪留恋，肺气失肃，故晨起寒温不适，涕嚏并作，而咳嗽不止，待气温适应，则咳涕而止。

治则：扶正祛邪。

方药：玉屏风散为主：黄芪、防风、焦白术。

随症加减：鼻塞多涕，可加苍耳子、辛夷；咳多加百部、白前、桔梗、陈皮；纳呆不香加炒谷芽、山楂、神曲；汗多加党参、茯苓。

（2）气阴不足，余热未清

主症：晨起咳涕，咽喉微红，易于出汗，纳呆不香，舌红苔薄，或口渴喜饮，二便尚通，脉略数。

证候分析：反复感邪，而致肺气虚而阴耗伤，故见干咳喜饮，易于出汗。余邪未清而咽红咳涕。

治则：益气养阴，清肃余热。

方药：生脉散合元麦桔甘汤为主：太子参易北沙参、麦冬、五味子、元参、麦冬、桔梗、生甘草。

随症加减：涕多者加蝉衣、杭菊、薄荷；咳嗽加象贝、大力子、前胡；咽红而痛者加黄芩、射干、大力子；便干加瓜蒌仁；纳少者加石斛、鸡内金、生熟谷芽。尚有低热者加青蒿、白薇。

2. 营卫不和

主症：平素易感，汗多恶风，面色不华，纳谷不香，或晨夜稍咳。二便尚调，脉浮缓。

证候分析：营阴不足而致卫外不固，因而汗多恶风，体弱易感。晨夜易咳，亦为营卫不和，温差不适之故。

治则：调和营卫。

方药：桂枝汤为主：桂枝、白芍、生姜、红枣、清甘草。

随症加减：汗多乏力者加黄芪；肢体不温，舌淡白者可淡附片；晨兼咳涕者加防风、陈皮、白前；纳谷不香，苔薄腻者加川朴、炒谷芽、鸡内金。

3. 脾肺气虚

主症：平素易感，面色萎黄或不华，神疲乏力，纳谷不香，舌苔薄白，便调或松散，小溲通长，脉弱。

治则：健脾益气。

证候分析：肺气不足，则神疲乏力，脾气虚则面色不华，胃纳不香。脾肺之气皆虚，则外邪易乘之也。

方药：黄芪异功散为主：黄芪、党参、焦白术、茯苓、清甘草、陈皮。

随症加减：汗多者加麻黄根、糯稻根，若兼汗出恶风之表不固者合桂枝汤；纳谷不香加炒谷芽、山楂、鸡内金；大便松散不化加炒怀山药、炒扁豆、广木香。

4. 气阴不足

主症：平素易感，乏力纳少，口渴喜饮，时汗较多，夜间尤甚，舌红苔薄或花，便干溲少，二脉细数。

证候分析：气虚则乏力时汗，阴虚则口渴喜饮，夜汗尤甚，气阴不足则反复易感也。

治则：益气养阴。

方药：黄芪生脉散合百合固金汤为主：黄芪、太子参、麦冬、五味子、生地、百合、元参、生甘草、川贝母。

随症加减：渴喜多饮者加花粉、石斛；纳谷不香加生熟谷芽、玉竹、鸡内金；便干加火麻仁；晨起兼咳去黄芪、太子参易南沙参，加款冬花；尚有涕嚏者加蝉衣、杭菊。

5. 元精不足

主症：发育迟缓，形小肌瘦，自汗盗汗，纳谷不香，舌红或白，二便尚可，脉细弱。

证候分析：先天元精不足，加以后天失调，故生长缓慢，体弱易感。

治则：滋补壮肾。

方药：补肾地黄汤为主：熟地、怀山药、萸肉、茯苓、泽泻、丹皮、麦冬、补骨脂。

随症加减：汗出多者加煅龙骨、煅牡蛎；阴虚者加五味子、制首乌；阴虚低热加炙鳖甲、地骨皮；阳虚加紫河车；纳谷不香加石斛、鸡内金、炒谷芽。

【病案举例】

例1　贾某，女，5岁。

初诊案语：患儿平素易感发热，近热后经旬，晨咳涕嚏，咽喉微红，午后低热，T37.5℃，纳谷不香，口渴喜饮，夜寐汗多，舌红苔少，便干溲通，治以清养之。

处方：南北沙参各10克，麦冬10克，元参10克，蝉衣3克，杭菊10克，桔梗3克，生甘草3克，川石斛10克，青蒿10克，地骨皮10克，大力子6克。4剂。

二诊：晨起涕嚏尚作，咳嗽已减，低热T37.2℃，舌薄喜饮，二便尚调，治以调养之。

处方：北沙参10克，麦冬10克，五味子3克，川石斛10克，元参10克，蝉衣3克，杭菊10克，生甘草3克，生熟谷芽各10克。

三诊：涕嚏已少，低热尚有，夜汗仍多，舌苔薄浮，二便尚调，治以调补肺肾。

处方：生地12克，百合10克，麦冬10克，元参10克，太子参6克，五味子3克，地骨皮10克，川石斛10克，浮小麦10克，蝉衣3克，炒谷芽10克。5剂。

若是增损，调治经月，上症均和，并嘱每晨淡盐水漱喉。

［按］该患儿本为阴虚体质，肺卫不固，则反复易感。近因感邪留恋，故致晨起咳涕嚏较多，药用元麦桔甘汤加大力子为主，滋养利咽兼以杭菊、蝉衣疏散风热，青蒿、地骨皮清退虚热，石斛、沙参生津和胃，标本兼治。4剂后余邪渐去则再以调补肺肾之生脉散、百合固金汤为主，调理经月，诸证得和。

例2　孔某，男，4岁。

主症：患儿平素易感，面色不华，汗多恶风，形神不振，肢末不温，纳谷不香，舌淡苔润，便下溏薄，脉软弱，治以和营扶阳，健脾益气。

处方：淡附片5克，桂枝3克，炒白芍6克，生姜2片，红枣3枚，炙甘草3克，炒党参5克，焦白术10克，茯苓10克，陈皮3克，炒谷芽10克。4剂。

二诊：汗出减少，形神稍振，肢末仍冷，便下松散，舌苔淡润，再以原法巩固。

处方：上方加炒扁豆10克。5剂。

三诊：营卫转和，汗减肢温，面色转润，舌苔薄浮，二便尚调，治以健脾益气。

处方：黄芪 12 克，炒党参 6 克，焦白术 10 克，茯苓 10 克，生甘草 3 克，炒怀山药 10 克，炒扁豆 10 克，红枣 3 枚，炒谷芽 10 克，陈皮 3 克。5 剂。

药后诸证转和，再以健脾益气调理经月。

[按] 该患儿，面色不华，汗出恶风，营卫不和也。肢末不温阳气虚也。形神不振，大便溏薄，纳谷不香，脾胃气虚之证。若是体质，必致反复感邪也，故治以附子桂枝汤以温阳和营，合异功散以健脾益气，药症相符，其效即显。三诊后营卫和，阳气复则再以健脾益气以固本之，调治经月，随访余年，其体质增强，感邪已少矣。

例 3　池某，男，5 岁。

初诊案语：患儿先天不足，早产月半，虽已 5 岁，形体瘦小，平素体弱多感，夜睡盗汗、遗尿，纳谷不香，舌红苔薄，便干溲通，脉细，调补元精为治。

处方：生地 12 克，怀山药 10 克，制首乌 10 克，萸肉 6 克，茯苓 10 克，菟丝子 10 克，太子参 5 克，覆盆子 10 克，益智仁 10 克，炒谷芽 10 克，浮小麦 10 克。5 剂。

二诊：药后汗出减少，遗尿尚作，纳谷一般，二便均调，治以原法。

处方：上方加桑螵蛸 10 克。5 剂。

三诊：面色转润，纳谷已动，夜尿好转，舌苔薄浮，再以滋养。

处方：生地 12 克，炙鳖甲 12 克，黄芪 12 克，太子参 6 克，怀山药 10 克，萸肉 6 克，制首乌 10 克，菟丝子 10 克，益智仁 10 克，川石斛 10 克，炒谷芽 10 克。7 剂。

嗣后以原法增损，以滋养肾精，兼以益肺气为主，调治经月，使形体渐壮，纳谷正常，再嘱服六味地黄口服药 1 月。

[按] 该患儿先天元精不足，而致生长缓慢，肺肾俱虚，故其症形小、遗尿、体弱多感，药施以补肾地黄汤为主，加菟丝子、覆盆子、益智仁补肾止遗，太子参以益气阴，浮小麦敛汗液。三诊时面色转润，遗尿好转，纳谷亦动，肾肺之精气渐复，胃气亦动，以期缓病不能速愈，故汤剂调治经月，再以成药六味地黄以巩固之，随访年余，已少有感冒矣。

支气管炎

支气管炎属咳嗽范畴，为小儿常见病之一，多继发于上呼吸道感染之后和多种传染病的一种临床表现。

由于小儿形体未充，脏腑娇嫩，卫外不固，肺常不足，故寒温失调，气候变化或交接，其弱嫩之体，易为外邪所袭。肺为金属清肃之脏，居上焦，上系咽喉，开窍于鼻，故不论邪从皮毛或口鼻而入，肺必首当其冲，轻则肺气失肃，重则肺气失宣。而急性感染者，其主要病机是肺气失宣。故本病的急性期治疗重点当以宣肺为主，使肺气宣畅，痰气润活，则咳嗽可愈。如感冒受风寒之邪而致肺气失宣者，当以宣肺散寒；感受风热者，当以清热宣肺；感受燥邪者，当以清燥救肺等。

至慢性气管炎者，则多是痰浊内生，或脾肺不足为主。痰浊内生者乃为脾运失常，水谷之精失于运输，停滞为湿，化生为痰，上贮于肺，古云"脾为生痰之源，肺为贮痰之器"是也。或反复感邪，病久肺热不清，必致肺津受耗，宣肃失常，而致痰恋不清。故慢性支气管炎者，其主要治疗当以化痰为主。化痰者，当根据不同之病机，又有燥湿化痰，健脾益肺杜痰，养肺化痰等。

【分型治疗】

1. 急性支气管炎

（1）风寒肃肺

主症：咳嗽不爽或气促痰阻，鼻塞涕嚏，或恶寒微热，舌苔薄白，二便尚调，脉浮紧。

证候分析：风寒之邪，犯及肺卫，使肺气不得宣畅，故恶寒微热，咳嗽涕嚏。

治则：宣肺散寒。

方药：三拗汤为主：麻黄、杏仁、清甘草、金沸草、陈皮。

随症加减：兼恶寒发热者加荆芥、防风、淡豆豉；苔腻痰湿重而痰气尚畅者加姜半夏、茯苓、川朴；痰浊壅盛而便实者加炙苏子、白芥子、莱菔子；苔腻纳呆口臭兼积者加神曲、炒谷芽、山楂。

（2）风热束肺

主症：咳嗽不爽，痰稠难咯，或伴气急，涕嚏咽红，发热恶寒，舌红苔黄，便通溲黄，脉浮数。

证候分析：风热之邪，犯及肺卫，致肺失清肃，气道不宣，炼津为痰，故咳嗽气促，痰稠难咯，发热咽红。

治则：清热宣肺。

方药：桑杏石甘汤主之：桑叶、杏仁、石膏、生甘草、象贝、前胡。

随症加减：兼发热者加连翘、银花、淡豆豉；咽红肿者加黄芩、射干、大力子；痰尚活而多者加竹茹、枇杷叶；若痰热壅盛，失宣气逆，则当宣降互施，方用麻杏石甘汤合苏葶丸加地龙。

（3）燥邪犯肺

主症：干咳气促，痰黏难咯，鼻干痰或有血丝，发热恶寒，咽喉疼痛，舌质红偏燥，苔黄或薄，便干溲少，脉浮数。

证候分析：感受燥邪，热伤肺阴，清肃无权，故干咳气促，痰稠难咯，发热咽痛恶风。热伤血络，则涕带血丝。肺与大肠相表里，肺津受伤故舌质红、苔燥，便下干结。

治则：清燥养肺。

方药：清燥救肺汤为主：桑叶、石膏、甘草、杏仁、南沙参、胡麻仁、阿胶、麦冬、枇杷叶。

随症加减：肺热甚加黄芩、黑山栀；痰稠加川贝母、全瓜蒌，咽红痛加大力子、射干；鼻衄加白茅根、茜草根；喜饮纳呆加川石斛、花粉、生熟谷芽。

2. 慢性支气管炎

（1）痰湿恋肺

主症：咳嗽痰多，色白清稀，纳谷不香，舌苔厚腻，二便尚通，脉滑或濡。

证候分析：脾运素弱，湿浊内聚；或感寒以后，邪祛痰恋，故致咳痰清稀难消，其苔腻纳呆，湿滞于中而不化也。

治则：燥湿化痰。

方药：二陈汤为主：陈皮、姜半夏、茯苓、生甘草。

随症加减：痰多者加川朴、杏仁、炒莱菔子、象贝；纳谷不香者加神曲、山楂、炒谷芽；大便溏薄加木香、泽泻；大便秘结加枳壳、炒莱菔子。

（2）肺阴不足

主症：干咳无痰或少痰，入夜尤甚，盗汗烦热，面色潮红，唇朱舌红，少苔口渴，便干溲少，二脉细数。

证候分析：邪热久留，阴津受灼，肺阴不足，失于濡润，则咳痰稠而难咯，面色潮红，少苔口干，均为阴虚内热，津液受耗之故。

治则：清肺养阴。

方药：沙参麦冬饮为主：南沙参、玉竹、生甘草、桑叶、麦冬、生扁豆、花粉。

随症加减：痰稠者加川贝、竹茹、枇杷叶、冬花；喜饮纳呆者加川石斛、生熟谷芽、鸡内金；伴低热者加北沙参、地骨皮、生地；咽炎红而痛者加元参、芦根；汗多加浮小麦；便干加知母、火麻仁。

（3）脾肺不足

主症：痰鸣辘辘，痰稀清白，面色不华，神倦乏力，纳谷不香，时汗自出，大便尚调或松散次多，小溲清长，脉弱。

证候分析：病情迁延，脾肺不足，脾气虚则乏力自汗，面色不华，脾虚则运化乏力，水湿失于运化，聚而为痰，痰稀清白。

治则：健脾益气杜痰。

方药：星附六君汤为主：党参、焦白术、茯苓、清甘草、陈皮、姜半夏、胆星、竹节白附子。

随症加减：痰多者加款冬花、紫菀；汗出淋多者加黄芪、麻黄根；纳谷不香加炒谷芽、神曲、山楂；大便次多者加炒怀山药、炒扁豆、广木香。

【病案举例】

例1　蒋某，男，6岁。

初诊案语：患儿感邪以后，咳嗽气促，痰阻不活，涕嚏较多，舌苔白薄腻，纳谷不香，便下干结，小溲尚通，治以宣肺化痰。

处方：麻黄3克，杏仁5克，清甘草3克，川朴3克，金沸草10克（包），炒莱菔子10克（开），陈皮3克，茯苓10克，姜半夏10克，炙苏子6克，炒神曲10克。3剂。

二诊：药后咳嗽痰活，涕嚏减少，舌苔薄腻，纳谷不香，二便尚调，治以化痰消积。

处方：金沸草10克（包），杏仁6克，陈皮3克，姜半夏10克，生甘草3克，炙苏子5克，炒莱菔子10克（开），炒神曲、炒谷芽10克，川朴3克。3剂。

三诊：咳痰已少，舌苔薄白，纳谷已动，二便均调，再以化痰和胃。

219

处方：陈皮 3 克，姜半夏 10 克，茯苓 10 克，生甘草 3 克，杏仁 6 克，炒莱菔子 10 克（开），炒谷芽 10 克，炒神曲、杏仁 6 克。4 剂。

药后咳嗽舌洁纳可，予以六君子汤调理收功。

［按］该患儿感之风寒，肺气失宣，痰食互阻，故咳涕纳呆便下干结，予以三拗宣肺散寒兼以三子导痰，二陈燥湿化痰，少佐神曲、川朴以理气消积。3 剂以后肺气得宣，痰气已活，故再以二陈为主兼以消积，待痰化积去，则以六君子汤健脾化痰以收功。

例 2　施某，女，4 岁。

初诊案语：患儿感邪咳嗽 1 周，咳则气促，痰稠不活，伴有涕嚏，发热不清，T38.2℃，舌红苔黄，便干溲赤，胸片：两肺纹理增粗，治以清热宣肺。

处方：连翘 10 克，银花 6 克，黄芩 6 克，桑叶 10 克，杏仁 6 克，石膏 15 克（先），生甘草 3 克，地龙 6 克，象贝 10 克，前胡 6 克。3 剂。

二诊：药后热降，T37.5℃，气促已平，咳痰欠活，舌苔薄黄，纳谷一般，二便尚调，治以清宣之。

处方：黄芩 5 克，桑叶 10 克，杏仁 6 克，生石膏 15 克（先），生甘草 3 克，射干 6 克，地龙 6 克，象贝 10 克，前胡 6 克，连翘 10 克。3 剂。

三诊：发热已和，咳嗽痰活，纳谷尚可，舌苔薄浮，二便均调，治以养肺化痰。

处方：南沙参 10 克，桑叶 10 克，杏仁 6 克，川贝母 5 克，竹茹 6 克，枇杷叶 10 克（包），生甘草 3 克，炒谷芽 10 克，冬花 10 克，前胡 5 克。4 剂。

药后咳嗽均和，舌薄纳可，再以养肺和胃之剂调理之。

［按］该患儿发热咳嗽已有 1 周，据其症当为风热之邪袭表束肺，故即以清热宣肺为治，以连翘、银花解表散热；黄芩清泄肺热；桑杏石甘汤宣泄肺气，合地龙、象贝、前胡以增宣泄之力。3 剂以后，表热渐解，肺气不宣，故以原方去银花加射干以清宣为主。再 3 剂后，肺宣、热清、痰润，则以养肺化痰以收功。

例 3　芩某，男，5 岁。

初诊案语：发热 T38.5℃，咳嗽已有 5 天，痰稠难咯，涕少血丝，咽红肿疼痛，纳谷不香，舌质红苔黄偏燥，便下秘结，小溲短赤，秋燥当令，治以清燥解热养肺化痰。

处方：南沙参 10 克，黑山栀 10 克，黄芩 5 克，连翘 10 克，石膏 15

克（先），生甘草3克，杏仁6克，川贝母5克，象贝10克，大力子6克，射干6克，火麻仁10克。3剂。

二诊：药后热降，T37.4℃，鼻衄亦无，咳嗽仍剧，咽红苔黄燥，便干溲通，再以清养之。

处方：南沙参10克，桑叶10克，杏仁6克，石膏15克（先），生甘草3克，麦冬10克，火麻仁10克，青蒿10克，大力子6克，川贝母5克，枇杷叶10克（包），芦根15克。3剂。

三诊：午后低热，咳嗽痰黄，已能咯出，咽红见瘥，便干通畅，舌红苔渐润，治以原法。

处方：南北沙参10克（包），麦冬10克，川贝母5克，杏仁6克，生甘草3克，枇杷叶10克（包），地骨皮10克，川石斛10克，瓜蒌仁10克，桑叶10克。3剂。

嗣后再以养肺化痰，生津和胃之剂调理周余而安。

［按］该患儿感受燥邪，束肺化火，故发热鼻衄，痰稠难咯，予清燥救肺汤去阿胶、麦冬之腻，并加黄芩、黑山栀清肺热，射干、大力子利咽润肺，象贝养肺化痰。3剂以后，燥邪渐清，痰气未顺，故再予清肺养肺为主，原方撤去黄芩、黑山栀之苦寒，加麦冬、芦根之滋养，青蒿以退虚热，药后津回痰活，则再予养肺化痰而渐告愈。

例4　秦某，女，3岁。

初诊案语：患儿肺炎热退以后，低热不清，T37.4℃，咳嗽有痰，夜汗较多，纳谷不香，舌红苔花剥，喜饮，便干溲赤，治以养肺化痰，生津和胃。

处方：南沙参10克，麦冬10克，桑叶10克，川贝母4克，竹茹5克，枇杷叶10克（包），青蒿10克，花粉10克，川石斛10克，玉竹10克，生甘草3克。3剂。

二诊：药后咳痰已少，低热仍有，汗出仍多，纳谷一般，二便尚调，再以原法。

处方：南沙参10克，川贝母4克，竹茹6克，枇杷叶10克（包），青蒿10克，地骨皮10克，川石斛10克，麦冬10克，生甘草3克，浮小麦10克。4剂。

三诊：咳嗽基本已和，低热T37.2℃，汗出尚多，舌苔花润，二便尚调，治以益气养肺。

处方：太子参6克，麦冬10克，五味子3克，浮小麦10克，川石斛

10 克，青蒿 10 克，生甘草 3 克，生熟谷芽 10 克（各），玉竹 10 克，麻黄根 10 克。4 剂。

药后汗减，低热已和，再以原法调理 5 剂而安。

［按］该患儿平素阴虚体质，肺炎高热以后，阴液更耗，故咳痰留恋不清。予沙参麦冬饮 3 剂后，咳痰已少，低热尚有，汗出仍多，故增以地骨皮退虚热，浮小麦敛盗汗。4 剂其咳即和，乃由病久，气阴耗伤，则予生脉散为主以益气养阴以调治善后。

例 5　董某，女，2 岁。

初诊案语：患儿素来脾运欠佳，体弱易感，半月前因感发热后，咳嗽至今不愈，喉中痰鸣辘辘，面色不华，汗出较多，纳谷不香，舌苔薄白，便下松散次多，治以健脾益气以杜其痰。

处方：炒党参 5 克，焦白术 10 克，茯苓 10 克，生甘草 3 克，胆星 2.5 克，竹节白附子 5 克，陈皮 3 克，姜半夏 10 克，广木香 3 克，款冬花 10 克。3 剂。

二诊：药后痰鸣已瘥，汗出尚多，纳谷不香，便下仍散，法与病符，原意追踪。

处方：炒党参 6 克，焦白术 10 克，茯苓 10 克，清甘草 3 克，胆星 2.5 克，竹节白附子 5 克，陈皮 3 克，姜半夏 10 克，煨诃子 5 克，炒谷芽 10 克，款冬花 10 克。4 剂。

三诊：咳痰已和，汗出减少，面色渐润，舌苔薄白，便下尚软，原法为主。

处方：炒党参 5 克，焦白术 10 克，茯苓 10 克，清甘草 3 克，煨诃子 5 克，炒扁豆 10 克，陈皮 3 克，炒怀山药 10 克，炒谷芽 10 克。5 剂。

药后诸恙得愈，再以原法为主，调治经旬。

［按］该患儿素来脾虚，感邪以后，痰浊留恋不清，且面白多汗，便下松散，当为脾虚无以化痰杜痰也，故治以星附六君汤为主。3 剂以后，痰鸣已少，余证如前，脾虚未复也，则原意为主继续调治数诊，使脾健气促而痰自消也。

肺　炎

肺炎为儿科临床的常见病之一，古代文献记载的"肺闭"、"肺风痰喘"，"马脾风"等证候，及热郁喘满，咳逆上气，息促气紧之类，都与肺炎相似。温病学的冬温、风温，俱与肺经有关。其论病因多为"伤于风者，上先受之"，"温邪上受，首先犯肺"。论病证"风温为病，春月居多……必身热烦渴"。论病机，则有"逆传心包"及"卫之后方言气，营之后方言血"。故临床上本病以寒温失常，外感风邪为主要发病因素，但以风温之邪为多见，即使初感风寒之邪，亦多易转化为热症。由此可见，其病的发病机理为感受外邪之后，肺卫失宣，痰浊壅盛，化热化火，炼痰劫津，导致肺闭不宣，其传变过程可有表里顺传，和卫营逆传之不同。因此本病的病变部位在肺，其病理产物为痰，其治疗原则主要以宣肺化痰或清肺化痰为主。

【分型治疗】

1. 外邪束表

（1）风寒在表

主症：发热恶寒，无汗或少汗，咳嗽气急，舌苔薄白，纳谷不香，二便尚通，脉浮紧。

证候分析：风邪外袭寒化，肺气闭郁不宣，故发热无汗，咳嗽气急。

治则：辛温解表，宣肺散寒。

方药：麻黄汤为主：麻黄、桂枝、杏仁、生甘草、荆芥、淡豆豉、防风、苏叶梗。

随症加减：咳嗽痰多加象贝、冬花、姜半夏；纳呆作恶加陈皮、生姜；大便干结加炒莱菔子；苔腻加厚朴；若夹有寒饮，咳喘气促，胸闷痰鸣，痰如白沫，则当以温肺散寒化饮之小青龙汤主之。

（2）风热在表

主症：发热微恶风，少汗口渴，咳嗽不爽，舌苔薄黄，纳谷不香，便干溲赤，脉浮数。

证候分析：风热之邪外袭肺卫，则发热少汗，其肺受邪束，闭而不宣，故咳嗽不爽。

治则：辛凉解表，宣肺化痰。

方药：银翘散合桑菊饮加减：连翘、银花、淡豆豉、蝉衣、桑叶、芦根、杏仁、生甘草、象贝。

随症加减：舌红苔黄，口渴兼烦，肺热亦重者加黄芩、石膏；痰多气促者加地龙、鱼腥草、冬瓜子；大便偏干者加瓜蒌仁、大力子。

2. 热痰闭肺

主症：高热不退，喘咳痰壅，气促鼻煽，面色发青，舌红苔腻，纳谷不香，便下干结，二脉滑数。

证候分析：感邪风热之邪以后，痰壅化热，闭郁肺气，失于宣泄，故高热不退，咳逆气促，鼻煽色青。

治则：清热宣肺豁痰。

方药：麻杏石甘汤合葶苈大枣汤主之：麻黄、杏仁、石膏、生甘草、黄芩、甜葶苈、桑叶皮、冬瓜子。

随症加减：发热重者加连翘、银花、淡豆豉、黑山栀；大便不通加保赤散0.3克，分2次化服。若壮热苔黄腻而燥，腹满便秘，此为肺胃合并，上下俱实，甚则神昏。亟须宣肺泄热，导积通下，可予麻杏石甘汤合凉膈散，内中大黄、元明粉均为急下实热之品，但宜中病即止；若大便溏臭而次多者，此肺热移于大肠，表里同病，以麻杏石甘汤合葛根芩连汤主之；若痰稠多兼以便干者可加淡竹沥或祛痰灵，每日2支服。

3. 热毒内闭

（1）**热毒闭肺**

主症：高热持续不退，气急鼻煽，痰阻不畅，面青而黯，烦躁不安，神昏龁齿，舌绛苔黄，脉细数。

证候分析：温毒犯肺，火盛化毒，故高热持续，烦躁不安。热毒闭肺，肺气憋闷不宣，故气急鼻煽，咳痰不畅，邪犯营分故神昏舌绛。

治则：清热解毒。

方药：清肺解毒饮为主：石膏、黄芩、川连、生地、丹皮、黑山栀、元参、川贝、生甘草。

随症加减：热毒盛而神昏厥者加牛黄抱龙丸或紫雪丹；嗜睡痰多者加天竺黄、制胆星、石菖蒲；项强痉厥加羚羊角、钩藤；大便秘结加生大黄；大便溏利去生地、元参加扁豆衣、银花；热毒盛而日久难解者，加熊胆1.5克，麝香0.06克，分2次另化服。

（2）**热毒入营**

主症：壮热烦躁，咳逆气促鼻煽，口唇殷红，面白舌绛，脉细数，甚则神志昏迷（麻疹并发肺炎时多见此症）。

证候分析：热毒壅肺，刑金灼肺，邪热充斥，故壮热烦躁，咳逆气促鼻煽。伤及营分则舌红苔绛，神志昏迷。若皮肤出现斑疹、鼻衄，或兼麻疹不透，隐而不显，均为热毒伤及血分。

治则：清热凉血解毒。

方药：犀角地黄汤合清营汤为主：水牛角、赤芍、丹皮、生地、川连、石膏、黄芩、淡竹叶、元参、麦冬。

随症加减：壮热神昏者加服神犀丹1粒化服；咳嗽气促音嘶者加川贝母、杏仁；舌红干燥无苔加川石斛、花粉；疹隐不透加桃仁、红花。

4. 肺热伤阴

主症：咳嗽气急，痰稠难咯，高热不清或有余热，口燥唇干，舌红少津，咽干口渴，便下干结，小溲短赤，脉细数。

证候分析：邪热灼烁肺金，致津液干涸，肺阴耗伤，肺气不润，痰气不活，故咳而气急，痰稠难咯。伤及胃阴则口渴喜饮，便下干结。若热邪壅盛则高热不退，燥热伤阴则又午后低热而烦。

治则：滋阴清肺，润燥化痰。

方药：清燥救肺汤为主：南北沙参、石膏、杏仁、麦冬、枇杷叶、生甘草、火麻仁、芦根、川贝母。

随症加减：高热不退者加黄芩、黑山栀、连翘；尚有余热者加地骨皮、青蒿；咳嗽较多者加大力子、前胡；口干喜饮者加花粉、石斛。

5. 亡阳虚脱

主症：咳逆痰鸣，气喘大汗，面色不华，便利溲清，舌淡脉沉细或细数，甚或四肢厥逆，眶陷睛露。

证候分析：此多见平素心阳不振之患儿（如先天性心脏病）或肺炎日久，正不胜邪，导致真元大虚，肾气上越，阴盛于内，阳亡于外，故可见气喘大汗，舌淡肢厥，眶陷睛露，一派亡阳之症。

治则：回阳救逆，温肾纳气。

方药：人参四逆汤合黑锡丹：党参（病重危者当用移山参）、淡干姜、淡附片、炙甘草、黑锡丹。

随症加减：痰鸣多者加姜半夏、茯苓；便利次多者加怀山药、焦白术、煨肉蔻；纳谷不佳加谷麦芽；表寒盛合麻附细辛汤。

【病案举例】

例1 徐某，女，3岁。

初诊案语：患儿高热1周，体温在T39.3℃～41℃之间，汗出不彻，咳嗽气促，纳谷不香，舌红苔黄糜烂，便下干结，小溲短赤，脉数（胸片示右肺下模糊阴影，暂停使用抗生素类药物），治以清轻凉解。

处方：连翘10克，淡豆豉10克，黑山栀10克，银花6克，黄芩6克，芦根15克，淡竹叶6克，桑叶10克，象贝10克，大力子6克，枇杷叶 10 克（包），生甘草 3 克。2 剂。

二诊：服上药后，汗出热和，舌糜好转，咳嗽仍作，便干溲通，治以清热肃肺。

方药：黄芩 6 克，桑叶 10 克，象贝 10 克，竹茹 6 克，枇杷叶 10 克（包），淡竹叶 6 克，生甘草 3 克，杏仁 6 克，大力子 6 克，前胡 6 克，芦根 15 克。3 剂。

三诊：苔糜已和，咳嗽痰瘥，唯纳不香，二便尚调，治以化痰和胃。

处方：南沙参 10 克，桑叶 10 克，竹茹 6 克，枇杷叶 10 克（包），杏仁 6 克，象贝 10 克，生甘草 3 克，川石斛 10 克，炒谷芽 10 克，冬瓜子 10 克。5 剂。

药后胸片复查肺炎已吸收，再以调理经旬而安。

［按］此例肺炎，其邪尚在气分，而未化火，故轻清之银翘散合栀子豉汤透之，则汗出热解矣。其舌糜者可能与抗生素有关，故加淡竹叶兼清心火。余症之咳嗽，则继予肃肺化痰，终而养肺和胃以调理善后之也。

例 2　万某，男，9 月。

初诊案语：发热 3 天，T38.5℃，汗出不多，气急喘咳，痰鸣辘辘，便下秘结，舌苔白腻，二脉滑数（胸片提示为毛细支气管炎，要求中西同时使用），病为肺风痰喘，治以宣肺豁痰。

处方：麻黄 2.5 克，杏仁 6 克，炙苏子 6 克，白芥子 4.5 克，生莱菔子 10 克，制胆星 2.5 克，天竺黄 6 克，瓜蒌仁 10 克，橘红络（各）3 克。1 剂。另用保赤散 0.3 克，分 2 次化服。

二诊：服上药后，上涌下利，痰去大半，气较缓而咳亦爽，虽身热如昨，但病势已挫，治以原法。

上方去保赤散，1 剂。

三诊：热度退净，哭声响亮，纳谷已动，二便尚调，唯咳痰尚有，治以化痰为主。

处方：陈皮 3 克，姜半夏 10 克，冬花 10 克，川贝母 3 克，紫菀 6 克，百部 6 克，杏仁 6 克，清气化痰丸 10 克（包）。2 剂。

药后咳痰已少，再以化痰和胃，调养经旬而安，胸片复查已正常。

［按］该患儿为实邪闭肺，风痰壅盛，昔李士材有云："治病先攻其盛，若气实而喘，则气反为本，痰反为标，标本俱病，气痰互治。"故治以麻杏、三子宣肺定喘，橘红络、胆星、竺黄通结而去风痰，瓜蒌仁润肺化痰而通便，更以保赤散引痰下行，其用生莱菔子者使其痰浊上吐而出，

如是升降互施，遂得涌利，并使痰去气顺。二诊时，因痰去大半，故去保赤散免耗伤脾胃之气。

例3 李某，男，7岁。

初诊案语：患儿壮热不退，已有5天，T40℃～41℃，气急鼻煽，烦躁不安，腹胀腹痛，舌红苔腻，偏燥，便下秘结，小溲短赤，二脉数实（住院治疗，要求中药并用，胸片：两中下肺有散在片状阴影），治以清气宣肺，兼以导滞。

处方：麻黄3克，杏仁6克，石膏20克（先煎），生甘草3克，黄芩6克，羚羊角1.5克，象贝10克，知母6克，连翘10克，芦根20克，炒莱菔子10克，枇杷叶10克（包），生军4克（后入）。2剂。

二诊：药后腑气已通，微微汗出，病势下降T38.5℃～39℃，气急稍瘥，病已转机，再以原法。

处方：麻黄3克，杏仁6克，石膏30克（先煎），生甘草3克，黄芩6克，知母6克，象贝10克，芦根20克，炒莱菔子10克，枇杷叶10克（包），连翘10克，鱼腥草10克。2剂。

三诊：汗出热退，咳嗽不爽，舌红苔黄偏燥，便下干结，小溲通黄，治以清宣肺热。

处方：桑叶皮10克（各），杏仁6克，石膏20克（先），生甘草3克，象贝10克，黄芩6克，瓜蒌仁10克，竹茹6克，枇杷叶10克（包），冬瓜子10克，南沙参10克。3剂。

药后咳痰已松，纳谷渐动，再以清肺养肺和胃之品调治经旬，胸片复查，肺炎已吸收。

［按］该患儿壮热而烦，咳逆气促，为气分热盛，痰热闭肺之故。而腹满便秘，又为热积在腑，上不宣，下不通，病邪势必化燥化火渐而深入。故急以麻杏石甘合羚羊白虎汤以清气宣上，生军、莱菔子以通腑消积，药虽2剂，上下宣通，病势即挫，故撤去羚羊之大凉，加重石膏为30克继清气分之热。三诊时热退咳多，苔偏燥，邪热渐去，而肺津受耗也。故以桑叶皮易麻黄之辛温，加用沙参以养肺，渐次量诊调养，病体终得康复。

例4 张某，女，3岁。

初诊案语：患儿发热3天，T38℃左右，咳逆喘促，鼻煽面青，痰鸣辘辘，眼眶凹陷，自汗淋漓，面色欠华，四肢厥冷，大便泄利，舌苔白腻，脉沉细数（胸片：左肺下可见片状阴影，要求中药同时治疗）。治以温阳救逆。

处方：麻黄 3 克（带根节），淡附片 5 克，淡干姜 1.5 克，细辛 1.5 克，党参 5 克，焦白术 10 克，茯苓 10 克，姜半夏 10 克，清甘草 3 克。2 剂。

二诊：药后阳气稍回，汗出减少，肢末稍温，但热仍 T38℃，痰鸣仍多，便泄不愈，舌苔薄腻，再以原法主之。

处方：麻黄 3 克（带根节），淡附片 5 克，淡干姜 1.5 克，党参 5 克，清甘草 3 克，细辛 1.5 克，姜半夏 10 克，茯苓 10 克，焦白术 10 克，竹节白附子 5 克。2 剂。

三诊：热势已和，便次减少，舌苔化薄，但汗出尚多，痰鸣气促，二脉虚数，治以温肾纳气。

处方：淡干姜 1.5 克，淡附片 5 克，姜半夏 10 克，茯苓 10 克，焦白术 10 克，竹节白附子 5 克，陈皮 3 克，党参 5 克，桂枝 3 克，清甘草 3 克，黑锡丹 10 克（包）。3 剂。

药后气平痰少，舌苔薄净，二便转条，再以六君子汤为主调治旬半而安，胸片复查，肺部炎症已吸收。

［按］该患儿为太阳少阴之证，表邪不清，而阳虚欲脱，故以麻附细辛合人参四逆以温经散寒，回阳救逆。其麻黄带根节者使之发中有收，兼以白术、半夏、茯苓，健脾化痰。2 剂以后，阳气虽稍回，但热仍未退，且痰鸣仍多，故予原方加白附子以祛风痰。药后热势虽平，但痰多气促，脉象虚数，病久肾不纳气也。故以黑锡丹温肾纳气，同时去麻黄易桂枝以和表阳，如此调治，待阳回痰平，终以健脾益气化痰而安。

迁延性肺炎

迁延性肺炎即为病久而肺气受伤，津液亏损，致肺炎一时难以吸收而淹缠。其主要症状表现为余热不清，咳嗽有痰，或形神萎倦，面色不华等慢性虚弱现象。

盖疾病之愈否，与人之正气强弱，感邪之深浅，病机之转归，有密切关联，若疾病初起，或邪轻微，正气尚足，在邪正相搏过程中，正长邪消，其病获愈较快。若感邪深重，或素体本弱，邪正相搏，于邪气转衰之时，正气亦已受伤，无力祛邪务尽，遂致迁延不愈。

由于小儿脏腑嫩弱，尤以脾肺不足，故常致感邪失运，而肺炎之重症，更易伤及脾肺，使之正气难复，正不胜邪，故此症之发，常以余邪未清而脾肺、气阴已显不足，从而导致正虚邪恋之证。因此该病的治疗总则当以扶正祛邪为主，同时必须注意正气已虚，痰浊恋肺，及肺脾之间的内在联系。正如《小儿卫生总微论方》云："治嗽大法，盛则下之，久则补之，风则散之，"只有正确掌握，合理运用，则可收到效果。

【分型治疗】

1. 肺气阴不足

主症：此类患儿平素多见肺气不足，盗汗多汗，易于感邪，因此感受肺炎高热以后，经抗生素等治疗后，虽无急性症状，但尚致咳嗽不断，汗多低热，纳呆唇朱，口渴喜饮，便干溲少，二脉细数等症，使肺炎一时难以吸收。

证候分析：邪热闭肺，灼伤肺津，经治疗后热势虽减，但肺津气受耗，痰气不活，故见汗多低热，咳嗽喜饮等症。

治则：清养肺阴。

方药：沙参麦冬饮为主：南沙参、麦冬、玉竹、花粉、桑叶、生甘草、川贝母、青蒿、石斛。

随症加减：痰多者加竹茹、枇杷叶、冬花；盗汗自汗口渴者加太子参、五味子、川石斛；若肺津受耗，痰稠难咳，舌红少苔者则以补肺阿胶汤为主，阿胶、马兜铃、大力子、杏仁、糯米、甘草。

2. 脾虚肺弱

主症：肺炎高热以后，咳嗽不断，面色萎黄，形神憔悴，毛发枯稀，肌肉消瘦，食欲不振，大便不化。

证候分析：该类患儿，平素多以饮食不节，化机受伤或已成疳者，感邪发为肺炎后，肺气阻而不宣，脾运更为失职，脾气既弱，愈不能散精归肺，而致脾肺两虚，病久不愈。

治则：培土生金。

方药：星附六君汤为主：胆星、竹节白附子、党参、焦白术、茯苓、生甘草、陈皮、姜半夏。

随症加减：大便松散次多加炒怀山药、炒扁豆；口馋纳呆，疳积已成者加炒神曲、炒五谷虫、炒谷芽，同时辅以针刺四缝穴。

此法之用冀于脾土渐复，输精于肺，既杜生痰之源，又使肺气得养，肺炎自能消散，合乎于治病求本之旨也。

3. 痰浊内恋

主症：咳嗽痰多，时有低热，胃纳呆钝，舌苔厚腻，形神萎软，便干或溏。

证候分析：多为感邪深重，失于及时疏泄，致痰浊逗留，肺气膹郁，升降不利，从而导致邪居肺虚。

治则：痰湿重者予以燥湿化痰，痰热重者予以清肺化痰。

① 燥湿化痰：主方用二陈汤合三子养亲汤，苔厚腻纳呆，加厚朴、神曲、炒谷芽；咳痰多加象贝、紫菀、冬花。

②清肺化痰：主方清气化痰丸（散方）为主：桑叶、竹茹、枇杷叶、枳实、瓜蒌仁、冬瓜子、川象贝、杏仁、生甘草。大便偏干者加大力子，此药一可化痰，二可润肠，一举双得；纳呆喜饮者加石斛、花粉，兼见肺阴虚者加南沙参、麦冬。

【病案举例】

例1　蒋某，男，3岁。

初诊案语：患儿肺炎以后，高热虽退，余热不清，T37.5℃，至今月余，胸片复查肺炎尚未完全吸收，现咳嗽痰稠难吐，汗出较多，口渴喜饮，舌红少苔，纳谷不香，便干溲少，二脉细数，治以清养化痰。

处方：南沙参10克，麦冬10克，杏仁6克，川贝母5克，桑叶10克，竹茹6克，枇杷叶10克（包），炙马兜铃6克，川石斛10克，青蒿10克，生甘草3克。4剂。

二诊：药后吐痰不少，咳嗽已瘥，汗出尚多，纳谷不香，便干溲少，治以原法为主。

处方：南沙参10克，麦冬10克，五味子3克，川贝母5克，竹茹6克，枇杷叶10克（包），生甘草3克，石斛10克，瓜蒌仁10克，杏仁6克。4剂。

三诊：低热转和，汗出减少，纳谷已动，咳嗽不多，二便尚通，肺气阴渐复，再以原法追踪。

处方：南沙参10克，麦冬10克，五味子3克，百合10克，川贝母4克，杏仁6克，竹茹6克，枇杷叶10克（包），石斛10克，瓜蒌仁10克，生熟麦芽10克（各），生甘草3克。4剂。

药后诸恙均和，胸片复查肺炎已吸收，再以调补气阴以善后。

[按] 该患儿由于邪热闭肺，日久不愈，肺津受耗，致痰稠难咳，故

初以沙参麦冬饮为主，加马兜铃以润肺化痰，此品目今虽被列为禁药，但临床用之得当，常能使津润痰活，吐而出之。其贵在于有症用之，中病即止矣。二诊时痰吐不少，汗出仍多，气阴受耗也。故用生脉散益气养阴佐以清肺化痰之品，同时撤去马兜铃，恐其再吐伤胃。三诊时诸症悉平，则以调补气阴为主以巩固。

例2　许某，女，4岁。

初诊案语：患儿肺炎1月多，低热不清，咳痰不愈，面色萎黄，形体消瘦，纳谷不香，舌苔白腻，便下不化，治以化痰消积（针刺四缝穴液多）。

处方：陈皮3克，姜半夏10克，茯苓10克，生甘草3克，厚朴3克，神曲10克，佛手6克，焦白术10克，炒谷芽10克，银柴胡10克。4剂。

二诊：咳痰已少，舌苔化薄，纳仍不香，低热尚存，便下松散，再以原法主之（针刺四缝穴液多）。

处方：川朴3克，款冬花10克，陈皮3克，姜半夏10克，茯苓10克，生甘草3克，炒神曲10克，佛手6克，焦白术10克，银柴胡10克，象贝10克。4剂。

三诊：低热已净，咳痰尚有，舌红苔净，便仍欠化，汗多，治以健脾杜痰（针四缝穴液少见血）。

处方：炒党参6克，焦白术10克，茯苓10克，生甘草3克，陈皮3克，姜半夏10克，胆星3克，竹节白附子6克，煨诃子5克，炒谷芽10克。4剂。

药后痰浊得清，舌洁便调，面色渐润，再以原法为主，调理经旬而安，胸片复查，肺炎已吸收。

［按］该患儿痰恋已久，兼以积久成疳，故初以燥湿化痰，兼以消疳为主。二诊后痰湿渐去，脾肺显露不足，故再以杜痰益肺，而使病得痊愈。

例3　何某，女，3岁。

初诊案语：肺炎二旬，至今尚未吸收，咳嗽痰多，低热不清，纳谷不香，舌红苔薄，汗出不多，便下干结，则以清肺化痰。

处方：南沙参10克，桑叶10克，杏仁6克，川贝母5克，象贝10克，竹茹6克，大力子6克，麦冬10克，瓜蒌皮仁10克（各），枇杷叶10克（包），冬瓜子10克，生甘草3克。4剂。

二诊：咳痰已少，低热尚有，纳谷一般，便干溲通，再以清化。

处方：南沙参 10 克，桑叶皮 10 克（各），地骨皮 10 克，青蒿 10 克，川贝母 4 克，象贝 10 克，冬瓜子 10 克，瓜蒌仁 10 克，大力子 6 克，枇杷叶 10 克（包），石斛 10 克。4 剂。

三诊：低热转和，咳少有痰，舌苔薄净，纳谷稍动，二便均调，养肺化痰为主。

处方：南沙参 10 克，麦冬 10 克，川贝母 4 克，杏仁 6 克，百合 10 克，竹茹 6 克，冬花 10 克，枇杷叶 10 克（包），生甘草 3 克，石斛 10 克，桑叶 10 克。

药后诸恙均和，胸片复查肺炎已吸收。

［按］该患儿痰热留恋不清，而致肺炎难以吸收，故初以清肺化痰为治。二诊后余热已除，痰浊亦去，则以调养肺阴兼以和胃，使病体得以康复。

病毒性肺炎

病毒性肺炎，四季均可发生，虽以冬春两季为多见，但并非是四时温病之冬温、春温。根据其症，当属"温毒"范畴。据文献记载，王叔和首先提出"温毒"的病名，《伤寒序例》云："阳脉洪数，阴脉实大，更遇温热，变为温毒，温毒为病最重也。"近人谢观指出，温毒为伏毒与时热并发所致。其症多见心下烦闷，咽逆咳嗽，狂乱燥渴，咽喉肿痛，谵狂下利等症，亦有面赤发斑者，并认为温毒最为危险，治宜大解热毒为主。

【治疗】

实践证明，像病毒性肺炎这类"温毒犯肺"的病症，在发病上确有其特殊性，尤以小儿筋骨柔脆，脏腑娇嫩，感受温毒以后邪壅肺胃，传于心营，痰火炽盛，毒势鸱张。即感之深者，中而即病，其势急重。故一般辛凉，清热化痰，殊必无功，治疗必须以大解热毒为主，如表里三焦热盛的用三黄石膏汤，气分热毒的用白虎加黄连解毒汤，邪入心营的用犀角地黄汤之类。临床上我们在抓住主因辨证用药的原则下，配合汤剂，特制"熊麝散"作为"急则治其标"的专药，确起到极好的效果。

熊麝散仅二味药组成，以熊胆 1.5 克，麝香 0.06～0.09 克，视病情轻重酌量化服，每天 1 剂，以 2～3 剂为度。其主要功能为清热泄毒、通壅开窍。考熊胆苦寒无毒，功能凉血、退热、清心、平肝、开郁结、泻风热。虽一般以其主肝胆热，但李时珍指出其亦入"手少阴、厥阴"，故能专治小儿热盛神昏，急惊痰热之重症。麝香，苦辛香温，善能通络、开窍、透骨、解毒、定痰惊、辟秽浊，故有清窍之蒙蔽，振神回苏之力。缪希雍认为，"凡邪气著人，淹伏不起"者，用之可使"自内达外"，"邪从此而出"，亦即杨时泰所谓之"用之为开关夺路"也。我们将二品合用，对于温毒深伏，邪壅心膈之症，有直入开壅，解热泄毒之功能。临床每能一二天内，扭转危局，由险入夷。然本散苦寒香窜，大解热毒，必以温毒实证，方可选用，且应中病即止，原则上不超过 3 剂，观察临床，审慎用之，未有 1 例副作用出现。

【病案举例】

例1　张某，女，3 岁。

病史摘录：患儿因高热咳喘入院，体检：两肺闻较多干湿啰音，胸片：两下肺斑片状阴影，血常规：白细胞 $3.5 \times 10^9/L$，诊断为腺病毒性肺炎。经治疗经旬，热仍不退，邀中医同治。

初诊案语：患儿高热 2 周不退，T 40℃左右，咳逆气促，鼻翼煽动，睡中惊惕，时烦不宁，舌红绛苔黄燥，便秘溲赤，脉数。

处方：石膏 20 克（先煎），知母 6 克，杏仁 6 克，生甘草 3 克，黄连 2 克，黄芩 5 克，黑山栀 10 克，连翘 10 克，银花 6 克，桑叶 10 克，芦根 20 克。1 剂。另熊胆 1.5 克，麝香 0.06 克化服。

二诊：药后热势稍缓，T38.8℃，气促亦瘥，肢末得温，唯便仍秘结，温毒渐解，再以原法。

处方：上方加生地 12 克，瓜蒌仁 10 克。

三诊：腑气已通，热势渐平，T37.5℃，唯咳痰仍多，舌红绛苔黄转润，治以清养化痰。

处方：黄芩 6 克，桑叶 10 克，杏仁 6 克，石膏 15 克（先煎），生甘草 3 克，生地 12 克，川贝母 4 克，川石斛 10 克，冬花 10 克，黄连 2 克，芦根 15 克。3 剂。

嗣后继予清养化痰和胃之剂调治经旬而安，胸片复查：两肺炎症已吸收。

［按］该患儿高热肺炎，咳逆气促，且热已旬半不退，舌红绛苔黄，此当为温毒壅郁，致肺气闭塞，故当务之急，宜以大剂清解热毒为主，用于白虎加黄连解毒汤合以熊麝散 1 剂后，鸱张之毒邪即有所挫，病得转机，再近追踪 1 剂后，其热即舒扬，大毒已去，唯咳嗽痰多者，则以清养化痰

而递次以收功。

例2　徐某，男，3岁。

病史简摘：患儿因高热咳喘入院，检查血白细胞 $4.0 \times 10^9/L$，胸片：左下肺少许阴影，诊为病毒性肺炎。经治疗1周，热仍未退，邀中医同治。

初诊案语：患儿高热1周余，体温在 T39.5℃~40℃ 之间，无汗形寒，咳逆气促，鼻翼煽动，腹满，舌红苔黄腻，便干溲赤，二脉浮数有力，治以清解温毒。

处方：石膏20克（先煎），黄芩6克，黄柏5克，黑山栀10克，淡豆豉10克，麻黄3克，杏仁6克，生甘草3克，炒莱菔子10克，知母6克，象贝10克。1剂。另：熊胆1.5克，麝香0.06克化服。

二诊：药后微微出汗，热势下降 T38.5℃，咳喘仍剧，舌红苔腻，便通溲赤，表邪已透，温毒热减，治以宣肺解毒。

处方：桑叶10克，杏仁6克，石膏20克（先煎），生甘草3克，黄芩6克，川连2克，黑山栀10克，象贝10克，芦根20克，1剂。另：熊胆1.5克，麝香0.06克化服。

三诊：热降 T37.8℃，咳嗽痰松，舌苔黄腻，便通溲赤，治以清肺化痰。

处方：黄芩6克，石膏15克（先煎），桑叶10克，杏仁6克，生甘草3克，芦根15克，川贝母4克，象贝10克，冬瓜子10克，竹茹6克，枇杷叶10克（包），佩兰叶10克。3剂。

药后咳痰已少，舌苔化薄，再以清养化痰之剂予以调治，1周后胸片复查肺部炎症已吸收。

［按］该患儿高热肺炎经旬，虽呈一派温毒壅闭现象，但其无汗形寒，为尚有表邪也，故方选三黄石膏汤为主以清解表里三焦之热，佐以熊麝苦辛清温毒以引邪热。1剂后，微微出汗，热势下降，乃为表邪解，而温毒之势挫也。二诊撤去麻黄、豆豉之表药，加以桑叶、象贝清肃之品。三诊即热降大半，咳痰转活，则再以清养化痰之剂而安也。

哮　喘

小儿哮喘，包括了西医学的支气管哮喘、哮喘性支气管炎及近年所发现的咳嗽变异性哮喘。

哮喘的形成，既有外因，又有内因，即"外有非时之感（包括气候、过敏原等），内有壅塞之气，膈有胶固之痰，三者相合，闭拒气道"而哮喘发作。哮喘反复发作难以根治的原因：一为宿饮留伏，古人以"浊者为痰，稀者为饮"，故在气候变化，寒暖失慎，感受外邪，或闻及过敏原，以触动内伏之饮，致痰气互结，气道不通，肺气壅遏不宣，上逆而喘；二为病久肺脾肾三脏不足，水液运行障碍不化精微反酿浊饮，且"正不存内，易致邪凑"。可见本病痰饮为主因，以肺脾肾三脏不足为根本。

本病的类型，虽有寒热虚实之分，但临床上不是截然分割的，往往实中有虚，虚中有实，或实多虚少，或虚多实少；有的既有内热而又兼感外寒；有的肺虚为主，有的脾虚为主，亦有久病肺虚及肾，而致肾不纳气。故哮喘之治，不单乎肺，当分清主次、轻重，先后缓急，以"痰之本源于肾，痰之动主于脾，痰之成贮于肺"作为理法依据，灵活施治，适量用药。

哮喘虽属顽固，但亦非难治，关键是要掌握好三个原则：一是发作期及时对症治疗，即急则治其标；二是稳定期则要调补肺、脾、肾之不足，即缓则治其本，且要持之以恒；三是寒温饮食调节适宜合度，渐次进行适当锻炼，以增强自身之免疫功能。三者若能用心之，则哮喘之顽疾，治愈有望。

根据本病的规律，我们将哮喘分为发作期、缓解期、稳定期三型。发作期主症为哮喘为主，治当以驱痰为主；缓解期主症以留饮为主，治当以杜痰为主；稳定期喘饮均平，治当以扶正为主。当然这三者又有间接和直接的不同，临床上还需根据所表现出的症状来辨证论治。

【分型治疗】

1. 发作期

驱痰法。

（1）寒性哮喘

主症：素有痰饮，重感风寒，咳喘无汗，肢冷恶寒，渴喜热饮，舌淡苔白，二脉浮紧，二便尚通。

证候分析：风寒之邪束于肌表，则发热无汗恶寒。寒邪束表，卫阳被遏，则渴喜热饮。寒邪束肺，与内伏之饮相搏，致肺气失宣，故上逆而为哮喘。

治则：温肺散寒化饮。

方药：小青龙汤主之：麻黄、桂枝、淡干姜、白芍、细辛、姜半夏、五味子、清甘草。此方之妙在于麻黄发汗平喘，桂枝合甘草解肌和表，以其肺气逆上而咳喘，用白芍酸寒，五味子酸温收降肺气。水停心下则令肾

董氏儿科
DONG SHI ER KE

燥，用细辛、干姜辛温以润肾行水，半夏辛温，能降逆气，散水饮。此方之功在于在外发汗，内行水，散表里之水寒饮邪。

随症加减：咳喘而苔腻者加厚朴、杏仁；痰气壅盛者加三子养亲汤（苏子、白芥子、莱菔子）、鹅管石；喘而兼烦躁不安者加生石膏；若实痰壅塞，气逆便秘者加控涎丹0.6~1.2克，或用礞石滚痰丸。另此寒性哮喘较轻者，亦可选用叶氏家传苏陈九宝丸，它以麻黄汤辛温解表为主，桑皮泻肺利水，乌梅代五味子，生姜代干姜，乃为小青龙汤之变方。

（2）热性哮喘

主症：哮喘发作较急，气喘胸闷，痰鸣不已，声高息涌，咽红涕黄，身热不宁，口渴少汗，舌红苔黄或腻，便干溲赤，脉数有力。

证候分析：风热之邪，束于肺卫，与内伏之痰互搏，阻于气道，化火炼痰，痰壅肺闭，上逆而喘。

治则：清热宣肺平喘。

方药：麻杏石甘汤合葶苈大枣汤为主：麻黄、杏仁、石膏、生甘草、甜葶苈、桑皮。

随症加减：肺热甚加黄芩、黛蛤散；咽红咳喘加射干、象贝、地龙；苔腻加厚朴、炒莱菔子。

（3）寒包火哮喘

主症：时有恶风，咳喘痰稠，色黄或绿，舌边红苔白或黄白相兼，二便尚调，脉浮滑数。

证候分析：素体内热较甚，留饮不清，兼之以寒邪束表，阳气内郁，不得泄越，蕴而膈热，遂至痰热阻塞，哮喘发作。此为内有胶固之痰热，外有非时之寒邪也。

治则：清热宣肺，散寒平喘。

方药：五虎汤：麻黄、杏仁、石膏、生甘草、细辛。

随症加减：咽红肿肺热甚者加黄芩、射干；哮喘重者加桑皮、象贝、炙苏子、地龙；苔腻不燥而便干者加厚朴、炒莱菔子。另此症尚可用千金定喘汤，麻黄、杏仁、桑皮、甘草辛甘发散，泻肺而解表；款冬花温润以止咳化痰；白果收涩以敛气定喘；苏子降肺气；黄芩清膈热；半夏化痰浊，相助为用以成疏壅平逆之功。对于寒包火的哮喘亦为良剂。

2. 缓解期

杜痰法。所谓杜痰，是杜绝其生痰之源。

（1）寒饮留恋

主症：寒喘渐平，痰鸣不断，舌苔薄白，面色不华，形寒肢冷，大便或溏，脉濡无力。

证候分析：此多见素体阳气虚患儿，以其哮喘虽渐平，但阳气未复，不能运脾化饮，故见形寒肢冷，痰鸣便溏等症。

治则：温化痰饮。

方药：苓桂术甘汤为主：桂枝、焦白术、茯苓、生甘草。

本方为仲景名方之一，兼见于《伤寒》、《金匮》。如"伤寒，若吐，若下后，心下逆满，气上冲胸，起则头眩，脉沉紧……茯苓桂枝白术甘草汤主之"（《伤寒论》67条）。又："心下有痰饮，胸胁支满，目眩，苓桂术甘汤主之"（《金匮·痰饮篇第十二》）。方中以茯苓治痰饮，渗水道；桂枝通阳气，开经络和营卫；白术健脾运燥痰水；甘草得茯苓则不资满而反泄满，确为温阳化饮之良方。

随症加减：兼见汗多，舌淡者加细辛、淡干姜、五味子；痰多苔白滑者加二陈汤；苔厚腻加厚朴；便下干结加炙苏子、炒莱菔子。

（2）脾肺不足，痰饮不化

主症：哮喘平后，痰鸣不断，面色不华，短气乏力，汗出较多，舌苔薄白，大便松散，小便通长，二脉弱。

证候分析：多见平素肺脾不足，哮喘以后，肺脾之气更耗，以致无力运脾化湿化饮，使痰饮储之于肺，而咳痰不消。

治则：健脾化痰。

方药：星附六君汤：胆星、竹节白附子、党参、焦白术、茯苓、清甘草、陈皮、姜半夏。

随症加减：若形寒肢冷者加桂枝（亦即苓桂术甘汤合用）；痰多者加款冬花、紫菀；大便松软而次多者加怀山药、煨诃子。

3. 稳定期

（1）脾肺气虚

主症：平素易感，哮喘时发，面色不华，形体消瘦，汗多乏力，舌苔薄白，二便尚调，二脉虚弱。

证候分析：脾虚不能输精生肌，故形体消瘦，面色不华。脾肺气虚，则卫外不固，汗多乏力，易于感邪。脾虚亦常使留饮内宿，故感受外邪，易发哮喘。

治则：补益脾肺。

方药：黄芪六君子汤：黄芪、党参、焦白术、茯苓、清甘草、陈皮、姜半夏。

随症加减：尚有痰饮者加款冬花，紫菀；大便松散加炒怀山药、炒扁豆、煨诃子；汗多者加麻黄根、糯稻根；纳谷不香者加炒谷芽、鸡内金。

（2）肺气阴不足

主症：平素易感作喘，盗汗，自汗，面色虚红，口干喜饮，舌红少苔或薄黄，便干溲通，脉细或微数。

证候分析：肺阴不足则盗汗喜饮，面色虚红。气不足者则动自多汗，卫外不固而易感。

治则：益气养阴。

方药：黄芪生脉散：黄芪、太子参、麦冬、五味子、百合、川石斛、怀山药、浮小麦。

随症加减：口干甚者加花粉、玉竹；喉尚有痰者加款冬花、川贝母、杏仁；纳谷不香者加生熟谷芽、鸡内金。

（3）肺肾阴虚

主症：平素易感而作喘，头晕目眩，午后潮热，夜汗较多，或时有干咳，咽喉微红，舌红少苔或薄，便干溲通，二脉细数。

证候分析：肺肾为子母之脏，肺肾阴虚，则午后潮热，头晕目眩。肺失清肃，虚火上炎，故咽红时咳。其盗汗，口渴，均为阴津耗损之故。

治则：滋养肺肾。

方药：百合固金汤为主：百合、熟地、生地、当归、白芍、甘草、桔梗、元参、川贝、麦冬。

随症加减：夜汗多咽不甚红加太子参、五味子、制首乌，去桔梗；口干喜饮加以石斛、花粉、玉竹。

又金水六君煎（熟地、当归、陈皮、姜半夏、茯苓、清甘草）亦为我们治因肺、脾、肾不足引起的哮喘，《景岳全书》指出其功用："治肺肾虚寒，水泛为痰或年迈阴虚血气不足，外受风寒咳嗽，呕恶多痰喘急等症神效。"《医学衷中参西录》认为：痰饮病轻则治肺脾，重则治肾。以虚痰之本源于肾，肾气虚则闭藏失职，上见饮泛为痰，下呈不行为遗，故加熟地、当归，使令肾气得充，厚其闭藏之力，则水湿运化，痰之本源清也。肺为水之上源，上源得清，金水相生，肾气振复，固摄有权则遗漏自止。故前哲云："脾肾为生痰之源，肺胃为贮痰之器，议从肺脾肾三经合治，补金水土三脏之虚，上能化痰止咳，中能温运健脾，下能益肾固涩。"此本方之妙旨也。

此外，对于肺虚痰多，质薄形弱，易于伤风而发哮喘的患儿，在病情平静时，可用黄芪 12 克，款冬花 12 克，冰糖 12 克，隔水炖服，每天 1 剂，炖服 2 汁，可连服 1～2 月。并无不良反应。此方中以黄芪味甘微温，功能益气固表；款冬花辛温而润，功能消痰止逆，方书谓其寒热虚实均可使用；冰糖为甘蔗结晶所成，其性亦温，上可润肺水消渴，中可和胃补脾。此法在临床应用，确有其防治之功。

另，哮喘之肾阳不足，脾肺气虚者，可于每年冬至前后服用参蛤散 1 料（朝白参 20 克或移山参 10 克，干蛤蚧 1 对，去头足，低温干燥，共研细末，每日化服 3 克）。考蛤蚧性平，归肺、肾二经，其功能助肾阳补肺气，益精血；人参，甘、微苦、微温，归心脾肺经，有大补元气，补益肺脾的作用。因之对肺肾两虚，肾不纳气的虚喘效果良好。

【病案举例】

例 1　孔某，男，7 岁。

初诊案语：哮喘反复发作，已有 5 年，近又感寒邪，引发哮喘，气促痰鸣，流涕恶寒，舌苔淡润，脉象浮滑，二便尚通，治以温肺散寒。

处方：麻黄 3 克，桂枝 3 克，细辛 2.5 克，淡干姜 2 克，清甘草 3 克，姜半夏 10 克，炙苏子 5 克，白芍 6 克，金沸草 10 克（包），鹅管石 12 克。3 剂。

二诊：恶寒已无，哮喘仍作，痰多如沫，纳寐一般，舌苔薄腻，二脉滑数，仍以温化为主。

处方：麻黄 3 克，桂枝 3 克，细辛 1.5 克，旋覆花 10 克（包），冬花 10 克，杏仁 6 克，川朴 3 克，姜半夏 10 克，陈皮 3 克，茯苓 10 克，清甘草 3 克。3 剂。

三诊：哮喘已平，咳痰尚有，纳谷一般，舌苔白腻，当以温阳化饮。

处方：桂枝 3 克，焦白术 10 克，茯苓 10 克，清甘草 3 克，川朴 3 克，杏仁 6 克，旋覆花 10 克（包），炙苏子 5 克，陈皮 3 克。

药后咳痰转和，舌苔薄净，再以原意增损调治 4 剂而安。

［按］该患儿宿饮 5 年，又感新邪，恶寒痰喘，系感寒引发伏痰而哮，故初以小青龙汤，温散化饮，以其无汗痰多，故去五味子、大枣，并加金沸草、鹅管石增温化之力。二诊时，恶寒已除，苔反转腻，乃外寒渐除，而内痰饮松壅也，故再以上方加杏、朴、二陈燥湿化痰，旋覆花易金沸草

以下气化饮。三诊其喘已平，则以苓桂术甘合二陈以健脾蠲饮也。

例2 范某，女，6岁。

初诊案语：患儿婴时湿疹较甚，自2岁后，哮喘发作，至今反复不愈，近因感邪，咳喘大作，涕黄汗出，胸闷气促，咽红感痛，舌红苔黄腻，便下干结，小溲短赤，治以清宣平喘。

处方：麻黄3克，杏仁6克，石膏30克（先煎），生甘草3克，黄芩6克，黛蛤散12克（包），桑皮10克，甜葶苈10克，地龙10克，射干6克，象贝10克。3剂。

二诊：药后喘促好转，痰声稍润，胸闷亦瘥，舌红苔腻，便干溲通，治以原法。

处方：麻黄3克，杏仁6克，石膏20克（先煎），生甘草3克，黄芩5克，甜葶苈6克，地龙6克，厚朴3克，炒莱菔子10克，桑皮10克，象贝10克，射干6克。3剂。

三诊：哮喘渐平，咳痰声活，胸闷已无，舌苔薄黄，二便尚通，再以清宣化饮。

处方：南沙参10克，桑叶皮10克（各），杏仁6克，石膏15克（先煎），生甘草3克，川贝母4克，地龙6克，冬花10克，炒谷芽10克。4剂。

药后喘平咳少，舌薄纳动，再以清养之剂而愈。

[按] 该患儿素体火旺，内有痰饮，兼感外邪，痰热互搏，壅塞作喘。故急以宣降互施为治，方中重用石膏30克以清泄肺热。3剂以后，喘即好转，胸闷亦瘥，此为肺气渐宣，上逆之痰气渐平，故增厚朴、莱菔子以化湿导痰。三诊时喘平痰活，苔薄，热饮均瘥，再以清养化饮渐以收功矣。

例3 贾某，男，10岁。

初诊案语：哮喘时发时止，已有5年，前因外感，身热喘剧，咳痰不利，舌质红苔薄白，二脉滑数，二便尚调，治以清宣散寒。

处方：麻黄3克，杏仁6克，石膏15克（先煎），生甘草3克，细辛2.5克，黄芩5克，象贝10克，桑叶10克，射干6克，地龙6克。3剂。

二诊：表寒已化，身热亦平，咳喘好转，舌红苔薄，二便尚调，治以宣养兼施。

处方：南沙参10克，桑叶皮10克（各），杏仁6克，石膏15克（先煎），生甘草3克，川贝母4克，地龙6克，款冬花10克，炙苏子6克，海石12克。4剂。

三诊：喘平咳少，舌薄纳差，二便尚调，再以养肺和胃。

处方：南沙参10克，百合12克，桑皮10克，款冬花10克，杏仁6克，川贝母4克，石斛10克，生甘草3克，紫菀6克，海石12克。4剂。

药后咳和纳动，以百合固金汤加减调理之。

〔按〕该患儿素体热盛，复感新寒，引发咳喘，故初以五虎汤以清宣散寒。3剂后，外寒已除，肺气渐宣，痰气转活，故以桑杏石甘为主加沙参、川贝母、冬花等养肺化痰，兼加海石化老痰。三诊后喘平得和，以期宿哮多年，肺肾阴虚，故以百合固金汤为主，以调补之。

例4 颜某，女，10岁。

初诊案语：哮喘1年，不时举发，夜咳阵作，喉中痰鸣，鼻涕稀多，纳谷不香，二便尚调，舌苔白滑，质淡润，脉濡，治以化饮为上。

处方：茯苓10克，桂枝3克，焦白术10克，清甘草3克，细辛1.5克，姜半夏10克，生姜2片，红枣3枚，麻黄3克。5剂。

二诊：药后流涕已无，喉痰减少，咳嗽不多，唯汗出淋漓，舌苔薄润，续治以温化痰饮。

处方：桂枝3克，焦白术10克，清甘草3克，姜半夏10克，杏仁6克，炙苏子5克，淡干姜1.5克，生姜2片，红枣3枚，炒白芍6克。5剂。

药后咳痰已无，汗出减少，舌薄纳动，再以温阳和营调治数剂而安。

〔按〕此患儿素有内饮，反复感邪，使之寒饮难化，故初以苓桂术甘等合小青龙汤加减使用，以温化散寒，此是将祛痰与杜痰二法融为一矣。二诊时涕已无，而痰鸣少，唯汗出淋漓，故使以苓桂术甘合桂枝汤，固卫和营兼化饮也，药后诸恙悉平，再以调治而安。从上案可知，临床之用，贵在辨证而圆活也。

例5 徐某，男，8岁。

初诊案语：经常咳喘气急，痰阻不化，时有遗尿，胃纳欠佳，形体消瘦，面色不华，舌质红，苔心腻，治以金水同治。

处方：熟地12克，当归6克，陈皮3克，姜半夏10克，茯苓10克，清甘草3克，款冬花12克，紫菀6克，缩泉丸10克。5剂。

二诊：药后咳减未断，遗尿次少，纳谷不香，舌苔薄腻，形神稍振，治以化痰和胃。

处方：陈皮3克，姜半夏10克，茯苓10克，清甘草3克，杏仁6克，款冬花10克，神曲10克，炒谷芽10克，缩泉丸10克，川朴3克。5剂。

三诊：咳瘥苔薄，胃纳转佳，但遗尿时有，再以肺肾同治。

处方：熟地 12 克，当归 6 克，陈皮 3 克，姜半夏 10 克，茯苓 10 克，清甘草 3 克，龙骨 10 克（先煎），牡蛎 15 克（先煎），菟丝子 10 克，桑螵蛸 10 克（炒），白莲须 10 克，鸡内金 6 克。7 剂。

药后诸恙悉平，舌洁纳可，予以调补脾肾巩固之。

［按］该孩初诊时痰湿不清，而肺肾已虚，故投以金水六君汤为主。药后其症虽瘥，但苔腻纳少，当先以化痰消积醒胃，故以二陈合消食之品。三诊时积去痰化，则再以调补肺肾兼化余痰而收功矣。

七、循环系统及血液系统疾病

病毒性心肌炎

病毒性心肌炎，中医学中无特定病名，根据其发病的规律，本病常见于感冒、肺炎、麻疹、痄腮等病以后，致外邪内舍于心，心之气阴受损，导致心主血脉功能异常，心脉痹阻。如《灵枢·胀论》曰："邪在心，则病心痛，喜悲，时眩仆。"《内经》曰："脉痹不已，复感于邪，内舍于心。"故其急性感染而病者，多从温病论治，至病缓解和慢性期，则多从心悸、怔忡、虚劳等而治。本病发病的整个过程，涉及中医学中的多个范畴和证候，临床必须了解掌握，细细辨治。

由于本病初期多为感受风温邪毒所致，故初期常有发热、咳嗽、腹痛、腹泻等症状，至其邪毒侵心，则方出现心悸、气短等，后期正气不足，更可见头晕乏力、面色苍白、汗多等虚证。

本病的主要病因机理，为正气虚弱，邪毒淫心所致。正气不足者可有先后天之因，或大病久病以后，气血心脉不足，则一旦感受邪毒，易致进而伤及心用；或以风温邪毒侵入肺胃，连而伤及心脉，累及心用。

急性发作期，多为邪从皮毛或口鼻而入，伤及皮毛肺卫，则至发热、咳嗽、咽痛、咽炎之证；伤及脾胃，则常致湿热互搏，恶心呕吐、腹痛腹泻之证。二者均可致邪毒损伤心主血脉的功能，而致是病。

缓解期常为心之气阴已伤，或余热（毒）不清，或湿滞未除，此期实为本病转归之关键，若心之气阴恢复较快，余热湿毒及时清除，则病转向康复；若迁延不愈，一则易感使病复燃，二则转为气血阴阳不足之虚证。

至其慢性期，则多已正气不足，心用损伤，主要表现为气阴两虚，心（阳）脾（气）两虚，严重的可见心阳暴脱，阴精枯竭，或心窍闭塞，肝火内动之危证。

归而言之，本病之外因多为邪毒入侵，内因多为脏腑功能（特别是心）失调，在发病过程中，其痰、湿、瘀是本病所表现出来的病理变化，而正邪消长又一个复杂的转化过程。主要表现的病位以心、肺、胃三脏为主。

其治疗大法，急性风温邪毒侵袭时，当以祛邪毒为主，兼以护助心气；邪恋气液耗伤期，当以益气养阴，兼清余热（湿）为主；至其脏腑虚损或慢性期则以调补气血之阴阳不足为主。尤当注重"损其心者，调其营卫"，使气血阴阳和顺，脉络痹阻疏畅。

【分型治疗】

1. 风热邪毒内侵

主症：发热咳嗽、流涕、打嚏，咽红感痛或伴胸闷心悸，纳谷不香，便干溲黄，舌红苔薄黄，脉数或结代。

证候分析：风热邪毒侵袭肺卫，则见发热咳嗽、咽痛、流涕。若邪毒郁而不解，伤及心脉，则见胸闷心悸、脉现结代。其舌红苔黄，脉数均为风热邪毒侵袭之象。

治则：清热解毒，少佐护心。

方药：银翘散为主：连翘、银花、板蓝根、蝉衣、菊花、薄荷、大力子、生甘草、芦根、北沙参、麦冬。

随症加减：热盛烦躁时加石膏、黑山栀；咳嗽有痰加桑叶、象贝；胸闷不舒加瓜蒌皮、丹参；或兼苔腻，下利酸臭，热毒浸淫胃肠，加葛根芩连汤、山楂、茯苓，并去麦冬、芦根、大力子、沙参。

2. 热恋伤阴

主症：低热不清，时有盗汗，心悸早搏，纳少口渴，舌红苔薄，便干溲通，二脉细数。

证候分析：热毒余邪滞留不清，故时发低热。热毒耗伤阴液，则盗汗口渴。阴血受耗，心脉不利，则早搏心悸。其舌红苔黄，脉数者均为热恋津伤之象。

治则：清热益气生津。

方药：竹叶石膏汤：淡竹叶、石膏、北沙参、麦冬、生甘草、石斛、地骨皮、浮小麦、丹参。

随症加减：早搏较多，兼有咽炎红者加元参、丹参、苦参；烦热者加黑山栀、小生地；苔薄黄腻兼湿者加佩兰叶、米仁；口渴喜饮者加花粉、玉竹；兼咳嗽者加川贝母、瓜蒌皮。

3. 气阴两虚

主症：气短乏力，心悸怔忡，面色不华，汗出较多，手心灼热，舌淡红，苔润或花，便干溲通，脉细无力或结代。

证候分析：心气不足，无力鼓动心脉则心悸怔忡，短气乏力，气虚则营卫失和而面白多汗。心阴不足、阴虚火旺，则手心灼热，舌淡红或花。其脉细无力或结代者，均为气阴不足之象。

治则：益气养阴复脉。

方药：炙甘草汤：炙甘草、太子参、生姜、桂枝、麦冬、生地、火麻仁、大枣。

随症加减：气虚较甚，汗出淋多者加炒白芍（取桂枝汤之义）、黄芪、牡蛎；舌红少苔，口渴喜饮之阴虚甚者，加川石斛、玉竹，并去桂枝、生姜；盗汗心悸者加酸枣仁、浮小麦。血边瘀紫，心血不畅者加当归、郁金、丹参。

4. 营卫失和

主症：心悸气短，时有怔忡，面色不华，形寒肢冷，自汗较多，纳谷不香，二便尚通，舌淡润，脉弱或结代。

证候分析：卫主气，营主血，卫气虚弱，则自汗肢冷，短气乏力，营血不足，则心脉失养，脉象鼓动不畅。而心悸早搏者，均为心脾两虚之象。

治则：调和营卫。

方药：桂枝加龙骨牡蛎汤：桂枝、白芍、生姜、红枣、炙甘草、龙骨、牡蛎、党参、茯苓、陈皮。

随症加减：舌淡肢冷汗多之心阳不振者加淡附片；神疲乏力气虚甚者加黄芪；舌红润，头昏花兼血虚者加当归；心悸胸闷者加甘松、丹参；脾虚便溏加怀山药、焦白术。

【病案举例】

例1　蒋某，女，7岁。

初诊案语：患儿发热5天，T38.5℃，汗出不多，流涕打嚏，咳嗽咽红，时有胸闷、心悸，舌红苔黄，二便尚通，脉数时有结代。心电图检查：ST－T 段改变，房室传导阻滞。西医诊断为病毒性心肌炎。治以散热解毒为先。

处方：连翘 10 克，银花 10 克，石膏 15 克（先煎），板蓝根 10 克，大力子 6 克，芦根 15 克，象贝 10 克，杭菊 10 克，北沙参 10 克，麦冬 10 克，瓜蒌皮 10 克。3 剂。

二诊：汗出热降，T37.8℃，咳嗽仍作，胸闷仍有，舌苔薄腻，二便尚调，治以原法加减。

处方：连翘 10 克，板蓝根 10 克，银花 10 克，桑叶 10 克，象贝 10 克，大力子 6 克，瓜蒌皮 10 克，丹参 10 克，苦参 10 克，佩兰叶 10 克，茯苓 10 克。4 剂。

三诊：低热仍有，咳嗽减少，咽喉微红，舌红苔黄，心悸盗汗，口干喜饮，便下干结，治以清热益气生津。

处方：北沙参 10 克，麦冬 10 克，元参 10 克，苦参 10 克，丹参 10 克，石膏 15 克（先煎），淡竹叶 6 克，生甘草 3 克，石斛 10 克，浮小麦 10 克，酸枣仁 10 克。5 剂。

四诊：低热盗汗，夜寐欠佳，心悸好转，舌红苔薄，便干溲通，原法主之。

处方：淡竹叶 6 克，北沙参 10 克，川石斛 10 克，元参 10 克，苦参 6 克，丹参 10 克，浮小麦 10 克，酸枣仁 10 克，柏子仁 10 克，五味子 3 克，麦冬 10 克。5 剂。

药后症情好转，早搏偶发，以此方为主，先后用药有太子参、当归、阿胶、生地等，调治月余，症状均和，心电图两次检查，第一次仍有 ST－T 段改变，第二次已恢复正常。

［按］该患儿因感受风热邪毒，淫伤心脉，故初以银翘散为主，以疏热解毒，少佐沙参、麦冬，以育阴护心。5 剂以后，热虽下降，但余毒未清，故仍以原法为主加苦参、丹参以增解毒活血之力，又因其苔腻兼湿则加佩兰、茯苓，化湿而不伤津。4 剂后，尚有余热，而气津耗伤显露，心悸盗汗，故以竹叶石膏汤为主以益气养阴清热，增酸枣仁、浮小麦以宁心养心。4 诊以后，症情好转，早搏减少，乃心气渐复，心脉渐和，故先后增加五味子、太子参、生地、当归、阿胶、黄芪等药以增补气阴，调治月余，终使病得痊愈。

例2 戚某，男，8岁。

初诊案语：患儿1年前因感冒发热而患病毒性心肌炎，经治后病情稳定，但体弱易感，短气少力，时有早搏，面色不华，汗出较多，舌红苔花面润，便干溲通，治以益气养阴。

处方：炙甘草3克，太子参6克，麦冬10克，生地15克，五味子3克，大枣5枚，桂枝3克，炒白芍6克，黄芪12克，火麻仁10克，当归6克，紫丹参10克，生姜2片。5剂。

二诊：病情如上，舌苔薄润，纳谷一般，二便尚调，再以原法主之。

处方：炙甘草5克，太子参10克，黄芪12克，桂枝3克，炒白芍10克，红枣5枚，丹参10克，生姜2片，当归6克，远志5克，酸枣仁10克，生地15克。5剂。

三诊：面色稍润，形神渐振，早搏好转，汗出减少，舌苔转润，治以原方巩固。

处方：黄芪12克，当归6克，党参10克，桂枝3克，炒白芍10克，炙甘草5克，大枣5枚，阿胶10克（烊化），远志6克，酸枣仁10克，丹参10克。5剂。

以上方为主，调治2月多，早搏未发，形神转活，病终得好转。

［按］该患儿患病毒性心肌炎后，热毒虽去，但气阴未复，心脉受损，故体弱多病，早搏不断。治以炙甘草汤为主以复心脉，加黄芪以补心气之力，加当归、丹参以养血活，通利心脉。二诊时症情如前，乃为久病难复，故以原方加远志、酸枣仁以养心。三诊时病已起色，早搏减少，则再增阿胶以养血和阴。若是调治2月多，终使久病得以康复。

例3 张某，男，9岁。

初诊案语：患儿春起感冒发热，反复发作，至夏确为病毒性心肌炎。现热度虽和，但时感心悸，夜间平卧则气短喘促，睡寐不安，梦中惊叫，面色欠华，出汗淋多，纳谷一般，二便尚调，舌尖红苔薄腻，脉软而数，时有间歇，治以滋营宁神，温通复脉。

处方：桂枝3克，炒白芍6克，龙骨齿各12克（先煎），牡蛎20克（先煎），生姜3片，红枣5枚，炙甘草3克，远志6克，茯苓10克。6剂。

二诊：心悸大减，夜喘亦平，汗出已少，睡眠较安，面色滋润，胃纳略增，原法增损。

处方：上方去龙齿。加党参10克，麦冬10克，当归6克。7剂。

连服 3 周后，诸症均平，则予桂枝汤加党参、麦冬、茯苓、丹参，常服以作巩固。

［按］仲景以桂枝龙牡汤主虚劳失精，其要旨在于调和阴阳，摄阳入阴。然据仲景之制方法度，以桂枝甘草汤、桂甘龙牡汤主治心悸汗多，烦扰难寐诸症，本方增芍、枣，则尤可滋阴和营。本例起于感邪，久热汗泄，耗伤营阴，心阳亦弱，神气浮越，故心悸脉结，梦惊夜喘。次症宜用桂枝加龙牡汤。一以扶助心阳，温通复脉，一以滋营宁神，摄纳气逆。在本方基础上，先后加入龙齿、远志、茯苓以及党参、当归、丹参均为增强宁心安神，益气养血之力，终使其病迅即见功。

营养性贫血

贫血为儿童时期的多发病，特别多见于婴幼儿。造成贫血的原因，有先天和后天之分。先天者主要禀赋不足，如因母体素弱，气血不足，孕期又失于调护，致使影响胎儿的生长发育，精髓不足，气血匮乏，而产生贫血；后天者，主要是喂养不当，调护失宜，如未及时添加所需的营养食物，或偏食等致使气血生化无源而造成贫血。

中医学认为人体血液的生成与心、肝、脾、肾密切相关。此为心主血脉，血脉充足面色红润光彩；脾（胃）主受纳腐熟和运化水谷，为化气生血之源，并有统血功能；肝为藏血之脏，濡养筋爪；肾主藏精（精血同源），内寄真阴真阳。故贫血常表现为面色欠华（心），短气乏力（脾），爪色清白，发育不良（肾）之症。然四脏之中，又当与脾（胃）的关系更为密切。《内经》曰"脾胃者，仓廪之官"，为水谷之所聚之处，后天的营养物质气血精微，全赖脾胃之气转输化生，所谓"中焦受气取汁，变化而赤是谓血也"。由于小儿脏腑娇弱，脾常不足，其表现为所需营养物质比成人大，且正处在生长发育阶段，故脾运功能消耗较多；其次由于脾胃薄弱，又易为乳食所伤，从而造成脾胃失于健运，水精无以转化，致使气血生化乏源也。

临床上多种疾病可造成贫血，如先天因素的五迟五软，后天致病的厌食，慢性泄泻，疳积，胃出血及慢性消耗性疾病等。本病属中医的"虚"证，因此治疗以补为主，但在调补过程中必须注意三个方面的问题：一是不论何证所致贫血，在调补中必须时时顾及调扶脾胃之气，因为只有脾胃健运，才能生化气血；二是掌握调扶药物用量尺度，大虚之病，常因虚不受补，只有渐次递进，以胃能受纳为度，故滋腻厚味不可妄使，当然有积

【董氏儿科】DONG SHI ER KE

者更应先以消积，或予以消扶兼施；三是根据气血阴阳相互资生的原理，主次结合，左右逢源，如气虚的，以补气为主，养血兼之，反之亦如此。因气为血帅，血为气母，血液运行，相互为依，这样则能使贫血得以较快痊愈。

【分型治疗】

1. 脾气虚弱

主症：面色萎黄，唇爪苍白，体倦乏力，纳谷不香，形体消瘦，大便松散，舌淡苔白，脉弱。

证候分析：脾气虚弱，生化无源，故色萎体倦，唇爪苍白。脾主四肢肌肉，故虚则形体消瘦。气不生血则舌淡苔白，二脉软弱。

治则：健脾益气。

方药：异功散为主：党参、焦白术、茯苓、清甘草、陈皮、当归、红枣。

随症加减：短气乏力，动则冒汗加黄芪；四肢不温，汗多兼阳虚者，加淡附片、桂枝、炒白芍；便松次多，加炒怀山药、炒扁豆；苔腻纳呆，腹胀兼积者加川朴、神曲、山楂，去参、枣、当归。

2. 心脾不足

主症：面白不华，唇爪苍白，头晕乏力，时有心悸，纳谷不香，舌淡红苔薄，脉细弱。

证候分析：心主血，心血不足，则头晕心悸。脾气不足，化生无源，故面色不华，乏力纳呆。

治则：益气养血，补益心脾。

方药：归脾汤为主：黄芪、党参、焦白术、茯神、甘草、当归、酸枣仁、木香、龙眼肉、远志。

随症加减：血虚头晕严重加熟地、桑椹子、大枣；脾虚便泄纳呆不香者加怀山药、砂仁、炒神曲，去枣仁、远志、龙眼肉、当归。

3. 肝肾亏损

主症：头目晕眩，目涩而干，面色潮红，午后低热，夜寐盗汗，腰酸乏力，形瘦发疏，面色苍白，爪甲脆薄，舌红少苔，便干溲少，二脉细数。

证候分析：精血同源，血虚精亏，则头晕目涩，色苍甲脆，形体消瘦。肝肾阴虚，虚火内生，则面色潮红，低热盗汗。

治则：滋养肝肾。

方药：左归丸与二至丸加减：熟地、怀山药、萸肉、制首乌、杞子、冬青子、旱莲草、怀牛膝、菟丝子。

随症加减：血虚头晕加桑椹子、当归；肝肾阴虚较重加炙鳖甲、北沙参；低热盗汗加地骨皮、青蒿、浮小麦；口干喜饮纳少加石斛、花粉、生熟谷芽。

4. 脾肾不足

主症：面色不华，少气乏力，动则多汗，唇爪苍白，脾泄不化，四肢不温，发育不良，囟门宽大，舌淡苔白，脉沉弱。

证候分析：脾气不足则乏力多汗，便泄不化。肾阳不足，精不化髓生骨则肢冷，囟宽，发育不良。

治则：健脾补肾，益精生血。

方药：异功合右归丸加减：党参、白术、茯苓、炙甘草、熟地、淫羊藿、山楂、补骨脂、菟丝子。

随症加减：脾气虚盛者加黄芪、红枣；脾虚便泄者加怀山药、扁豆、木香，去熟地；阳虚多汗，四肢不温加淡附片；头晕明显者加当归、桑椹子。

【病案举例】

例1　何某，女，6月。

初诊案语：患儿早产一月半，人工喂养，形体瘦小，面色不华，舌苔厚腻，纳谷不香，四肢不温，便下不化，日3～4次，小便尚清，血常规，白细胞4.2×10^9/L，血红蛋白8.5 g/L。

治则：健运脾胃，兼以消积。

处方：炒党参5克，焦白术6克，茯苓6克，清甘草3克，陈皮3克，广木香3克，炒麦芽10克，川朴2.4克，炒山楂10克。4剂。

二诊：药后舌苔化薄，纳仍欠香，便下稍条，但仍2～3次。再以运脾消积。

处方：炒党参5克，焦白术6克，茯苓10克，清甘草3克，陈皮3克，炒麦芽10克，炒山楂10克，炒怀山药10克，广木香3克。4剂。

三诊：舌苔薄净，纳谷已动，面色稍润，甚至已温，便条日2次，小溲清长，治以健脾益气。

处方：黄芪10克，炒党参6克，焦白术10克，茯苓10克，清甘草3

克，陈皮 3 克，炒怀山药 10 克，炒扁豆 10 克，红枣 3 枚，炒麦芽 10 克。5 剂。

四诊：面色渐润，舌淡纳可，二便均调，血常规复查：白细胞 5.6×10^9/L，血红蛋白 105 g/L，再以调补气血为主。

处方：上药加当归 5 克。5 剂。

嗣后以原意为主，先后增加桑椹子、制首乌之类，调补经月，面色红润，舌洁纳可。血常规复查：白细胞 7.0×10^9/L，血红蛋白 120g/L。

［按］该患儿先天不足，后天失调，加之人工喂养，运化不良，故致脾气不足，运化失健，气不生血，又因脾运不健，乳积内滞，故而苔腻纳呆，便泄，因而初以消扶兼施，以异功健脾益气，山楂、麦芽、木香、川朴消积运脾。四剂以后脾气稍复，乳积渐去，则再以原法追踪，并加怀山药以增健脾之力。三诊时积去纳动，脾运已健，故加黄芪、桑椹之类，并少增首乌以壮先天之精，若是调治经月，病终得康复。

例 2　钱某，男，6 岁。

初诊案语：患儿形体消瘦，面色萎黄，时感头晕，二目干涩，夜寐盗汗，遗尿时作，舌红苔少，纳谷不香，便下干结，血常规：白细胞 7500/mm³，血红蛋白 10.5 克。治以滋养精血，兼以消疳（针刺四缝穴液多）。

处方：生地 12 克，制首乌 10 克，当归 6 克，杞子 10 克，菟丝子 10 克，覆盆子 10 克，桑椹子 10 克，桑螵蛸 10 克（炒），石斛 10 克，生熟谷芽 10 克（各），浮小麦 10 克。5 剂。

二诊：药后头晕目涩均瘥，遗尿盗汗仍作，纳谷稍动，二便尚通，再以原法主之（针刺四缝穴液少）。

处方：上方加黄肉 6 克，5 剂。

三诊：药后面色渐润，头晕未作，目涩好转，遗尿偶作，汗少纳动，二便均调。治以滋养为主（针刺四缝穴见血）。

处方：生地 15 克，制首乌 10 克，菟丝子 10 克，黄肉 6 克，怀山药 10 克，杞子 10 克，当归 6 克，桑椹子 10 克，炙鳖甲 12 克（先煎），石斛 10 克。5 剂。

若是调理月余，面色滋润，形体渐丰，舌红薄纳可，血常规复查血红蛋白 12.5 克。

［按］该患儿疳久肝肾精血亏损，以虚为主，故初以调补肝肾之阴，兼以谷芽消积和胃，针刺四缝经外奇穴以理脾胃。5 剂以后，阴精渐复，

遗尿盗汗仍多，则增以萸肉平补阴阳收敛固涩。三诊时诸症均得好转，疝气亦消，则重在调补阴血为主。若是增损，调治经月，体质得以康复。

特发性血小板减少

本病属于中医的血证范畴，其临床特征为皮肤、黏膜之下出现瘀点、瘀斑，压之不褪色，且常可伴有鼻衄、血衄，甚则呕血、便血、尿血。与古典医籍中所记载的"葡萄疫"、"肌衄"、"斑毒"等病证与本病有相似之处。如《医宗金鉴·外科心法》葡萄疫云："此证多因婴儿感受疠疫之气，郁于肌肤，凝结而成。大小青紫斑点，色状如葡萄，发于遍身，惟腿胫居多。"

临床上本病可分为急性期与慢性期两类，其中小儿尤以急性较为多见，由于小儿脏器清灵，故如果治疗得法，其预后当比成人为好。由于紫癜是血分病，故急性期多以血热为主，慢性期多以血虚为主。心主血，脾统血，心脾两脏与气血生化有着密切的关系。气为血帅，血为气母，气能生血、行血，又能统血、摄血。气血相互依附，因之气血调和，则可内荣脏腑，外循经脉，血随气行，以荣周身，反之若外受邪热，热毒内伏营血，则可灼伤脉络，迫血妄行；或平素体禀不足，气血虚损，脾气虚弱，气不统摄，有的导致精血不足，阴虚火旺，均可使血不循经而渗溢于络脉之外。

本病之起因多为火邪灼迫脉络所致，但其反复出血以后，常导致阴血耗损，血失气伤，出现虚火内生，气虚血脱之象；而虚弱之体，常易复感外邪，转而又现血热妄行之象。因之本病之病机转归，多为由实转虚，由虚转实，或虚实互夹，临床治疗必须把握好分寸。

本病急性期之病机为火盛迫血为主，故其治疗当以清解凉血为主；慢性期，则为气不摄血，或精（肾）血亏损为主，故治疗当以补气摄血或滋养阴血为主。但如上述，其虚实之转归错杂，其治疗亦当辨清其主次轻重，方能获得较好的效果。

【分型治疗】

1. 血热妄行

主症：短期内常有外感风热病史，其病起急骤，皮肤出现瘀点或瘀斑，斑色鲜红，或伴有鼻衄、齿衄、便血、尿血等，同时可见口渴心烦，便干尿赤，或有发热，舌质红苔黄，脉数。

证候分析：邪热壅盛，迫血妄行，灼伤脉络，血液外渗，故瘀斑、瘀点。血随火外升则鼻衄，胃络灼伤则齿衄，肠络受灼则便血，热毒下络则尿血。热毒内盛，血分有热，则现口渴、心烦等一系列症状。

治则：清热解毒，凉血止血。

方药：犀牛地黄汤：水牛角、生地、赤芍、丹皮。

随症加减：鼻衄者加黑山栀、黄芩、白茅根；齿衄渗血者加知母、石膏；大便出血者加地榆炭、槐花；尿血者加茜草根、小蓟草，伴发热者加连翘、银花；心烦口渴者加川连、淡竹叶；若病中突然汗出淋漓，肢末不温，脉细弱者，此气阳欲脱，急以独参汤或参附汤，以固阳固脱；若上症兼见舌红少苔，口渴喜饮者，气阴两虚也，则当以生脉散主之，待气阳、气阴回复则需随症而治。

2. 气不摄血

主症：久病不愈，紫癜反复，瘀点、瘀斑色淡红，面色萎黄或无华，神疲乏力，口唇爪甲淡白，头晕心悸，纳谷不香，便或松软，小便清，舌质红，苔糜，脉细无力。

证候分析：久病脾气虚弱，失于统摄，故紫癜反复出现。脾气虚弱，故色黄或无华，乏力，纳呆。血虚不能养心，故头晕心悸。其舌淡脉弱，均为气血不足之故。

治则：益气摄血。

方药：归脾汤为主：黄芪、党参、焦白术、当归、甘草、茯苓、酸枣仁、木香、龙眼肉。

随症加减：纳呆便溏者当去枣仁、龙眼肉，加怀山药、扁豆、炒谷芽；腰酸足软，肢凉汗多加巴戟天、补骨脂、肉苁蓉；出血不止加云南白药、蒲黄炭。

3. 阴虚火旺

主症：紫癜反复发作，心烦口渴，低热盗汗，手足心热，便干溲少，舌红少苔，或黄苔偏干，二脉细数。

证候分析：病情日久，阴血耗损，脉络受伤，血溢于外，则瘀点瘀斑时现不退。阴虚火旺内扰，则心烦口渴，低热盗汗等症出现。

治则：滋阴降火。

方药：大补阴丸合二至丸：生地、黄柏、知母、龟板、冬青子、旱莲草。

随症加减：舌尖红、心烦口渴加川连、淡竹叶、生甘草；低热盗汗加炙鳖甲、制首乌、地骨皮、青蒿、浮小麦；兼有鼻衄者加黑山栀、白茅根；纳谷不香加石斛、生熟谷芽。

【病案举例】

例1 李某，女，3岁。

病史简摘：患儿1月前曾感冒发热，近半月其热又起，且皮肤出现瘀点、瘀斑，四肢均有，下肢为多，血常规检查，白细胞为 $1.2 \times 10^9/L$，血红蛋白 115g/L，血小板为4万，西医诊断为特发性血小板减少。经用泼尼松等治疗1周，紫癜仍有发作，血小板检查升至5万，家属前来中医就诊同时治疗。

初诊案语：患儿半月前起皮肤四肢紫癜反复出现，伴有鼻衄，烦躁不宁，面颧较红，口干不多饮，纳谷不香，便下干结，小溲短少，体温 37.8℃，舌质红苔黄偏燥，二脉数，治以解毒凉血。

处方：水牛角15克（先煎），生地12克，赤芍5克，丹皮5克，川连2克，生甘草3克，黑山栀10克，黄芩5克，淡竹叶5克，紫草5克。5剂。

二诊：药后鼻衄已止，烦躁稍宁，面红口干，紫癜仍有，便干溲赤，体温37℃，再以原法主治。

处方：上方去黄芩、淡竹叶，加知母6克，黄柏6克，旱莲草10克。5剂。

三诊：紫癜已渐淡，偶有新发，烦躁已安，体温正常，舌红口干，便干便赤，治以清凉解毒，滋养阴血。

处方：水牛角15克（先煎），生地12克，丹皮5克，赤芍6克，旱莲草10克，女贞子10克，制首乌10克，黄柏5克，知母6克，川石斛10克。5剂。

四诊：紫癜偶有新发，舌红少苔，口干喜饮，便干通润，小便通黄，二脉细微数，治以滋养，血小板复查6万。

处方：生地12克，制首乌10克，女贞子10克，旱莲草10克，黄精10克，丹皮5克，红枣3枚，川石斛10克，黄柏5克，赤芍6克。5剂。

其后间有小反复，曾加用川连、紫草之类，待其稳定逐渐加多滋养阴血之药，先后增用桑椹子、当归、阿胶、炙鳖甲之类，又调治2月多，血小板检查10万，紫癜已未新发。

［按］该患儿经用西药治疗1周后，病情虽得控制，但好转不快，根

据其症，当为热毒不清，迫血妄行，故初用解毒凉血之犀角地黄汤为主，二诊时，火邪渐轻，但紫癜仍有新发，故以原法追踪 5 剂，并去黄芩、竹叶之清心肺之药，易于知母、黄柏、旱莲草以增滋阴降火之力。三诊后，火邪渐除，阴精亏损显露，故渐次撤去清凉之药而增以调补阴血鳖甲、当归、黄精之药。间有小反复，兼增清凉之川连、紫草之类。若是调治数月，病得逐渐而愈。

八、泌尿系统疾病

急性肾小球肾炎

小儿急性肾炎的发生，常与感冒、急性扁桃体炎、猩红热及皮肤化脓性感染等有较密切的关系。而从病因来分析，则多是感受风、湿、热之故。如《医宗金鉴》所说："风水得之，内有水气，外感风邪；皮水得之，内有水气，皮受湿邪。"明·戴思恭《证治要诀》曰："有患生疮，用于疮药太早，致遍身肿。"李梴在《医学入门》中亦谈到"阳水……或疮痍所致也。"故每因风邪外袭，或涉水冒雨，水湿内侵，饮食不节；或疮毒感染，湿热内侵，使水液的气化功能失常而引发急性肾炎。

风、湿、热三者，既可单一致病，又多互为因果。如素体湿盛，复感风邪郁表，以致风湿相合，气阻湿滞而泛为水肿；湿郁化热，内外相合自能产生湿热的证候等等。

论其病理，当属肺、脾、肾三脏功能失调。《素问·阴阳别论》说："三阴结谓之水。"由于肺气不宣，不能通调水道；脾失健运，不能升清降浊；肾虚则水液泛滥；肺、脾、肾三脏俱病，影响三焦决渎作用与膀胱气化失常，使水湿停聚而为水肿。所以《医宗必读》中指出水肿"其本在肾，其标在肺，其制在脾。"由于小儿禀赋不足"五脏六腑成而不全，全而未壮"，脾常失运，则水湿内滞；肺卫不固，常不能抵御外邪的侵袭；脾不输精，肺不敷布，肾失其养，精关不固，制约无权。所以我们认为从水精运化情况，结合小儿特点和临床多见感冒引起的风邪遏肺；扁桃体炎、猩红热引起的风热相搏，肺的宣降失常；疮毒引起的风湿郁热，三气犯肺等肺经先受邪的情况来看，小儿急性肾炎的病理机制，在一定的程度上都是通过肺经受邪直接引起或诱发引起所致。

根据上述的见解，参合临证，我们一般将小儿急性肾炎分为四种类型，在辨证施治的原则下，同时针对性地加强些肺经药物，如在主方外选用蝉衣、黄芩、苏叶、射干、桑叶皮、沙参之类，在急性期的治疗中，确实收到一定的效果。

【分型治疗】

1. 风水郁表

　　主症：畏寒恶风，发热或咳嗽，目睑浮肿，或继而四肢全身浮肿（以腰以上为甚），皮肤光亮，按之不陷，苔薄白，咽红，脉浮紧或浮数，便通，小便短少。

　　证候分析：风寒之邪束于肺卫，使肺气失肃，故发热恶寒咳嗽。风寒之邪与水气相搏，故眼睑面部水肿，渐漫全身，以其症为阳水，故皮肤光亮，按之不凹陷。

　　治则：祛风利水。

　　方药：越婢汤为主：麻黄、石膏、生姜、大枣、甘草。

　　随症加减：如风邪轻水气重，加白术以助水堤防；全身浮肿加泽泻、赤苓、猪苓；风邪转重加苏叶、防风。或病为风热表证者可予上方去生姜、大枣，合用银翘散；咽红肿者可加板蓝根、黄芩；湿热偏重，小溲短少者，加滑石、车前草、赤小豆。

2. 水寒浸渍

　　主症：面目及遍身浮肿，身重困倦，畏寒肢冷，面色不华，舌淡苔腻，无热或微热，脉沉缓或浮而带濡，小溲短少。

　　证候分析：水液运化受阻而致水湿弥漫，故全身浮肿，身重困倦，湿为阳邪，阳气被郁，则畏寒肢冷，若兼有表寒者故又可见微热，其苔腻，溲少，均为水湿壅盛之故。

　　治则：通阳利水。

　　方药：五苓散合五皮饮：桂枝、焦白术、泽泻、猪苓、茯苓、陈皮、生姜皮、大腹皮、桑皮。

　　随症加减：兼有表寒恶寒发热者加麻黄、苏叶；苔腻腹胀去桑皮加川朴、枳壳；身寒肢冷，脉沉缓者加淡附片。

3. 湿热壅结

　　主症：面目肢体浮肿，发热口渴，或脘腹胀闷，或皮肤疮毒，舌红苔黄或腻，便秘或溏，小溲短赤，脉滑数或弦数。

255

证候分析：湿热之邪毒内侵，伤及脏腑，致肺、脾、肾三脏水液运行失常，泛于肌肤，发为水肿。

治则：清热解毒，利湿消肿。

方药：①湿偏重（苔腻尚润，脘腹胸闷，便下溏鹜，脉滑数），方以三仁汤为主：杏仁、蔻仁、米仁、川朴、滑石、淡竹叶、通草，加猪苓、赤小豆、茯苓、泽泻、甘露消毒丹。

②热偏重（舌红苔黄燥，烦渴发热，便下秘结，小溲短赤，脉弦数），方以黄连解毒汤合五味消毒饮为主：黄连、黄芩、黄柏、黑山栀、蒲公英、紫花地丁草、银花、野菊。

以上兼并皮肤疮毒湿疹可选用苦参、地肤子、晚蚕砂、土茯苓、蝉衣之类；局部红肿可选用丹皮、赤芍、白茅根之属。

4. 热盛损津

主症：面目略浮肿，咽红肿，舌红苔薄或起刺，唇朱口渴，时伴低热，便下干结，小溲短少，二脉细数。

证候分析：此证多见于风热感冒、急性扁桃体炎、猩红热及皮肤疮疡，肺热盛而劫伤肾津者。此亦即上盛下虚。

治则：清上滋下。

方药：清金滋水汤（自拟方）：北沙参、黄芩、蝉衣、板蓝根、石膏、麦冬、生地、黄柏、怀山药。此方之意重在清肺，少佐滋阴，以达到金清则水清，水清则络宁之目的。

随症加减：咽红肿痛加射干、大力子；伤津重加元参、女贞子；血尿明显白茅根、羊蹄根、丹参等。

5. 异常指标，统筹兼治

临床治疗过程中，除辨证分型外，还须结合实验室检查指标，抓住各个时期的主要矛盾和证候群，采取有效的治疗措施，才能加快治愈的进程。

（1）血尿

在急性肾炎的发展与恢复过程中可反复出现，时间持久，其顽固者，颇感棘手。一般当从三方面考虑。

①热结下焦：症见舌红苔黄，微热口渴，小溲尿血，灼热鲜红，脉弦数，治以清热利湿、凉血止血，方选小蓟饮子，它药如白茅根、车前子、制军、川柏等。

②血热致瘀：症见舌红无苔或舌淡红边带瘀，小溲短赤，脉来带涩。

治当解毒活血，方可选用桃红四物汤为主，它药如夏枯草、板蓝根、参三七、琥珀、羊蹄根、仙鹤草等。值得一提的是，有时在诸法无效的情况下，施用此法往往见效（包括退蛋白尿）。从西医学角度看，解毒活血药物具有广谱的抗菌消炎作用，还有改善微循环的功能，所以往往见效好。

③热伤阴血：症见面色潮红，伴有低热，舌红无苔，口渴喜饮，脉细数，此常因余邪未清，而阴血耗损，好发于疾病中后期，故治当滋养阴血为主，方如六味地黄丸、知柏地黄丸、二至丸兼加凉血、养血药之类。

（2）蛋白尿

文献中属归"尿浊"范畴，多由脾气下陷，精微下注；或肾气虚弱，精关不固，不能制约所致。急性期多因水湿内停、气化失司所致，并未伤肾，故若能治疗得法，往往可随水肿消退，水液运行正常而消失，千万不可用补。若病至中后期，其虚证渐露，方可究其脾、肾不足，适度参以调补，乃可获救。

（3）高血压

若于热毒炽盛，则常可导致肝阳火亢，其症可见面红耳赤，头晕口渴，舌红苔黄，脉带弦，便秘溲赤等，治当清泻肝火兼利湿，方可选龙胆泻肝汤之类，它药如夏枯草、草决明、钩藤、小蓟草。后期之阴虚阳亢，当以滋阴降火，知柏、六味之类可也。

【病案举例】

例1 俞某，女，6岁，1979年12月12日初诊。

初诊案语：患儿咳嗽数天，面目浮肿，咽红，舌红苔白，纳谷一般，脉浮略数，便通溲少。尿检：蛋白＋＋，红细胞＋＋，白细胞＋＋，颗粒少许。风邪袭肺，水湿内停，治以宣肺利水。

处方：麻黄3克，生石膏15克（先煎），生姜皮5克，防己9克，清甘草3克，生白术9克，赤苓皮9克，蝉衣5克，苏叶5克。3剂。

二诊：患儿咳嗽转瘥，浮肿渐平，舌红苔黄，小溲通长，尿检：蛋白痕迹，红细胞少许，白细胞少许。上法颇合，毋庸更张，再以原法主之。

方药：原方加象贝。5剂。

三诊：咳嗽已和，浮肿亦平，舌红苔黄，便通溲黄。尿检：蛋白痕迹，红细胞＋＋＋，白细胞＋，上皮细胞少许。表邪渐解，湿热逗留治以清热利湿。

方药：小蓟草9克，炒藕节9克，蒲黄9克，木通1.5克，滑石12克

（包），生地9克，黑山栀9克，淡竹叶5克，白茅根30克，血见愁15克，车前草15克。5剂。

药后尿检红细胞＋，嗣后以原方为主略以增损，调治20余剂，尿检恢复正常，终以六味地黄丸巩固之。

［按］该患儿发热不显，咳嗽面目浮肿，舌红苔白，脉浮略数，当属风水郁表，故以越婢加术汤为主，增以疏风利水之苏叶、蝉衣、赤苓、防己。3剂后症状明显好转，但后尿检不正常，舌苔转黄，浮肿反平，是风邪虽去，内湿化热伤络故也，故再以小蓟饮子加减以清利之，渐次调治而愈。

例2 李某，男，7岁，1980年10月5日初诊。

初诊案语：患儿淋雨以后，发热数天，经治后尚有微热，T：37.5℃，1周前全身浮肿，按之不陷，身重困倦，畏寒肢冷，舌苔白腻，脉浮而濡，便干，溲少，尿检蛋白＋＋＋，红细胞＋＋＋，白细胞少许，此寒湿内渍，治以通阳利水。

处方：苏叶梗5克，桂枝3克，焦白术10克，茯苓皮10克，生姜皮10克，猪苓10克，麻黄3克，泽泻10克，陈皮3克，大腹皮10克，桑皮10克，厚朴10克，车前子10克（包）。5剂。

二诊：药后恶寒已除，又伴咳嗽，浮肿稍瘥，舌苔白腻，便干溲少。尿检：蛋白＋，红细胞＋＋，治以原法。

处方：川朴3克，泽泻10克，猪苓10克，茯苓10克，生姜皮10克，陈皮3克，姜半夏10克，炒莱菔子10克，桂枝3克，象贝10克，杏仁6克。6剂。

三诊：浮肿稍平，小溲转长，舌苔薄松，咳嗽有痰，便下已通。尿检：蛋白＋，红细胞＋，治以利水化湿。

处方：玉米须15克，赤苓10克，猪苓10克，泽泻10克，生姜皮10克，杏仁6克，姜半夏10克，陈皮3克，小蓟草12克，象贝10克。5剂。

四诊：浮肿已平，咳嗽转和，舌质稍偏红，苔薄，便干溲通。尿检：蛋白微量，红细胞＋，治以清利之。

处方：泽泻10克，小蓟草10克，白茅根15克，茯苓10克，茜草根10克，炒藕节10克，玉米须15克，清甘草3克，血见愁15克。5剂。

上药加减服至10余剂，尿检正常，舌质转红，再予六味地黄汤为主以巩固之。

［按］该患儿冒雨受寒，致水湿内渍，阳气被阻，而见发热，全身水

肿，故初用五苓合五皮，以通阳利水。10 剂后浮肿稍平，蛋白仍存，故加玉米须以利水消蛋白。又 5 剂后，浮肿已平，寒湿渐去，舌质偏红，故撤去温利之药，加白茅根、血见愁之清热凉血。加减用之 10 余剂后，尿检均和，则再以六味三补三泻以善后也。

例 3　徐某，男，4 岁，1979 年 7 月 12 日初诊。

初诊案语：患儿双下肢疮疹出水已 1 周，前起发热，面部浮肿，咽红稍咳，舌红苔黄腻，脉滑数，便干溲赤，体温 38℃，尿检：蛋白 +，红细胞 +，白细胞少许，上皮少许。湿毒郁于肌表，治以解毒利湿。

处方：蝉衣 5 克，桑叶 9 克，黄连 3 克，连翘 9 克，黄芩 5 克，黄柏 5克，野菊 5 克，地肤子 9 克，白鲜皮 9 克，滑石 12 克（包），黑山栀 9 克。4 剂。

二诊：药后发热已和，咳嗽减少，面浮渐退，疮疹出水瘥，苔黄松腻，便通溲黄。尿检：蛋白 +，红细胞 +，白细胞少许。再以原法主之。

方药：黄连 3 克，黄芩 5 克，黄柏 5 克，黑山栀 9 克，蝉衣 5 克，滑石 12 克（包），地肤子 9 克，白茅根 30 克，车前草 15 克，甘露消毒丹 12克（包）。5 剂。

以后上方加减继用 20 余剂，症状消失，尿检连续 3 次正常。最后以知柏地黄汤善后。

［按］此例患儿湿热素盛，复感风邪以致与湿热搏结而成为热毒壅盛之征，故初用黄连解毒汤为主，加桑叶、蝉衣、连翘以疏散风热，加地肤子、白鲜皮、滑石以疏风利湿。4 剂以后症有好转，然湿热之患非易速去，故在湿渐松化之时加用甘露消毒丹之类，继用 20 余剂，而使诸症消失。

例 4　董某，女，9 岁，1981 年 11 月 20 日初诊。

患儿于 1981 年 10 月 31 日发热、浮肿。尿检：蛋白 + +，红细胞+ + + +，曾用中药宣肺利水，清热利湿之剂，加上青霉素等治疗未效而住院治疗。在住院期除服用中药外，还用多种抗生素及止血药物，蛋白恢复正常，但红细胞始终在 + + ~ + + +之间，后自动出院，来门诊治疗，并停用一切西药。

病诊案语：患儿急性肾炎已近月，浮肿已平，舌红无苔，唇朱烦渴，伴有低热，纳谷一般，脉数，便通溲少。尿检：蛋白微量，红细胞+ + + +。风热袭肺，热灼伤津，治以清上滋下，佐以活血止血。

方药：北沙参 9 克，生石膏 15 克（先煎），蝉衣 5 克，麦冬 9 克，生地 15 克，白茅根 30 克，川柏 5 克，赤芍 5 克，琥珀 2 克（后入），参三七

3 克（吞）。4 剂。

二诊：病情稳定，舌红无苔。尿检：蛋白微量，红细胞＋＋＋，再以原法主之。原方去琥珀（因服后恶心），加仙鹤草 12 克。4 剂。

以后用此方为主加减，先后用女贞子、羊蹄根、炒藕节、小蓟草等药，用至 20 余剂以后，尿检红细胞稳定在＋。后给服验方，活河鲫鱼 2 条（每条 30 克以上），生地榆 15 克，土大黄 15 克，将鱼洗净，与药同煮沸，睡前半小时服汤，连服约 15 天，尿检数次均属正常，最后以六味地黄丸巩固，后未见复发。此方见《四川中草药通讯》1977 年第 1 期。考鲫鱼性温，味甘，为健胃营养品，主治胃虚弱，有调中之功。

［按］此例患儿病情较为顽固，根据病史与证候分析，舌红烦渴，低热、脉数，可知风湿之邪虽渐消退，而肺热未清，且损伤阴血，故以清金滋水汤为主，兼用三七等活血止血凉血之品，使病情渐趋好转，后又转用验方得痊。

慢性肾小球肾炎

慢性肾炎，可由急性肾炎及肾病综合征迁延 1 年以上所致，但临床上多数起病隐匿，常在常规检查时才被发现。本病主要以蛋白尿、血尿、高血压以及肾功能减退为特征。若隐匿性者亦可无水肿表现。

本病多属中医学水肿中的阴水及虚劳范畴，如《丹溪心法》曰："若遍身肿，不烦渴，大便溏，小溲少，不涩赤，此属阴水。"《诸病源候论·水通身肿候》云："水病者，由脾肾俱虚故也。肾虚不能宣通水气，脾虚又不能制水，故水气盈溢，渗液皮肤，流遍四肢，所以通身肿也。"由于水液的运行，有赖于脾、肝、肾三脏的功能，故若三脏功能虚弱或失调，是导致本病迁延难愈的根本原因。若脾肺气虚者，乃肺虚气不化精而化水，脾虚土不制水而聚湿，致使水不能归经，溢于肌肤，渗于脉络，而产生水肿。又由于气虚卫外不固，常致反复易感，使病情迁延难愈。脾肾阳虚者，多为水湿内侵日久，使脾阳不振，运化乏力，日久脾虚及肾，命门火衰，无以温化，使水湿不能从膀胱而去，聚而成为水肿。肾阴不足，水不涵木，而导致阴虚火旺，亦常使湿邪化火，而致滞留难除。

由于本病肺、脾、肾不足为本，水湿内滞为标，所以其治疗大法当以调补脾、肺、肾三脏之不足，并量水湿内滞之轻重，而少佐利水之品，而其阴虚火旺者，当知其兼夹之湿邪，滋养之中，掌握滋腻药之分寸，并加入苦寒燥湿之品，必用渗利，亦当以不伤津为度。

【分型治疗】

1. 脾肺气虚

主症：轻度水肿或浮肿不明显，面色苍白或萎黄，倦怠乏力，汗出易感，纳谷不香，便条或溏，溲少，舌淡苔白，脉弱。

证候分析：本病多见急性肾炎转化为慢性或隐匿性肾炎者。由于脾肺气虚，运化乏力，而致水湿内滞，发为水肿，少尿，精神困倦。脾肺气虚，卫表不固，则面色不华或萎黄，汗出易感。其舌淡脉弱，均为气血不足之象。

治则：健脾益气。

方药：黄芪异功散：党参、焦白术、茯苓、清甘草、黄芪。

随症加减：若脾虚明显，便下松散次多者加炒怀山药、炒扁豆；浮肿者加泽泻、米仁；汗多易感微恶寒之营卫不和者，加桂枝汤；蛋白尿明显者加芡实、金樱子、玉米须；血尿明显加小蓟草、炒藕节。

2. 脾肾阳虚

主症：全身浮肿，以腰以下为甚，按之凹陷，精神不振，四肢不温，脘腹胀闷，腰酸怕冷，大便溏稀，小溲短少，舌淡嫩苔白，或边有齿痕，脉沉细弱。

证候分析：脾虚不能化湿，肾阳虚则气不化水，故致水湿泛溢，发为水肿。由于水湿在下，故以下肢水肿为主，其按之难起者为阳虚水蓄之故。阳气不足则神萎肢冷，脾运不健，则脘胀便溏，肾阳不足而腰酸冷，溲少也。其舌淡嫩，边齿痕，脉沉弱者，均为脾肾阳虚之象。

治则：温阳利水。

方药：真武汤为主：茯苓、白芍、淡附子、肉桂、泽泻、党参、黄芪、焦白术、熟地。

随症加减：水肿明显加巴戟天、车前子，一以温阳，一以利水；腰酸怕冷者加萸肉、怀牛膝；便溏不化加怀山药、扁豆；蛋白尿明显加芡实、金樱子、玉米须；血尿明显加大小蓟、炒藕节、蒲黄炭。

3. 阴虚火旺

主症：头晕心悸，寐差易烦，口干喜饮，手足心热，面色黄或潮红，便干溲少，舌红苔黄或少苔，二脉弦细。

证候分析：肝肾阴虚则口干喜饮，手足灼热。阴虚阳亢，则头晕心悸易烦。其舌红苔黄，脉弦细，均为阴虚阳亢之象。

治则：滋阴潜阳。

方药：知柏地黄汤为主：知母、黄柏、生地、萸肉、怀山药、茯苓、泽泻、丹皮。

随症加减：肝火偏旺，血压较高，加夏枯草、菊花、石决明；阴虚口渴多饮，加北沙参、石斛、花粉；心烦少寐加黑山栀、淡竹叶；血尿明显加白茅根、茜草根、血见愁。

【病案举例】

例1　陈某，男7岁。

病史简摘：患儿患肾炎已有年余，蛋白尿反复出现，常在＋＋～＋＋＋之间，且平素易感，感则躯体轻度浮肿，服中西药物治疗后，未见巩固。

初诊案语：肾炎年余，蛋白尿反复，近感邪以后，肢体轻度浮肿，发热T38℃，伴咳，平素体弱易感，舌苔薄白，二便尚调，尿常规：蛋白尿＋＋，白细胞＋，红细胞少许。

处方：麻黄3克，石膏15克（先煎），生姜皮10克，红枣3枚，清甘草3克，茯苓10克，生白术10克，陈皮3克，泽泻10克，象贝10克，苏叶6克。5剂。

二诊：药后发热已和，咳嗽尚有，舌苔薄白，肢冷浮肿，便条溲少，尿常规：蛋白＋＋，白细胞少许，红细胞少许，再以宣肺化痰利水消肿。

处方：麻黄3克，陈皮3克，茯苓10克，姜半夏10克，清甘草3克，泽泻10克，生白术10克，玉米须15克，车前子10克（包）。5剂。

三诊：咳嗽转和，浮肿已平，汗多纳少，面色不华，二便尚调，尿常规：蛋白＋，白细胞少许，红细胞＋，治以健脾固表。

处方：黄芪12克，党参6克，焦白术10克，茯苓10克，清甘草3克，陈皮3克，玉米须15克，芡实12克，炒藕节10克，炒谷芽10克，泽泻10克。5剂。

四诊：病情如上，汗出纳动，面色欠华，二便尚调，尿常规：蛋白±，红白细胞偶见，治以原法巩固。

处方：黄芪12克，党参6克，焦白术10克，茯苓10克，清甘草3克，玉米须15克，芡实12克，金樱子10克，炒藕节10克，小蓟草10克。7剂。

以上方为主，加减服药3个多月，尿蛋白未出现反复，汗出减少，面色转润，感冒次数亦少，随访年余，病情稳定。

[按] 该患儿，慢性肾炎已有年余，且尿蛋白始终未消，初诊时适逢外感，发热咳嗽，肢体浮肿，标证为急，故先以宣肺利水之越婢加术汤主之。二诊时其热已平，咳嗽有痰，则以二陈化痰，少佐宣利之品。三诊时浮肿已平，外邪悉除，从本论治，以其人素来脾肺气虚，故以黄芪异功益气固表，佐玉米须、芡实、金樱子补肾消浊（蛋白尿），藕节、小蓟以止血尿。四诊时，病情稳定，尿蛋白±，乃其久病体弱必当调补巩固，因之原意随症增损，调理3月余，病终得稳定。

例2 谢某，女，6岁。

病情简摘：患儿慢性肾炎已有年半，经治疗病情时有反复，近月来肢体浮肿明显，尿量减少，蛋白在＋＋～＋＋＋＋之间，西药治疗症状虽有控制，但未能明显好转，故邀中医协助治疗。

初诊案语：患儿水肿明显，按之凹陷，形神萎倦，四肢不温，时有气促，便通溲少，舌淡边齿痕，苔白滑，脉细弱，尿检：蛋白＋＋＋，治以温阳利水。

处方：淡附片5克，肉桂1.2克，熟地12克，茯苓10克，黄芪12克，焦白术10克，泽泻10克，党参6克，车前子10克（包），川椒目3克（炒），玉米须15克。5剂。

二诊：药后小溲稍长，水肿如前，神萎肢冷，气促仍有，舌脉如上，久病之体，非数剂可效，尿检：蛋白＋＋＋，原法追踪。

处方：上方加巴戟天10克。7剂。

三诊：水肿渐平，形神稍活，气促少，四肢温，便下不化，舌淡苔白薄腻，尿检蛋白＋＋，治以温阳化浊。

处方：熟地15克，肉桂1.2克，淡附片5克，黄芪12克，巴戟天10克，党参6克，怀山药10克，茯苓10克，泽泻10克，焦白术10克，玉米须10克，芡实10克，金樱子10克，7剂。

四诊：浮肿渐退，形神尚可，四肢已温，纳谷一般，二便尚调，舌淡苔浮，尿检蛋白尿＋＋，治以原法。

处方：熟地15克，淡附片5克，黄芪12克，党参6克，芡实10克，金樱子10克，玉米须15克，茯苓10克，怀山药10克，焦白术10克，巴戟天10克，7剂。

以上方为主增损调治3月多，终使蛋白尿稳定在±，随访1年多，病情未见有大的起伏。

[按] 该患儿水肿明显，根据其症，当为脾肾阳虚，并有水气凌心之

兆，故治以温阳利水之真武汤为主，并加以温阳之肉桂，益气健脾之参、芪。温补命火通络之川椒目，并少佐茯苓、泽泻、车前子以通水道。5 剂以后，病情未有起色，亦未见加重，此乃久病之故，药已对症，故仍以原法主之，并加巴戟以温阳。又 7 剂后，阳气渐复，则水肿渐退，而苔薄腻，乃水邪松动也，因之加芡实、金樱子以助阳化浊。更 7 剂后，病渐趋愈，其后以此为基，增损调养 3 月多，病始得稳定。

例 3　胡某，男，19 个月。

病史简摘：患儿 3 个月前因高热扁桃体炎后，全身出现水肿，尿蛋白＋＋＋，而入院，并诊断为肾病综合征，入院后尿蛋白 4 次在＋＋＋～～＋＋＋＋，白蛋白 16，总胆固醇 11.98，血钠 133，血沉 103，24 小时尿蛋白 2.24，四联蛋白测定明显增高，经用泼尼松药等治疗 2 月余，浮肿消退，尿蛋白＋＋，继续用泼尼松等药物出院治疗。

初诊案语：肾病综合征，经住院治疗，病情稳定，现仍激素维持治疗，患儿面色潮红，纳谷一般，舌红苔薄，二便尚通。

尿常规：蛋白＋＋，治以滋养解毒。

处方：生地 12 克，怀山药 10 克，黄柏 5 克，车前子 10 克（包），茯苓 10 克，丹皮 5 克，茶树根 10 克，怀牛膝 10 克，泽泻 10 克，山楂 10 克。6 剂。

二诊：舌红苔薄，形神尚可，纳谷一般，二便尚调，尿常规：蛋白＋＋，原法主之。

处方：生地 12 克，怀牛膝 10 克，黄柏 5 克，茶树根 15 克，女贞子 10 克，半枝莲 12 克，车前子 10 克（包），生甘草 3 克，丹皮 6 克，泽泻 10 克，萸肉 6 克。7 剂。

三诊：苔薄纳可，二便尚调，尿常规：蛋白（－），再踪原法。

处方：生地 12 克，怀牛膝 10 克，黄柏 6 克，知母 6 克，萸肉 6 克，茶树根 15 克，女贞子 10 克，蒲公英 15 克，半枝莲 12 克，生甘草 3 克，车前草 10 克。7 剂。

其后病情稳定，以此方为甚，增损调治，连续 4 次，尿蛋白（－），激素已渐以减量撤去。

［按］该患儿高热扁桃体炎后引起肾病综合征，经西药综合治疗，病情控制，但尿蛋白始终在＋＋不退，病势慢性，以其症情，当为毒邪未尽，肾阴已伤，故治以滋肾解毒为主，因其年幼，初以轻剂试之，方中之山楂取其活血消积通瘀之义。6 剂后，尿检如前，病情稳定，遂加大解毒

剂量，茶树根加 15 克，并加用半枝莲以增加解毒之力，7 剂后尿蛋白正常，则守法如前，连续 4 次尿检蛋白正常。西药激素渐以减量撤去，中药继续调治 2 月多，病得以康复。

九、神经系统及精神疾病

癫 痫

小儿癫痫，是一种常见的神经系统的疾病。临床以"卒然而倒，四肢强直，目闭，或眼珠翻上不转，口噤，或有咬其舌者，口中涎出，或无涎者，面色或青或白，或作六畜之声"（《幼科发挥》）为主要表现。

本病在中医学中早有记载，如《素问·奇病论》："帝曰，人生而有病巅疾者，病名曰何？安所得之？岐伯曰：病名为胎病。此得之在母腹中时，其母有所大惊，气上而不下，精气并居，故令子发为巅疾也。"《诸病源候论》谓："痫者小儿病也，十岁以上为癫，十岁以下为痫。"《幼科准绳》云："大人曰癫，小儿曰痫，其实则一。"

对于本病的机理与治则，前贤亦多明示，如沈金鳌引刘完素之言，"大抵血滞心窍，邪气在心，积惊成痫；通行心经，调行血脉，顺气豁痰，乃其要也。"并分析指出："诸痫发不能言者，盖咽喉为气之通路，风伤其气，以掩声音道路之门，抑亦血滞予心，心窍不通所致耳。"《医学发明》："癫痫证者，痰邪上逆也……头气乱，即脉道闭塞，孔窍不通。"《医学入门》："痰火交作，则为急惊……痰火结滞，则为痫钓。"

综合前人之认识，结合临床之实践，可以认为小儿癫痫的发生原因有：受孕母影响，导致先天不足或受惊气乱；急惊风时下痰不净，痰入心包，恋而不清；素来心热肝旺，或平素痰湿内盛。以上若骤为惊热，而致神气惯乱，痰气交结，阻络蒙窍而发为癫痫。它如产伤、脑伤，络脉瘀阻，或气阴亏损，虚风内动等均能导致癫痫的发生。

【治疗】

治癫痫之法，当分虚实。虚者，如先天元肾不足，以培本为主；肝肾阴不足，不能滋养脉络则以滋养阴血为主。实者，当以豁痰利窍，清心抑肝为主，然痰火既去，则当图本而治，才能使癫痫得以根治不发。

由于本病病程较长，所以图本而治我们常用丸或散，如董氏定癎丸（散）、金箔镇心丹（另有介绍）等。临床根据需要常可连服或间服数料，以作巩固。

　　下面介绍我们常用的治痫 5 法，以供参考。

　　1. 涤痰开窍法

　　其症发则痰壅息粗，声如曳锯，两目上视，口吐涎沫，脉呈弦滑，舌苔厚腻垢浊。此痫之发，多为平素痰盛，聚因惊热而邪气冲逆，痰浊蒙蔽清窍，或病急惊风下痰不净，痰入心包。因之首先治痰，痰在上者吐之；痰在里者下之，达到豁痰利窍，清心抑肝，先治其标。拟方董氏涤痰镇痫汤，药选皂角、明矾、橘红、竹沥半夏、胆星、白附子、天竺黄、川贝母等豁痰利窍，令痰上越吐出。亦可投保赤散、礞石滚痰丸、竹沥（姜汁冲服）等下其顽痰，加青龙齿、菖蒲入心镇痫。惊搐目翻者加天麻、琥珀、钩藤，甚则全蝎、蜈蚣等熄风通络镇惊；心火偏亢加川连、龙胆草或牛黄清心丸。亦可随证加入通络之橘络、丝瓜络；开窍之远志、郁金等。俟风痰一蠲，痫发日轻，继用董氏定痫丸或散（验方下述）培补元气，养心安神，平肝熄风杜其复发。

　　2. 镇肝宁心法

　　适于痰浊渐蠲，邪火初退，余痰深潜而络窍阻结未尽，惊痫发作虽已大减，尚有轻度偶发，苔化薄腻，脉沉带滑。自拟方董氏镇痫丸，药用牛黄、朱砂、琥珀、僵蚕、天麻、胆星、天竺黄，朱砂为衣作丸。此丸重在凉心豁痰，能治癫痫、惊悸、怔忡等一切痰火为患。若痰鸣尚多而时时惊惕者（风痰惊痫），可酌加猴枣、川贝、龙齿、钩藤等清心豁痰，平肝宁神，默化余邪，缓图其本。此为治痰痫巩固疗效之用。

　　3. 培元益神法

　　此法用于先天不足，本元怯弱，而引发的痫证，临床可见形神不振，面色不华，囟门较宽，无热抽搐时作，或喉有痰鸣者。治疗当以培元益神为主，有痰者兼以豁痰，董氏定痫散，方中以紫河车血肉之品为培元之要药，《得配本草》谓其"大补气血，尤治癫痫"。生晒参、茯神、珍珠养心安神；朱砂、琥珀镇惊定志；胆星、竺黄豁痰清心，临床只要药证相符用之确有疗效。

　　4. 滋阴熄风法

　　用于因先天阴亏，或痰热伤液，久病耗阴，气阴两亏，虚风内动而痫发肢搐无力，手足蠕动，舌红苔净，常现地图苔，口渴引饮，脉细带促等症。方选用增液汤、复脉汤或定风珠类方加减，育阴潜阳，滋营柔筋。痰热未清，则参入川贝、竺黄、郁金、琥珀、天麻等加强豁痰清心、平肝熄风镇惊之力。

5. 豁痰活血法

临床有少数患儿既现癫痫之证候，又辨有血滞瘀阻之兼症，如钳子产，脑外伤后均可引发血滞瘀阻之痫，因之当推理论治，亟须豁痰开窍，继以活血逐瘀。方选桃红四物汤，酌加菖蒲、胆星、皂角、明矾、天麻、钩藤。

【病案举例】

例1 陈某，女，4.5岁，门诊号：15193。

1990年12月2日初诊：有痫证史2年，前后共发8次，上月中旬又发，发则喉痰鸣响，戴目吐涎，四肢抽搐，舌苔薄腻，脉弦带滑。症属痰浊阻络，蒙蔽清窍，先拟豁痰为主。药用：

皂角6克，明矾1克，天竺黄9克，沥半夏9克，胆星3克，白附子9克，钩藤（后下）6克，龙齿（先入）30克，朱茯苓10克。14剂。

二诊：家长代诉，每逢痫发之前，自觉头晕脘腹不舒，近有新感，咳嗽痰多，纳谷不馨，舌苔白腻，痰浊内阻，兼感外邪，再拟疏化痰浊。拟方：

藿香9克，苏梗9克，陈皮5克，象贝9克，杏仁9克，钩藤（后下）9克，朱茯苓10克，竹沥半夏9克，煨木香5克，神曲10克。7剂。

三诊：脘和咳瘥，外邪已化，再治本病。予董氏定痫丸每日化服3克。服丸剂2料后，病情稳定，痫证未发，胃纳亦旺。前日痫发，抽搐轻微，瞬息自如，继以六君子汤出入调理善后。

［按］患儿因痰浊阻络，蒙蔽清窍发为痫疾，先予豁痰通络以开窍。兼感新邪，参入疏化之品。痰浊渐蠲，本元虚弱，形神不足，则予益气壮元养心定志之丸剂，补虚镇惊熄风缓图其治本。

例2 段某，女，12岁，门诊号79833。

1982年2月2日初诊：半年前出现心情不快，情志忧郁，耳中时有异声（幻声），被诊为精神分裂症，服用西药，功效不著。现眼神呆滞，形胖神钝，语言无伦，不思进食，大便艰涩，喉中痰鸣，眠难梦多，舌苔厚腻，二脉弱滑。此为痰火蒙蔽心神也，亟须豁痰开窍。

处方：竹沥30克（姜汁3滴冲），钩藤（后下）9克，陈皮6克，干菖蒲 6 克，胆星 3 克，川朴 3 克，杏仁 9 克，姜半夏 9 克，竹节白附子 6 克，磁石 30 克（先煎），礞石滚痰丸 10 克（包）。6 剂。

2 月 9 日复诊：服上药后呕出痰涎甚多，便下烂软臭秽，每天 1 次。视其眼神较灵，胃纳略动，但仍痰鸣喉中，眠睡不安，舌苔稍薄，脉尚弦滑。顽痰犹盛，前法追踪，嘱停西药。

处方：钩藤 9 克（后下），菖蒲 9 克，天麻 6 克，胆星 4.5 克，姜半夏 10 克，白附子 6 克，磁石 30 克（先煎），龙齿 15 克（先煎），陈皮 6 克，竹沥 30 克（姜汁 3 滴冲），礞石滚痰丸 10 克（吞）。7 剂。

服后趋势好转，再连服 1 周。

2 月 23 日四诊：痰涎续有呕出，便烂而秽，形神渐振，目珠较活；然仍稍有幻听，心慌烦躁，睡中梦忧，食欲虽动，口中气臭，舌红苔腻，两脉尚弦。察势痰热化火，引动肝木，兹当泻肝宁心为治。

处方：龙胆草 4.5 克，川连 1.5 克，胆星 3 克，龙齿 15 克（先煎），菖蒲 4.5 克，磁石（先煎）30 克，远志 6 克，朱茯神 9 克，竹沥半夏 9 克，琥珀 3 克，陈皮 6 克，礞石滚痰丸 10 克（包）。7 剂。

症情渐安，以本方加减，连服月余。

4 月 6 日七诊：上药连续服用，神志清醒，情绪开朗，大便已调，喉痰亦少，纳食渐增，睡眠尚少，时感心烦，偶闻幻听。脉见弦细，舌红苔净。痰火扰神已久，心阴难免暗损，现邪势渐退，则须兼顾养神。

处方：川连 1.5 克，龙胆草 3 克，丹皮 9 克，柏子仁 10 克，紫贝齿 30 克（先煎），琥珀 3 克，茯神木 10 克，朱茯苓 9 克，生地 10 克，白芍 9 克。7 剂。

此后诸症皆和，续服清心养神之剂而安；随访神志清楚，智力正常，其症已平。

［按］小儿癫痫之症，属痰火者较多。古以 10 岁以下为痫，10 岁以上为癫。然癫之症状，与痫有所不同。前贤指出，心常不乐，如有所见，言语无伦，如醉如痴，是为癫疾。盖"小儿无狂症，惟病癫者常有之"；此因"小儿神气尚弱……痰邪足以乱之"（《景岳全书》）。认为其临床情形虽有"视听言动俱妄者……实是神气不足，痰火壅盛之故"（《医学入门》）。故其治则当是："如心经蓄热，当清心热；如痰迷心窍，当下痰宁志。"本例癫疾，为痰火蒙窍扰神，故初诊急以竹沥、胆星、白附、陈皮、半夏、杏仁、滚痰丸等大剂豁痰为主，佐以钩藤、磁石宁心安神，菖蒲、川朴辟浊开窍，药后呕涎泻痰，其神渐苏；按原法连服 2 周。四诊时其痰

已少，但仍有烦躁、梦扰、舌红、口臭，此为痰浊虽减，而郁火尚盛，风动肝木，故改以龙胆草、川连清泻火邪为重，磁石、龙齿、朱茯神、琥珀平肝宁神，仍佐豁痰诸品，其效更显。七诊所见，痰火之邪已挫，而心阴虚象渐露，遂取滋养心神之法，其症旋安。足证中医证治的特色，就在于掌握明理、识病、求因、应变的规律性也。

例3 桂某，男，2岁，门诊号22445。

1981年10月14日初诊：惊痫时作，已有年余，一月数发不等，晕仆抽搐，喉痰鸣响。平时痰多，眠中惊惕，纳食一般，二便尚调，脉见弦滑，舌苔薄腻。风痰惊痫，治拟平肝豁痰。

钩藤6克（后下），龙齿15克（先入），胆星3克，天竺黄3克，竹节白附子4.5克，干菖蒲9克，天麻3克，远志6克，川贝6克，橘红3克。7剂。

10月21日二诊：本周症情稳定，吐涎量少，痰阻不爽，睡眠稍安，纳可便通，二脉沉伏，舌苔薄腻。风痰深藏，兹需缓消。

原方7剂。另配丸方：胆星3克，朱砂5克，琥珀5克，天竺黄9克，牛黄1.5克，珍珠3克，甘草1.5克，川贝3克，猴枣1.5克，姜半夏6克，蜜丸，朱砂为衣。分30天服。丸方连服3料，未发惊搐；随访至今，痫疾不作。

［按］本例痰邪为患，肝木偏亢，汤剂以豁痰开结、平肝熄风为治。然其内痰较深，绝非荡涤攻逐所可速战速决；宜用通窍入心、豁痰宁神的董氏镇痫丸，徐徐透剔，而痰邪渐蠲，终获良效。

例4 虞某，男，8个月，门诊号7932。

1959年10月5日一诊：无热惊痫，日发五六次，醒则神清。已近1月，诸药罔效。面色苍白，喉中痰鸣，形神呆钝，夜烦不安。是痫由痰作，当先豁痰，使其神安。

处方：钩藤4.5克（后下），明天麻4.5克，竹节白附子3克，胆星2.4克，橘红3克，干菖蒲3克，竹沥半夏9克，煅龙齿18克，川贝母4.5克，茯神9克。3剂。

保赤散0.6克，分2次服。

10月8日二诊：药后上涌下利，均系胶固顽痰，痫发减少，日一二次，形色转润，舌净淡红。时有啼吵不安，小溲清长。风痰未尽，然久病脾虚，故宜扶土安神，兼豁其痰。

处方：橘红3克，胆星2.4克，明天麻4.5克，茯神9克，青龙齿18

克（先煎），活磁石18克（先煎），党参3克，竹沥半夏9克，土炒白术6克。4剂。

10月12日三诊：服上方后下痰仍多，痫则夜作1次，形神已振，胃气亦动，吵烦大减，痰鸣全平，为巩固疗效，进董氏定痫散1料，分20天化服。

董氏定痫散：移山人参4.5克，茯神6克，紫河车3克，琥珀3克，甘草1.5克，朱砂3克，制胆星3克，珍珠3克。上药共研细末，1料，分20天服。

此药服未及半，痫已停发，以后从未再作。

［按］杨仁斋曰：小儿神尚弱，大概痰滞心窍，邪气在心，积惊成痫。故此症之治先以治痰豁痰，再以培元扶脾以杜痰，元神得和，则痰不再生而痫不发矣。

例5 蔡某，男，6岁，门诊号5977。

1982年5月7日初诊：去年9月不慎跌仆，头部被撞，此后出现阵发痴笑，日作10余次，发时神志尚清，两目上窜，手足颤动，近日连发，次数尤频，可达20余次。脑电图示局灶性痫波，诊断为颞叶癫痫。平时睡中露睛，纳可便调，形瘦质薄，面白无华，脉弱带滑，舌苔薄少。禀赋不足，心神散乱。治拟扶元宁心。

移山参5克，茯神5克，紫河车5克，琥珀5克，甘草3克，麝香0.15克，朱砂3克，珍珠5克。研末，分30天吞服。

6月25日复诊：药后痴笑逐渐减少，近已月余不作，但偶有两目上翻，手足不摇，眠时尚有露睛，脉弱苔薄。乃以原方1料续服。随访症情安和，从此未再复发。

［按］患儿质禀素薄，而头部撞击后发生痴笑频作，为元神受伤，惊则气乱之故。即投扶元宁神之董氏定痫散，去胆星加麝香，药后其症日减，痴笑迅即不作。再服1料，以资巩固。

例6 姚某，男，8岁，门诊号930618。

1994年6月初诊：2年前骤发痫证，眩晕仆倒，肢搐阵作，内无痰声。时诉头痛剧烈，间或跌仆，抽搐阵发。脑电图示：有阵发性不典型癫痫样放电。舌红苔净，两脉细小带弦，智力迟钝。症因先天不足，肝肾阴虚，虚风内动。故拟滋阴养血，平肝熄风。

处方：大生地15克，白芍9克，当归9克，天麻6克，川芎6克，石决明（先入）30克，小胡麻9克，蔓荆子9克，桑椹子9克。

二诊：服上方 2 周后头晕递减，偶觉两太阳穴剧痛，痛则头昏两目复视，舌苔薄润，前方尚合，再拟滋液熄风。

处方：大熟地 15 克，杭白芍 9 克，当归 9 克，潼蒺藜 9 克，石决明（先入）30 克，蔓荆子 9 克，桑椹子 9 克，麦冬 9 克，天麻 6 克，滁菊花 6 克，山萸肉 9 克，钩藤（后下）9 克。

三诊时头痛已和，癫痫未作，然久病凤根未净，再以滋阴熄风和胃。原方去钩藤、滁菊，加太子参 6 克，川石斛 9 克，香谷芽 10 克。

调理 1 月，神志转清，眼神已活，痫仍未作，苔净纳馨，再予董氏定痫散 2 料，症情基本向愈。

［按］该患儿痫发 2 年，久病肝肾阴津耗伤，而致虚风内动，故治疗以滋养肝肾为主之，少佐平肝之药，使木得水涵，使内风渐止矣。

例 7　陈某，女，13 岁，门诊号：5813。

1975 年 12 月 25 日初诊：患儿 3 岁时曾罹过早期流行性乙型脑炎，上个月起因用脑过度，突发抽搐。发作时神昧不清，肌肉搐动，两目凝视，一日 3 ~ 4 次。近日次数略增，达 5 ~ 6 次。脑电图诊断为癫痫。平时表情淡漠，心烦心悸，形体消瘦，夜睡不安，舌红苔少，两脉细数。此乃思虑伤脾，蕴湿生痰，营阴暗耗，神不守舍所致。亟须清心安神，滋阴熄风。

处方：

小生地 15 克，麦冬 9 克，远志 6 克，琥珀 2.4 克，茯苓 9 克，龙齿 15 克（先煎），玄参 9 克，干菖蒲 4.5 克，炙甘草 3 克，磁石 24 克（先煎）。7 剂。

1976 年 1 月 5 日二诊：形神转活，癫痫未发，神志安宁，纳谷亦和。前方尚合，已见效机，再踪原法。续服 14 剂。

1976 年 2 月 5 日三诊：形神正常，病情稳定，夜睡渐安，心烦已少，月经初潮三日，调扶尚合。再以养血安神、调补气血为主。

处方：生熟地各 15 克，当归 6 克，太子参 6 克，炙甘草 3 克，龙齿 24 克（先煎），白芍 9 克，远志 6 克，朱茯苓 9 克，琥珀 2.4 克。10 剂。

1976 年 2 月 16 日四诊：气血已和，形体正常。续以原法出入。原方去琥珀。10 剂。

1976 年 2 月 26 日五诊：气血已复，形体亦丰，痫病未发，病情稳定。再以守方出入，连服 10 余剂后。

随访半年，患儿形神正常，未再复发。

［按］治病既要知其常，又要知其变，即所谓"因病知变，因变知

治"。该病儿3岁时曾患过早期流行性乙型脑炎，说明质禀素薄，元神受损。本次抽搐起于用脑过度，故之治疗上须知变。患儿由思虑过度而引发，思则可伤脾，脾伤则运化失健，痰湿内生，痰郁化火，耗损心气，营阴暗耗，神不守舍而发为癫痫。故治疗首投以清心安神、滋阴熄风，选用增液汤为主方，辅以宁心安神予之。药后营阴得复，心神安宁，形神转活，痫证未发。继之，经水来潮，改用八珍汤化裁，佐以养神通志之品治之，以调补气血，充养精气，而使痫证未再发作。

例8　齐某，女，4岁（痰阻血滞）。

1969年5月9日一诊：患儿自今年3月5日起惊痫抽搐，日发一二十次不等。发时目瞪神呆，角弓反张，手足瘛疭，曾经本市多家医院诊治无效。现症面色带青，舌苔薄腻，神志清晰，行走如常，喉中痰鸣甚响，自诉胸痛气闷，饮食一般，二便如常，夜烦不安，脉见滑数。明系痰阻，先予豁痰逐下。

处方：钩藤6克（后下），淡竹沥30克（姜汁2滴冲），干菖蒲3克，龙齿15克（先煎），远志6克，茯神9克，琥珀2.4克，胆星3克，竹节白附子6克，天竺黄6克，保赤散0.3克，分2次化服。4剂。

5月13日二诊：药后下痰较多，症势稍缓，但日夜抽搐仍达10余次。原法尚合，未便更张。

董氏定痫散1料，分20天化服。药后曾有2月不发。

8月5日又来诊治：近因突遭异常大雷声，极度震惊而痫病复作，搐搦连发，日夜数十次，神志尚清，自诉体痛，未闻痰鸣，舌净脉弦。再予董氏定痫散1料。

11月7日五诊：服定痫散后，搐搦不减；曾去针灸、推拿，亦无寸效。其症无热无痰，发时神清，全身颤动，复卧体痛，舌质色红，脉象弦涩。病起于突受雷惊，震动心肝；以心主血，肝主筋，惊伤心肝，则血滞而筋失濡养，故身痛而搐也。改予王清任身痛逐瘀汤，活血行滞，养筋定搐。处方：党参9克，当归9克，紫丹参9克，桃仁6克，红花4.5克，赤芍6克，炒枳壳3克，怀牛膝9克，生甘草3克，醋炒五灵脂9克。5剂。

后再连服5剂，痫定而愈；通过随访，迄今未发。

［按］本例之治，分前后两个阶段；我们根据辨证分析，使用不同的治则方药。初时的主因为痰，故用豁痰逐下之法，痰去而渐安。嗣后则因突遭雷惊，震动心神而搐发；当时主观上认为与前次相同，给予散剂而无

效。经过详细诊察，且其无热无痰，体痛身颤，良由雷惊之震心动肝，致血滞筋失濡养，遂使风动而搐。其脉弦涩，弦为肝亢，涩为血滞，故改用活血和营，使血行筋濡，其风自熄，抽搐即平。此又为治痫之变法也。

附注：对壅塞心窍之痫疾，每先豁痰开窍，我们常用保赤散攻逐痰涎，通泄壅结，开窍宁神。如治一痫证患儿，发则目睛上翻，喉痰曳锯，神识昏蒙，四肢痉搐，口吐涎津，一月数发，病已3年。舌苔薄腻，脉象滑数，大便干结，间日而行，睡中惊惕易醒，症属痰痫。治拟豁痰逐涎，药用橘红、沥半夏、钩藤、干菖蒲、天竺黄、川贝、杏仁、胆星、白附子等煎服，另予保赤散，每日2包分吞。服药2天，家长诉述患儿泻下胶痰如手指粗，约寸许长2条，次日再下1条。服完7剂，喉痰已化，神识转清，气顺便畅，夜寐转安，曾有小发1次，仅见手足抽动。症情明显减轻，痰浊得下，继以清养化痰，宁心安神之剂7剂，终服董氏镇痫丸2料，以冀巩固。半年中，仅小发1次，症情稳定向愈。

此散用治痫深者风痰顿蠲，惊痫即轻。用治风痰壅盛形体壮实者，逐痰通壅，与豁痰定惊之汤药同用，获效迅捷，然应中病即止。

夜 惊

小儿夜惊，是一种由精神因素引起的高级神经活动暂时的功能障碍，好发于学龄期前后的儿童。临床主要表现为：开始入睡一段时间后，突然惊叫，瞪目坐起，面露恐色，躁动不安，部分患儿可伴有梦游症。中医文献无专题论述，一般常散见于"惊悸"之中。

根据临床分析之，我们认为小儿形体娇嫩，神气不充，易于感触，这是其内在因素；而惊恐、疲劳、心理压力、环境不适，以及偏食伤食等，则是其外在的诱发因素。因此临床治疗，内外因素都要结合考虑来辨证，这样才能做到有的放矢，对症施药。

对本病的治疗根据经验要注意三个方面：一是标本兼管，掌握尺度，就是要权衡其轻重缓急，处方用药，有所侧重；二是矿生类药物及苦寒之品宜中病渐减，因此类药物虽为镇静泻火之良药，但由于小儿脾胃较弱，不能久耐，多服易于阻呆胃气，反而于症无益；三是病后调理乃中医治本之大法，故惊愈以后，当各究其本予以适当调扶，此亦保证夜惊不再复发之关键。

【分型治疗】

1. 心肾不足

主症：面色不华，形神不振，头晕乏力，动则多汗，记忆减退，每于睡后不久惊叫不宁，或瞪目坐起，恶梦纷纭，舌淡苔净，脉象细软。

证候分析：经曰："惊则心无所倚，神无所归，虑无所定，故气乱矣"，小儿原本神气怯弱，元气未充，或以惊恐跌仆，或以用脑紧张过度，伤神伤志，而致心神不交，神失舍而发夜惊。此类患儿多见于先天赋禀不足，或后天失调，虽有外界之因，但仍乃心肾不足为其本。

治则：培元补气，镇静宁心。

方药：培元镇惊汤（自拟方）：党参、熟地、怀山药、柏子仁、琥珀、磁石、炙甘草、龙齿、红枣。

随症加减：气虚多汗加黄芪；血虚头晕严重加当归；肾虚盛加补骨脂、制首乌、菟丝子；夜惊梦游加玳瑁、钩藤。

2. 阴虚脏躁

主症：情绪波动，时感烦闷，面色潮红，入睡惊叫多梦，便干溲少，舌红唇朱，脉细略数。

证候分析：经云："愁忧恐惧则伤心"。以心主惊，心藏神，神安则脏和，心之所养者血，心气血虚，神气不守，加以小儿稚阴稚阳之体，情绪波动，求知思欲，动而少静，导致消耗过度，阴虚不充，虚火内扰，神不守舍。

治则：益阴养脏，安神宁心。

方药：甘麦大枣汤为主：炙甘草、怀小麦、大枣。

随症加减：喜饮盗汗阴虚盛者加生地、石斛、麦冬、五味子；夜惊重者加琥珀、磁石、钩藤、柏子仁；动则多汗乏力之兼心气虚者，加太子参、黄芪、怀山药。

3. 胆虚痰扰

主症：面色萎黄，形神不活，不善结伴，胆小怕烦，口苦纳少，入睡惊叫，舌苔薄黄或白腻，脉濡或弦滑。

证候分析：小儿神气怯弱，猝见异形，猝闻异声，最伤心胆之气。加之脾常不足，又为生痰之源，故俟惊恐，易于痰郁气搏，蒙蔽心神而致夜惊发作。

治则：运脾祛痰，清热除烦。

方药：温胆汤为主：陈皮、姜半夏、茯苓、清甘草、枳实、竹茹。

随症加减：夜惊重者加磁石、龙齿、钩藤；兼胸闷痰鸣者加菖蒲、胆星；脾虚大便松散者加怀山药、扁豆；口臭或便下溏臭之兼积者加神曲、山楂、鸡内金。然此本虚标实证，宜祛痰宁惊以后，用异功、六君辈调补，则可杜其后也。

4. 心胃火扰

主症：形体尚丰，面色潮红，脾气急躁，口气臭浊，大便秘结，舌红苔腻，或舌边尖溃疡，脉实带数。

证候分析：此多见阳火偏盛之患儿，特别是平素嗜食膏粱厚味、瓜果饮料之品，易致脾胃呆顿，蒸郁化火，火者阳也，主升也，火邪上扰，则心神不宁也。

治则：泻火消积，清心安神。

方药：泻心汤为主：大黄、黄芩、黄连。

随症加减：夜惊较频加琥珀、钩藤、淡竹叶；苔腻口臭兼积者加厚朴、枳实、炒莱菔子、鸡内金；便下秘结加知母、火麻仁。

【病案举例】

例1　龚某，女，6岁。

病史简摘：患儿惊吓以后，每晚入睡不久则惊叫不安，瞪目坐起，恶梦纷纭，如是反复发作，已有2年，脑电图等检查均正常。曾用中西药物治疗，未能痊愈。

1992年1月10日初诊案语：夜睡惊叫，反复2年，形神不振，面色不华，头晕乏力，纳谷不香，便下偏干，舌淡苔洁，二脉细软，治当补益心肾，镇惊宁神。

处方：熟地12克，党参10克，怀山药10克，柏子仁10克，琥珀2克（后入），磁石15克（先煎），炙甘草3克，红枣3枚，龙齿12克（先煎），玳瑁10克，炒谷芽10克。5剂。

二诊：药后惊叫坐起未作，夜梦减少，余证如前，再以原法巩固之。

处方：上方加当归6克，5剂。

三诊：病情稳定，面色渐润，舌净纳动，二便尚调，治以培元安神。

处方：熟地12克，当归6克，党参6克，红枣5枚，炙甘草3克，柏子仁10克，怀山药10克，益智仁10克，龙齿12克（先煎），茯苓10克，炒谷芽10克。5剂。

药后夜睡安稳，舌淡纳可，面色转润，再以调扶之剂，上方去龙齿加制首乌，10 余剂而收功，随访 1 年，夜惊未再发作。

[按] 该患儿根据其症本为心肾不足，一俟惊恐，则神无所依，故治疗予以补益心肾与镇惊安神标本兼施。5 剂以后，夜惊已平，故渐撤去矿石类药物，增补当归、益智仁、制首乌以治本培元为主。若是调治 20 余剂。元肾足而惊恐亦除也。

例 2 蔡某，男，9 岁。

病史简摘：患儿自入学以后，压力较重，紧张劳累，于半年前始则夜梦不断，继而恶梦惊叫，时伴睡后坐起或游走，脑电图等检查均正常，曾用中西药物治疗，但仍反复发作。

1991 年 8 月 27 日初诊案语：情绪不宁，时感烦闷，夜睡惊叫或游走，口渴纳呆，舌红唇朱，便干溲少，脉细而数，治以益阴养脏，宁心安神。

处方：炙甘草 3 克，怀小麦 15 克，大枣 3 枚，柏子仁 10 克，生首乌 10 克，麦冬 10 克，石斛 10 克，琥珀 2 克（后入），太子参 6 克，磁石 15 克（先煎）。5 剂。

二诊：惊叫游走未作，夜梦仍多，再以原法为主。

处方：原方去磁石，加花粉 10 克，生地 12 克，5 剂。

三诊：病情稳定，惊叫游走未作，夜梦不多，形神转宁，舌苔薄净，二便尚调，治以益阴养脏。

处方：生地 15 克，生首乌 10 克，太子参 6 克，麦冬 10 克，五味子 3 克，石斛 10 克，炙甘草 3 克，怀小麦 15 克，大枣 5 枚，柏子仁 10 克，花粉 10 克。5 剂。

药后症情已和，舌苔薄润，形神安宁，再以调服 20 余剂，以巩固之，随访 1 年，未再发作。

[按] 该患儿素体阴虚，加之劳累紧张，消耗阴津，导致阴虚脏躁，内扰心神而作夜惊梦游，故治以益阴养脏，宁心安神之甘麦大枣汤为主，加生首乌者生津润肠，太子参补益气阴，石斛生津和胃，琥珀、磁石镇以宁心。5 剂以后，病得转机，津已渐复，则去矿石类药物之磁石增以生地，花粉以滋养生津。若是调治，阴复脏润，心神内敛，而病终得以巩固。

例 3 何某，男，7 岁。

病史简摘：患儿素来胆怯，不善结群，又嗜食生冷瓜果，脾本湿重，3 个月前因看电影惊悲以后，恶梦纷纭，近夜又惊哭不宁，时或瞪目坐起，脑电图等检查正常，曾用中西药物治疗未见好转。

1991年1月15日初诊案语：入夜惊哭多梦，形神不活，面色萎黄，纳谷不香，舌质淡红苔白腻，自觉口苦，大便间隔，小溲微黄，脉濡，治清胆宁心。

处方：陈皮3克，姜半夏10克，茯苓10克，清甘草3克，炒竹茹5克，枳壳5克，菖蒲5克，神曲10克，龙齿12克（先煎），钩藤5克，川朴3克。5剂。

二诊：药后惊无梦作，舌苔化薄，纳谷稍动，原法为主。

处方：上方去龙齿，加党参6克，柏子仁10克。5剂。

三诊：病情稳定，舌苔薄净，纳谷已动，二便尚调，治以健脾宁心。

处方：党参6克，焦白术10克，茯苓10克，清甘草3克，陈皮3克，姜半夏10克，柏子仁10克，菖蒲5克，钩藤6克，神曲10克。5剂。

嗣后症情均和，形神转活，再以原意巩固10余剂，随访1年，未再发作。

［按］该患儿素来胆小性孤，兼以湿食内滞，复因惊恐，伤及心胆，痰气互结，而致夜惊多梦，故以清胆宁心之温胆汤为主治之，兼以龙齿、钩藤镇静，川朴、神曲理气消积。5剂以后，症情渐安，痰湿积渐化，则撤去龙齿之重镇，以六君辈健脾化痰以固其本。

例4 秦某，女，6岁。

病史简摘：患儿香港居民，每易入睡坐起惊哭，时间约5~10分钟，严重时夜发数次，症已半年，平素偏食厚味饮料，曾在香港用西药治疗，效果不显，脑电图各项检查均属正常。

1992年8月12日初诊案语：患儿夜惊叫哭，发已半年，形体丰实，面色潮红，纳少口臭，便下干结，4~5天一行，舌尖红苔黄腻，二脉弦滑，治宜泻火消积，清心安神。

处方：大黄5克（后入），黄连2克，黄芩5克，益元散10克（包），钩藤5克，淡竹叶5克，琥珀2克（后入），知母6克，鸡内金6克。4剂。

二诊：药后便下已畅，夜睡坐起，时有惊惕，但哭未作，口臭稍瘥，舌苔仍腻，再以原法为主。

处方：上方加炒莱菔子10克，菖蒲5克，生军剂量减至3克，4剂。

三诊：惊叫坐起均无，睡偶惊惕，便下通调，舌苔薄黄，治以清运之。

处方：北沙参10克，淡竹叶6克，灯心3束，钩藤6克，菖蒲5克，

【董氏儿科】 DONG SHI ER KE

川连 2 克，生甘草 3 克，鸡内金 6 克，火麻仁 10 克，炒莱菔子 10 克。5 剂。

嗣后随着内蕴之湿热渐去，而撤去苦寒之品，增以养阴和胃之药，调理 10 余剂，症已悉除，随访年余，未再发作。

［按］ 该患儿素来湿热内壅，日久蒸郁化火，上扰心神而致入夜惊哭，故治以泻心汤为主，以泻下内蕴之热积，兼益元、钩藤、竹叶、琥珀清心宁神，内金以消积。4 剂以后积热下行，火邪渐清，则惊哭亦瘥矣。由于热久必伤津，故待积热渐去而逐增以调养和胃之品，胃和脾运，积热无所生而惊哭亦除也。

遗　尿

遗尿之为病也，3 岁以下，脏器尚未发育完善，偶尔几次遗尿，不足为奇也。3 岁以上，尤以 5 岁以后，脏器功能当以完善，若再以频繁发作，则为病态也。

尿为水液，藏于膀胱，其排泄主于三焦之气化功能，如《类证治裁·遗溺》云："夫膀胱仅主藏溺，主出溺者，三焦之气化也。"而三焦之气化，又与肺、脾、肾等脏有关。盖肾为先天之本，主水，藏真阴而寓元阳。下通于阴，职司二便，与膀胱相为表里，因之小便之排泄与贮存，全赖于肾阳之温养气化。故若肾气不足，失于温养，膀胱气化失调，闭藏失职而致遗尿。肺主一身之气，有通调水道，下输膀胱的作用。脾居中，其性喜燥恶湿，以运为健，因此水液的正常运行输布排泄，亦有赖于肺的治节与脾的运行。若肺气虚，常致下陷，不能固摄制下；脾气虚，不能散精于肺而承上，使水道失于约束，而小便自遗。又目今学龄期前后儿童，常因学习压力，精神紧张，身心疲劳，常致神明失养，水火不渗，心肾失充，而致夜睡遗尿。至于先天性尾骶骨隐裂而致遗尿者，虽属难愈，但从肾主骨生髓之理着手，有的亦可控制症状或以获愈。

【分型治疗】

1. 肾气不足

主症：睡中遗尿，醒后方知，神疲乏力，面色不华，肢凉怕冷，或智力欠佳，舌淡苔白，便通溲长，脉沉少力。

证候分析：肾气不足，失于制约，气化失司，故睡中遗尿。肾虚阳微，则乏力怕冷，面色少华。肾虚脑髓不足，则智力欠佳，其舌淡、溲长，均为虚寒之象也。

治则：温补肾阳，缩泉固涩。

方药：菟丝子丸为主：菟丝子、益智仁、桑螵蛸、肉苁蓉、补骨脂、五味子、牡蛎、附子、萸肉。

随症加减：阳虚不明显者去附子加覆盆子、白莲须、熟地；汗多者加黄芪、党参；纳谷不香者加鸡内金、炒谷芽；夜寐难醒加菖蒲、远志。此外尚有肾阴虚而致肾气不足之遗尿者，治又当以滋补肾阴，方以左归丸（大生地、怀山药、杞子、萸肉、牛膝、菟丝子、龟胶、鹿胶）去鹿胶，加制首乌、桑螵蛸、覆盆子。

2. 脾肺气虚

主症：夜睡遗尿，面色不华，气短多汗，易于感邪，纳谷不香，舌苔薄白，便或溏散，脉弱无力。

证候分析：脾肺气虚，水液制约无权，故夜睡遗尿。肺气不足，则气短乏力。脾气不足，失于健运，则大便溏泄不化。气虚不能固表，故常自汗出而易感。其舌脉之症均为气虚之故。

治则：健脾益气，固涩小便。

方药：黄芪异功散合缩泉丸：黄芪、党参、焦白术、茯苓、清甘草、陈皮、台乌药、益智仁。

随症加减：大便溏泄加炒怀山药、炒扁豆；纳谷不香加鸡内金、炒谷芽；其便正常者加菟丝子、覆盆子、桑螵蛸；其表虚易感者，亦可合用桂枝汤，盖营卫调和，促其化源也。

3. 心肾不交

主症：睡中遗尿，夜梦纷纭，甚则惊叫，形瘦色黄，五心烦热，纳少喜饮，舌红少苔或黄，便偏干溲少，脉细数。

证候分析：心主神明，情志紧张焦虑，伤及神明，心火炎上而至夜梦纷纭，惊叫。心火不能下济于肾，导致心肾失交，肾气失利，膀胱失约而遗尿。

治则：清养心神，滋养肾阴。

方药：甘麦大枣汤合交泰丸为主：炙甘草、怀小麦、大枣、川连、肉桂、生地、制首乌、五味子、桑螵蛸。甘麦大枣汤本为《金匮》治脏躁之证，但其方有坚志除烦，养心宁神之功，用于因情志紧张而引起的遗尿确有奇效，此亦异病同曲之功也。

随症加减：心肾虚火偏旺者，当少用肉桂，甚或去之；若白天小溲短数者，加五子衍宗丸（菟丝子、覆盆子、杞子、五味子、车前子）；口干喜饮者加花粉、川石斛；便秘者加黄柏、知母。

另，对于先天性尾骶骨隐裂而致遗尿的患儿，其治疗当以补肾壮骨为主，方可选用金锁固精丸：沙苑蒺藜、芡实、白莲须、龙骨、牡蛎。另加金樱子、桑螵蛸、生熟地、萸肉之类。此虽不能使隐裂之骨愈合，但临床遗尿之症每能获救。

【病案举例】

例1　苗某，女，6岁。

初诊案语：患儿先天不足，形体瘦弱，多汗易感，夜睡遗尿，至今未愈，多则夜2～3次，舌苔淡白，肢冷不温，便时不化，治宜温补脾肾。

处方：熟地12克，淡附片5克，菟丝子10克，补骨脂10克，益智仁10克，桑螵蛸10克（炒），党参6克，焦白术10克，炒怀山药10克，覆盆子10克。5剂。

二诊：遗尿次减，肢末转温，纳谷一般，便时欠化，再以原法。

处方：上方去熟地加炒扁豆10克，白莲须10克。7剂。

三诊：近周遗尿2次，汗出减少，舌苔薄净，纳谷尚和，便条溲清，治以调补脾肾，固涩止遗。

处方：熟地12克，萸肉6克，炒怀山药10克，菟丝子10克，党参6、焦白术10克，覆盆子10克，桑螵蛸10克（炒），补骨脂10克，白莲须10克。7剂。

以此方增损调治经月，遗尿已和，面色转润，形体渐丰。

[按] 该患儿原本先天不足，兼之后天失调，而致脾肾两虚，小便失于制约而遗尿，故投以菟丝子丸合异功散为主，以调补脾肾，并加桑螵蛸、覆盆子。以固涩小便。二诊时药已见效，遗尿次减，但其脾虚便散，故去熟地之滋腻，加扁豆、白莲须增健脾固涩之力。三诊时遗尿大减，脾运已健，阳气得复，则去附子之辛热，复加熟地之滋肾。若是调治经月，脾健气复，肾固阳平，遗尿止而体康复也。

例2　曲某，女，8岁。

初诊案语：患儿平素善思多虑，入学以来，精神紧张，夜睡多梦，遗尿已有月余，情志较烦，舌红苔薄黄，纳谷不香，便干溲少，治以清心滋肾。

处方：炙甘草3克，怀小麦12克，大枣3枚，生地12克，川连2克，生甘草 3 克, 五味子 3 克, 桑螵蛸 10 克 (炒), 酸枣仁 10 克。5 剂。

二诊: 情绪稍宁, 夜梦减少, 唯遗尿仍作, 再以原法主之。

处方: 上方加白莲须 10 克, 制首乌 12 克。5 剂。

三诊: 药后遗尿 1 次, 情绪稳定, 夜梦偶作, 舌红苔黄, 纳可喜饮, 治以滋养固遗。

处方: 大生地 12 克, 萸肉 6 克, 怀山药 10 克, 制首乌 10 克, 覆盆子 10 克, 桑螵蛸 10 克 (炒), 五味子 3 克, 白莲须 10 克, 北沙参 10 克, 石斛 10 克。5 剂。

以上方为主, 调养二旬, 遗尿已止, 形神转振。

[按] 该患儿素来多虑, 情志不畅, 兼以学习紧张, 劳及心神, 导致心肾不交, 遗尿多梦, 故初以甘麦大枣汤合交泰丸之调节神志, 交合心肾, 并加五味子、酸枣仁以收敛安神, 桑螵蛸以固遗。5 剂以后, 夜梦已少, 情志稍宁, 药已见效, 故再以原法加用白莲须、制首乌滋水固肾。三诊时遗尿大减, 情志安宁, 则转于滋肾固遗为主, 并以此为基础, 调治二旬, 症情均和矣。

例 3 顾某, 男, 8 岁。

初诊案语: 患儿遗尿至今, 未得好转, 今 X 线摄片示: 尾骶骨隐裂, 形体尚实, 舌红苔黄, 纳谷正常, 二便尚调, 治以补肾壮骨。

处方: 大生地 15 克, 怀山药 10 克, 萸肉 6 克, 芡实 10 克, 金樱子 10 克, 补骨脂 10 克, 龙骨 12 克 (先煎), 牡蛎 15 克 (先煎), 制首乌 12 克。7 剂。

二诊: 药后遗尿仍作, 余证如前, 原法追踪。

处方: 上方加炙鳖甲 12 克 (先煎), 当归 6 克。7 剂。

三诊: 药后遗尿次减, 舌苔薄净, 纳可正常, 治以原法。

处方: 上方加咸苁蓉 12 克。7 剂。

其后以上方为主, 调治月余, 遗尿基本得以控制。

[按] 该患儿尾骶骨先天隐裂而至遗尿不止, 由于肾能主骨生髓, 又能制约膀胱, 故治以金锁固精丸为主, 并加金樱子、首乌以滋补肾脏。7 剂以后遗尿虽仍作, 但胃纳如前, 故加鳖甲、当归滋养阴血。7 剂后遗尿次减, 药已起效, 故以原法为主, 调治月余, 隐裂虽不能合, 但遗尿已得控制。

智力低下

智力低下，也称为精神低能或弱智，主要表现为反应迟钝，发育迟缓，手足软弱，舌常舒出等特征。本病属中医"五迟"，"五软"等范畴。其因多为先天禀赋不足，后天调养失宜，导致精髓虚少，心脾不足。肝肾亏损，气血衰弱，命火式微。所以本病多属虚证，以心、脾、肝、肾亏虚为主，但亦有部分患儿因痰浊、瘀血阻滞脑络，而致神明不聪。临床上我们将本病分为 5 种类型进行辨治，常能收到较好的效果。

【分型治疗】

1. 精髓不足

主症：智力障碍或不足，思想不集中，动作不协调，语言欠灵，神情呆钝，伸舌流涎，舌苔薄润，脉细。

证候分析：肾藏精而生髓，脑为髓之海，今肾中精气虚少，脑髓失充，神明失养，故智力不健，动作不一，语言不灵也。

治则：补肾填精。

方药：补肾生髓汤（自拟方）：鹿角片、龟板、熟地、益智仁、杞子、菟丝子、黄精、紫河车、制首乌。

随症加减：若舌红少苔，脉细数之肾阴虚者加生地、萸肉、怀山药去鹿角片；舌苔淡润，脉细弱之肾阳虚命火式微者，加巴戟天、肉苁蓉、肉桂去龟板。

2. 心脾不足

主症：智力发育迟缓，思维能力低下，语言表达力差，手足软弱，舌常外伸，健忘少寝，面色无华，神倦纳呆，便或不化，溲清，脉细软。

证候分析：心主神明，脾主四肢肌肉，心气不足，脾气虚弱，则致神明不聪，健忘少寐，脾气不足，肌肉失养，而致手足软弱，神倦纳呆也。

治则：养心健脾。

方药：补心健脾汤（自拟方）：党参、黄芪、茯神、当归、枣仁、远志、石菖蒲、五味子、龙眼肉、益智仁。

随症加减：若舌红少苔，脉细数之心阴虚者，加生地、麦冬，去龙眼肉；舌净，便下松散或次多之脾运虚弱者，加炒怀山药、焦白术、炒扁豆，去五味子、枣仁。

3. 肝肾亏损

主症：智力迟钝，发育迟缓，骨软无力，出现立迟，行迟，齿迟，或手足拘紧，动作异常，舌淡苔白，脉弱。

证候分析：肝主筋髓，肾主骨出技巧，今肝肾亏损，精血虚弱，则髓海不充，筋骨失其涵养，故而出现骨软而立迟、行迟、齿迟之症。

治则：调补肝肾。

方药：补益壮骨汤（自拟方）：杜仲、怀牛膝、菟丝子、制首乌、杞子、狗脊、续断、桑寄生、木瓜、女贞子、熟地。

随症加减：肝肾阴虚明显者加生地、龟板；喜饮纳少者加石斛、生熟谷芽。

4. 气血不足

主症：智力不足，表情呆滞，反应迟钝，面色苍白，神疲困倦，头发稀疏，舌质淡，脉细无力。

证候分析：五脏之正常功能，全赖气血之充养，今气血虚弱，心肾髓海不得充养，因而出现神情呆滞，智能不足，色苍白，脉细弱等症。

治则：培养气血。

方药：八珍汤为主：党参、焦白术、茯苓、黄芪、熟地、当归、怀山药、白芍、菖蒲、炙甘草。

随症加减：夜寐不佳者加远志、益智仁；纳谷不香者加砂仁、陈皮；头发稀黄，精血不足者加制首乌、红枣。

5. 命火肾阳式微

主症：智力迟钝，四肢软弱，或下肢痿软，面色不华，手足不温。小溲清长，舌苔薄润，二脉沉弱。

证候分析：经云："阳气者，精则养神，柔则养筋，今命火肾阳式微，则神筋失于润养，故而肢痿软弱，足冷脉弱也。"

治则：温阳壮筋。

方药：温阳壮筋汤（自拟）：鹿角片、党参、川椒、附子、仙灵脾、怀牛膝、当归、鸡血藤、伸筋草、千年健。

随症加减：兼形神不振，疲乏气虚者加黄芪；肢冷多汗者加肉桂、菟丝子；纳谷不香者加茯苓、炒谷芽。

6. 瘀痰阻窍

主症：意识不清，反应迟钝，或体形肥胖，喉中多痰，胸闷脘痞，口时流涎，舌苔厚腻，脉滑。

证候分析：痰浊阻于脑络，蒙于清窍，故神识不明，反应迟钝，其形胖多痰，苔腻脘痞，均为内有浊痰之症。

治则：涤痰化涎开窍。

方药：涤痰汤为主：陈皮、姜半夏、枳实、茯苓、胆星、天竺黄、菖蒲、远志、郁金。

随症加成：兼积纳呆者加川朴、神曲、山楂；大便秘结者加炒莱菔子、杏仁；若舌边紫色有血瘀者，加桃仁、红花、川芎、当归、丹参等。此症当俟痰瘀清除，再视脏腑气血之不足，分别予以调治，则其效更佳。

另：本病有些患儿每易出现烦躁不宁，行为冲动等心神不安征象。当兼之以镇静安神，药用珍珠粉、龙骨、龙齿、琥珀、怀小麦、石菖蒲、远志等镇静安神，开心窍之品。

【病案举例】

例1 张某，男，18个月。

病史简摘：患儿生后不久即发惊痫肢搐，历经中西药治疗，现惊搐已平，但头倾项软，不能站立，西医诊断为脑发育不良。

1983年9月3日初治案语：患儿头倾项软，足不能立，手难握紧，口不能言，耳目尚明，夜眠欠佳，汗多淋漓，舌淡苔少，二脉濡弱，治当滋肾壮元。

处方：黄厚附片6克，熟地15克，党参6克，炒黄芪9克，焦白术9克，炙甘草3克，当归9克，赤芍6克，茯苓神（各）9克。连服半月。

二诊：颈项能竖，形神渐振，坐已稳，便调尿长，夜寐欠宁，四肢软弱，舌淡脉濡，再以益肾开窍。

处方：熟地12克，萸肉6克，石斛6克，麦冬6克，菖蒲5克，远志6克，制首乌15克，巴戟肉9克，肉桂1.5克，竹节白附子4.5克，茯苓9克。

以后几诊以此加减服用。

11月19日诊：形神渐和，手足力软，纳食不多，便下通调。舌苔薄润，二脉尚弱，犹需滋肾振痿。

处方：熟地12克，萸肉6克，麦冬9克，五味子3克，菖蒲4.5克，太子参10克，巴戟肉9克，酸枣仁10克，陈皮3克，炒谷芽9克。10剂。

此后腰腿渐振，两足能立，左手有力，右手稍软，智力渐增，语言略开，但发音欠清。随访2年，痿软已和，但智力语言欠佳。

【董氏儿科】DONG SHI ER KE

［按］本例病儿于初生惊痫以后，肾元受损，气阳亏虚，而成为五迟五软之症，故初以益气温阳之剂，半月以后，颈腰能挺，元肾渐复，以其语言不能，则再以温肾开窍为治，如此3月，痿软明显好转。唯智力尚低，仍须继续予以康复训练及适当药物调治。

　　例2　张某，男，5岁。

　　病史简摘：患儿近2年来，两足渐见软弱，西医检查：腓肠肌假性肥大，拟诊为进行性肌营养不良症。同邀中医治疗。

　　1984年9月初诊案语：两足软弱，步态蹒跚，不能登楼，蹲下难起，大腿肌肉萎缩，纳可便调。舌淡苔润，脉沉弱，则以温阳振痿。

　　处方：川椒1.5克（炒出汗），黄厚附片4.5克，党参9克，黄芪9克，焦白术9克，清甘草3克，当归6克，赤芍6克，鸡血藤9克，伸筋草9克。7剂后如初，再服7剂。

　　三诊：步态稍稳，已能勉力上楼，能食便调，舌苔淡润，脉稍有力，前法增入滋肾之品。

　　处方：熟地12克，怀山药9克，萸肉6克，川椒1.5克，黄厚附片5克，党参9克，炙黄芪9克，当归6克，鸡血藤12克，怀牛膝9克。7剂。

　　药后病情显有好转，再以本方为主，连服2月，已能行走自如，步态稳健，并能登楼。

　　［按］近代名家恽铁樵对痿弱之属阳气虚弱者采用温通治法，主以川椒为君，屡见奇功。川椒之性，辛热通络，长于振痿强筋。现该患儿阳虚筋弱，故川椒、附相合，配伍参、芪、术、草振奋阳气，参以归、芍活血养筋，佐以鸡血藤，伸筋草通络除痿，两周微效，再增以滋壮之品，调治数月，乃见其功。

　　例3　朱某，男，6岁。

　　病史简摘：生后至今，手足痿软，下肢抽搐，智力低下，脑CT：左顶叶脑血管畸形（诊为脑瘫），经多方治疗未显效。

　　1991年2月21日初诊案语：患儿手足痿软，不能提物，不能任地，时有摇头，下肢抽搐，夜睡惊悸，头晕神痿，智钝语清，咳嗽时作，舌苔厚腻，便下偏干，二脉细涩，治以活血化瘀，祛痰定惊。

　　处方：当归尾9克，赤芍6克，川芎3克，桃仁9克，红花4.5克，陈皮3克，姜半夏9克，杏仁6克，紫菀6克，钩藤6克（后入），天浆壳7枚。7剂。后头晕不瘥加入天麻9克（先煎），全蝎1.2克，肢冷不温加入桂枝2.5克，牛膝9克，连服1月。

3月21日诊：右手握力增，两足行走虽软而稳，四肢转温，抽搐减半，神清，便下间隔，小溲短数舌红苔化薄净，二脉沉细，治以滋水涵木，补肾健脾。

处方：熟地10克，怀山药12克，萸肉6克，茯苓9克，泽泻9克，丹皮3克，杜仲9克，续断9克，天麻9克（先煎），杭菊花9克。

以上方加减服用3月余。

6月13日三诊：服用上方，症情减轻，握力渐足，但下肢仍搐，口渴便坚，舌红苔净，阴血不足也，上方去泽泻、杜仲，续加珠儿参9克，乌梅6克，元参9克，麦冬9克。

8月1日四诊：服药5月，肢搐偶作，发只微抖，头晕时作，睡时露睛，口渴引饮，舌红无苔，脉细小弦，肝肾亏损，虚风也，滋肾潜阳为主。

处方：生地12克，炙鳖甲10克（先煎），龟板6克（先煎），龙齿15克（先煎），生石决明30克（先煎），天麻6克（先煎），滁菊花9克，乌梅6克，天冬9克，炙甘草3克。

9月5日五诊：服用1月后，症情明显见好，惊搐已和，睡时睛合，头晕亦减，唯握力仍差，面色不华，舌红苔净，二脉细软，虚风渐平，阴血难易骤复，以益气养血，滋阴熄风为治。

处方：当归9克，川芎6克，生熟地（各）10克，太子参10克，萸肉6克，龟板9克（先煎），牡蛎30克（先煎），乌梅6克，天麻6克（先煎），白芷9克，黄精10克，生甘草5克。

若是调治半年多，病情终得稳定，发育正常。

［按］患儿脑血管畸形，先天疾患，属"五软"范畴。以其久病正虚，两手握力差，步履艰难，甚为智钝，舌红苔腻，脉涩便干，头晕时作。当为气血运行失常，久而血瘀痰阻，络道失于宣通，属本虚标实之证。故先拟治标，予活血祛瘀，豁痰通络。方拟桃红四物汤养血活血化瘀；桂枝通阳化气；加陈、半、杏、菀、天浆壳豁痰通络，钩藤熄风定惊，全方宣可决壅，通可行常。加减服用1月，痰浊化而瘀血清，肢搐减半，舌红苔净脉沉，乃邪祛正虚也，病久肾虚水不涵木，虚风内动，治则缓图其本。再拟六味丸加杜仲、续断补肾壮骨；天麻、杭菊滋水涵木，以肝肾同调。终用三甲复脉汤加减滋肾填精，熄风潜阳，壮骨强筋，痼痰顽症能获向愈。对于此症，临床切勿以惊搐即谓惊风，妄投截风定惊之品。景岳曰："不知急惊由于风热，慢惊由于脾肾之虚，皆不必由惊而得。"本例先天脑病

血瘀阻滞络道，虚风夹痰上旋，脑窍闭塞，上发为摇头而晕，下则肢搐而不利，此为慢惊也。标本分治，先通后补，先天之痰后天调治，亦能痰化血活，络道宣通；滋养筋脉填补脑髓，而脑功能逐渐恢复。

抽动秽语综合征

抽动秽语综合征又称多发性抽动症，好发于学龄期前后的儿童，其临床特征为慢性、波动性和多发性的运动肌不自主抽动，伴不自主的发声性抽动，或伴有语言猥秽等，其发病原因多为遗传、药物不当、精神因素等有关，但从临床观察，其精神紧张、劳累，当为引发或继发本病的主要原因。

中医历代文献虽无此病名，但根据其临床表现，当属"瘛疭"、"筋惕肉瞤"等证的范畴。如《证治准绳》云"水生肝木，木为风化，木克土……瘛疭渐生……两肩微耸，两手下垂，时复摇动。"本病之因多与风、火、痰、气相关，其所涉脏腑又有肝、脾、肾，其中与肝的关系最为密切。《素问·至真要大论》曰："诸风掉眩，皆属于肝。"《素问·阴阳应象大论》："风胜则动。"因此心火亢盛，肝亢横逆，土虚木亢，肾水不足，均可导致动风抽动之症。而无形之痰，与风相搏，随气而动，更时促使该症的反复发作。故该病的治疗原则，实证应该以平肝熄风，化痰止痉为主，虚证应该以滋养肝肾，使木得水涵，筋脉利滑。若脾土不足，则以补脾抑肝以制亢。由于本病病情较长，又错综复杂，故临床又常可虚实互见，因而正确辨证，灵活施治，乃最为重要。另外调节心态，劳逸结合，适当锻炼，增强体质，亦为根治该病的重要一环。

【分型治疗】

1. 肝亢风动

主症：头颈、面部、躯干、四肢等不同部位，肌肉抽动，频繁有力，或时作吼叫，情绪较躁，时感头晕，面红目赤，两胁感痛，便干溲赤，舌红苔黄，二脉弦数。

证候分析：肝木失于调达，郁而不疏，化火生风，风胜则动，故可见肌肉频繁抽动不已。肝性刚直，其声为呼，今肝风内动，通畅不达，则时作吼叫。肝火上扰头目，故面红目赤，时作头晕。肝失条达，气机不畅，则两胁疼痛。其舌红苔黄，便干溲赤，脉弦均为肝旺之象。

治则：清泻肝火，熄风止痉。

方药：泻青丸合止痉散加减：生地、黄芩、黑山栀、龙胆草、菊花、钩藤、生石决明、全蝎、僵蚕。

随症加减：劲肩抽动明显加柴胡；目眨连劄，加谷精草、密蒙花；腹部抽动明显加郁金、枳壳；四肢抽动明显加地龙、牛膝；吼叫时作加蝉衣、射干；便下秘结加黄柏、知母。

2. 痰火扰动

主症：头面肢体摇动，喉有痰鸣，喃喃自语或口出秽语，神时呆钝，少寐多梦，胸闷纳呆，二便尚调，舌红苔腻，二脉弦滑。

证候分析：痰热湿浊互搏，阻于气道，筋脉不利，故头面四肢摇动。痰浊内恋，阻窍失导，故常自语秽言，神呆多梦。痰浊困阻脾胃，气机受阻则胸闷纳呆，其苔腻脉弦滑均为痰热风动之象。

治则：清胆涤痰，平肝安神。

方药：黄连温胆汤为主：黄连、陈皮、姜半夏、茯苓、生甘草、竹茹、枳实、青礞石、胆星、僵蚕。

随症加减：火偏旺而烦者加黑山栀、菊花、钩藤；头晕神呆加珍珠母、菖蒲；积滞口臭加炒莱菔子、厚朴、神曲。

3. 土虚木亢

主症：全身肌肉时有抽动无力，或伴有手足蠕动，形神不振，心慌时悸，面色萎黄，喉中痰鸣，纳谷不香，舌苔薄白，便条或溏，小溲清长，二脉细弱。

证候分析：多因素体脾虚或久病体弱，致肝木乘脾，风动痰生，故肌肉抽动无力，手足蠕动。脾虚湿聚，痰浊内恋，故喉中痰鸣时作。脾运不健，运化失司，气血不足，故色黄心慌，便或不化，其苔白，脉弦，均为脾虚之象。

治则：扶土抑木，化痰熄风。

方药：六君子汤合芍药甘草汤为主：党参、焦白术、茯苓、淡甘草、陈皮、姜半夏、白芍、钩藤、僵蚕、胆星。

随症加减：若气虚多汗加黄芪、牡蛎；脾虚便泄加炒怀山药、炒扁豆；苔腻湿重加川朴、米仁。

4. 阴虚动风

主症：挤眉眨眼，耸肩摇头，或肢体震颤，手足心热，口渴唇红，喉时作吭，大便干结，小溲短赤，舌红少苔，二脉细数。

证候分析：阴津内耗，阴血不足，而致水不涵木，虚风内动，故头面抽动，肢体震颤。阴虚火旺则五心烦热，唇朱口渴，喉燥时呛。其舌红少苔，脉细数，均为阴津不足，虚风内动之象。

治则：滋水涵木，潜阳育阴。

方药：三甲复脉汤为主：生地、麦冬、牡蛎、炙鳖甲、白芍、龟板、火麻仁、北沙参。

随症加减：目燥眨动加菊花、谷精草、密蒙花；头晕少力加制首乌、女贞子；便下秘结、火偏旺者加知母、黄柏；口渴多饮者加石斛、花粉。

【病案举例】

例1　何某，男，13岁。

初诊案语：患儿8岁起抽动发作，反复未愈，近时抽动加剧，以颈和嘴角为主，伴有目剳肩耸，纳谷一般，大便间隔，舌红苔黄，二脉弦，治以平肝降火，熄风止痉。

处方：生地15克，知母6克，黄柏6克，柴胡6克，钩藤6克，牡蛎15克（先煎），珍珠母15克（先煎），生石决明15克（先煎），生白芍10克，杭菊10克，全蝎1.2克，僵蚕6克。7剂。

二诊：药后抽动次减，纳谷一般，舌红苔黄，二便尚条，治以清肝养肝。

处方：生地15克，制首乌10克，北沙参10克，杞子10克，黄柏5克，知母6克，怀山药10克，牡蛎15克（先煎），全蝎1.2克，珍珠母15克（先煎）。7剂。

三诊：目剳尚有，余部抽动已无，纳谷一般，舌苔薄浮，二便尚调，治以滋养为主。

处方：大生地15克，谷精草10克，密蒙花10克，制首乌10克，杞子10克，钩藤6克，北沙参10克，杭菊10克，珍珠母15克（先煎），川石斛10克，牡蛎15克（先煎）。7剂。

药后抽动基本已平，为使巩固，再以调补肝肾之方经月。

［按］该患儿抽动症反复发作已有5年余，根据其症，当为肝郁已久，失于条达，化火生风，故药用平肝降火之生地、黄柏、知母、珍珠母、钩藤、生石决明、牡蛎等辅以全蝎、僵蚕熄风止痉。7剂以后，抽动明显减少，以其病久，阳亢之症，肾水必耗，故减去生石决明、钩藤、僵蚕平肝化痰祛风之药，增以北沙参、制首乌、杞子以滋养肝肾。又7剂后，除目剳尚有，余部抽动均和，故以原方为主加谷精草、密蒙花、石斛，以滋养

生津。其后抽动已平，乃其症易于反复，故再以调补肝肾为主月余，以期巩固之。

例2　孙某，女，10岁。

初诊案语：患儿肢体时有摇动感，常喃喃自语，口出秽语，智力不健，神时呆钝，发已3年，纳谷不香，舌苔厚腻，便干溲通，治以清胆涤痰，平肝熄风。

处方：陈皮3克，姜半夏10克，茯苓10克，清甘草3克，枳实6克，6克，菖蒲6克，僵蚕6克，厚朴3克，珍珠母15克（先煎），钩藤6克，7剂。

二诊：病情如上，舌苔稍薄，舌尖偏红，纳谷不香，二便尚调，治以原法加味。

处方：上方加川连2克，7剂。

三诊：肢体摇动已瘥，自语秽语亦少，舌尖稍红，苔薄腻，二便尚通，治以化痰熄风。

处方：川连2克，菖蒲6克，僵蚕6克，6克，珍珠母15克（先煎），杭菊6克，枳实5克，川朴3克，茯苓10克。7剂。

以此方基础随症加减，治疗2月多，摇动已停。自言秽语亦无，唯智力欠佳，舌苔已薄，则以健脾化痰益脑调理巩固，方以六君加菖蒲、益智仁等为主。

［按］该患儿病发数年，根据其症，是为痰浊内恋，清窍失导，气道筋脉不利所至，故以温胆汤条痰，加菖蒲、珍珠母、钩藤清心化浊，平肝安神，姜蚕祛风痰，厚朴化湿浊。7剂以后，症情如前，舌尖偏红，仍病久痰湿互搏，渐以化火，故于原方加川连以清泻心火。又7剂，诸症得瘥，舌苔转薄，乃内恋之痰湿渐化也，则原意追踪，增菊花、茯苓平肝化湿，并去半夏之辛燥。若是为基，调治2月多，痰湿清而诸症平，因其智力欠佳，仍以健脾益心以调治数月。

性 早 熟

近年来随着生活质量的不断提高，饮食物的丰富多样，但由于饮食不当，特别是过量摄入甜品、厚味，如饮料、油炸类、高蛋白、高脂肪之品，从而使儿童性早熟也日渐增多，其主要特征为乳核增大，触之疼痛，有的女孩伴有阴道分泌物的排泄和月经提前来潮，男孩则生殖器增大，阴茎时而勃起。

本病从临床发生来看，女孩要大大多于男孩。究其原因，内因多为生理结构所致，因女子本属阴，阴不足而易阳亢；外因则多是饮食所致，为偏食、过食、蛮补，导致营养失衡。内外因相合，促使肾气过早充盈，阴阳失调而发为早熟。因此，本病的主要机理在于阴阳失衡，肾阴不足，相火偏亢。此多乃小儿肾常虚，肝常有余，脾常不足的生理现象，从而导致在病理上容易使阴阳失去平衡而产生是病，故本病主要病变为肾、肝、脾三脏及冲任二脉。

　　小儿阴不足而阳有余，若不能制阳，导致阴阳失调，相火偏亢，则可致"天癸"早至；肝常有余，若肝气郁结，失于疏泄，气血失和，冲任失调，则可乳核早发而胀痛，饮食厚味，营养过剩，呆滞脾胃，既可化湿生痰，又可使肾气过于充盈而致早熟。

　　综上分析，本病的治疗原则，当以调和阴阳，达到阴阳平衡。

　　具体之法：主要为滋肾水泻肝火，疏肝气调气血，消积滞化痰浊。当然病有转化，症有兼杂，临床亦须辨证而施，方有准度。

【分型治疗】

1. 肾阴不足，肝火偏亢

　　主症：乳核增大，触之感痛，女孩或月经来潮或阴道分泌物，男孩生殖器增大或阴茎时勃，烦躁盗汗，面赤或黄，口渴不多饮，便下干结，小溲短赤，舌红苔黄偏燥，二脉弦数。

　　证候分析：肾水不足，相火偏亢，导致阴阳失去平衡，而致提早发育。阴虚则盗汗，相火旺则烦而面赤，其舌红苔黄，脉弦数，均为阴虚火旺之象。

　　治则：滋阴降火。

　　方药：知柏地黄丸为主：知母、黄柏、生地、丹皮、龙胆草、炙龟板、柴胡、元参。

　　随症加减：初期乳核胀痛加夏枯草、煨三棱、煨莪术；烦躁较甚加黑山栀、淡竹叶；女孩分泌物黄稠加椿根白皮、六月雪、茵陈；低热加地骨皮、青蒿；面部痤疮加蒲公英、黄芩、滑石。

2. 肝气郁结，气血失和

　　主症：乳核增大，触之感痛，情志不稳，胸胁脘腹不舒，纳少不香，二便当通，舌苔薄黄，二脉弦。

　　证候分析：肝气郁结，失于调达，气血失和，聚而为肿为痛。肝气不畅则情志不和，肝气郁结则胸胁脘腹不舒，其苔黄脉弦，故为肝郁失畅之象。

治则：疏肝解郁，调气和血。

方药：逍遥散加减：柴胡、当归、白芍、茯苓、枳壳、橘核、象贝、郁金、制香附。

随症加减：舌质红苔黄之偏热者，加生地、龙胆草、夏枯草；兼便干者加黄柏、知母；乳房胀痛加煨三棱、煨莪术；女孩带下色黄偏热加椿根白皮、黄柏；带色白者加川萆薢、米仁、泽泻。

3. 食滞不化，痰湿内恋

主症：乳核增大，形丰或瘦黄，女孩阴道时有分泌物，脘腹不舒，纳少苔腻，便下干结，二脉弦滑。

证候分析：膏粱厚味或生冷饮料，积聚肠胃，运化失司，日久又可化湿生痰，郁而不化，影响冲任二脉，结于乳络而为乳核。湿浊下注，则现白带。食滞气阻，则为脘腹不舒。其苔腻，脉弦滑者，均为秽浊内阻，气机不畅之象。

治则：消积理气，化湿除痰。

方药：保和丸合温胆汤加减：神曲、山楂、炒莱菔子、陈皮、姜半夏、茯苓、生甘草、枳壳、柴胡。

随症加减：乳核胀痛加橘核、象贝、香附；苔黄或腻、口臭之胃火重者加生石膏、黑山栀；女孩带浊色白加泽泻、米仁、川萆薢；带浊色黄加椿根白皮、黄柏。

【病案举例】

例1 贾某，女，8岁。

初诊案语：发现两乳核增大，已有半月，触之硬痛，形瘦色黄，纳谷不香，便下干结，小溲通黄，舌红苔黄，脉弦略数，则以滋阴降火。

处方：生地15克，知母6克，黄柏5克，龙胆草5克，炙龟板12克（先煎），丹皮5克，夏枯草10克，煨三棱5克，柴胡5克，橘核10克。5剂。

二诊：乳核未见增大，触痛已无，纳谷一般，二便尚通，再以原法。

处方：上方去煨三棱、夏枯草，加当归6克，白芍6克，牡蛎15克（先煎）。5剂。

三诊：药后两乳已见软，但仍大，约2.5cm，舌苔薄浮，纳谷尚和，二便均调，治以滋阴降火，软坚散结。

处方：生地 15 克，制首乌 10 克，黄柏 6 克，知母 6 克，龙胆草 5 克，炙龟板 12 克（先煎），当归 6 克，白芍 6 克，牡蛎 15 克（先煎），柴胡 5 克。5 剂。

四诊时两乳已见软小，病已向愈，仍以滋阴降火为主，渐增疏理肝脾，又调治 3 次，两乳已复正常。

［按］该患儿乃由肾水不足，相火偏亢，从而导致阴阳失调而见二乳核肿硬。肾阴不足，津水匮乏，则形体消瘦。而相火亢，则面色萎黄带红。其舌红苔黄，脉弦数，故为阴虚火旺所致。故投以知柏地黄以滋阴降火，加龙胆草、夏枯草，以增泻肝火之力，炙龟板以滋阴降火，三棱、柴胡、橘核，以理气破瘀，并去泽泻、茯苓等利湿之药，恐伤其津。5 剂以后，病得控制，乳核未再增大，且触痛已无，则原方去三棱、夏枯草攻瘀与清苦之品，恐太过伤胃，而加当归、白芍、牡蛎，以和胃柔肝之药。又 5 剂，乳核已软，故增以首乌滋养肾阴之品，并渐以增入疏理肝脾和胃之药，渐次调理收功。

例 2　王某，女，9 岁。

初诊案语：患儿发现两乳核肿大，已有 3 月，约 2.5cm，触之感痛，平素性格内向，情志易躁，时感腹部胀痛，纳谷不香，便下欠畅，舌苔薄黄，二脉弦，则以疏肝解郁，调和气血。

处方：柴胡 6 克，当归 6 克，白芍 6 克，清甘草 3 克，郁金 6 克，橘核 10 克，象贝 10 克，龙胆草 6 克，制香附 12 克，枳壳 5 克。5 剂。

二诊：药后乳核如前，腹部胀痛好转，再以原法追踪。

处方：上方加黄柏 5 克，知母 6 克。7 剂。

三诊：药后乳核已见软小，纳谷一般，腹胀痛偶有，舌红苔黄，二便当通，原法主之。

处方：柴胡 6 克，当归 6 克，炒白芍 6 克，郁金 6 克，制香附 12 克，龙胆草 5 克，枳壳 5 克，黄柏 5 克，知母 5 克，佛手 5 克，炒谷芽 10 克。7 剂。

四诊：乳核已软，脘胀痛未作，舌苔薄黄，纳谷一般，二便当通，治以疏肝和胃。

处方：北沙参 10 克，柴胡 5 克，枳壳 5 克，当归 6 克，白芍 6 克，淡甘草 3 克，香附 12 克，炒谷芽 10 克，茯苓 10 克。7 剂。

药后乳核软小，再以调理肝脾以巩固善后。

[按] 该患儿，素来情志内向，易于致怒，导致肝郁失疏，气血失和，故聚而为乳核。由于肝郁失和犯胃，则又脘腹作胀痛，故治用逍遥散为主，加龙胆草以泻肝火；橘核、象贝化痰散结，以增疏肝和胃之功。5剂以后，余证虽如前，但胀痛好转，故增黄柏、知母以泻肝火，因性早熟之症，虽有肝郁，但必有相火，只是亢盛程度轻重而言。又7剂以后，乳核已见软小，脘胀痛偶作，乃原意之中辅以和胃之品，如佛手、谷芽，并渐以调理至月余而平。

例3　徐某，女，10岁。

初诊案语：患儿乳核增大，已有2月余，形体较丰，平素多食厚味饮料之品，纳旺口臭，便下秘结，阴道时有黄浊分泌物，舌红苔黄腻，二脉弦滑略数，治以清降消积。

处方：柴胡5克，枳壳5克，石膏5克（先煎），黑山栀10克，黄柏5克，龙胆草5克，神曲10克，山楂10克，炒莱菔子10克，茯苓10克，象贝10克，椿根白皮12克。7剂。

二诊：药后乳核仍大，口臭已除，黄浊减少，舌苔稍薄，便通，再以原法主之。

处方：柴胡5克，枳壳5克，龙胆草5克，黄柏5克，椿根白皮12克，神曲10克，茯苓10克，山楂10克，炒莱菔子10克，象贝10克，陈皮3克，泽泻10克。7剂。

三诊：乳核见软，带浊已无，舌苔化薄，纳谷一般，二便当通，再以原法为主。

处方：柴胡5克，枳壳5克，竹茹5克，茯苓10克，陈皮3克，龙胆草5克，椿根白皮12克，神曲10克，山楂10克，米仁12克，黄柏5克。药后乳核见小，再以原法增损调治，2月余而安。

[按] 该患儿平素嗜食厚味生冷，导致积聚失司，影响冲任，郁而成为乳核，以其口臭苔黄腻，则已郁积而化火，故治以清降消积（湿、食、痰）为主。方中石膏、山楂以清胃；黄柏、龙胆草泻肝火；柴胡、枳壳疏肝畅气；象贝化痰散结；炒莱菔子、神曲、山楂消积导滞；椿根白皮清下焦湿浊。二诊时口臭已除，乃胃火已清，积滞渐除，故撤去石膏、黑山栀清胃火之品，增以陈皮、泽泻化湿和胃。又7剂后，乳核已软小，药症相对，继续调理2月余而安。

十、结缔组织疾病

过敏性紫癜

　　小儿过敏性紫癜是以皮肤紫癜、关节肿痛、胀痛为主症的出血性疾患，多见于 3 岁以上小儿。西医学认为，是由某种过敏因素直接或间接地作用于毛细血管，使管壁的渗透性加强所致。可能与自体免疫机制有关。本病西药治疗疗程较长，愈后又常复发，中药从凉血着手，疗效亦不理想。《临证指南医案》指出："癍者有触目之色，而无碍手之质"，"或布于胸腹，或见于四肢"，"盖有诸内而形诸外"，"邪蕴于胃脾，而走入营中"。结合临床观察，小儿紫癜的形成与成人有所区别。以脾主运化，主四肢肌肉而统血，运化失健，则水谷精微化湿而为滞。尤以小儿脾本不足，常致运化失健，而致湿邪内滞。因此小儿之生理、病理特点而言，本病的主要机理在于脾。如复感风热之邪或湿热郁结，则化火动血，均可灼伤脉络而使血液外渗。如溢于内，则见便血、尿血；发于肌表，则为紫癜。脾主四肢，为湿困，故紫癜多发于四肢，初发者舌苔多见薄黄或腻，亦为湿滞之明证。又以小儿脏腑本弱，脾常不足，卫外不固，故更易使此病反复发作。

【治疗】

　　由于小儿紫癜的形成有内外之因，相互影响。内因为脾运失健，湿邪所致为其本；外因为邪热侵袭引发为其标，导致气血搏结，故伤脉络是其果。因此对本病的治疗，发作期以治其标为主，而缓解期则当治其本，使脏气清灵健复，使病不易复发。

1. 发作期的治疗

　　根据本病的特点，发作期治疗以清热疏风、化湿和络为主，方以自拟方金蝉脱衣汤为主（连翘、银花、防风、蝉衣、米仁、茵陈、猪苓、苍术、赤芍、红枣、郁金、桂枝），效果良好。方中以连翘、银花、防风、蝉衣清热疏风；茵陈、米仁、猪苓、苍术清化湿浊；赤芍、红枣以和血脉；桂枝性温，力善宣通而散其邪气，但用量宜轻；郁金既能解郁理气以助化湿，与桂枝、赤芍、红枣合用又能调和营卫。诸药配伍，使热清湿化，血归经脉，则紫癜消退。本方之用尚可根据临床辨证以加减使用。如邪伤肺卫而致咳嗽不爽者可加桑叶、象贝、黄芩等清宣肺热之品；热毒盛者，当去桂枝加生地、丹皮、黄连、黄芩等清热凉血之药；兼阴血不足者加冬青子、墨旱莲、生地等以滋养肝肾；血尿者加白茅根、大小蓟草等以凉血和络；腹痛便血可酌加地榆炭、荆芥炭、白芍、甘草等以止血制痛；兼积者加山楂、内金以消积和胃。

2. 缓解期的治疗

本病常见续发，这是标证虽去而内脏功能尚未复健之故。因此，迨紫癜退后，尚须根据各脏器之不足，予以调补治本，这样多数病孩常可巩固不发，这亦是治愈本病之关键。否则脾虚未复，又可致湿内聚，或致气不摄血，脾不统血，或影响其他脏腑使血不循经而溢于脉外。有时因失治贻误，常使脏腑气血亏损的患儿病情迁延，反复发作。如脾虚肝木乘之，失血过久，不能为胃行其津液，而致肝肾阴血亏损，虚火内动，血随火动而溢于脉外。《幼科铁镜》指出："肺朝百脉主气，肝统诸经之血。盖营血者水谷之精气也，脾胃有伤，营卫虚弱，故血失常道而妄行。"此言与小儿反复发作紫癜之因，其理同也。我们现常用治法有：脾气虚弱者以归脾汤为主，使气壮能摄血，血自归经；肝脾不和者用归芍六君汤或柴芍六君汤，以调和肝脾；肝肾阴虚者则用地黄汤之类，以滋水制阳，润筋养血。据以上法论治，效果当属满意。

【病案举例】

例1 苗某，女，9岁。

病史简摘：患儿于1977年12月4日，臀部及双下肢出现紫癜，大小不等，时伴双脚抽筋，实验室检查：血小板15万，血色素10克，出凝血时间正常，尿常规（－），西医诊断为过敏性紫癜，用强的松等治疗1周，因未见效，转来中医治疗。

初诊案语：患儿发病经旬，臀部下肢紫癜，膝关节略肿，舌红苔薄腻，纳谷一般，二便尚调，治以清化和络。

处方：桂枝1.8克，米仁12克，连翘12克，银花12克，防风4.5克，茵陈12克，郁金4.5克，蝉衣3克，猪苓6克，苍术9克，赤芍4.5克，红枣三枚、冬青子12克，墨旱莲12克。4剂。

二诊：臀部下肢紫癜渐隐，未见新发，两下肢抽筋减少，关节肿见退，舌苔薄黄，二便尚调，治以原法主之。

【董氏儿科】

DONG SHI ER KE

处方：上方去桂枝，加生地12克，5剂。

三诊：紫癜消退，偶少新发，关节肿平，下肢搐和，舌苔薄净，二便尚调，治以清养和络。

处方：生地12克，冬青子12克，墨旱莲12克，赤芍4.5克，郁金6克，银花10克，蝉衣3克，茵陈12克，米仁12克，红枣5枚。5剂。

药后紫癜未见新发，纳谷正常，予以归芍异功合二至丸为主，调理半月，随访至1981年10月，未见复发。

［按］该患儿紫癜发已10天，且伴关节肿，下肢抽搐，根据其症分析，当为本病脾湿较重，感受风热之邪，以致湿热相搏，灼伤脉络，则发为紫癜。湿热阻络，则关节不利，兼之湿热日久，或用激素以后，阴津受耗，筋脉失养，故下肢频发抽搐，因此用金蝉脱衣汤以清疏化湿和络加以二至丸以滋养润筋。4剂以和，其症即轻，苔转薄黄，故去桂枝之辛，加生地以滋养之。再5剂后，除紫癜少量散发外，余证悉平，舌苔薄净，则以标本兼治，养阴清化二法合用。其后紫癜未发，舌洁纳可，由于素来脾运不健，肝肾阴虚，故以归芍异功合二至丸以巩固善后。

例2　冯某，男，9岁。

病史简摘：患儿在1977年曾患过过敏性紫癜，经西药治疗后好转，1978年4月13日因患风疹以后，紫癜又发，即来中医求医。实验室检查：血小板23.7万，血色素11.5克，出凝血时间均为30秒。

初诊案语：风疹初隐，两下肢紫癜散布，纳谷一般，舌红苔薄腻，二便尚通，脉滑略数，治以清疏化浊。

处方：连翘9克，银花9克，蝉衣3克，米仁12克，泽泻9克，茯苓9克，郁金5克，赤芍5克，桑叶9克。3剂。

二诊：药后紫癜渐隐，未见新发，舌红苔净，口腔内见有溃疡，治以清化之。

处方：上方去桑叶、米仁、泽泻，加小生地12克，淡竹叶6克，丹皮5克，紫草2克。4剂。

三诊：紫癜已隐，口内溃疡亦平，舌红苔净，二便尚调，治以调养。

处方：生地12克，银花6克，蝉衣3克，北沙参10克，当归6克，赤芍5克，怀山药9克，红枣3枚，生甘草3克，冬青子12克。5剂。

药后病情稳定，舌洁纳可，再以归脾汤加减合阿胶，以补益气血为主，调理经旬，随访3年，未见复发。

［按］按该患儿曾患紫癜，近风疹以后，紫癜又发，且舌苔薄腻，此

当为素体脾运未健，湿浊未清，故感风热之邪以后，湿热又搏，伤络而发为紫癜，用金蝉脱衣汤去桂枝。3剂后，紫癜渐隐，舌苔化薄，而口内溃疡，此湿渐去，而虚火上浮也，故原方去米仁等化湿之品加生地、竹叶清养之药。又4剂，诸恙得和，乃其气阴本虚，故以归脾类加阿胶以调运脾胃气血而收功。

例3　吴某，男，7岁。

病史简摘：1980年4月12日因发热，两下肢出现紫癜入院，体检：心尖区闻及收缩期杂音Ⅱ级，两肺（－），两下肢及臀部见散在性瘀点，压之不退色。实验室检查：血色素10.8克，红细胞362万/mm³，白细胞7850/mm³，中性59%，淋巴39%，嗜酸性2%，出血时间1分，凝血时间6min，血小板15.6万，尿常规（－），诊断为过敏性紫癜，曾用西药维生素C、路通、敌咳、苯海拉明等来治疗，因家属要求而改用中药治疗。

初诊案语：臀部及下肢散在性紫癜，大小不一，T：38.6℃，咳嗽流涕，咽红纳少，偶有腹痛，膝关节痛而不肿，屈伸不利，二便尚通，舌红苔薄黄，治以疏风化湿。

处方：连翘9克，银花9克，防风4.5克，蝉衣3克，桑叶9克，象贝9克，茵陈9克，郁金4.5克，猪苓9克，苍术6克，赤芍4.5克。3剂。

二诊：1剂以后，体温已平，咳涕好转，紫癜明显减少，关节痛瘥，已能屈伸，舌苔薄黄，二便尚调，再以原法为主。

处方：连翘9克，银花9克，蝉衣3克，桑叶9克，象贝9克，生甘草3克，茵陈9克，郁金5克，米仁12克，猪苓9克，赤芍4.5克。3剂。

三诊：紫癜已隐，咳嗽不多，关节已利，舌红苔净，二便尚调，再以上方加北沙参9克，当归6克。5剂。

药后病情稳定，舌洁纳可，以归脾之类调治经旬而愈，随访一年，未见复发。

［按］该患儿亦为风热之邪与湿相搏，阻于脉络，灼伤而渗于脉外，从而产生皮肤紫癜、腹痛、关节不利诸症，故金蝉脱衣汤去桂枝为主，因其咳嗽而加桑叶、象贝肃肺之品。如此加减服用6剂，紫癜、咳嗽、关节不利等诸症均平，则以调补脾运气血而收功。

皮肤黏膜淋巴结综合征

小儿皮肤黏膜淋巴结综合征又称川崎病，是一种急性起病的局限性疾病。其发病特点为壮热持续，躯干部皮疹散发，眼结膜充血，杨梅舌，颈淋巴结肿大，手足背硬肿，恢复期血小板升高，可并发冠状动脉瘤、冠状动脉炎、动脉栓塞等，其病因认识不一，如有认为感染性的、病毒性的、及变态反应所引起的，故临床只作针对性的治疗，且周期较长。根据临床经验，本病若合以中药治疗，可大大缩短疗程，并能收到较快的效果和减少并发症的发生。

由于本病发病以 4~9 月份为多，加之本病热势盛，转化快，如初起即可见卫气同病，继而可有营血同见的演变规律，故辨证当属温病范畴中的风温与暑温。由于患儿原本禀赋不足，感温以后，束于肺卫，故初起可见卫分症状，由于温邪化火较快，又可旋即进入气分，约 1 周左右，邪热则可深入营血，达到本病的高峰阶段。同时邪热鸱张，耗灼营（心）阴，故有的患儿可并发冠状动脉损害的病证，它如暑湿互夹，协热下利；湿热阻滞络脉，关节疼痛诸证均可发生。

根据本病的主症与发病规律，临床上可将其分为急性期与恢复期两类。其治疗则宗叶天士"在卫汗之可也，到气才可清气，入营犹可透热转气"之旨。辨证之中兼以迎头截击，以防邪之深入。如一见卫分证即可加入气分之药，如黄芩、石膏之类。

【分型治疗】

1. 急性期

（1）卫分

主症：发热初起，咽喉红肿，目炎红，皮疹隐隐，舌红苔薄黄，便条或溏，小便短少，二脉浮数。

证候分析：温热之邪，初袭肺卫，邪尚在表，故可见发热，皮疹隐之，脉浮数。温为阳性，其性炎热，故咽喉红肿，二目红炎。

治则：清热疏风。

方药：银翘散主之：连翘、银花、芦根、大力子、淡竹叶、生甘草、荆芥、薄荷、桔梗。

随症加减：其热势盛者即可加川连、黄芩、石膏；兼协热下利者加黄芩、川连，去大力子；烦渴者加黑山栀、淡豆豉，去荆芥、薄荷；兼咳嗽加桑叶、象贝。

（2）气分

主症：壮热持续，烦躁不安，咽喉燉红，二目炎赤，颈部淋巴结肿大，躯体散发皮疹，手足背硬性水肿，舌红少苔，唇朱红口渴，便干或

【董氏儿科】DONG SHI ER KE

溏，小便短赤，二脉数实。

证候分析：温热之邪，入于气分，邪热炽盛，故壮热烦躁，咽喉嫩红。热毒炼液成痰，凝阻经络，则颈部淋巴结肿大。邪火炽热上逆于肝而二目赤炎。邪热与气血相搏，则疹点散发。

治则：清气泄热。

方药：羚羊白虎汤：羚羊角、石膏、知母、陈粳米、甘草。

随症加减：二目炎赤加川连、黑山栀、淡竹叶；咽嫩红加黄芩、芦根；皮疹较密加丹皮、赤芍；口渴加石斛、花粉。

（3）营血

主症：壮热烦躁或嗜睡身昏，咽嫩红肿大，目赤，皮疹暗红连片，手足背硬肿，舌红绛起刺，唇朱渗血，便干或溏，溲赤，脉疾数或细数。

证候分析：热毒深入营血则嗜睡神昏，使皮疹暗红连片，热毒炽盛则咽嫩红目赤，热重津伤则舌红绛起刺，唇朱渗血。

治则：清营凉血，透气泄热。

方药：清营汤加羚羊角：水牛角、丹参、连翘、生地、元参、川连、麦冬、羚羊角、淡竹叶、银花。

随症加减：渴喜饮者加石斛、花粉；烦热者重用石膏30克。

2. 恢复期

（1）阴虚热恋

主症：高热以后，低热不清，烦渴喜饮，舌红少苔或薄黄，唇朱，二脉细数。

证候分析：湿热之邪，大势虽去，余热未尽，而津液已伤，故低热口渴喜饮等症同显。

治则：清热养阴生津。

方药：竹叶石膏汤为主：淡竹叶、石膏、麦冬、北沙参、芦根、花粉、石斛、生甘草、青蒿。

随症加减：舌红少苔者加生地、地骨皮；汗多者加浮小麦；便下干结者加知母、火麻仁。

（2）气阴耗伤

主症：身热已退，形神不振，汗出较多，口渴喜饮，如并发冠状动脉损伤者则可见心悸时作，舌红苔少，二脉细弱或结代之症。

证候分析：由于热盛日久，津气受耗，故形神不振，动则多汗。若心之气阴受耗则可见心悸脉结代之症。

治则：益气养阴。

主方：黄芪生脉散为主：黄芪、太子参、麦冬、五味子。

随症加减：渴喜饮者加川石斛、花粉；阴血不足而心悸者加生地、当归；尚有余热而虚烦者加淡竹叶、生甘草；汗出多者加浮小麦、麻黄根。若阴血不足，兼以阳气虚致而脉结代者，亦可用炙甘草汤为主（炙甘草、生姜、桂枝、太子参、生地、阿胶、麦冬、火麻仁、大枣）。

另：本病除易并发心脏损害外，其急性期常可出现腹泻、咳嗽和关节肿痛之症。

①腹泻：肺与大肠互为表里，故常因邪热不退，而致泄泻。其症状较轻者可加炒银花、扁豆衣、荷叶之类，重者加增入葛根芩连汤，更严重的如热结旁流之状，则清泄邪热，其泻可自止。病情后期，运化乏力，脾阴受损，药当与怀山药、扁豆等健脾补中之品。

②咳嗽：温邪上受，首犯及肺，肺气失肃，必为之咳嗽，故初期宜加入桑叶、象贝、前胡等清肃之品，中后期肺阴受损则宜加入南沙参、川贝母、冬花等养肺润肺之品。

③关节疼痛：温邪夹湿，经络阻滞，则可关节疼痛不利，药可加入忍冬藤、豨莶草、络石藤等清热祛风通络之品，忌用辛燥走窜之药。

至于个别病孩出现脑膜刺激征情况，可在主方中适当加入清热疏风之药，如钩藤、蝉衣等，忌用或慎用重镇安神之品，血小板增高，血沉增快，一般来说，均会随着病情好转而恢复正常。

【病案举例】

例1 徐某，男，2.5岁。

病史简摘：患儿于1993年5月16日起发热，因其持续高热，T39.5℃以上，抗生素等治疗无效，于21日收住入院。住院期间全身出现皮疹，眼结膜充血，颈部淋巴结肿大，手足背出现硬性水肿，口唇红绛渗血，杨梅舌，并伴有泄泻。实验室检查：白细胞总数23400/mm³，嗜中性65%，淋巴35%，血沉97 mm/h，血小板39/mm³，心电图：窦性心动过速。符合川崎病5项以上主要症状的诊断标准。药物治疗用氨苄青霉素、先锋霉素等，对症治疗用柴胡针剂、阿司匹林及能量合剂。由于热势不衰，家长于5月26日同邀中医治疗。

初诊案语：患儿发热经旬，T40℃左右，皮肤红疹，灼热无汗，躁扰不宁，颈部淋巴结肿大，手足背硬肿，哭目无泪，舌红绛起刺，唇朱渗血，胃纳尚可，腹满胀气，便下溏利，日3～4次，小溲短少，脉疾数。治以清营泄热，兼以益津护胃。

处方：水牛角15克（先煎），丹皮5克，川连3克，生地12克，羚羊角粉1.2克（另炖服），淡竹叶6克，连翘10克，银花10克，鲜石斛10克，扁豆衣10克，陈粳米30克（包），西洋参2克（另炖服）。2剂。

二诊：药后热势渐降，T38.8℃，哭时已有涕泪，舌苔稍润，腹胀瘥，便溏1次，余证如前，效不更方，原法追踪。3剂。

三诊：邪热渐平，T37.7℃，形神较宁，皮疹退净，手足背肿消，腹软便溏，舌苔薄润，治以清养之。

处方：北沙参10克，淡竹叶5克，石膏5克（先煎），芦根15克，麦冬10克，生扁豆10克，石斛10克，怀山药10克，花粉10克，青蒿10克。3剂。

四诊：低热三分，纳谷一般，舌苔薄净，二便尚调，治以生津益胃。

处方：太子参5克，怀山药10克，生扁豆10克，川石斛10克，生甘草3克，青蒿10克，麦冬10克，淡竹叶6克，生地15克。5剂。

嗣后再以原意增损，调治半月，病得康复。

6月2日血小板复查36万/mm³，6月7日血沉114mm/h，6月12日血小板27万/mm³，8月20日血小板18.5万/mm³，血沉5mm/h。

［按］该患儿初诊时纵观其症，已是热势鸱张，邪入营气，阴津受损，且其下利胀气者，亦为热盛所致，故急以清营泄热转气，兼以益津护胃，以清营汤为主，去元参、麦冬者，以其腹胀下利，滋腻反碍也，加羚羊以直清气分之热，并冀其邪从气分而出，粳米护胃，洋参扶元生津。2剂后，热势渐减未升，且哭时泪出，乃邪热已从气分转出之势，津液回复之喜象也，故初效不以更方。追踪3剂，热平津复，再以清养之剂，而调理善后。

十一、皮肤疾病

脓 疱 疮

小儿脓疱疮好发于夏秋季节，以2～7岁儿童为多，其主要症状表现为皮肤红斑、水疱、脓疱、糜烂、渗液、结痂，较严重的可伴有发热、淋巴结肿大，并发疖肿、败血症、急性肾炎等。由于其传染性较大，常可流行于幼儿园及小学生之中。

古代将脓疱疮谓之为黄水疮、天疱疮、火赤疮等，并认为有较强的传染性。如《疮疡经验全书》谓："初生一疱，渐至遍体，漫烂无休，合家相传。"根据本病的好发季节和临床特征，其形成的原因，多为皮肤不洁，或脾经湿热内蕴，复感暑热之气，热毒外侵，暑火两气交感而熏蒸于皮肤。因之暑湿热是其主要之发病机理。清热解毒利湿是本病的治疗大法。由于本病发于皮肤，故合于外治，又可起到事半功倍的作用。

【分型治疗】

暑湿热毒

主症：皮肤脓疱较密，周围红晕，中心色黄，或破后渗水，糜烂，瘙痒难忍，或伴发热，淋巴结肿大，烦躁口干，舌红苔黄或腻，便干溲赤，二脉数。

证候分析：暑邪热毒与内蕴之湿热相合，蒸郁而发于肌肤，故皮肤可见脓疱，渗水，糜烂。暑邪化火，津液受灼故烦躁口干。其舌红苔黄或腻，脉数均为暑湿热盛之故。

治则：解毒利湿。

方药：清解利湿汤（自拟方）：蒲公英、紫花地丁草、野菊、银花、土茯苓、滑石、连翘、生甘草。

随症加减：如热偏重而见高热烦躁，加黄芩、川连、黑山栀；伴淋巴结肿大，加夏枯草、象贝；便下秘结者加生军；若湿偏重而见疱疮渗水，舌苔厚腻，大便溏薄，可加泽泻、米仁、甘露消毒丹；兼积而见纳呆口臭，脘腹胀满，大便溏臭，苔厚腻者，可加山楂、神曲、鸡内金。

外用方：用新鲜丝瓜叶适量捣烂，用少量滑石将其调拌如糊状，若水分不够可加入蒸馏水或白开水，每日涂于患处2次。

【病案举例】

陈某，女，3岁。

病史简摘：患儿疱疮散发已1周，曾用青霉素肌40万u/日，5天，并用西药外涂，症状尚未控制，T：38.5℃，白细胞 15.0×10^9/L，中性76%，淋巴34%。

初诊案语：患儿面部疱疮较密，躯体散发，伴有渗液，已有1周，发热不清，T：38.5℃，后枕淋巴结肿大，纳谷不香，便下溏臭，小溲短少，舌红苔腻，脉滑数，治以清热化湿为主。

处方：蒲公英10克，野菊5克，连翘10克，紫地丁草10克，象贝10克，银花6克，川连2克，土茯苓10克，泽泻10克，米仁12克，山楂10克，甘露消毒丹12克（包）。4剂。

并嘱自制外用药涂疱疮处，日2次。

二诊：药后体温下降至37.8℃，疱疮未见新发，渗液已少，后枕部淋巴结已小，便下溏薄，小溲转长，舌苔薄黄，再以原法主之。

处方：蒲公英10克，连翘10克，紫地丁草10克，象贝10克，银花6克，川连2克，土茯苓10克，泽泻10克，米仁12克，山楂10克，扁豆衣10克。4剂。并用外用药涂患处。

三诊：疱疮已见结痂，发热亦和，纳谷一般，便下欠化，小溲通长，舌苔薄黄，治以清理之。

处方：北沙参10克，银花6克，茯苓10克，扁豆衣10克，米仁12克，生甘草3克，山楂10克，炒谷芽10克。4剂。

药后纳可舌洁，便下已调，再以原意调理一次而愈。

［按］该患儿皮肤疱疮渗水，伴热不清，枕后核肿，苔腻，便溏臭，乃为湿食热内蕴，兼以热毒外侵之故，故药以清解利湿汤为主，加黄连以清热燥湿，象贝以化痰消核，米仁化湿利脾，山楂消积，甘露消毒丹以清热化浊，合以外治法。4剂以后，疱疮未以新发，且渗液已少，热度下降，后枕核小，小溲转长，乃是湿热之邪渐解也，故以原方去野菊之苦，增扁豆衣以健脾而不碍湿食。又4剂后，疱疮结痂，发热已平，苔腻已化，则以轻清余邪，运脾化湿和胃以善其后也。

另：由于本病多发暑季，小儿多汗，若皮肤不洁，闭于毛孔，常致暑热入侵而发，故保持皮肤清洁，毛孔通畅，亦为预防本病之重要一环。

荨 麻 疹

荨麻疹可发生于任何年龄段，任何季节。它的主要症状是皮肤瘙痒，风团起伏，局部或全身均可发生，风团大小不一，形态不同，色泽淡红。

本病可分急性发作期与慢性发作期两种类型。急性发作多在1个月内可愈，其慢性者，常可数年反复难愈。

由于本病发无定处，时隐时现，时间不一，所以其病因之机理与风之关系最为密切，因风性主游走不定也。然风有寒热虚实之不同。其急性期患者，常表现为风寒或风热，外袭肺卫，伤及皮毛，游走于肌肤；或因小儿脾常不足，湿食虫积内生，化热郁发于肌肤。若急性期迁延不愈或素体营卫气血不和，则又可致卫外不固，风邪易入，或血虚生风，出现虚证或虚实互夹之证，从而演变成为慢性发作。

　　根据本病之病因机理和发病特点，其治疗原则当以疏散风邪，益气固表，调补气血为主，特别是急性发作的治疗，务必使风邪、湿食虫积尽祛，则可使之不转变为慢性矣。另风团发作期应忌食腥辣炙燥之品，亦不可不知。

【分型治疗】

1. 风热互搏

　　主症：风团局部或全身起伏发作，皮肤瘙痒，色红感热或发热恶风，口渴时烦，舌红苔黄，便干溲少，二脉浮数。

　　证候分析：风热之邪，侵袭肺卫，搏于气血，发于肌肤，故皮肤风团起伏，伴有发热。因其性为风热，则疹色红而灼热，瘙痒难忍。热则伤津而口渴，痒则不安而时烦。其苔黄，脉浮数均为风热之象。

　　治则：疏风散热。

　　方药：银翘散加减：连翘、银花、蝉衣、杭菊、荆芥穗、晚蚕砂、防风、薄荷、生甘草。

　　随症加减：风团色红灼热，加丹皮、赤芍以凉血活血；心烦不安，舌尖偏红者，加川连、淡竹叶、黑山栀；苔腻兼湿者，加佩兰叶、生米仁、滑石；苔腻口臭兼积者，加炒莱菔子、枳壳、神曲；伴咳嗽者，加桑叶、象贝、前胡。

2. 风寒侵袭

　　主症：风团起伏，皮肤瘙痒，遇冷加重，疹色淡红，或恶风发热，舌苔薄白，二便尚调，二脉浮紧。

　　证候分析：风寒之邪，外袭肺卫，经脉不利，则风团起伏，恶风发热，其性为风寒，则疹色淡红，得温则瘥，遇寒则重，皮肤瘙痒，其舌白，脉浮紧，均为感受风寒之象。

　　治则：疏散风寒。

　　方药：荆防败毒散加减：荆芥、防风、苏叶、淡豆豉、晚蚕砂、羌活、麻黄（无汗用）、桂枝（有汗用）、清甘草、蝉衣。

　　随症加减：若苔白腻兼湿者，加厚朴、茯苓、米仁；苔腻纳呆腹胀或便干兼积者，加厚朴、炒莱菔子、枳壳、山楂、陈皮；伴咳嗽者，加陈皮、姜半夏、茯苓、紫菀。

3. 湿食内阻

主症：风团起伏，瘙痒不安，纳少口臭，脘腹时痛，舌苔薄腻，便下秘结或溏臭，小溲短浊，脉弦滑。

证候分析：湿食内阻，复感触风邪，失于疏达，郁发肌肤，则风团起伏，瘙痒不安。积滞于内，运化失司，气滞不畅，则脘腹胀痛，纳呆口臭，便秘或溏。其苔腻，脉弦滑均为湿食内阻之象。

治则：清滞化湿。

方药：木香槟榔丸合平胃散加减：木香、槟榔、青皮、陈皮、神曲、苍术、川朴、银花、茯苓。

随症加减：舌质红苔黄腻之湿热偏重者，加连翘、佩兰叶、滑石；便下秘结者，加炒莱菔子、枳壳；便下溏臭者，加川连、山楂；若脐周时痛，口馋嗜食，兼有虫积者，加苦楝根皮、炒使君子、胡黄连；蛲虫用百部、白芷夷。

4. 表虚不固

主症：平素体弱易感，汗出较多，风团常因此而反复发作，舌苔薄白，面色不华，乏力肢倦，便调或溏散，二脉弱。

证候分析：正气不足，脾肺气虚，腠理疏松，则风邪常侵乘虚从肌表而入，故风团时发，汗出较多。其色白无华，乏力等均为脾肺之气不足之象。

治则：益气固表。

方药：玉屏风散主之：黄芪、焦白术、防风、党参、陈皮、荆芥穗、茯苓、清甘草、晚蚕砂。

随症加减：若兼汗出恶风，二脉浮缓之营卫不和者，加桂枝汤；便下溏泄次多脾虚较重者，加炒怀山药、炒扁豆；汗出肢冷阳虚者加淡附片；汗出淋漓者，加龙骨、煅牡蛎；纳食不香者，加炒谷芽、炒山楂。

5. 气血不足

主症：风团反复发作，疹色淡白，劳后加重，头晕乏力，面色不华，唇爪色淡，纳谷不香，舌淡苔薄，二便尚调，脉弱。

证候分析：素体不足，久病以后，气血耗伤，卫外不固，血虚生风，故致风团时而起伏，劳则加剧。其头晕乏力，面色无华，唇爪色淡，均为气血不足之象。

治则：益气养血。

方药：八珍汤为主：党参、焦白术、茯苓、清甘草、当归、熟地、制首乌、黄芪、鸡血藤。

随症加减：风团发作甚痒时，适当加入防风、荆芥穗、蝉衣、晚蚕砂等疏风之药；气虚偏重，汗出肢冷者加桂枝、炒白芍以和营卫；血虚偏重，舌红少苔者加冬青子、旱莲草以滋养阴血；脾虚便下不化者，加炒怀山药、炒扁豆、广木香；纳呆者加炒谷芽、神曲。

【病案举例】

例1 曲某，女，3岁。

初诊案语：患儿风团起伏，已有周余，发时奇痒，伴有发热 T38℃，流涕少咳，纳谷不香，舌苔黄薄腻，便下干结，小溲短少，治以疏风散热兼以消积。

处方：连翘10克，银花6克，蝉衣3克，荆芥穗6克，晚蚕砂10克（包），杭菊6克，桑叶10克，薄荷3克（后入），炒莱菔子10克，米仁12克。3剂。

二诊：风团发作已减少，皮肤仍痒，发热已降，涕少作咳，舌苔薄黄，纳谷欠香，二便尚通，治以疏肃。

处方：桑叶10克，蝉衣3克，象贝10克，前胡6克，晚蚕砂10克（包），荆芥穗6克，薄荷3克（后入），生甘草3克，炒莱菔子10克，米仁12克，3剂。

三诊：药后风团未发，咳嗽亦瘥，纳谷一般，舌苔薄黄，二便尚调，治以疏肃为主。

处方：北沙参10克，蝉衣3克，桑叶10克，象贝10克，前胡5克，生甘草3克，茯苓10克，山楂10克，米仁12克，4剂。

［按］该患儿风团起伏，已有1周，伴发热咳涕，苔腻纳少，当为风热之邪侵袭肺卫，肺气失肃，兼以湿食内阻，风热积互搏，郁发肌肤而发为风团，故治以疏风散热，肃肺消积（湿）为主。方中前八味药均为疏散之品，加莱菔子既能消积导滞，又能化痰利气，米仁以除湿和胃，3剂以后，风团减少，发热得清，舌苔亦薄，唯咳嗽加多，乃为风热湿（食），得以疏化也。故原方撤去连翘、银花之苦，加象贝、前胡以增肃肺之力。又3剂，风团未见新发，咳瘥纳动，症情基本已愈，故再以原法加沙参以清养肃化之也。

例2　柯某，男，6岁。

初诊案语：患儿近半月来风团时发，伴有脐周作痛，面黄形瘦，纳呆嗜食，腹满便干，舌黄苔腻，治以消疳杀虫（针刺四缝穴液多）。

处方：煨三棱5克，煨莪术5克，胡黄连1.5克，槟榔6克，炒使君子10克，苦楝根皮10克，枳壳5克，炒莱菔子10克，川朴3克，晚蚕砂10克（包）。

二诊：药后第3天，下蛔数条，腹痛减轻，但尚欠软，风团减少，舌苔薄黄腻，纳谷仍少，二便尚通，消疳化浊（针四缝液有）。

处方：煨三棱5克，胡黄连1.5克，槟榔6克，枳壳5克，炒莱菔子10克，神曲10克，青皮5克，炒谷芽10克，晚蚕砂10克（包），佛手6克。4剂。

三诊：风团未见新发，腹痛已和，腹部亦软，纳谷稍动，舌苔薄黄，二便尚调，治以运脾和胃（针四缝液少见血）。

处方：青皮5克，陈皮3克，炒谷芽10克，炒神曲10克，鸡内金6克，米仁12克，佛手6克，清甘草3克，枳壳5克。4剂。

药后纳动舌洁，面色稍润，则予异功加消运之品调理脾胃以巩固之。

[按]该患儿风团起伏，伴腹痛脘满，形瘦纳呆，苔腻便干，乃为疳积已久，湿食化为虫积，扰乱肠道，湿食化热，郁发肌肤，故消疳化积杀虫。4剂即蛔下痛减，风团亦少。再4剂，风团已平，疳化腹软，则以运脾和胃，使积去胃醒，再以调理脾胃之异功辈而巩固之。

例3　龚某，男，7岁。

初诊案语：患儿风团反复发作已有2年余，平素体弱易感，面色不华，动则易汗，近周来风团又发，身痒不宁，舌苔薄白，二便尚调，治以疏风为主。

处方：防风5克，荆芥穗5克，晚蚕砂10克（包），当归5克，茯苓10克，桂枝3克，赤白芍6克，清甘草3克。4剂。

二诊：药后风团已少，汗出较多，舌苔薄白，二便尚调，治以固表和营。

处方：黄芪12克，防风6克，荆芥穗6克，桂枝3克，赤白芍6克（各），清甘草3克，当归6克，晚蚕砂10克（包），生姜2片，红枣3枚。4剂。

三诊：风团少发，汗出减少，舌薄纳平，二便尚调。再以原法巩固之。

处方：上方加焦白术10克，党参6克。5剂。

以此为基础，先后调理2月多，风团未见新发。面色转润，动则汗少，随访1年，感冒次减，风团未发。

[按]该患儿风团反复2年多，根据其症当为素来卫表不固，营卫虚弱，故虚邪贼风常可乘虚而入，来诊时适值风团发作，故治以疏风兼和营卫为主，加当归、赤芍者，一则以和营血，二则因其病久，活血之所以助祛风也。4剂以后，风团减少，则复加黄芪以益气固表。又4剂，病情渐稳，乃以益气固表，调和营卫。从本论治，若是2个月余，终使顽症得以痊愈。

湿 疹

湿疹古称癣病，奶癣。西医学认为是一种变态反应性皮肤病。其病因中医学认为与风湿热有关。如巢氏云："癣病由风邪侵入皮间，变成隐疹，疹上如粟粒大，作眶郭，或叙或圆，渐渐长大。痒痛，搔之有汁，名之为痒。小儿面上痒，皮如甲错起，干燥，谓之奶癣……"《幼科金鉴》云："小儿奶癣……因孕母素食辛热炙煿之物，以致热毒浸润胎中，生下孩儿，成此疾患。"根据临床观察，浙江沿海地区居民多喜嗜食鱼类，《素问》中有曰："鱼者使人热中。"此言鱼性属火，多食则滞于中之理。或因多食辛酸辣之物，都易传热于胎中；更有爱子心切，月内襁褓过厚，致湿热不易散发而郁于肌肤；人工喂养脂肪类偏多，致积聚肠胃，失于运化，蒸郁外发于肌肤；尿布不洁，邪毒侵蚀皮肤等，这些都是发生奶癣不可忽视的因素。

临床体会，其病因风湿热三者之中，以湿热为其要原因。湿为阴邪，其性黏腻淹滞，重浊，易伤脾胃。所以在发病过程中常表现为：（1）病情较长，缠绵难清，且易瘥后复发。（2）湿邪多以中焦脾胃为病变中心，因而湿疹患儿多伴吐乳、泄泻等症。（3）湿困日久，常可导致阳气受耗，故湿疹后期常可见到面色虚㿠，营养不良等。热为阳邪，其性炎上，易伤津液，与湿相搏，常可见到皮肤焮红灼热，头面黄痂渗水，后头颈淋巴结肿大。病久伤及阴分还可见舌红无苔，肌肤干枯等现象。所以对本病的治疗主要掌握以下几个方面。

1. 抓住主因，针对治疗

由于本病的主要原因乃湿热所致，所以早期治疗，一般应以清热解毒化湿为主。但又因湿热在病变过程中可以相互影响，或湿郁化热，或热盛生湿，因此在辨证中又当分清湿热之孰重孰轻，便于掌握用药的侧重。治疗主方当首推黄连解毒汤，其方能清泻三焦之火，用于湿疹初发，脏气未伤者甚为合宜。若热偏重者（如伴继发感染）可合用五味消毒饮，以增解毒之功。湿偏重者，可加用地肤子、土茯苓、川萆薢、晚蚕砂、米仁、赤小豆之类。肌肤瘙痒风热盛者，可加用白鲜皮、蝉衣、僵蚕、鹤虱、丹皮等之品。湿热互重可上药配合使用，或加入甘露消毒丹。临证详辨不多赘述。

例1 孙某，男，2月。

初诊案语：患儿头面湿疹红炎，厚痂出水如黄脂，发已月余，后头颈淋巴结肿大，纳少吐乳，舌红苔薄，便下溏而次多，小溲短赤，烦躁不安，治以清热解毒化湿。方用黄芩4.5克，黄连1.5克，川柏4.5克，银花6克，紫花地丁草4.5克，蒲公英9克，土茯苓12克，川萆薢9克，麦芽9克，扁豆衣9克。5剂。

二诊：头面湿疹已瘥，出水亦无，后头颈淋巴结缩小，舌净纳少，便次尚多。方用川连1.5克，川柏4.5克，紫花地丁草4.5克，银花4.5克，蒲公英9克，黄芩4.5克，土茯苓12克，麦芽12克，川萆薢9克，怀山药9克。5剂以后，病情好转，原法加减调治数次而痊。

[按] 该例患儿根据其黄痂出水，烦躁，后颈核大等症，当为热重于湿。又其纳少吐乳、便溏次多，为胃失和降、脾失健运，故以黄连解毒汤合五味消毒饮为主，辅以健脾化湿和胃之品为次。方症相合，则病愈较快。

2. 根据部位，配合治疗

宋代钱乙首创儿科五脏分证之法，这种方法对湿疹的治疗亦有一定的指导意义。如湿疹好发于面颊部，根据面部的所属，以左颊属肝，右颊属肺。由此可知，湿疹的发生与肺肝之火亦有一定的关联。对这种以面颊为主的湿疹治疗，我们常以一味羚羊粉为主或配合复方予以治疗，效果尚为显著。方法：羚羊粉1~1.5克，加水少许调匀，隔水炖服。1剂每日可炖2次服。连服3~5剂。考羚羊粉味咸、性寒，色白入肺，归经于肝，为清肺肝火热之要药，但对脾虚大便次多者应以慎用。

另外，湿疹之发，常可伴臀部红糜（尿布炎症），其发一般有两个途径，一是自内达外，二是尿布不洁，粪尿刺激而致。臀部炎症之发，对全身湿疹病情的进退有着一定的影响，而这种炎症常又多见霉菌性，单用内服药效果较慢，用克霉唑、去炎松之类软膏外涂，虽有效果，但停药易发。针对这种病情，用自制青香散以外治为主。经过数百例临床验证，效果甚为满意。且无副作用，一般用药3～5天即可见效。青香散以青黛15克，黄柏15克，煅石膏30克，3味药，共为细末后，以麻油调拌外涂臀部，日2～3次。每次上药前可先用野菊花适量煎汤代水洗净患处，扑上爽身粉，即可涂药。考此三味药均有清湿热泻火毒作用，对皮肤真菌等均有较好的抑制作用，且煅石膏尚有收敛疮疡之功。麻油既能清热，又可以保护肌肤，调拌药末一举双得。

例2 严某，女，1月。

初诊案语：婴儿湿疹，面颊厚痂，瘙痒不宁，臀部红糜，症发半月，纳乳不香，舌红苔薄，二便尚调，治以清解。方用羚羊粉1.2克，分4天炖服，青香散30克，外涂臀部。

二诊：面疹臀炎均瘥，再以原法。方用土茯苓12克，白鲜皮9克，地肤子9克，川连1.5克，川柏4克，苦参5克，黑山栀6克，丹皮5克，条芩5克，山楂9克。5剂，调治数次而愈。

［按］该例患儿根据其部位面颊湿疹厚痂，臀部红炎糜烂，故以一味羚羊粉合青香散内外同治，一诊后病邪即衰，故撤大寒之羚羊以汤剂调治收功。

3. 患病日久，当辨虚实

实其实，虚其虚，均为医之大戒。湿热之邪，如油入面，病情缠绵，日久易耗元伤气。加之婴儿机体嫩弱，稚阴稚阳，既不耐湿热久困，亦不宜苦寒之品长久克伐。因此患病日久，体质薄弱者，当细审明辨，用药不可专一，或清补兼施，或先补后清……随症而施，方为合宜。

例3 沈某，男，4月。

初诊案语：患儿因湿疹引起败血症，近头面红炎，形体消瘦，舌红苔糜，予以清解。方用野菊花4克，紫花地丁草5克，土茯苓9克，黄芩5克，一枝黄花4克，川柏4克，白鲜皮9克，生甘草3克，3剂。

二诊：继于上方加麦芽9克。

三诊：血培养报告：白色葡萄球菌。湿疹仍发，形神不振，纳谷不香，舌红苔薄，二便尚调，病久元精消耗，无力抗邪，治以清扶兼施。太子参5克，石斛9克，生怀山药9克，麦芽9克，野菊花5克，一枝黄花5克，土茯苓9克，生甘草3克，苦参5克，4剂。药后形神稍振，再以原法增损调治7次（先后去掉苦参、野菊、一枝黄花，加用扁豆、米仁以调养脾胃为主）而湿疹痊愈。形体渐丰实。复诊时血培养报告已正常。

[按] 该例患儿来诊时曾住他院，因久治未显效而求助于中医，初诊阶段因考虑标病较多，故殊难生效，选用清扶兼施，则数诊见效，然后重在调扶脾胃，促其化源，终获痊愈。

4. 临证治疗，顾及胃气

胃为水谷之海，五脏六腑之大源，人体四肢百骸，肌肉筋脉等，均需赖脾胃受纳运化之精微以充养。因此古人常云：有胃气则生，无胃气则死。此虽对重疾而言，但足以说明胃气之重要矣。小儿由于本源不足，加之被湿热所困，苦寒克伐，先天之气必有所伤，故临床多见湿疹患儿纳少吐恶，便泄次多等症。对此若仍一味苦寒，往往适得其反，致脾胃衰败，色㿠浮肿，病情延长，正不足以敌邪也。故而于临证之中，尚保护胃气，看似细小，却可在治疗中对促进患儿康复起到较好作用。我们常选用麦芽、怀山药、茯苓、米仁、扁豆、山楂之类，此类药物，性平甘淡，既能健运脾胃而不致呆邪，用之稳妥合宜。

十二、五官科疾病

鼻 炎

小儿鼻炎可分为急性与慢性两种。它包括了一般感冒引起的鼻炎、过敏性鼻炎和急性鼻窦炎等等。

鼻为五官之一，开窍于肺，司嗅觉和呼吸。《灵枢·脉度》篇曰："故肺气通于鼻，肺和则鼻能知臭香矣。"若有寒热者，邪伤皮毛，气不利而壅清道，乃为病。小儿鼻塞者，由肺气通于鼻，气为阳，若气受风寒，停滞鼻间，则成鼻塞，气寒而津液不收，则多鼻涕，若冷气久不散，脓涕结聚，使鼻不闻香臭，则齆鼻。可见鼻炎形成之初多因感受风寒或风热之邪，日久或伤及正气，致肺卫不固，或以壅而化热。由于手足阳明及手太阳经脉均循于鼻，所以鼻与肺胃等脏腑又有密切关系。此外肝胆相火，循经上犯，移热于脑亦可伤及鼻窦，如《素问·气厥论》所说："胆移热于脑，则辛頞鼻渊"。故临床治疗宜早宜及时，久则变为慢性，则易复发和难治。

第三部分 临床经验

【分型治疗】

1. 急性鼻炎

（1）风寒型

主症：鼻塞流涕清稀，时有打嚏，遇寒则甚，或伴发热咳嗽，舌苔薄白，纳谷一般，二便尚调，二脉浮。

证候分析：反复感受风寒之邪，肺气不利，阳气不宣，致寒邪停滞鼻间，故致鼻塞不通，流涕打嚏，遇寒则甚，其苔白脉浮均为风寒之象也。

治则：散风开窍。

方药：辛夷散为主：辛夷、细辛、苍耳子、防风、清甘草、陈皮、白芷、薄荷。

随症加减：伴咳嗽加苏叶梗、桔梗、白前；痰多加姜半夏、茯苓、紫菀；苔腻纳呆加厚朴、神曲、炒谷芽；婴儿鼻塞者，亦可用葱白、苏梗、桔梗加乳汁蒸后服汁。

（2）风热型

主症：鼻涕色黄或白，时鼻塞不通，或伴发热咳嗽，舌苔薄黄或腻，二便尚通，二脉浮数。

证候分析：风热之邪上攻肺窍，壅而不宣，故鼻塞不通，涕色黄或白。风热袭于肺卫，则发热。肺气失肃则咳嗽，其舌红苔黄，脉浮数，均为风热之象。

治则：清疏通窍。

方药：苍耳子散加减：苍耳子、白芷、蝉衣、杭菊、薄荷、桑叶、生甘草、黄芩。

随症加减：伴发热加连翘、银花、荆芥；伴咳嗽加象贝、前胡、枇杷叶；苔腻湿重者加藿佩、川朴、茯苓。

2. 慢性鼻炎

（1）肺卫不固，寒邪逗留

主症：鼻塞不通，涕白而黏，遇冷加重，打嚏易感，常自汗出，形神不振，面色不华，二便尚调，舌苔薄白，二脉缓软。

证候分析：肺气虚弱，卫外不固，一则易于反复感邪，二则常致寒邪滞留不去，故可见鼻塞不通，遇寒加重，打嚏易感。肺气不足，则神萎多汗，面色不华，其舌白脉软，均为肺气虚弱之象。

治则：益肺固表，散寒通窍。

【董氏儿科】

DONG SHI ER KE

方药：玉屏风合辛夷散加减：黄芪、焦白术、防风、辛夷、细辛、苍耳子、白芷、清甘草、陈皮。

随症加减：兼阳虚肢冷、汗多、溲清者加淡附子；舌白，汗多，脉浮营卫不和者可合用桂枝汤；兼脾虚便下不化者加党参、怀山药、茯苓；寒湿重苔白腻者，当去黄芪，加川朴、米仁。

（2）胆腑不利，郁热蒸腾

主症：鼻涕黄浊脓样难出，鼻塞头晕，眉间酸胀，时感烦躁，舌红苔黄或腻，口苦咽干，纳谷不香，便干溲少，二脉弦数。

证候分析：肝胆相为表里，其气通脑，脑通于鼻窦，今肝胆失泄，气郁化火，上犯于脑，伤及鼻窦，故化为脓涕而鼻塞不通，眉间酸胀。肝胆失疏，恚怒失常而致时烦不安。其口苦，咽干脉弦数，均为肝胆湿热之象也。

治则：清胆利湿开窍。

方药：龙胆泻肝汤为主：龙胆草、黄芩、黑山栀、鱼腥草、柴胡、杭菊、泽泻、生甘草、滑石。

随症加减：若舌红苔黄燥热偏重者，去泽泻，加川连、银花；舌红苔厚腻尚润之湿偏重者，加藿香、佩兰叶、米仁、菖蒲；便秘溲赤者，加制军、黄柏。

【病案举例】

例1　霍某，女，6岁。

初诊案语：患儿年余来，反复易感，鼻塞不通，常自汗出，近又感风寒，涕嚏加重，伴有咳嗽，舌苔薄白，二便尚调，治以疏风开窍。

处方：苏叶梗5克，辛夷5克，苍耳子10克，防风5克，白芷5克，细辛1.5克，陈皮3克，桔梗3克，白前5克，清甘草3克。3剂。

二诊：药后涕嚏减少，咳嗽亦瘥，唯汗出较多，面色不华，纳谷不香，二便尚调，仍以疏风为主。

处方：苏叶梗5克，辛夷5克，苍耳子10克，防风5克，白芷5克，细辛1.5克，陈皮3克，清甘草3克，百部6克，炒谷芽10克。4剂。

三诊：涕少鼻塞，汗出仍多，纳谷一般，舌苔薄白，二便尚调，治以固表散寒。

处方：黄芪12克，焦白术10克，防风5克，细辛1.5克，苍耳子10克，辛夷5克，陈皮3克，清甘草3克，炒谷芽10克，桂枝2.5克，炒白芍5克。5剂。

四诊：汗出减少，鼻塞好转，晨起尚有涕嚏，再以益气固表为主。

处方：黄芪12克，焦白术10克，防风5克，桂枝2.5克，炒白芍6克，清甘草3克，辛夷5克，苍耳子10克，陈皮3克，炒谷芽10克。5剂。

[按] 该患儿平素肺卫不固，易感多汗，复感风寒之邪，又致肺气不利，阳气不宣，致留于鼻间之寒邪加重，其本虽虚，乃为新感风寒，当先治标，故以疏风散寒开窍之辛夷散为主，因其咳嗽无痰故加白前、桔梗、陈皮，并去薄荷之辛凉。3剂以后表寒渐去，咳涕减少，以原方巩固，加炒谷芽以和胃；白前、桔梗易百部，意在药少效同。复4剂后，表寒已除，卫分不固，汗多色白，则以玉屏风合桂枝汤为主以益气和营，若是调治数次，表卫渐固，汗出减少，面色转润，鼻通涕无也。

例2　许某，男，7岁。

初诊案语：患儿鼻塞脓涕，已有2年，遇感加重，头昏时胀痛，记忆减退，CT检查，诊为慢性鼻窦炎，舌红苔黄薄腻，纳谷一般，便干溲黄，治以清胆利湿开窍。

处方：龙胆草5克，黄芩6克，黑山栀10克，杭菊6克，鱼腥草10克，菖蒲5克，泽泻10克，藿香6克，柴胡6克。5剂。

二诊：上症稍瘥，纳呆口臭，舌苔薄黄腻，便干溲通，原法主之，佐以清胃消积。

处方：上方加石膏12克（先煎），炒莱菔子10克，神曲10克，去柴胡。5剂。

三诊：药后脓涕已少，头胀亦瘥，纳谷已动，口臭亦除，舌苔薄黄，便干溲通，治以清化开窍。

处方：龙胆草5克，鱼腥草10克，黄芩5克，黑山栀10克，杭菊6克，菖蒲6克，滑石10克（包），生米仁12克，炒莱菔子10克，神曲10克。5剂。

药后脓涕大减，鼻塞仍有，舌苔薄黄，再以清胆化浊开窍之品，调治10余次，病情得以稳定。

[按] 该患儿鼻塞脓涕2年，CT检查为鼻窦炎，根据其症，当为肝胆湿热，郁蒸上腾鼻间，故方以龙胆泻肝汤为主，加鱼腥草以增清化之力，菖蒲、藿香芳化开窍。5剂以后症状稍瘥，但纳呆口臭，脾胃积热也，故加石膏清胃火，莱菔子、神曲消积导滞。复5剂，积滞除，湿热瘥，则继以清化通窍之剂，渐次调治获愈。

鼻　衄

　　鼻衄亦称为鼻出血，是儿科疾病中常见的一种病症。常因反复感冒流涕，引起鼻腔黏膜糜烂，或以鼻部敲伤以后，脉络受伤，导致一以感邪或劳累而鼻出血，此为临床最常见的原因，当然其他疾病引起的鼻出血又当别论。

　　肺开窍于鼻，故肺经受邪，常表现为鼻塞流涕，若肺经热盛，则又可化火伤络，而致鼻时出血；若胃火炽盛，阳明经热，烁灼营血，亦可致鼻出血。临床上小儿鼻出血者，以此实热证为多，正如《幼幼集成》云："鼻衄者，五脏积热所致，盖血随气行，得热而妄动，溢出于鼻。"另素体肺肾阴虚者，亦常致虚火上炎，灼伤络脉而出血；气虚不能摄血，血热迫血狂行，鼻部肿瘤伤及络脉等等，均可行起鼻出血。本论所述，主要为临床常见之鼻出血。

【分型治疗】

1. 肺经热盛

　　主症：鼻部出血，点滴或量多，其色鲜红，或伴发热咳嗽，流涕，舌红苔黄，便干或条，小溲短少，二脉浮数。

　　证候分析：风热之邪，侵袭肺卫，则发热咳涕，损及络脉则鼻衄。或素肺经热盛，鼻部炎痒，揉鼻伤络而鼻衄。

　　治则：① 风热犯肺伤络者，治宜疏风清热为主。

　　② 肺经热盛者，治宜清泻肺热为主。

　　方药：① 风热犯肺，用银翘散为主：连翘、银花、桑叶、象贝、白茅根、杭菊、黑山栀、生甘草、黄芩。

　　② 肺经热盛，用泻白散为主：桑皮、地骨皮、生甘草、黄芩、丹皮、白茅根、黑山栀。

　　随症加减：鼻血多者可加凉血之药，如紫草、生地、茜草根；便下干结者加知母、火麻仁；纳呆喜饮者加川石斛、炒谷芽。

2. 胃火炽盛

　　主症：壮热不退，鼻血较多，或素体脾胃积热，舌红苔黄或腻，便下秘结，小溲短赤，脉洪数或滑数。

　　证候分析：阳明经热，烁灼营血，故壮热不退，鼻腔出血。或以素体脾胃积热，化火伤络，而出鼻血。其舌红苔腻，便秘溲赤均为脾胃积热之故。

治则：① 阳明经热：治当清热凉血。

② 素体脾胃积热：治当清热消积。

方药：① 阳明经热，以白虎汤为主：知母、石膏、黑山栀、黄芩、茅芦根、连翘、银花、丹皮、生甘草。

② 脾胃积热，以泻黄散加味为主：石膏、黑山栀、生甘草、制军、神曲、鸡内金、炒莱菔子、白茅根、茜草根。

随症加减：阳明经热兼便下秘结者加生军；鼻衄多者加紫草、炒藕节；伴咳嗽者加桑叶、象贝；脾胃积热者兼湿食并重而苔厚腻者加佩兰叶、米仁、大腹皮，但需注意辛散利气之品，当以慎用。

3. 肺肾阴虚

主症：鼻衄时出，点滴量少，鼻腔痒感而燥，舌红苔薄或薄黄，纳少喜饮，夜间盗汗，五心烦热，便干溲少，二脉细数。

证候分析：金水不足，失于滋养，燥以伤络，故鼻痒干燥而时出血。阴虚伤津则盗汗喜饮。阴虚火浮故五心烦热。津不足肠失润而便干也。其脉细数亦为阴虚之象。

治则：滋阴降火。

方药：知柏地黄汤合二至丸为主：生地、知母、黄柏、丹皮、冬青子、旱莲草、白茅根、北沙参、炒藕节。

随症加减：热象偏重，舌红苔燥者加黑山栀、黄芩；鼻衄多者加紫草、茜草根；口干喜饮者加石斛、花粉；便下干结者加火麻仁、瓜蒌仁、生首乌。

另：临床脾肺气虚者亦时可见鼻衄者，其症面色不华，神疲乏力，动自汗出，舌苔薄白，治当以健脾益气使血归其经。方以异功散为主，并少佐止血之品为炒藕节、炒蒲黄等。

【病案举例】

例1 蔡某，男，5岁。

初诊案语：患儿曾鼻部敲伤，每疲劳发热鼻时出血，近因感邪，鼻衄又作，点滴量少，发热伴咳，舌红苔黄，二便尚通。治以清疏。

处方：连翘10克，银花6克，杭菊10克，茅芦根15克（各），淡豆豉10克，桑叶10克，象贝10克，生甘草3克，黄芩5克，3剂。

二诊：鼻衄已止，发热亦和，咳嗽纳少，舌红苔黄，二便尚调，治以

董氏儿科 DONG SHI ER KE

清肃。

处方：桑叶 10 克，象贝 10 克，前胡 6 克，竹茹 6 克，枇杷叶 10 克（包），白茅根 15 克，黄芩 5 克，生甘草 3 克，炒谷芽 10 克。3 剂。

［按］该患儿曾鼻部曾敲伤，脉络已伤，故每以感邪或劳累，鼻衄易作，此又感风热之邪，袭肺灼络而发热鼻衄，故初以辛凉之银翘散清疏风热，兼以黄芩清肺，白茅根凉血，3 剂以后，热平血止，则以肃肺而止咳。

例 2　贾某，女，5 岁。

初诊案语：患儿高热 5 天，T：39.8℃左右，时烦不安，面色红炎，昨鼻衄量多，今日又作 1 次，舌红苔腻，脘腹胀满。纳呆口臭，便秘 3 天，小溲短赤，二脉滑数。治以清解泄热兼以凉血。

处方：知母 6 克，石膏 20 克（先煎），生军 4 克（后入），黑山栀 10 克，黄芩 6 克，银花 6 克，枳实 5 克，白茅根 15 克，丹皮 6 克，连翘 10 克，紫草 6 克。3 剂。

二诊：药后便通 2 次，热势下降，T：37.5℃，微微出汗，鼻衄 1 次，点滴量少，舌红苔薄浮，治以清凉消积。

处方：连翘 10 克，银花 6 克，知母 6 克，石膏 15 克（先煎），茅芦根 15 克（各），丹皮 6 克，黑山栀 10 克，鸡内金 6 克，茜草根 10 克。

三诊：热净衄止，纳谷欠香，舌苔薄腻，二便尚调，治以清化。

处方：北沙参 10 克，佩兰叶 10 克，茯苓 10 克，茅根 15 克，鸡内金 6 克，炒谷芽 10 克，生甘草 3 克，通草 3 克，米仁 12 克。4 剂。

药后舌洁纳动，再以调理和养，5 剂而愈。

［按］该患儿壮热不退，阳明实火，烁灼营血，故初以白虎汤为主，加生军通腑泄热，茅根、紫草凉血。3 剂以后，腑气得通，壮热随析，则鼻衄少量，二诊则以清热为主，少佐消积。三诊时热净衄止，则以清理余热，化湿消积而收功。

例 3　徐某，女，6 岁。

初诊案语：患儿形体消瘦，面色萎黄，鼻痒时衄，时发低热，舌红苔薄黄，口干少食，便下干结，小溲通黄，治以滋养凉血。

处方：生地 15 克，丹皮 5 克，黄柏 5 克，知母 6 克，冬青子 10 克，旱莲草 10 克，黑山栀 10 克，紫草 5 克，地骨皮 10 克，北沙参 10 克。5 剂。

二诊：鼻衄未作，尚有痒燥感，低热尚有，舌红苔黄，口干纳少，二便尚通，治以滋养。

处方：生地 15 克，黄柏 5 克，知母 6 克，北沙参 10 克，冬青子 10克，旱莲草 10 克，地骨皮 10 克，川石斛 10 克，黑山栀 10 克，生熟谷芽15 克（各）。5 剂。

三诊：鼻衄未作，燥痒缓解，低热渐清，苔黄纳动，二便尚调，治以滋养。

处方：生地 15 克，冬青子 10 克，旱莲草 10 克，丹皮 5 克，地骨皮 10克，北沙参 10 克，川石斛 10 克，生熟谷芽 10 克（各），制首乌 10 克。5 剂。

药后鼻衄未作，面色转润，舌薄纳可，再以调养数次而安。

［按］该患儿素体肺肾阴虚，阴络受伤，故鼻衄时作，治以滋养降火知柏地黄为主，兼以二至丸增补滋阴之，紫草凉血，黑山栀清热除燥，地骨皮退虚热。5 剂以后，阴津稍复，燥火得润，鼻衄未作，则再以滋养和胃为主，调治数次，肺肾之津已复，形色转润，而鼻衄得和也。

扁桃体炎

扁桃体炎中医又通称为乳蛾，分为急性与慢性两类。其致病常于风热之邪循口鼻而入侵肺胃两经，致邪热上攻喉关而致。

经曰："咽喉者，水谷之道也，喉咙者，气之所以上下也。……盖咽者，胃管……喉者，肺管……为一身之总要。"《疡科心得集》曰："风湿寒热，首先犯肺，化火循经，上逆入络，结聚咽喉，肿如蚕蛾。"由此可见，急性扁桃体炎者，多因感受风热之邪，伤及肺胃，上攻咽喉所致，若邪热逗留不去，壅滞不散，又可导致肺胃热毒壅盛，致乳蛾溃烂化脓；若扁桃体炎反复发作，常致扁桃体肿大难消，从而产生阴虚内热。虚火时炎，同时慢性扁桃体炎者，一遇风热之邪或以劳累又可致急性发作。若是反复发作，一则使乳蛾难以消肿，同时亦常可并发心脏或肾脏的疾患。因此对该病的治疗，急性期应及时清解邪热（毒），慢性期则要调养肺肾，增强抗病能力，使之"正气内存，邪不可干"。同时注意不要过分劳累，寒温调节适宜，从而可减少急性发作之机会，以免去开刀摘除之苦。

【分型治疗】

1. 急性期
由于本病化火化热较快，故初虽感风热表证，亦当以辛凉解表剂中加入清气之药；若症已化火，热毒甚者，必当大剂清解，尤以石膏加用至25～30克；若兼以便秘即以大黄泻之，热积下泄，必毒轻热减，但宜中病即止。

（1）风热袭肺

主症：发热咳涕，咽痛红肿，纳谷不香，二便尚通，舌红苔黄，二脉浮数。

证候分析：风热之邪，外袭肺卫，咽喉为肺之门户，故咽红而痛。邪热袭肺，肺气失肃，故咳嗽不爽。风邪外束肺卫，故发热、流涕。其舌红苔黄，脉浮数之症，均为风热之象。

治则：疏散风热，利咽肃肺。

方药：银翘散为主：连翘、银花、杭菊、蝉衣、芦根、淡豆豉、大力子、生甘草、桔梗。

随症加减：发热较高，汗微出，乳蛾肿而焮红者，兼以气分热也，加黄芩、石膏、板蓝根；咳嗽多者加桑叶、象贝。

（2）肺胃壅热

主症：壮热不退，扁桃体肿大焮红，甚则出现溃疡，咽痛恶食，面色潮红，时烦不安，舌红苔黄或腻，便干溲赤，脉数实。

证候分析：风热之邪逗留化火，导致脾胃热毒壅盛，上攻咽喉而致乳蛾红肿溃疡。热盛化火，火性炎上，故面色潮红，时时烦躁。脾胃热积则大便闭结也。

治则：清解泄热。

方药：白虎汤加味：石膏、知母、生甘草、芦根、黄芩、黑山栀、连翘、银花、杭菊。

随症加减：壮热兼以舌尖红炎，心火偏旺者加川连、淡竹叶；便下秘结，脘腹胀满者加生军。

2. 慢性期

壮热以后，常致余热不清，肺阴受损，此时必须清除余热兼养肺阴，以防余火再燃；由于本病常致壮热伤津，兼以反复易感，而致肺肾不足，阴津受耗，故于平稳期，当以调补肺肾，固卫生津，常可使之少发或不发矣。

（1）阴虚余热

主症：壮热以后，余热不清，体温37.5℃左右，微汗出，乳蛾肿大微红，纳谷不香，口渴欲饮，舌红少苔或薄黄，二便尚通，脉略数。

证候分析：气分热毒留恋，故微汗有热，咽喉肿痛。津液受耗，胃气受损，故口渴喜饮，纳谷不香。

治则：清热生津。

方药：竹叶石膏汤为主：淡竹叶、石膏、北沙参、麦冬、生甘草、石斛、芦根。

随症加减：咽肿红感痛加黄芩、银花；咽肿红不痛加元参、生地；伴咳嗽加桑叶、川贝母、大力子；纳谷不香加鸡内金、生熟谷芽；若舌红苔黄兼湿者去麦冬，加佩兰叶、米仁。

（2）肺肾不足

主症：乳蛾肿大不消，稍感疲劳则感咽喉不舒，或平素易感，晨夜易咳，夜睡多汗，腰酸乏力，便干溲通，舌红苔薄，二脉略数。

证候分析：热毒时易上攻，而致乳蛾肿大难消，故劳以耗津，阴虚火炎而致咽喉不舒。肺虚津伤卫弱，故晨夜气候交变，易致咳嗽，入夜盗汗。肾气不足者则时感乏力腰酸也。

治则：滋养肺肾。

方药：百合固金汤为主：生地、元参、川贝母、麦冬、桔梗、生甘草、白芍、百合、当归。

随症加减：汗多易感者加太子参、五味子、浮小麦，即合生脉之意；形体消瘦，面色萎黄或微红，加制首乌、怀山药，以滋水壮肾；口渴喜饮伤津者加石斛、花粉；纳谷不香加炒谷芽、鸡内金；晨夜咳而多嚏者，加蝉衣以疏风，黄芪以益气固表。

另：急性扁桃体者发作期可以锡类散吹喉，日2次；慢性期则早晚淡盐水或生理盐水漱口，均有明显效果。

【病案举例】

例1 孔某，女，6岁。

初诊案语：患儿高热3天，尤以午后夜间高达40℃左右，乳蛾肿大掀红，伴有脓点，疼痛少食，烦躁不安，舌红苔薄腻，便下秘结，小溲短赤，治以解毒泄热。

处方：石膏30克（先煎），黄芩6克，连翘10克，银花10克，芦根20克，黑山栀10克，生军4克（后入），生甘草3克，板蓝根10克。2剂。

外用锡类散吹喉，日2次。

二诊：药后便通1次，其量较多，热势下挫，T38.5℃，微汗出，烦瘰，咽溃未见新发，再以原法主之。

处方：上方去生军，石膏减至20克，加淡竹叶6克。3剂。并继用锡类散吹喉。

三诊：热降2天，T37.5℃，咽溃收敛，脓点已无，汗微出口渴，纳谷不香，便下偏干，小溲尚通，舌红苔薄黄，治以清养之。

处方：淡竹叶5克，石膏15克（先煎），麦冬10克，北沙参10克，芦根15克，知母6克，生甘草3克，石斛10克，炒谷芽10克，银花5克。4剂。

药后微热已降，纳谷稍动，再以调养和胃而收功。

[按]该患儿壮热不退，扁桃体红肿溃疡，兼以便下秘结，是为肺胃热毒上攻咽喉，内闭肠胃，故以清气解毒泄热为主，方中重用石膏以清气胃之热，生军以清泄通腑。2剂以后，腑气通，热势折，微汗出，病得转机。但由于其邪毒较甚，故再以原意为主，撤去生军，恐久泻反致耗津伤胃也。3剂后，大热已除，尚留余邪，阴津已伤，则以竹叶石膏汤为主之清气生津，兼以石斛、谷芽和胃之品，终使病得痊愈。

例2　戚某，女，5岁。

初诊案语：平素体弱易感，扁桃体肿大，近疲劳以后，咽又感痛，稍有红肿，晨夜作咳多嚏，形疲乏力，夜睡盗汗，便干溲通，舌红苔薄，二脉细而略数，治以清养之。

处方：元参10克，麦冬10克，桔梗3克，生甘草3克，蝉衣3克，银花6克，北沙参10克，芦根15克，大力子5克，连翘10克。3剂。

二诊：药后咽痛已无，咳嚏减少，盗汗纳少，舌苔薄红，二便尚调，治以滋养肺肾。

处方：南北沙参10克（各），生地12克，百合10克，麦冬10克，五味子3克，元参10克，川贝母4克，蝉衣3克，石斛10克，浮小麦10克，炒谷芽10克。4剂。

三诊：形神稍振，晨夜咳少，汗减纳动，舌苔薄浮，二便尚通，原法主之。

处方：南北沙参10克（各），生地15克，制首乌10克，元参10克，麦冬10克，百合10克，白芍6克，当归5克，五味子3克，石斛10克。5剂。

药后症情平稳，再以原意调治数次，次年因积来诊时诉，体质显增，扁炎高热基本未发。

［按］该患儿素来乳蛾肿大，体弱易感，此因疲劳，虚火上攻而致咽痛，故初以元麦桔甘汤滋养利咽之剂为主，加银花、连翘解毒，蝉衣疏风热，沙参、芦根以清热生津，大力子利咽化痰。3 剂以后，咽痛已无，虚火渐平，以其晨夜咳嚏兼以盗汗，肺气阴不足也。故施以百合固金汤为主，以滋养肺肾，并随着症情好转，渐次合以生脉加重调补肺肾之剂，终使体质明显增强矣。

口腔溃疡

口疮者即口舌内可见多个溃疡，亦可延及咽喉，多伴有高热、烦躁、齿龈红肿、便下秘结之症。

此病之因多为素体内蕴湿热，或复感风热之邪，与内蕴之湿热相搏，以致心脾邪热，循经上炎，熏蒸于口腔而发。如《诸病源候论·口疮候》："小儿口疮，由气血盛，兼将养过温，心有客热熏上焦，令口生疮也。"《圣济总录》："口舌生疮者，心脾经蕴热所致也。"因此病当以心脾二经实热积聚，熏灼上炎为主。较大患儿尚有素体阴虚，或久患热病以后，导致脾肾虚损，阴液不足，水不制火，虚火上炎而成口疮。亦有因脾肾阳气不振，导致土不敛火，而虚火上浮者。临床之辨，急性发作者，多为心脾实热，反复迁延者多为脾肾不足，虚火上浮也。

【分型治疗】

1. 心火上炎
主症：舌面糜烂或溃疡，重则延及咽喉，烦躁不安，纳谷不香，或伴发热，口干不多饮，便干溲赤，舌尖红炎苔黄，脉数。

证候分析：舌乃心之苗，其手少阴之经通于舌。故心火炽盛，循经上炎，发为溃疡。心火热盛，阴津受伤，故烦躁溲赤，余之舌脉均为心火热盛之象。

治则：清心泻火，导热下行。

方药：泻心导赤散：川连、小生地、淡竹叶、木通、生甘草。

随症加减：烦躁较盛者加黑山栀；齿龈红肿渗血者加知母、人中白、生石膏、芦根；发热较重者加连翘、银花；苔腻湿重者加佩兰叶、米仁。

2. 脾胃积热
主症：口腔糜烂，溃疡较多，面色潮红，烦躁不安，齿龈红肿渗血，纳少口臭，时或流涎，或伴发热，脘满便秘，小溲短赤，舌红苔黄或腻，脉滑数。

证候分析：外感风热之邪，兼之湿食内蕴，导致脾胃积热，上熏口舌，发为口疮。湿（热）食蕴结化火，故烦而躁动，口臭流涎。齿为肾之余，龈为胃之络，今脾胃积热，则龈肿渗血。余其便秘溲赤，苔黄，脉滑数，均为脾胃积热之象。

治则：苦寒折热，通腑泻火。

方药：凉膈散主之：大黄、芒硝、黄芩、连翘、黑山栀、淡竹叶、生甘草、知母、石膏。

随症加减：兼以舌尖红心火者加川连、木通；齿龈渗血加人中白；发热重者加银花、芦根；一般而言，此症可撤去芒硝，因方中已有生军泻下，苦折过重，反损正气。

以上二型，临床常见多用抗生素而反致便利者，此时泻下之生军、芒硝，清胃之知母、石膏，在所忌用，可于苦寒清肠之芩连中，适当加入化湿运脾之品如米仁、扁豆衣、茯苓等。

3. 阴虚火浮

主症：口舌糜烂或溃疡，反复发作，形神不振，口干喜饮，纳谷不香，便干溲黄，舌红苔少，脉细数。

证候分析：素体阴分不足，或热病以后，阴耗不复，导致肾阴亏损，水不制火，虚火上浮而见口舌糜烂溃疡。

治则：滋阴降火。

方药：知柏地黄汤加二至丸：知母、黄柏、生地、怀山药、萸肉、泽泻、茯苓、丹皮、冬青子、旱莲草。

随症加减：口干喜饮者加石斛、花粉；纳谷不香者加生熟谷芽、鸡内金；烦而欠安者加黑山栀、淡竹叶。

4. 阳虚火浮

主症：口舌溃疡，反复发作，面色浮红，形寒怕冷，神疲乏力，便下松散次多，舌淡红苔白，脉弱。

证候分析：素体脾虚阳弱，或以吐泻以后，伤及脾肾之阳，导致无根之火上浮，而发为口疮，面色浮红。形寒怕冷，为阳之不足。神疲乏力，便下不化，阳虚无以温煦助运也。

治则：温土敛火，引火归原。

方药：附子理中汤主之：淡附片、淡干姜、党参、焦白术、生甘草、怀山药、茯苓。

随症加减：纳谷不香者加炒谷芽、炒山楂；大便次多者加炒扁豆、石莲子；虚烦较甚者少佐川连，以交心肾。

以上诸型均可用锡类散敷涂溃疡及糜烂，日2次。

【病案举例】

例1 姜某，男，5岁。

初诊案语：患儿高热5天，T39.5℃左右，口舌溃疡，延及咽喉，烦躁不安，面色红炎，齿龈红肿渗血，纳呆口臭，便秘溲赤，舌尖红苔黄腻，二脉滑数，治以苦寒折热。

处方：川连2克，淡竹叶5克，知母6克，石膏20克（先煎），生军5克（后入），人中白10克，黑山栀10克，生甘草3克，连翘10克，芦根15克。3剂。

另：口涂敷锡类散，日2次。

二诊：药后便通量多，热势得挫T37.8℃，溃疡稍敛，未有新发，龈肿血无，烦躁稍安，当以原法追踪。

处方：上方去生军，加佩兰叶10克，鸡内金6克。

三诊：热度退净，溃疡已敛，龈肿亦退，唯咳嗽加多，纳谷不香，便下偏干，治以清肃和胃。

处方：淡竹叶5克，知母6克，石膏15克（先煎），桑叶10克，象贝10克，大力子6克，前胡6克，杏仁6克，生甘草3克，炒谷芽10克。4剂。

药后咳嗽已少，唯纳欠香，则再以肃肺和胃以调治之。

［按］该患儿高热5天不退，口舌溃疡，其症舌尖红而烂者，当为心火旺盛。齿龈红肿渗血，便下秘结，是为脾胃积热者也，故初用泻心导赤合凉膈散加减。3剂后，热势顿挫，便下量多，故撤去泻下之大黄，加以佩兰、内金，化湿兼以消积。又3剂，邪热得平，复起咳嗽，乃肺之失肃也，故予桑杏石甘加肃肺止咳和胃之品，调治数次而安。

例2 姜某，男，9岁。

初诊案语：患儿口舌溃疡，反复发作，已有3年，迭进清解之剂，未能获效，形神不振，面色萎黄，纳谷不香，肢末腰背感冷，便条溲少，舌红苔润，口干欲饮，二脉细弱，治以温养敛火。

处方：太子参6克，淡附片3克，淡干姜1.5克，熟地15克，怀山药

10 克，生甘草 3 克，麦冬 10 克，怀牛膝 10 克，茯苓 10 克。5 剂。

二诊：药后寒冷感已瘥，溃疡仍有，纳谷不香，口干喜饮，二便尚通，舌苔薄红，再以原法巩固。

处方：上方加焦白术 10 克，女贞子 10 克，石斛 10 克，去茯苓。5 剂。

三诊：药后溃疡已敛，未见新发，冷感已少，舌净纳少，二便尚调，原意追踪。

处方：上方去淡附片，加生扁豆 10 克。5 剂。

药后溃疡已平，但 1 月内间有少量溃疡发作，仍以原意调治而平，最终以异功散加当归、女贞子、怀牛膝、怀山药、淡干姜，以此增损，调治数月而巩固，随访 1 年未见发作。

［按］该患儿，口舌溃疡，反复发作，已有 3 年，其症面色萎黄，少苔喜饮，当为真阴已亏，而肢末腰背感冷，阳气亦伤也。故真阴不足，阳虚微火是导致口腔反复溃疡的原因，因之方用附子理中为主，加熟地以助温阳，麦冬、怀牛膝助阳中之阴而敛下。5 剂以后，病稍好转，但以其病情已久，非一朝一夕可效，故连续治疗数月，并以脾肾，阴阳兼顾之，终使溃疡痊愈不发。

鹅 口 疮

鹅口疮又称"雪口"，以小儿口腔，舌上满布白屑，状如鹅口是也。

本病之因多系孕妇平时喜食辛热炙煿之品，致先天胎热内蕴，遗于胎儿，或因出生以后，口腔不洁，为秽毒之邪所侵，或过多使用广谱抗生素，导致脾胃功能紊乱，菌群失调，湿热之邪内积心脾，循经上炎，熏灼口舌，出现鹅口；亦有因婴儿先天禀赋不足，后天调扶失宜，或久泻后，脾虚湿恋，虚火上浮，而致白屑积于口舌。《外科正宗·鹅口疮》曰："鹅口皆心脾二经胎热上攻，致满口皆生白斑雪口，甚则咽间叠叠肿起，致难哺乳，多生啼叫。"对雪口的病因机理、症状已描述得十分透彻。

因之从其机理和症状来分析，本病可分有虚、实两类。实者为心脾积热，虚者为脾虚湿聚火浮。

【分型治疗】

1. 心脾积热
主症：口腔黏膜和舌面上满布白屑，烦躁不宁，或啼哭不安，面色红赤，大便干结，小溲短赤，纳乳不香，或伴发热，舌红苔黄或腻，脉滑数。

证候分析：感受秽毒之邪，或病后湿热内蕴，积于心脾，致热毒循经上行，熏灼口舌，而致白屑满布。火热炎上，则面赤烦躁啼哭。积聚脾胃则大便干结，移于小肠则小溲短赤。

治则：清泄积热。

方药：清热泻脾饮合导赤散主之：黄连、淡竹叶、小生地、生甘草、黑山栀、木通、茯苓。

随症加减：大便秘结者，加生军，以通为度；苔腻纳呆者加佩兰叶、米仁、山楂、麦芽；另上方可合用甘露消毒丹，以增加清热利泄之功，临床屡试屡效。

2. 脾虚湿聚火浮

主症：口腔舌面少量白屑，久而不除，时烦不安，纳乳不香，便下溏薄，气味不重，舌淡红苔薄黄或白，小溲尚通，二脉濡细。

证候分析：禀赋不足，或后天失调，或久病大热已除，余热夹湿留恋，伤及脾胃，虚火上浮，而致白屑布苔。虚火上炎则时烦不安。脾胃失于健运则少乳便溏。

治则：健运脾胃，运津化湿。

方药：七味白术散：太子参、焦白术、茯苓、清甘草、木香、藿香、葛根。

随症加减：烦而较甚，便溏臭者加炒川连、炒银花、扁豆衣；烦而不甚，便溏无臭味者加泽泻、米仁、佩兰叶；少乳者加炒麦芽、山楂、陈皮。

外用法：用消毒棉签蘸淡盐水或绿茶水轻轻擦洗患儿口腔，然后敷上少许冰硼散，日1～2次。

【病案举例】

例1　金某，女，3月。

初诊案语：一周来患儿口腔黏膜舌面渐满布白屑，纳少吐乳，烦躁面赤，体温T38.2℃，腹满便干，小溲短赤，舌尖红苔黄腻，治以清热化湿。

处方：川连1.2克，淡竹叶5克，黑山栀6克，连翘6克，木通1.5克，生甘草3克，茯苓10克，制军3克，炒麦芽10克，甘露消毒丹12克（包）。3剂。并嘱绿茶清洗口腔后涂冰硼散少许，日2次。

二诊：药后热平T37.2℃，口内白屑已少，烦躁稍平，纳乳仍少，便通，舌苔化薄，原法主之。

处方：川连1.2克，淡竹叶5克，连翘6克，通草3克，麦芽3克，生甘草3克，茯苓10克，银花5克，佩兰叶10克，甘露消毒丹12克（包）。3剂。继用外治法。

三诊：药后雪口已除，烦躁转安，腹软便通，舌苔薄黄，纳乳一般，偶有作恶，治以清化和胃。

处方：北沙参6克，淡竹叶5克，炒竹茹5克，藿香6克，佩兰叶6克，茯苓10克，炒麦芽10克，陈皮3克，通草3克。4剂。

药后吐乳已和，纳乳亦香，再以调理脾胃之方4剂而安。

［按］该患儿素体湿热偏旺，久而未除，导致湿热内蕴心脾，上熏口腔，内积肠胃，故初用清热化湿（积）之方，以川连、淡竹叶、黑山栀清心、连翘辅以清热；木通、甘草、茯苓、制军导湿热下行；麦芽消乳和胃；甘露消毒丹以清化湿热。3剂以后，积热已去大半，则去木通、黑山栀、制军之苦，易银花、佩兰以清余留之湿热。药后诸恙得愈，唯胃纳未醒，乃以轻清和胃而收功矣。另需提出：木通之药，以其药理，虽对肾有伤药，但用之对症，则病去正可安，贵在用有寸度，中病即止也。古人有言"大黄救人无功，人参杀人无过"，此告诫后人，治病必须辨证也。

例2 郁某，男，4月。

初诊案语：患儿热利以后，化机未复，已有半月多，近口内苔面布以白屑，纳乳不香，时烦不安，便下溏泄，日3~4次，小溲尚通，舌微红苔黄，治以运脾生津化湿。

处方：太子参5克，焦白术6克，茯苓10克，生甘草3克，藿香6克，木香3克，葛根5克，炒麦芽10克，炒米仁12克，炒银花5克，泽泻10克。3剂。嘱用绿茶清洗口腔后涂冰硼散少许，日2次。

二诊：药后白屑减少，纳乳稍香，虚烦已平，便溏1次，舌苔薄黄，再以健运为主。

处方：上方去炒银花加扁豆衣10克，炒怀山药10克。嘱继用外治法，4剂。

三诊：口腔舌面白屑已除，纳乳稍香，便下正常，舌苔薄黄，再以原法。

处方：炒党参5克，焦白术10克，茯苓10克，清甘草3克，葛根5克，藿香6克，木香3克，炒怀山药10克，扁豆衣10克，炒麦芽10克，炒米仁12克。4剂。

［按］该患儿热利以后，脾运受耗，致湿热余邪留恋，并循经上行致口发白屑，故以健运之七味白术散为主，少佐炒银花以清热，并辅泽泻、米仁以利湿，麦芽以和胃。3剂以后，脾运稍健，雪口即瘥，再增以运脾之扁豆衣、怀山药，并去炒银花，4剂，脾运得复，则雪口亦除矣。

十三、外科疾病

腹股沟斜疝

疝证，在小儿临床也不乏少见，只要中药辨证正确，加以护养适宜，则常可免开刀之苦。

疝之为病，古人分类较多，有以症状命名者，如厥疝、冲疝、狐疝等，有以病因为名者，如寒疝、水疝、血疝等，但此种分类与命名，实际上包括了部分阴囊病症、肠痉挛和肠梗阻等。

《内经·大奇论》曰：肾脉大急沉，肝脉大急沉，皆为疝证。此缘厥阴肝脉，绕阴器，抵少腹。任脉主一身之阴，起于中极之下，以上毛际，循腹里，上关元。故诸疝莫不属之。

昔张仲景独主寒疝，谓腹中痛逆冷，手足不仁，腹满脉弦而紧，恶寒不欲食，绕脐痛及胁痛里急，是内外皆寒气作主。张子和谓疝不离乎肝，以疝病有阴囊肿胀或痛或里急筋缩，或茎中作痛，或牵引睾丸，或小腹攻冲作痛，皆肝经脉络之象也。《医宗金鉴·幼科心法要诀》论疝曰："大抵热则多纵，寒则多痛，在血分不移，在气分者多动；湿肿坠则重，虚肿坠则轻。"根据古人之经验，结合临床体会，疝之症当分气之虚实，因之寒热。气虚之疝，多发生在禀赋素弱或大病久病以后，由虚而致气陷，下坠而痛；气实之疝，多由啼哭号叫，进气努力，气逆闭实，实则气结，不通而痛。寒热而言者，疝病则以寒为多见，因疝之成必因先受寒湿，致邪聚阴分，气积不通，虽可郁久化热，但亦为数不多。

其治疗大法，治疝必先治气，除湿必当温经。气虚者主责于脾肾，治当补气举陷；气结者主责于肝，治宜理气散结；寒湿者当以温经散寒，行气除湿；寒湿化热者，亦当视寒热之轻重，于温经、清热、化湿量证互施。因早用过用寒凉一易滞留邪气，二则易伤伐阳气，反致后患。如方可选乌头栀子汤（《医宗金鉴》）之类加味。

【分型治疗】

1. 气虚下陷

主症：疝气常因站立、行走、劳累而下坠，无痛胀感，体质薄弱，面色不华，纳谷不香，或伴便下溏散，舌苔薄白，二脉细弱。

证候分析：中气不足、气虚下陷，则疝气时以下注。脾气不足则面色无华，质薄形瘦。气虚运化乏力，则纳呆便溏，其舌苔薄白、脉细弱均为气虚之象。

治则：补气举陷，佐以理气散结。

方药：补中益气汤为主：黄芪、焦白术、陈皮、升麻、党参、清甘草、荔枝核、橘核、台乌药。

随症加减：若舌淡肢冷兼之肾阳不足者加淫羊藿、淡附片或肉桂；脾虚便下次多加炒怀山药、炒扁豆、煨肉蔻；纳谷不香加佛手、炒谷芽。

2. 气结肝郁

主症：疝气时坠，哭闹加重，情志急躁，痛引小腹，便下干结，舌苔薄白或薄黄，二脉弦。

证候分析：气逆郁闭，经络拘挛，故疝气下坠，痛引小腹。肝郁不畅，则情志易躁。其脉弦，亦为肝气郁结之象。

治则：理气散结

方药：天台乌药散为主：台乌药、木香、小茴香、青皮、高良姜、川楝子、荔枝核、橘核、枳壳、元胡。

随症加减：便下干结加槟榔、炒莱菔子；苔腻兼湿加厚朴、茯苓、米仁。

3. 寒凝气滞

主症：疝时下注，并有冷感，牵引小腹作痛，面色不华，汗多肢冷，便通或溏，溲清，舌苔淡白或白薄腻，脉迟带弦。

证候分析：寒湿凝滞肝脉，气机壅滞，故疝时注，牵引小腹痛。寒盛阳衰，故面色不华，肢冷汗多。寒湿内滞，气闭不舒则便干，运化失司则便溏，其舌淡苔白或腻，脉迟带弦，均为寒凝气滞之象。

治则：温经散寒，行气除湿。

方药：乌头桂枝汤合金芮丸为主：乌头、桂枝、白芍、生姜、红枣、清甘草、金铃子、淡吴萸、小茴香。

随症加减：阳气不足、形寒肢冷加肉桂、附子；湿重苔腻加胡芦巴、

董氏儿科 DONG SHI ER KE

茯苓、米仁；小腹睾丸牵引坠痛加荔枝核、橘核、川楝子。

若寒湿郁久而化热者，可选以乌头栀子汤（乌头、栀子）加味为主。

【病案举例】

例1　杨某，男，3岁。

初诊案语：平素体质薄弱，面色萎黄，形体消瘦，1月前因发热下利以后，右侧疝气时以下注，劳而久行更甚，纳谷不香，动则多汗，舌苔薄白，纳谷不香，便下不化，治以补气举陷为主。

处方：黄芪12克，党参5克，焦白术10克，茯苓10克，陈皮3克，升麻3克，柴胡5克，炒怀山药10克，炒扁豆10克，荔橘核10克（各），小茴香6克，广木香3克。5剂。

二诊：疝气下注，次数减少，纳谷不香，肢冷多汗，舌苔薄白，便下欠化，治以温补之。

处方：上方去木香、升麻，加肉桂1.2克，煨肉蔻5克。5剂。

三诊：药后疝气久行下注，平时尚可，面色稍润，汗出肢冷，舌苔薄白，二便尚调，唯纳仍不香。

处方：党参6克，焦白术10克，茯苓10克，清甘草3克，肉桂1.2克，黄芪12克，小茴香5克，炒怀山药10克，煨肉蔻5克，煨生姜2片，炒谷芽10克。5剂。

药后疝注偶发，余症均瘥，再以上意调治廿余剂，疝气已无下注，随访年余，病无复发。

［按］该患儿素来质薄气弱，复以病后，其体更虚，从而致气虚疝坠，故初用补中益气以升举，少佐理气以调畅舒肝。5剂以后，疝注虽少，但肢冷多汗，便仍不化，阳气亦虚也，故以原方去升麻、木香，升理伤气阳之品，加上肉桂、肉蔻以温煦脾肾之阳。又5剂，阳气渐回，而疝注大减，则以原方加煨姜、谷芽以和胃，若此调治廿余剂，而使疝症获愈。

例2　俞某，男，6月。

初诊案语：患儿易于啼哭进气，上周发现左侧疝气下坠，哭则加重，时伴吐乳，纳谷不香，舌苔薄黄，腹稍满矢气，便下干结，小溲通黄，治以平肝理气散结。

处方：钩藤5克，柴胡5克，台乌药6克，荔橘核6克（各），川楝子6克，枳壳5克，小茴香5克，青皮5克，炒竹茹5克，炒麦芽10克，广木香3克。5剂。

【董氏儿科】DONG SHI ER KE

二诊：药后腹部转软，气逆啼哭减少，吐乳疝注亦瘥，舌苔薄黄，便干尚通，气机渐顺，原法主之。

处方：钩藤5克，枳壳5克，小茴香5克，川楝子6克，台乌药6克，广木香3克，青皮5克，陈皮3克，麦芽10克，茯苓10克，荔橘核6克（各）。5剂。

三诊：疝未下注，吐和纳动，腹软便调，进气渐无，舌苔薄净，治以运脾利气。

处方：党参5克，焦白术6克，茯苓10克，清甘草3克，陈皮3克，小茴香5克，怀山药10克，广木香3克，台乌药6克，荔橘核6克（各）。5剂。

若是增损调治10余剂而安，随访1年，疝证未见复发。

[按]该患儿情志急躁，加之腹满气结，而致上逆而进气作吐，下结而疝气下坠，故初以平肝理气为主，以天台乌药散主之，加钩藤以平肝除躁，竹茹、麦芽以和胃止逆，并去良姜之温燥。5剂以后，诸症悉瘥，为气机调顺之象，再进5剂，症状基本已消，则以运脾理气，巩固善后。

例3 杨某，男，2岁。

初诊案语：患儿右疝时注已有2月多，发时下坠坚硬，脐腹疼痛，肠鸣矢气，形瘦纳呆，舌苔白腻，肢末不温，便溏溲清，治以温经散寒，行气除湿。

处方：乌头3克，桂枝2克，淡吴萸1.5克，白芍6克，干姜1.5克，淡附片5克，小茴香5克，茯苓10克，橘核10克，台乌药10克，木香3克，金铃子6克。5剂。

二诊：药后脐腹痛已瘥，疝仍下坠，舌苔白腻，汗出肢冷，便下不化，再以温经散寒为主。

处方：肉桂1.2克，淡附片5克，乌头3克，淡吴萸1.5克，淡干姜1.5克，厚朴3克，台乌药10克，小茴香5克，橘核10克，木香3克。5剂。

三诊：疝坠次减，腹部软和，肢末渐温，舌苔薄白，便下转条，治以温运之。

处方：肉桂1.2克，淡附片5克，淡吴萸1.5克，淡干姜1.5克，小茴香5克，党参5克，炒怀山药10克，焦白术10克，橘核10克，木香3克。5剂。

药后疝坠偶发，舌净纳可，二便均调，以上方增损，调治廿余剂，疝未下坠，随访一年，未见复发。

　　［按］该患儿疝坠坚硬，发则腹痛，肢冷多汗，舌苔白腻，系为寒湿凝滞肝脉，寒盛阳衰之象，故法当温经散寒，行气除湿，以乌头桂枝合金茰丸为主，并加附片以增温阳之力，加木香以运脾理气。5剂以后，腹痛疝坠均瘥，而苔仍白腻，乃为寒湿未化，肝气已缓，故加以肉桂以温阳，厚朴温以除湿。又5剂，阳振湿化，舌苔转净，而疝坠次少，则转以温阳运脾而从本，若是再调治廿余剂，始得平安。

第四部分

汤药应用

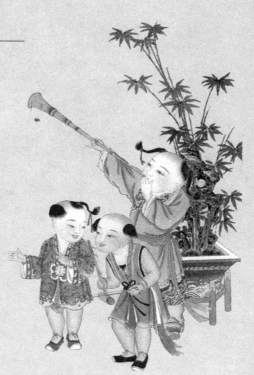

一、小儿用药六字诀

小儿脏腑柔弱，易虚易实，临床用药一或不当，最易变起仓卒。昔阎孝忠有"五难"之叹，张景岳则曰：宁治十男妇，莫治一小儿。可见业小儿医者之不易。董氏以幼吾幼之心，推而及之于幼人之幼。临床施方用药勤求古训，博采众法，历经琢砺，爰拟用药六字诀，以备后学者临床研究运用。

一曰"轻"

轻有两端，一为处方应轻。如外感风寒，表实麻黄汤，表虚桂枝汤，一以散寒，一以和营，则邪祛表和，其热自解。如是感受风温风热，则桑叶、薄荷、荆防、连翘之类清凉解肌，疏化即可退热。此均轻可去实之轻也。常见寒闭热盛而惊厥者，此因高热不能胜任也。不可遽投镇惊之品，反能引邪入里；因其病在太阳，必须解表，方为正治。当然，乙脑、脑膜炎则须另法治之。二为用量应轻。小儿肠胃娇嫩，金石重镇，慎需考虑。即药量过重，亦犯胃气。小儿之生长发育全赖脾胃生化之源，况百病以胃气为本，如胃气一耗，能使胃不受药，病既不利，抑且伤正。故必根据其病情，轻重适宜，以不能影响其胃气为必要。

二曰"巧"

巧者，巧妙之谓也。古人治病每多巧思，往往于众人所用方中加药一味即可获效。如《冷庐医话》记述，宋徽宗食冰太过，患脾疾（即腹泻），杨吉老进大理中丸；上曰，服之屡也矣。杨曰，疾因食冰，请以冰煎，此治受病之源也。果愈。实质上此即师白通汤加胆汁人尿之变法也。又，徐灵胎治一人患呕吐，医曾用二妙丸不效；徐加茶子四两煮汤服之遂愈。因其病茶积，故用此为引经药也。近人程门雪氏，为一代名家，早年治一慢性泄泻病人，用调理脾肾法医治，久而无效。后病者带程之方，到沪上名医王仲奇处诊治，王氏索阅程方，凝思片刻，在原方上提笔批曰：此方可服，再加蛇含石四钱。挥之使去，病者未便多问，照方服用。不料这张屡服不效的药方，仅增一味后，只服数剂，多年宿疾，竟告痊愈（摘自《上海中医药杂志》中"裘老论医篇"）。说明匠心巧裁，令人叹服。董氏于临床，尝治顽固之婴儿泄泻，中西药治无效；遂从母乳方面考虑，对乳母作了蹲距、踝膝反射试验，测知有隐性脚气病存在，致使患儿缺乏维生素 B_1 而久泄不愈。停服母乳，调治即愈。此亦法外之法也。这类病儿临床很多，寻索巧思，明其病因，见效如神。

三曰"简"

简者，精简之谓也。医之治病，用药切忌芜杂。芜杂则药力分散，反会影响疗效。尝见，以为病之不痊也，药量不足也而倍之，药味不敷也而增之；此舍本逐末，宋人揠苗助长之蠢举也。医能明其理，熟其法，则处方也简，选药也精。前辈名哲，每多三、五、七味，对症发药；虽危重之候，获效迅速。验之临床，确是如此。

四曰"活"

中医治病，首重灵活。同一病也，既有一般，又有特殊。如果见病治病，不分主次，不知变化，笼统胶着，甚或按图索骥，对号入座，慢性病或可过去，急性病必误时机。尤以幼儿弱质，病症变化更多，朝虽轻而暮可重，或粗看尚轻而危机已伏；反之，貌似重而已得生机，比比皆是。凡此种种，医者当见微知著，病变药变，则可减少事故，而操必胜之券也。

五曰"廉"

董氏平生用药，从不滥施昂贵之品；虽在旧社会时，亦不以珍珠、犀羚、人参、鹿茸来取宠于官僚鬼阀或有钱富室。新社会则为劳动人民着想，更因制度之优越，药价下降，所以处方之廉，病家初多疑之，终则奇之。事实上人之患病，以草本之偏性来补救人身之偏性，但求疗疾，毋论贵贱。而价廉效高，反能取信于广大病家也。

六曰"效"

病人对医生的要求，主要是望其病之速愈。医生对病人之治疾，最重要的是要有高度的责任感，要处处有推己及人的想法，所谓急病人之所急，痛病人之所痛。轻病人则驾轻就熟，较易见效；重病人则因其变化多端而需思索周到，尽情关切，以期治愈。这是董氏平生之旨趣也。然"效"之一字，不是唾手可得，必须谙之于医理，娴之于实践，更须有仁者之心，灵变之术，方可无负于人民赋予你的崇高职责。

为此董氏赋俚句如下：

"轻"可去实有古训，"巧"夺天工效更宏。

"简"化用药须求精，"活"泼泼地建奇勋。

"廉"价处方大众化，"效"高何须药贵重。

自古贤哲多求实，昭示后人莫蹉跎。

二、治嗽十三法

咳嗽为小儿呼吸道的常见病、多发病，常可见于感冒、气管炎、肺炎、肺结核、肺脓疡等病中，董氏临床治疗则先辨寒、热、虚、实，再听其咳有痰、无痰，结合起来以判断其束肺、闭肺、恋肺、痰壅等不同之病机，然后施方用药，才能效果明显。兹举13种常用之法。

1. 宣肺散寒

此法用以风寒束肺之咳嗽。临床可见咳嗽流涕、舌苔薄白等症，以三拗汤或止嗽散方为代表。而三拗汤用于寒邪束肺较重，兼痰阻不活者；止嗽散则用于初感风寒，肺气不宣之咳嗽不爽者。一以宣肺散寒为主，一以宣肺止咳为主。选择适用效果良好。

2. 清热肃肺

此法用以风热束肺咳嗽。临床可见咳嗽不爽，或伴微热，舌红苔黄等症，常以桑菊饮或桑杏石甘汤为代表。桑菊饮一般用以风热感冒咳嗽较轻者；而桑杏石甘汤，多用于肺热失宣咳嗽较重者，如气管炎之类。

3. 清热宣肺

此法主要用于风热之邪，闭郁肺气，临床可见，咳喘气促，甚或鼻煽，纳呆口燥，舌红苔黄或腻，便干溲赤，脉浮数，此主要病机为风热之邪，闭郁肺气，使邪热不得宣泄，则痰浊阻于气道。此症之主方当首推为麻杏石甘汤，《金匮》有谓"身无大热，汗出而喘者，麻杏石甘汤主之"，即是指此。

4. 清燥救肺

主要用于肺热燥咳，其代表方为补肺阿胶散和清燥救肺汤。前者主要用于肺虚有火，嗽无津液而气哽者，临床主要症状可见咳嗽日久不愈，痰咯不畅，口干不多饮，便较干结，舌红少苔或黄，脉象细数，此病之主要病机为肺热日久，津液亏损，致痰液不能润化，故而咳而咯痰不畅。后者主要用于肺燥干咳，症可见咽喉干痛，口唇燥裂，痰稠难咯，口渴引饮，大便干结，舌燥少津，脉象细软。而本病之主要病机为温热燥邪犯肺灼津，二方之异同，在于临床明辨之。

5. 清热化痰

此法主要用于痰热壅肺之症，临床可见咳嗽痰多，易于咯出，其色黄稠，纳谷不香，舌红苔腻或薄黄，便通溲赤，二脉滑而微数。此症常可见肺热得宣以后其痰浊不清者，或为肺脓疡之中期。方所用千金苇茎汤加鱼腥草、冬瓜子、黄芩、竹茹、枇杷叶、川贝母，其效果十分明显。

6. 益肺止咳

此法常用于肺虚咳嗽，其代表方为沙参麦冬饮和生脉散。前者主要用于肺阴受耗而咳痰不重者，多见肺炎后期，或久咳伤肺耗阴，临症可见，咳嗽不多，迁延不愈，舌红苔少，口干喜饮，便调溲通，二脉细微数。后者主要用于久咳而致肺气受损，阴津受耗，临床可见汗出较多，晨夜咳嗽为主，其声不扬，舌红苔净，二便尚调，脉细等症。实际上前者以养肺为主，后者以补益敛肺为主，辨之得当，随症加味，则久咳可愈。

7. 调和营卫

此法常用于营卫不和，腠理疏松而致咳嗽不愈者。临床此类咳嗽患儿，多见面白无华，汗多易感，汗出则咳嗽增多，且迁延难愈，舌苔薄白，二脉较软，用桂枝汤为主调和营卫，兼脾气虚加四君子汤，肺气不固加玉屏风散，再增以冬花、百部、白前、桔梗等润肺止咳之药，以本为主，兼管标证，何愁咳之不愈。

8. 制木安金

此法主要用于肝旺木盛，肝气冲肺之咳嗽，其症可见，咳嗽日久不愈，咳则面赤，偶或伴两胁痛，或伴有低热，纳少口干，便干溲赤，舌红苔黄，二脉弦略数。此类病症，临床不乏少见，且难以治愈。董氏得昔贤尤在泾之启发："干咳无痰，是肝气冲肺，非肺本病，仍宜治肝兼滋肝可也。"药选黄连、白芍、乌梅、生甘草、当归、牡蛎为主以对症治疗，方中以黄连泻火，乌梅、牡蛎收敛肝气，芍药、甘草缓肝之急，当归养血滋肝，可使木制金安而咳止。临床上还可据证加入沙参、冬花、贝母、百部润肺止咳之品，效果确实明显。

9. 利咽止咳

主要用于慢性咽喉炎之阴虚火浮者，其症多见患儿反复感邪以后，时易干咳，尤以晨夜气候交叉为重，咽红不疼，或乳蛾肿大，舌红苔黄或薄，二便尚调，脉略数，方选玄麦桔甘汤，加百部、冬花、紫菀、杏仁等。热邪偏重可加黄芩、射干、桑皮；阴虚为主加南沙参、生地、玉竹、百合之类。

10. 燥湿化痰

适用于咳嗽痰多之症，主要为寒痰、湿痰。选首方当属二陈汤，如临床可见咳嗽痰多、舌苔薄白或白腻，脉滑等症；若风寒外束肺气闭塞，痰浊内阻，咳嗽气促，舌苔薄白，脉象浮滑，常合麻黄汤或三拗汤；若痰多喉鸣久者酌加三子养亲汤；若见小儿面白无华自汗，胃纳不馨，易感外邪而每多咳呕痰涎，舌苔薄润、脉象濡软者，乃禀赋素薄，营卫不和，脾运失健之故，则予二陈合桂枝汤调和营卫，健脾化痰，药后不但咳吐渐停，且收汗戢胃开之效。倘素有宿饮，哮喘虽瘥，然寒饮伏遏胸中，遇寒咳喘频作，以温通阳气以蠲饮寒之苓桂术甘汤合二陈汤，常得气顺痰化，脾健饮蠲。

11. 清胆化痰

适用于胆虚痰扰心神之症。其症可见患儿咳嗽痰多，或夜睡惊惕惊叫，平素胆小，纳谷不香，舌苔薄腻，二便尚调，脉象滑，方以温胆汤主之。若火邪偏重，吐恶较重，可加炒黄连、枇杷叶；夜烦较甚，可加钩藤、龙齿；兼积滞者，则加谷麦芽、山楂、鸡内金之类。其实温胆汤一方，于小儿临床用途较广，如癫痫、呕吐、夜啼、夜惊乃至一切因痰浊引起的杂病怪病，只要辨证合度，则收效甚佳。

12. 下痰攻积

适用于实痰上壅以及因痰浊而引起的惊厥。临床选用方有二：一为保赤散，其主要功能可使痰浊上涌下泻，痰祛以后辄能转危为安。因此常用于痰浊壅吐，气促咳嗽、发热惊厥等症，但需中病即止，虚弱患儿，更须慎用。二为控涎丹，主要功能为泻下痰饮，常用于咳嗽痰多，胸胁胀闷之肋膜炎，湿性胸（积液）、腹水等。

13. 健脾杜痰

适用脾虚痰多之症。脾为生痰之源，肺为储痰之器。若脾虚失运，则水津停滞，不能生金，聚湿酿痰，方当选用六君子汤或星附六君汤（六君加胆星、竹节白附子）。前者多见脾虚泄泻，而致湿浊内滞，咳嗽多痰，舌苔薄白，或感后外邪已除，痰湿不清，大便溏泄之脾虚证；后者则可用于痰涎较多者。二者之功均在使脾运健则痰湿化，胃气充而肺气得养。

三、桂枝汤及类方在儿科临床上的运用

桂枝汤为张仲景一部《伤寒论》的群方之冠，我们读仲景书，首先要参透其艺术精神，熟谙其方药运用之妙，然后才能娴其精奥，应机知变。以桂枝汤来说，其变化之多，应用之广，确非深入细味、狠下功夫，实难望其项背。临床上运用桂枝汤及类方的机会很多，尤以小儿肌肤柔弱，肺脾不足，易见营卫失调，气血不足，宜于桂枝汤及其类方的使用。吴鞠通有云："儿科用苦寒，最伐生生之气也，小儿春令也，东方也，木德也，其味酸甘……故调小儿之味，宜甘多酸少。"桂枝汤正是如此，方内桂枝、生姜祛除风寒，扶卫暖中，寓有少火生气之意；草、枣、白芍酸甘生津，养营安内，而有资助化源之义。且汤内四药，每作调味之用，为脾胃之气所天然适应，而小儿服时不感其苦，亦一长处也。故桂枝汤及其类方合小儿阴阳俱稚而生机蓬勃的体态，临床关键在于切其要而善用之也。

（一）桂枝汤的一般应用

桂枝汤，为解肌发汗，调和营卫的第一方，所以中风，伤寒，脉浮弱，汗自出，表不解者，皆得而主之。桂枝汤的配伍意义：名曰桂枝汤者，乃以桂枝为君也，桂枝辛温，辛能发散，温能卫阳；芍药酸寒，酸能收敛，寒走阴营。桂枝配芍药是于汗中寓敛汗之旨，芍药伍桂枝是于和营中有调卫之功。生姜之辛，佐桂枝以解表；大枣之甘，佐芍药以和中；甘草甘平，有安内攘外之能。用以调和中气，即以调和表里，且以调和诸药。以桂芍之相须，姜枣之相得，藉甘草之调和，阳表阴里，气卫血营，并行而不悖，是刚柔相济以相和也。

桂枝汤在小儿外感时，有其重要功用。前贤陈复正指出"小儿易于外感，唯伤寒为独多"；且因小儿藩疏腠薄，更易见中风表虚之症，而"世俗见其汗出不止……妄用参芪术附，闭塞腠理，热邪不得外越"，反致误事，"所以凡小儿之热，切须审其本元虚实，察其外邪重轻"。陈氏强调了当以仲景桂枝汤为首选之方，郑重推荐，誉之为："调和营卫，药到病起"。同时柯韵伯也论及："如所言头痛发热、恶风恶寒、鼻鸣干呕等病，但见一症即是，不必悉具，唯以脉弱自汗为主耳。"我们体会前哲的阐发，在临床实践中，不但以之治中风，亦可治伤寒，且对有热无热的营卫不和者，用之辄见功效。然其治中风之要点，在于服药后必须啜稀粥助药力，使谷气内充，不但易为酿汗，更使已入之邪不能少留，再来之邪不得复入；又妙在温覆令一时许，则漐漐微似有汗，是教人以微汗之法，不可令如水流漓而过汗也。

伤寒麻黄证，脉必浮紧，固不可用桂枝汤；然麻葛青龙，发汗诸剂，咸有桂枝。伤寒初起无汗，用麻黄发汗。汗解后复烦，脉浮数者；与下后脉仍浮，气上冲者；及下后利止，而身痛不休者，皆用桂枝以解外。盖此时表虽未解，而腠理已疏，邪不在皮毛而在肌肉，且经汗下，津液已伤，故脉证虽同麻黄，而立法当属桂枝也。当然，其已汗下而脉弱多汗表未解者更不待言矣。

例1 刘某，女，8月。

患儿在感邪后发热而咳，经过治疗，已历数日，余热不清，腠松汗多，面白无华咳痰，四肢不温，便下溏薄，舌苔淡白。其为卫虚邪恋，可用桂枝汤加味和表化痰。方以桂枝、清草各2.4克，白芍、半夏各9克，葛根、象贝各6克，前胡4.5克，陈皮3克，生姜2片，红枣3枚。2剂后热和汗少，咳痰均减，四肢稍温，大便亦调，苔转薄润，续以原法3剂而安。

至于营卫不和的发热，用桂枝汤时，其服法就不同于中风了。中风者在服后须啜粥，并令温覆，所谓如法服之是也。而此则不必如法了。这类患儿的特点是体质较薄，面白无华，平时多汗，而其发热不高，时起时伏，反复不止，一般无明显的外感证候，可从调和营卫着手，则往往数剂见功。

例2 朱某，男，9月。

患儿素体羸弱，发热已有月余，在37.5℃~38.5℃之间，夜烦汗淋，纳差便泄，血象检查、胸透拍摄，殊无确诊。抗生素、退热药及中药如柴胡、白薇、鳖甲等方药均未见效，遂来我院门诊。我们结合其体质情况，认为营卫不和所致，即予桂枝汤；以其夜烦不安，加龙齿、牡蛎。不数剂，其热渐和，胃动汗止，续进调扶而愈。

（二）桂枝汤用于小儿营虚卫弱

若云桂枝汤专治中风，不治伤寒，致使疑而不用；或谓专走肌表，不治他病，实亦粗工之语。如有不少小儿，禀弱汗多，虽不发热就是不肯粥饭，娇嫩消瘦，时易感邪，父母忧之，求治时但希开胃止汗。这类病孩其舌苔多薄润。从表面来看，并无其他症状，似为调理而来，但究其内情，实为营虚卫弱。若不适当调摄，则动辄感冒发热，最易导致咳嗽、肺炎。我们每用桂枝汤调和其营卫，再根据不同情况，加味而施，或加入敛汗，或参以和胃，或配以扶正等。在这样的治本疗法中，胃开汗敛，渐能康复。

譬如，因营卫不和，自汗寝汗，可用桂枝汤。若汗多淋漓者，可加麻黄根、浮小麦、糯稻根之类；若卫虚阳弱，舌淡漏汗者，应加附子；若营卫两虚，肢体酸痛，脉见沉迟者，可增重芍、姜加人参的新加汤；若膝疏气虚，动即汗出，可以桂枝汤、玉屏风散复合用之。

例3　张某，男，7岁。

因患儿汗出淋多，胃纳较差而求治，然其形体消瘦，面色萎黄，舌苔薄润，脉细带数，以其气弱表虚，营卫失调，故用桂枝、清草、陈皮各3克，白芍、太子参、谷芽各9克，玉屏风散（包煎）12克，当归6克，生姜2片，红枣3枚，5剂后即汗出减少，胃口亦动，继以原法调理而渐安。

不少家长常诉患儿不食，或不香，伴有表虚易汗，不时感冒，或有低热。实为胃虚气弱伴营卫失常之证。可投以桂枝汤，加用消运养胃诸品。如纳食不香，脘腹气多，加陈皮、佛手、枳壳；苔心较厚，尚有里滞，加神曲、山楂、内金，或风寒袭胃，进食格拒，喷吐甚剧，桂枝汤加玉枢丹0.3克冲入即安，乃屡效之方。另苔薄花剥，纳食不佳者，为胃阴不足，应与石斛、花粉、生谷芽、生扁豆等同用，兼气虚而运化少力者，则可与四君汤或异功散复方施治。

例4　何某，男，2岁。

患儿纳少厌食，大便不实，面色㿠白，易汗膝弱，形瘦质薄，腹部尚软，舌苔薄润，两脉虚弱，乃以桂枝2克，白芍6克，清草3克，太子参、焦白术、茯苓、生扁豆、炒谷芽各9克，生姜2片，红枣3枚，益气健脾，和卫实表，7剂后纳开汗少，大便已实；原法去扁豆、茯苓，加黄芪6克，陈皮3克，此后形体渐丰，纳食日时矣。

（三）桂枝汤及类方运用

1. 桂枝龙牡汤

此方出自仲景之《金匮》，原主虚劳失精梦交之症，据各家注释，认为本属心肾不交，阳不摄阴；故本方善能通阳固阴，摄纳泻火，临床常用治尿频夜遗，自汗盗汗等症而颇效。

然据《外台秘要》所引《小品方》龙骨汤（即本方），则指明其主治为诸脉浮动而心悸者，提示了本方尚有宁心调脉之功，这对本方的应用无疑是个发展。然本方之所以能治疗心悸脉促，我们认为是与其包含的调和营卫功能不可分的。注谓"损其心者，调其营卫"（《难经·十四难》）诸家阐释有云："心者荣卫"（《难经集论》），以"调其荣卫，使血脉有所资也"（《难经正义》）。这里的机理在于："食气入胃，浊气归心，淫精于脉"（《素问·经脉别论》）说明了营卫源于水谷之精，上注于心，则化而为赤，血脉通引，营行脉中，卫行脉外，这样营卫就与心之阴阳有着直接的联系。此所以桂枝汤，既是"营卫之剂"，亦为"手少阴心之剂"（《本草述勾元》）的原因所在。

对于本方用于心动悸烦，脉促结代之症，前贤论述甚精。盖"心为众阳之主，体阴用阳，其阳之依阴，如鱼之附水"；对心阳虚浮者，本方即能"从桂枝引其归络，而率龙牡介属潜之也"（《本经疏证》）。对脉动中止，桂枝尤能"导引真阳而通血脉，长于疏理不足之阳，而通其为壅为结之瘀"（《本草述勾元》）。是以卫固营守，即所以心得资养，脉得常行。可见经旨之真不谬也。

临床上我们对汗出较多而心营虚耗，症见烦扰惊悸，脉象结代者，予桂枝龙牡汤主之，并可酌加龙齿、远志、茯神等品。若兼有先心之唇舌青紫，血运不活者，加当归、桃仁、丹参等，常有较佳之功。

例5　赵某，男，10岁。

患儿7岁患心肌炎后，长期未复，心电图示：早搏、窦性心律不齐，心悸神倦，盗汗少食，睡眠欠安，二便如常，脉软而结代，每分钟中止6～7次，舌淡苔白，属心阳久虚，营卫不和，予桂枝龙牡汤加味：桂枝3克，龙骨12克（先煎），牡蛎20克（先煎），生姜3片，白芍6克，红枣5枚，炙甘草3克，茯神10克，五味子3克，麦冬10克，以此方为基先后加用丹参、阿胶、党参等药，调治经月半而安。

例6　陆某，男，4岁。

家长因患儿尿短频数就诊，渴喜饮水，纳食不佳，舌苔薄润，且时有低热；见其体禀单薄，询知汗出较多，宜予桂枝加龙牡汤：桂枝、清草各3克，白芍、石斛各6克，龙骨12克，牡蛎15克，缩泉丸（包煎）10克，生姜2片，红枣3枚，7剂后尿频见和。续以原法加减，调理后诸恙均平。

2. 桂枝加杏朴汤

主治小儿感邪，大便下泄，咳而微喘者。此为表邪不解，因便利而邪陷，邪不得宣，用桂枝汤解肌出表，厚朴宽中，杏仁降气，使表解则喘平矣。但用本方需知以邪内夺，重在肌表，故使从皮毛出而解也。如不认清，往往会延致屡发而成咳喘症矣。特别是小儿恣啖冰饮，损及肺脾者易成咳喘。病家面前，我们是谆谆告诫。至于本方的加减运用，不仅适于新感时中风表虚、咳嗽有痰之症，同时对小儿反复迁延的咳嗽痰喘、腠疏多汗，亦可使用。据症可加前胡、紫菀、百部、象贝之类。在舌苔白腻，痰多喉鸣者，可予二陈、三子复合而治。还需提出一点，在舌苔厚腻、痰黏食少时，则减去红枣，略加消积之品。

例7　胡某，男，11岁。

患儿咳已2周，曾服三拗等，咳痰较爽，但迁延未止。汗出较多，舌苔薄腻，胃纳尚可，脉弱而滑。此为表虚不和而痰浊未清，方以桂枝加杏朴汤主之。药用桂枝2克，白芍、半夏、茯苓、百部各9克，杏仁、紫菀各6克，陈皮、清草各3克，生姜2片，红枣3枚。5剂后则咳已和。

3. 桂枝加桂（肉桂）汤

我们根据方义，运用于小儿寒疝，另加小茴、橘核、荔枝核、胡芦巴，用以温肾气所乘之外寒。小茴入肝，燥肾温胃，体轻能入经络，协助肉桂入肝肾、逐阴邪以疗疝气；橘核治疝痛偏坠；荔核主癫疝卵肿；胡芦巴疗疝瘕冷气、小肠偏坠。有桂枝汤以通阳，合肉桂以温下。如法施用，疗效颇佳。同时，对妇人冲气上逆，气从小腹上冲心胸之状，食后吐恶，神情不安，我们以本方加重代赭石、生麦芽量等，不数剂而气胃安。

例8　杨某，男，2岁。

因寒湿久滞而右疝肿大如鹅卵，时坚时软，脐腹胀痛，曲腰啼哭，纳谷不香，大便溏薄，舌苔薄腻。是肝肾虚寒而脾胃湿滞也，治拟温通化湿。药以桂枝、桂心、川朴、木香各2.4克，白芍、香橼、槟榔各6克，陈皮3克，橘核、山楂炭各9克，煨姜2片，红枣3枚。4剂即见痛和胀减，苔薄纳增。改以健脾温肾之法调治渐愈。

4. 柴胡桂枝汤

论曰：伤寒六七日，发热微恶寒，肢节疼痛，微呕，心下支结，外证未去者，柴胡桂枝汤主之。临床用于成人患者，发热四五天，口燥咽干，胸胁苦满，头昏目眩，寒热时升时降，少阳见证悉具，但仍见恶寒，则太阳表证未罢，运用本方二三剂，即能全身微汗出而热退告痊。本方又可用于心腹卒中痛而见效者。此类胸腹作痛，为风邪乘入脾胃，用其他制痛药效不显。从理论上说，风气通于肝，本方提肝木之气，驱邪外出，并有疏调气机，宣通营卫之能。故其痛即和也。

例9 蔡某，男，9岁。

发热5天，热时升降，体温37.8℃～39℃，恶寒无汗，心烦口干，纳少作恶，舌苔薄黄，便通溲黄，脉浮带弦数，病在太阳少阳，治以柴胡桂枝汤主之。柴胡6克，桂枝3克，白芍6克，生姜2片，红枣3枚，清甘草3克，连翘10克，青蒿10克，黑山栀10克。药用3剂，即微汗出而热平。

例10 陈某，男，10岁。

患儿饮冷，兼之夜间受凉，腹痛伴之，纳谷不香，涕嚏时作，便干溲通，舌苔薄白，脉浮而弦，病为风邪内侵，枢机不利，柴胡桂枝汤主之：柴胡8克，桂枝3克，生姜2片，红枣3枚，白芍6克，清甘草3克，苏叶梗5克，炒枳壳5克，陈皮3克，药用5剂，病即得安。

5. 小建中汤

小建中汤与桂枝汤相为表里，即桂枝汤倍芍药加饴糖，是《伤寒杂病论》中著名效方之一，功能温中祛寒，缓急止痛，资助化源，调和营卫，适用于虚寒性腹痛，寒热，心悸，虚劳等症。我们用本方治疗小儿虚寒性腹痛，获效满意。

例11 倪某，男，7岁。

阵发腹痛，已有2年多，胃透诊为胃窦炎。近腹痛加剧，彻夜难眠，精神疲惫，面色苍白，腹膨而软，纳少喜热饮，舌苔薄白，二便尚通，两脉沉细而数，证属中土虚寒，化源不足，阴阳相忤，治以温健中上，平补阴阳。桂枝4.5克，白芍12克，煨姜4.5克，红枣5枚，炙甘草3克，饴糖30克。服药2剂，腹痛即除，知饥索食，初得安眠，腹胀面软，乃以原方桂枝易桂心，加陈皮3克，沉香曲5克。2剂后腹胀除，汗多便溏，再予黄芪建中汤3剂而安。

例12 曹某，男，11岁。

腹痛反复，已有年余，近寒热不已，腹痛便溏或干，有时便血，面色萎黄，形体消瘦，纳谷不香，舌淡无苔，脉虚弱（西医外科诊为节段性小肠炎），此为太阴虚寒，营卫失和，脾不摄血，以小建中汤主之：桂枝3克，白芍9克，煨姜3片，红枣5枚，炙甘草3克，饴糖30克。4剂以后，腹痛已和，低热不退，便中带血，原法增以补气，加党参6克，黄芪10克。又4剂，便血已和，便下欠实，以小建中合附子理中汤温里扶阳调治十余而安。

董氏儿科

DONG SHI ER KE

四、麻黄汤在外感热病中的运用

"麻黄汤"是仲景《伤寒论》中主方，专为太阳伤寒（表实）证而设，临床上只要药证相符，可谓是效如桴鼓。但小儿生理特点素有"纯阳"之称，如《颅囟经》指出"凡孩子三岁以下，呼为纯阳"。继后又有"阳常有余，阴常不足"（朱丹溪），"稚阳未充，稚阴未长"（吴鞠通）之论，这些都说明小儿生机旺盛的一面，同时在病理的反应上亦常出现为热的特点。正因如此，就容易在治疗上带来一定的束缚，喜用辛凉而忌用辛温，不论辨证，只求辨病，结果往往延误病情，变生它证。

疾病的发生，都有它的引发原因，特别是外感之病，总不外乎风寒、风热两大类。风寒者，辛温解表，理所当然；风热者，辛凉解表，亦是常法。临床上小儿外感风寒者，往往化热较快，除其生理病理特点反应之外，有一部分往往是失却了辛温透邪的机会，其过在于医，而其因在于不明理也。

太阳病主表，是以脉证为提纲，论中第1条指出："太阳之为病，脉浮，头项强痛而恶寒"。那么在小儿单凭脉证，似难配合，须以诸证分析，参合辨证。

（1）脉——伤寒（表实）应以脉浮紧，但由于婴儿不能配合，只能在脉数（一呼一吸在六七次以上）的基础上参合诸症。

（2）头项强痛——其表现为热高则啼哭不宁，甚则并气，颈项强挺，或高热惊厥，此因是太阳经脉从头走足，行于人体的背部，经络受邪，失于柔和，又于小儿腠薄，太阳经受寒，闭郁清阳，故热高而易发惊厥，此与痰浊蒙蔽清窍之抽搐有别。另外这种啼哭与烦躁不同，前者热高则吵，稍退则安，后者时烦不宁，为热伤津液所致。

（3）恶寒——可表现在形寒里冷，继则发热，或热高肢厥。此因小儿卫外功能薄弱，外邪侵袭，阳气被郁不能运行肢末肌肤所致。

（4）发热——发则热势较盛，起伏不大，可持续数天。此因感寒较重，加上小儿生机旺盛，邪正为之激烈相争。

（5）汗——表实证应是无汗，但临床应该注意因服过或注射过退烧药物，可暂时得汗热解，此不能与表虚自汗相混淆。

（6）口干——发热数天不退，常可出现口干之证，但都并不喜多饮。这是小儿营阴常相对不足，感邪以后，阳气被郁，致津液不能上乘所致，非温热病之耗伤津液也。如论中第 6 条有曰："太阳病，发热而渴，不恶寒者，为温病……"当以此为辨。

（7）舌——按常舌质淡红苔薄白，但小儿有时亦可见到舌质略偏红。这一方面阳气被郁，津液不能上乘可致，另一方面，外感高热，其津液在一定程度上必有耗伤，如果此时苔仍白而又未出现烦躁化热之证，则表实一解，其津复。

论中第 4、5 条曰："伤寒一日，太阳受之，脉若静者，为不传，颇欲吐，若躁烦，脉数急者，为传也。""伤寒二三日，阳明少阳证不见者，为不传也。"

根据小儿机体特点，正确把握病机，若是许多高热之证，就会"汗出而散"获得痊愈。兹举案一例。

陈某，男，6 岁，1981 年 3 月 12 日初诊。

案语：患儿高热 4 天（T39.3℃），服西药稍得汗而热减，数小时热旋上升，腠闭无汗，形寒恶寒，舌质红苔白，口干不欲多饮，左耳疼痛，未见红肿，便闭溲通，二脉浮数而紧，病在太阳，治以辛温解表，并嘱药后避风睡觉。

处方：麻黄 3 克，杏仁 6 克，桂枝 3 克，清甘草 3 克，荆芥 5 克，防风 5 克，淡豆豉 9 克，瓜蒌仁 9 克。2 剂。

二诊：一剂汗出热降，再剂邪热退净，耳痛亦除，唯稍咳涕，舌苔薄白，二便通调，治以疏风肃肺，以驱余邪。

处方：苏叶梗各 5 克，杏仁 6 克，清甘草 3 克，陈皮 3 克，茯苓 9 克，姜半夏 9 克，象贝 9 克，瓜蒌仁 9 克。3 剂。

［按］此患儿高热 4 天，虽见舌质偏红，口干，耳痛（平素患儿感邪易并发中耳炎），似有化热之证，但其苔仍白，口干又不欲多饮，耳内未见红肿，加之腠闭恶寒，形寒肢冷，脉浮数而紧，可知表寒之证犹存也，故投以麻黄汤辛温发散，二剂而汗出热解。其表邪一解，无邪可传，诸症亦就悉除矣。

五、小柴胡汤的运用

少阳证，在小儿外感热病中确实为数不少。只要诊断明确，用小柴胡汤治之效果十分迅速满意，关键在于临证要细心诊察，善抓要点。论中第

263 条曰："少阳之为病，口苦咽干目眩也。"此为少阳病的提纲。然临床则以往来寒热，胸闷苦满，嘿嘿不欲饮食，心烦喜呕作为主症。何以理解，我觉得柯韵柏言得较为中肯："……盖口咽目三者，不可谓之表，又不可谓之里，是表之入里，里之出表处，所谓半表半里也。三者能开能阖，开之可见，阖之不见，恰合枢机之象，故两耳为少阳经络出入之地，苦干眩者，皆相火上走空窍而为病也。此病自内之外，人所不知，惟病人独知，诊家所以不可无问法。"所以少阳主半表半里，是以病人的自觉证为提纲。故论中第 266 条又进一步言到："本太阳病不解，转入少阳者，胁下鞭满，干呕不能食，往来寒热，尚未吐下，脉沉紧者，与小柴胡汤。"指出了从太阳转入少阳，而出现少阳诸证，又尚未用过吐、下法，虽脉见沉紧（一般来说是少阴里寒之脉），治当舍脉从症，用小柴胡汤。根据个人摸索，小儿之用小柴胡汤证者，尚有以下几个特点：

（1）往来寒热——小儿不能明言，临证主要见到发热起伏，多见一天之中有起伏，有的朝低暮高，有的朝高暮低，比较有规律，且发病时间较长，最多者曾见到将近一月。这一点我认为是辨别小儿少阳证的主要症状。

（2）嘿嘿不欲饮食——在小儿多表现为热高则形神不振，热退则如常，以其病情日久，常为胃纳不佳。

（3）并发咳嗽较少——一般来讲小儿肺卫薄弱，感邪以后，易致咳嗽，但此由于邪已介于表里之间，未累及肺经，故临床常无咳嗽，就是有亦较轻微，此亦可作为辨证的借鉴。

（4）体弱者易得——小儿得少阳病者，大部分都是平素体质较弱，易于感邪患儿，故临证常可兼见患儿面色㿠白，舌苔薄白，汗出不多，热久不解，西医检查往往也查不出所以然。此实乃胃气空虚，既无力御邪外出，而又无实邪可以里结也。如果从小柴胡汤的组成来看，方中有参、姜、枣之补中助正，与小儿虚弱之体甚为合拍。

仲景曾云："有柴胡证，但见一证便是，不必悉具。"我根据以上之认识，临床常以运用，效果实使人满意，且发热已久的患儿往往一二剂就可收效。但由于少阳有枢机的作用，加之小儿禀本不足，腠理薄弱，治之得法与否，实乃关键之举，至于汗、吐、下之法更当禁用。如论中第 264、265 条曰："少阳中风（注：此中风作外邪总称），两耳无所闻，目赤，胸中满而烦者，不可吐下，吐下则悸而惊。""……少阳不可发汗，发汗则谵语……"兹举一病例。

黄某，男，10月，1979年6月17日初诊。

案语：患儿发热起伏，已有月余，朝低暮高（T37.0℃~39.0℃），稍有咳嗽，舌苔薄白，纳乳不佳，二便尚调，病在少阳，治以和解。

处方：柴胡4.5克，姜半夏9克，党参4.5克，生甘草3克，大枣3枚，黄芩4.5克，生姜2片，陈皮3克。2剂。

二诊：药后热和舌净，稍咳纳少，二便尚调，治以调理。

处方：柴胡4.5克，党参4.5克，黄芩4.5克，生姜2片，红枣3枚，炙甘草3克，炒麦芽9克，陈皮3克。3剂。

［按］此例患儿发热起伏月余，西医曾用青霉素、链霉素、柴胡针等治疗，未见效果，经用小柴胡汤和解以后，2剂即热退净。

六、苓桂术甘汤的运用

苓桂术甘汤为仲景的名方之一，兼见于《伤寒》与《金匮》。如"伤寒，若吐、若下后，心下逆满，气上冲胸，起则头眩，脉沉紧……茯苓桂枝白术甘草汤主之"（《伤寒论》67条）；又"心下有痰饮，胸胁支满，目眩，苓桂术甘汤主之"（《金匮》痰饮篇第十二）。

董廷瑶老先生常将本方用于治疗某些小儿哮喘病，证属肺脾阳虚，饮邪上渍者。临床可见痰喘频发，胸脘满闷，短气喘促，咳吐黏涎，其舌淡苔白而滑，脉濡弦等。董老指出，本方之用于该症，乃以茯苓祛痰蠲饮，渗脾利水；桂枝温通阳气，宣布气化；白术健脾运中，燥痰行水；甘草为使，得茯苓则不资满而反泄满。此为温阳化饮、培土制水之法也。

董老之用本方，极为灵活，而有祛饮平喘与健脾杜痰之别；每据其症，参以其他方药，独具匠心。譬如在哮喘发作之时，若见肺脾阳弱，痰浊壅盛，喉鸣气喘，舌苔厚腻白滑者，必加二陈、三子等，这是最常见的情况，重在涤痰利气。如喘作兼见水寒射肺，咳逆难以平卧，舌淡而苔白滑湿者，辄与干姜、细辛、五味子配合，乃以温肺行饮为主。若痰饮久伏，蕴郁化热，而见痰吐黏稠，舌苔腻而黄者，亦可配定喘汤之条芩、桑皮、白果之属，此时即以蠲饮与清肺兼顾。

又如，在哮喘缓解期，董老常以本方作为杜痰的基本方之一，亦每与二陈、三子相合，以健运脾土，化饮祛痰，乃系积极预防的良法。若喘虽初平，而仍咽痒气呛，咳甚息促者，可与止嗽散之百部、白前、紫菀、橘红诸品配合，以温化痰饮，肃肺止咳。至若兼见腠弱易汗，时有低热，脉呈浮弱之小儿，是凤有内饮而又表虚不固者，则合桂枝汤尤宜，以化伏饮而固藩篱，每可减少哮喘的复发机会。

现举数案以见一斑。

例1　左某，男，14岁。

患儿哮喘4年，今秋又犯，近日续发。咳吐稀痰，形寒畏冷，精神不振，胃纳欠佳，面色萎黄，脉沉滑，舌苔薄润。此胸阳不布，寒饮上泛。以苓桂术甘加味主之。桂枝、干姜、陈皮、甘草各3克，茯苓、焦白术、鹅管石各9克，细辛、五味子各2克，杏仁6克。7剂。服后喘哮即定，乃继以调扶脾胃之法，遂安度冬季。

例2　金某，男，6岁。

患孩宿有哮证，秋日曾发，服药后已平。现夜间喉中尚有痰鸣未止，纳食尚可，舌苔薄润，面黄色暗，形寒畏冷，表虚易汗。寒饮内留，营卫两虚。宜苓桂术甘合桂枝汤。茯苓、白术、半夏各9克，桂枝、甘草、陈皮各3克，白芍6克，生姜2片，红枣3枚。5剂。药后其症较安。3周后又感外寒而喘发，但症较轻，因夜间喉中痰鸣，咳嗽未罢，舌苔白腻，改予苓桂术甘加陈、半、苏子、杏仁、款冬花等，其病乃得初安。

例3　颜某，女，10岁。

患孩哮喘一年，不时举发。现喘尚和，但夜咳阵作，喉中痰鸣，鼻涕稀多，纳食较少，大便如常。舌苔白滑，质淡润，脉濡而弦。证属寒饮聚膈，胸阳不振。以苓桂术甘加味。茯苓、焦白术、半夏各9克，桂枝、甘草、陈皮各3克，细辛、干姜、五味子各2克，白芥子6克。7剂。服后其咳即减，哮喘不作，胃纳亦动，但涕痰仍多，故以苓桂术甘为主，或加姜辛五味子，或合二陈、三子，连续服用，未有复发，而安度冬月。

体会

仲景首创之"病痰饮者，当以温药和之"，历来被奉为治饮之不易法门。而苓桂术甘汤又是体现该治则的代表方剂。后世各家对此阐发颇多，如成无己指出，本方之要义在于"和经益阳"（《注解伤寒论》）；尤在泾则誉其为"治痰饮之良剂，是即所谓温药也"（《金匮要略心典》）。特别是王旭高精辟地指出，本方为"蠲饮剂，崇脾以利膀胱气"（《医书六种》）；并极力加以推举，谓治痰饮，"不越苓桂术甘之制；若舍仲景，别求良法，是犹废规矩而为方圆也，讵可得哉"（《王旭高医案》）。至近贤张锡纯创制理饮汤，亦以本方为基础，增以干姜、杭芍、橘红、川朴所成。主治阳虚饮停，脘闷短气，喘促吐涎，脉弦迟细弱者。其方后附案数例，可见功效甚著（《医学衷中参西录》）。因此董老认为，张氏之立法制方，比较深刻，颇可借鉴。

中医认为，小儿痰饮哮喘，其病顽固，而根源在于宿饮留伏，滞塞胸膈。主以祛痰化饮，自是正治。故董老对其中之证属肺脾阳虚、痰饮上壅者，擅用苓桂术甘加味，显然是极其合拍。同时，还可体会到，董老之用本方，突出之处在于经过复方加味，不仅可用于哮喘之缓解期以健脾化饮，且可用于哮喘之阵发期以通阳泄痰，从而熔祛饮与杜痰于一炉之中，而兼具治标及图本之意。于此可见，董老在临床上对小儿痰饮哮喘的治疗有其特点，是深得仲景之奥旨而善用经方者也。

七、二陈汤类方的应用

小儿素称"稚阴稚阳"，以其脾胃功能未趋完善，若喂养不当或恣啖生冷，极易生湿酿痰，运化无权。进而气机阻滞，升降失常，则呕恶吐乳，乳食递减，哭吵不宁等消化道疾病屡见不鲜；复罹风寒外邪则呈咳嗽气促，呕吐痰涎兼发呼吸道疾患。董廷瑶老先生常以二陈汤加味治疗上述诸症，审因论治，活法应变，辄能得心应手。试作简介于后。

1. 二陈汤复方的应用

考二陈汤通治一般痰饮为病，故汪昂称此为治痰之总剂，实乃擅治湿痰之专方也。董老常以二陈汤加复方治疗小儿外感咳嗽或哮喘等证。风寒外束，肺气闭塞，痰浊内阻，咳嗽气促，舌苔薄白，脉象浮滑者。常以二陈合麻黄汤或三拗汤为基本方宣肺定喘，化痰止咳。若痰多喉鸣久者酌加三子，痰浊去，肺气降，则咳喘均和。如见小儿面㿠自汗，胃纳不馨，易感外邪而每多咳呕痰涎，舌苔薄润，脉象濡软者，乃禀赋素薄，营卫不和，脾运失健之故，则予二陈合桂枝汤调和营卫，健脾化痰，药后不但咳吐渐停，且收汗戢胃开之效。倘素有宿饮，哮喘虽瘥，然寒饮伏遏胸中，遇寒哮喘频作，法当温通阳气以蠲饮寒，苓桂术甘汤为主，此时合二陈汤尤能顺气化痰，健脾蠲饮，每得温化而咳喘自平。

例1 姚某，男，6个月。

咳嗽月余，痰阻不爽，二便尚调，舌苔薄白。证属风寒在表，痰浊阻络。治以宣肺化痰。麻黄 2.4 克，杏仁 6 克，清甘草 2.4 克，陈皮 3 克，姜半夏9克，茯苓9克，紫菀6克，牛蒡子9克，白芥子4.5克，炙苏子6克，竹茹6克。2剂。药后风寒表散，痰咳已松，续以二陈加杏朴等，旋得痊愈。

2. 温胆汤的应用

温胆汤乃二陈加枳实、竹茹，具清降积热，化痰安神之效。方中枳实消滞下气，竹茹开胃土之郁，清肺金之燥。鉴于《诸病源候论》曰："小儿饮乳，因冷热不调，停积胸膈之间，结聚成痰，痰多则令儿饮乳不下……痰实壮热不止，则发惊痫。"临床用治幼儿咳呕回乳，寐则惊悸哭吵等痰热扰胆，胃气不和之症，辄收速效。如气弱者，则去枳实以免破气之弊。

例2 朱某，女，5个月。1983年2月2日就诊。

患婴纳呆吐恶严重，大便干结，小溲短数，寐则惊悸，舌苔浮腻而浊。乃痰浊阻膈，胃气上逆。故拟温胆汤加生姜、防风，另玉枢丹1.5克（冲入）（因呕吐严重可以加玉枢丹，否则不用）。2剂。药后吐止胃和，苔化便通，夜寐安宁。

3月16日复诊，因感新邪，吐恶又作，夜寐欠安，并有发热咳嗽，二便尚调，舌红苔薄。风邪外袭，痰热内壅，再拟疏解表邪，化痰和胃。投温胆汤加象贝、牛蒡、杏仁、生姜。4剂而愈。

对痰热内扰所致的多种变证，温胆汤有着独到的应用价值。

例3 诸某，女，6岁。1972年3月10日就诊。

患儿自出生后18个月起发生下肢抽搐，日发数次至十余次不等，发作后大汗一身而搐止，多方经治，迄今未已。观其面色形神尚活，胃纳欠佳，脉弦数，舌尖红，苔白腻。初以为血分瘀热，筋失濡养。方用桃仁四物去川芎，加地龙、牛膝、秦艽、炙甘草，以养血活血舒筋通络无效，继则又加全蝎、远志、龙齿活血息风宁神，仍属罔效。三诊时，问得患儿自觉胆怯心慌，神情不宁，静坐即搐，起动不发，脉舌同前。即更法治之，拟从痰热内扰，心胆不宁着手。予温胆汤加菖蒲、龙齿、当归7剂。服药3剂足搐即止，7天中仅发1次。继予上方加远志化痰安神，续服14剂，以资巩固，足搐从此停发。

［按］本例患儿两下肢抽搐，兼见心慌胆怯，两脉弦数，舌红苔腻，是为痰热扰胆。胆者足少阳经，考之《内经》足少阳胆经筋布于外踝，胫膝外廉，结于伏兔之上及尻部；"其病小趾次趾支转筋，引膝外转筋，膝不可屈伸，腘筋急，前引髀，后引尻。"由此推想胆病能累及经筋而致下

肢转筋，引急抽搐。盖足筋抽搐是标，痰热扰胆为本。初、二诊治标不治本，宜其罔效；三诊时治合病本，效如桴鼓。

3. 六君子汤及星附六君汤的应用

小儿阴阳两稚，肺脾不足，若伤于乳食，痰湿内滞每见泻痢胀满；或外感病后，痰浊未清，持续咳嗽；或痰多呕恶，纳呆便溏，凡此脾肺两虚，痰湿不化者，董老每以六君子汤调治。于脾气不足，不能输精于肺，若方中二陈汤燥湿化痰，党参、白术益气培土。盖痰之生由脾运健则痰湿悉化，胃气充而肺得其养。故六君子汤之扶助胃气，扶正达邪，为小儿善后调理之良方也。

若脾肺两虚而痰涎尚多者，则以星附六君子汤标本兼治之法。

例4 张某，女，2岁半。

咳嗽低热已有2月，西医诊断为不吸收性肺炎、佝偻病。症见咳嗽不爽，痰多黏着，胃纳不馨，质薄神萎，舌苔白腻，脉象濡滑。先拟化痰止咳，予二陈汤加桔梗、杏仁、牛蒡、白前、枳壳、竹茹。2剂。

药后咳爽，苔薄有痰，低热尚有，方已应手，原法追踪。二陈汤加紫菀、款冬、杏仁、竹茹、谷芽，2剂。三诊时低热已退，胃呆尚咳，形色不华，舌淡苔白，脉象虚软。显见脾虚肺弱之象，法须健脾养肺以化痰，方用星附六君子汤加青皮、怀山药、木香，5剂。经复查肺炎痊愈出院。此因脾胃虚弱，土不生金，致肺气不复，肺炎迁延不愈，痰涎不化。故三诊时改投星附六君子汤，以培土生金而收功。

4. 金水六君煎的应用

本方为二陈汤加当归、熟地。《景岳全书》指出其功用："治肺肾虚寒，水泛为痰，或年迈阴虚血气不足，外受风寒咳嗽，呕恶多痰喘急等证神效。"《医学衷中参西录》认为：痰饮病轻则治肺脾，重则治肾。以虚痰之本源于肾，肾气虚则闭藏失职，上见饮泛为痰，下呈不约为遗，故加熟地、当归使令肾气得充，厚其闭藏之力，则水湿运化，痰之本源清也。肺为水之上源，上源得清，金水相生，肾气振复，固摄有权则遗漏自止。故前哲云："脾肾为生痰之源，肺胃为贮痰之器，议从肺脾肾三经合治，补金水土三虚，上能化痰止咳，中能温运健脾，下能益肾固涩。"此本方之妙旨也。故于临床治小儿咳喘遗尿，食欲不振，肺脾肾三经同病者，每获药到病除之效。

例5 张某，男，4岁，1982年12月8日就诊。

经常咳喘气急，痰阻不化，时有遗尿，病情缠绵，形瘦面白无华，舌

355

边红，苔心腻。证属肺肾不足，拟金水同治。方用金水六君煎加款冬、紫菀、杏仁、缩泉丸。

1983年1月5日复诊：上药连进两周，咳嗽已减，但尚未断，遗尿次少，胃纳欠佳，舌苔浮腻，便干转润，形神略振，姑拟化痰健脾和胃，方予二陈加杏仁、竹茹、神曲、谷芽、缩泉丸。1月12日，咳瘥苔薄，胃纳转佳，但小溲不约，时有遗漏，再拟肺肾同治。二陈汤加龙骨、牡蛎、紫菀、菟丝子、桑螵蛸、白莲须。2月2日，上法服用两周，尿漏夜遗均和，咳痰已止，惟又见舌心苔腻，纳谷仍少，再拟六君子汤加石斛、谷芽、怀山药、神曲。

通过本例，可见董老在不同情况下运用各种二陈类方的精熟功力。初拟痰湿不清，肺肾两虚，投予金水六君，使痰咳、遗尿均减，然苔腻纳少，故改以二陈汤加味，化痰和胃；后以咳瘥痰少，但遗漏不约，即用二陈加龙牡、菟丝、螵蛸、莲须诸品，其间之固下滋肾，化痰和中，实属金水六君之变法；最后则以六君加味，得获全功，是为培土生金，以盖其后也。

八、涤痰汤的应用

痰之见症，有内外之别。咳喘上气诸病，为痰在外者；流走于脏腑经络，则为内痰。其中，以心热之痰而变生惊痫、痴癫之症，从豁痰开窍论治取效，此为中医痰病学说的一大特色。这些病症，在小儿颇属多见，与其体禀密切有关。诸如脏气柔弱，心神虚怯，脾弱肝旺，致使涎多风动，上堵灵窍；又有在胎产之时或出生之后头颅被伤，元神受损，而风痰逆犯者，且因神怯，易惊易恐，皆能生痰滞络，蒙蔽心包。前贤指出："夫气血浊逆，则津液不清，熏蒸成聚而变为痰"（《明医杂著》）；其症"火动则生，气滞则盛，风鼓则涌，变怪百端"（《杂病源流犀烛》）。都是论述了气血化失其正，变生风痰扰神的病机。

对于这些证属痰涎深潜、风热内蕴的小儿，其惊搐、昏厥、癫痫、痴钝诸病，董廷瑶老先生禀承家传，善用涤痰汤法治之，疗效较著。涤痰汤（陈皮、半夏、茯苓、甘草、枳实、竹茹、南星、菖蒲、人参）原出自《奇效良方》，功能祛痰宣窍，益气化浊。董老化裁如下：一般减去枳实、甘草、人参，加入白附子、钩藤、龙齿，作为豁痰开窍镇惊的基本方应用。

　　临床上则每从症情出发施治。若舌苔厚腻垢浊、脉呈滑弦，息粗喉中痰鸣，自感咽部如梗，或时见恶呕，眠中鼾响诸症，是痰浊偏盛，尚须增以祛痰开窍之天浆壳、瓜蒌皮、山慈菇（或冰球子）、杏仁、川贝之属；惊搐多者加天麻、琥珀、紫贝齿、磁石，甚至需用全蝎、蜈蚣。方中之竹茹，辄觉其力嫌轻，每改为天竺黄或竹沥（必加姜汁数点冲服）。痰火交结者，需礞石滚痰丸 9～12 克，包煎；轻者可用清气化痰丸。然有风痰壅结、喘急胸满、惊搐痰涌，即急需万应保赤散 0.15～0.3 克，作 1 剂化服，1 天 1 次，可连用 3 剂。至心肝火亢，尚应加入川连、龙胆草之类，或用牛黄清心丸，1 日 1 丸化服。此外，如通络之橘络、丝瓜络，开窍之远志、郁金，亦为常用的要品。

　　下面将涤痰汤法的应用举例如后。

　　例 1　欧某，女，2 岁（风痰惊搐）。1982 年 10 月 27 日就诊。

　　患儿夜眠惊叫肢搐已有一年，每周一发，为时一刻钟至 20 分钟；近来咳嗽 2 周，低热不退。致使 10 天之内接连发作多次；平时常喜叹气，息粗痰鸣，手足发冷，大便尚通。脉沉滑，舌苔白腻。肝郁气结，痰热扰动，治拟息风化痰。钩藤 6 克，干菖蒲 9 克，胆星 3 克，天竺黄 4.5 克，竹节白附子 9 克，橘红络各 3 克，天浆壳 5 枚，竹沥半夏 9 克，龙齿 12 克，郁金 9 克。7 剂。

　　11 月 3 日二诊：服上药后吐出黄痰不少，本周曾惊搐 1 次，程度较轻，时间亦短。现热未退净，尚有呛咳，肢清不温，仍喜叹气。脉舌如前。痰郁稍解，犹须疏络化痰。橘红络各 3 克，丝瓜络 9 克，干菖蒲 9 克，天竺黄 4.5 克，钩藤 6 克，天浆壳 5 枚，柴胡 3 克，青礞石 12 克，郁金 9 克，竹沥半夏 9 克。7 剂。服后惊搐即平，叹气亦解，手足温和，但偶有夜咳，咯痰欠爽。上方去柴胡、橘络，加瓜蒌皮 9 克，清气化痰丸 9 克（包）。14 剂，其病告痊。

　　[按]　本例属风痰阻络，故惊搐阵作，投以涤痰汤化裁，重在清化风痰，息风定惊。患儿常喜叹气，在此类疾患中时有可见，乃系痰气交结、郁阻不畅之故。方中配以解郁通络诸品，症情即愈。前贤所谓治痰"顺气为先"之理也。

　　例 2　蔡某，男，5 岁（痰热惊痫）。1982 年 9 月 15 日初诊。

　　患儿于 2 年前跌仆伤脑后，发作痫疾，不时小发晕仆跌倒，月见大发惊厥抽搐。脑电图示有局灶性异常痫波。低热缠绵，夜眠惊惕，梦呓颇

【董氏儿科】DONG SHI ER KE

多，热疖层发，口气臭浊，大便干结难下，二三日一次，两脉滑数，舌苔厚腻，尖红。其症起于跌仆震惊，痰火上蒙，治须豁痰清心，平肝息风。钩藤6克，竹沥半夏9克，胆星3克，川贝6克，竹节白附子4.5克，琥珀3克（后下），龙齿15克，川连3克，朱茯苓9克，礞石滚痰丸15克（包）。7剂。

9月22日复诊：服后大便日下，咳吐较多痰涎，未见跌倒抽搐，热疖渐平；但低热尚见，口气秽浊，脉滑舌腻。前法合拍，略予增损。胆星3克，竹节白附子4.5克，陈皮3克，川贝6克，龙齿15克，钩藤6克，川连3克，竹沥半夏9克，礞石滚痰丸15克（包）。7剂。

药后吐痰较多，苔转薄腻，热渐退净，便通眠安，痰火已挫，晕仆不作。去连、贝，加竹茹6克，远志4.5克，连服3周。连续观察，惊搐未发，基本稳定。

［按］本例属外伤性癫痫，因跌仆震动，加以惊恐，致使心气逆乱，痰热蕴伏。予清热镇心、豁痰平肝之剂，其症即安。此虽本于涤痰汤法，然亦必需时时以理合法、以药合病也。

例3　郑某，男，5岁（痰热惊痫）。1982年5月18日就诊。

患儿虽已5岁，尚未能言，只能简单叫呼，智力亦显鲁钝，肢体好动不定，气息粗重，时有咳痰，口涎频流，夜眠惊惕，大便干结，脉沉而滑，舌尖红，苔厚腻。证属痰滞心窍，治须豁痰开结通窍。陈皮3克，干菖蒲9克，竹沥半夏9克，胆星3克，远志6克，竹节白附子6克，钩藤6克，天浆壳3枚，山慈菇9克，另：牛黄清心丸1粒化服。7剂。

本方连服两周，痰吐已少，流涎亦和，气息顺平，二便通调，眠安纳佳，脉细苔薄。上方去连、芍，牛黄清心丸，加杏仁6克，冰球子9克，清气化痰丸9克（包），嘱其连续治用一段时期，以求巩固好转。

［按］小儿语迟，前贤所谓"心气怯者，则性痴而迟语"（《小儿卫生总微论方》）。临床所见，有虚实之异。本例辨证，属痰滞心窍，故治以清心豁痰。牛黄清心丸内含牛黄、川连、黄芩、山栀、郁金、朱砂，一名万氏牛黄丸，为清热开窍之良剂。因该儿有较明显的心热而闭之象，故加入化服。诚如喻嘉言所云："审其属实，用此汤（指涤痰汤）调下牛黄丸，……庶足开痰通窍"，可见汤、丸配合，殊能增强功效。然此类患儿，原属难症，语言虽见初开，智力亦稍进步，但欲复其正常，颇为不易。

综上可见，董老运用涤痰汤法治疗多种儿科疑难痰症，每获良效。考涤痰汤原方，主治中风痰迷心窍，舌强不能言。前哲指出："心脾肾三脉虚则痰涎乘虚闭其脉道，故舌不能转运言语也。"表明本方善于入心开窍，适合"风痰塞其经络"之病机。经化裁之后，更加强了通窍醒神之能。所举数例，或可从中窥探其间之理法，这些经验，对于我们临床治疗儿科诸多神经精神性病症，确是具有宝贵意义的。

九、运用止嗽散的经验

止嗽散出自程钟龄《医学心悟》。其组成为：桔梗、荆芥、蒸百部、蒸紫菀、蒸白前、甘草、陈皮。原为研末作散，开水调服。现代多改为汤剂。据程氏原注，谓该方"系予苦心揣摩而得"。盖"肺为娇脏，攻击之剂既不任受，而外主皮毛，最易感邪，不行表散则邪气留连而不解"。指出："本方温润和平，不寒不热，既无攻击过当之虞，大有启门驱贼之势。是以客邪易散，肺气安宁"。说明了本方长在顺应肺之性能，及祛邪安肺的组成特点。

根据本方之配伍，乃以荆芥辛香解表，桔梗苦辛开肺，百部、紫菀润肺止咳，橘红、白前化痰降气，甘草和中甘缓宁嗽。故本方兼具宣散肃降之能，共奏理肺祛痰之效。因之本方可用于初期咳嗽，其表证尚浅，邪浊较轻，寒热不重。功能略疏表邪，轻宣肺气，稍予肃降，兼化痰湿。其中尤以百部为要药，对风邪袭肺、喉痒呛咳者，非此不解，故为治外感咳嗽中的平稳之剂，对于小儿咳嗽更为常用。盖小儿肺藏娇弱，藩篱不固，难任峻利而尤宜轻剂也。

临床之用，其加减如下：若新感风寒，鼻塞流涕而有恶寒者，加防风、苏梗叶等；无表证者可去荆芥，若咽喉不利，疼痛声哑及喉似痰阻者，加大力子、玉蝴蝶、射干等；无咽喉不利，痰出亦爽，可去桔梗。其咳嗽较频者可加杏仁、象贝、款冬花等；若痰浊黏滞，可加竹茹、川朴、冬瓜子之类（同时可减甘草）。兹举医案数例。

例1 王某，女，2岁。1981年9月30日就诊。

患儿常发咳逆之症，今逢秋又作。风寒初感，咳嗽较多，痰吐不爽，有时音哑，胃纳较少，二便如常，舌苔薄白。为外邪新受，肺失宣肃，止嗽散加味。荆芥4.5克，苏叶梗、白前、紫菀各9克，百部10克，桔梗、橘红、甘草各3克，杏仁、象贝各6克。3剂。服后咳和痰爽，但喉有痰声，遂以二陈加味治之渐平。此因感凉而咳多，故用止嗽散主之，加苏梗

【董氏儿科】DONG SHI ER KE

叶祛风散寒，杏、贝止咳化痰，以增其效。

例2　孙某，女，6 岁。1981 年 11 月 4 日就诊。

咳嗽痰多，咳甚气急，吐痰不爽，胃纳不佳，二便尚调，舌薄白而腻，证为痰湿在肺，治宜化痰止嗽。药用荆芥、桔梗各 4.5 克，橘红、川朴各 3 克，百部、白前、半夏各 9 克，杏仁、紫菀、大力子各 6 克。5 剂。（因无白前，改前胡）服后其咳即差，纳食亦动，但痰多而苔尚腻，故继之以二陈汤加菀、茹、杏、谷芽等而咳愈。此为肺有痰湿，肃降失司，故用止嗽散（去甘草），加杏、蒡增其宣肺，半、朴燥湿化痰。

同时，常可以本方与其他方剂复合而施，从而扩大了本方的适用范围。如因痰湿较重，可与二陈汤类方同用。在小儿兼见表虚多汗、营卫不和者，又可与桂枝加杏朴汤同用。如痰阻气促、咳声不扬者，常与三拗汤配合，其功甚佳。另外在肺热蕴郁、痰黏而厚时，亦可与泻白、二贝同用，亦能见效。

例3　孙某，男，2 岁。1981 年 10 月 7 日初诊。

咳嗽已 2 月余，咳逆而促，嗽声不扬，痰鸣喉中，阻结难咯，胃纳尚可，大便较干，舌苔薄白。此为肺气抑遏，治拟疏宣为主。处以桔梗、白前、百部、杏仁各 6 克，麻黄、橘红、甘草各 3 克，大力子、冬瓜子各 9 克。5 剂。药后咳逆大减，但痰尚未畅，原法去麻黄，加竹茹，连服数剂，其症渐愈。本例明系肺气不宣，故以止嗽散（去荆、菀），合三拗以开发肺气为主。

例4　陈某，男，3 岁。1981 年 11 月 4 日就诊。

感冒以后，发热初退，但咳嗽尚多，吐痰能出，喉有痰鸣，胃口不开，大便隔日一行，舌苔白腻。痰湿内阻，肺气不清。止嗽散合二陈治之。橘红、甘草各 3 克，竹茹、杏仁、紫菀、百部、白前各 6 克，冬瓜子、半夏、茯苓各 9 克。7 剂。服之咳差，仍有痰声，大便干结，乃以二陈汤合清气化痰丸治愈。

体会

小儿咳嗽为临床之常见病，但要在一、二诊内使其痰化咳止，亦非易事。故对外感性的一般咳嗽，选用本方而灵活加减，更是体现了辨证施治的学术思想。

（1）本方之组成均为轻剂清灵之品。程氏曰云："药极轻微"，"不贵险峻"。因质轻能入肺，气灵善透邪。而小儿用药务求轻灵。一则治上焦之邪，非轻不举；二则轻可去实，不使伤正。止嗽散的配伍符合这样的要求。

（2）本方之方义在于祛邪宁肺。程氏提出，咳之初期，"妄用清凉酸涩，未免闭门留寇"；本方轻灵小剂，乃可"启门逐之即去。"故临床之治咳，绝不轻用补敛，即咳已数月而邪未尽者，亦以宣肃疏化为主。盖关门杀贼，贻害非浅；而开门逐盗乃祛邪的正法也。虽然运用止嗽散看似平淡，但若能圆活遣使、进退从容，其效必著。

十、运用生脉散的经验

生脉散为我们临床常用的方剂之一。方中主药人参扶元益气；麦冬甘凉，滋阴养液；五味子酸温，收涩生津。盖小儿稚阴未长而生机蓬勃，故营液易亏；其若感邪较深，耗损肺胃阴津；或体气虚弱，心肾精气难复，均需首先顾及气阴。此时，生脉散有很大的使用价值。其间人参一般可投党参、太子参；但阴液大亏者，以西洋参、皮尾参为宜，或珠儿参亦佳；仅见肺阴不足者，可用南北沙参代之。至于生脉散的复方使用，及各种配伍变化，贵在把握分寸，量证而使简解如下：

1. 肺阴不足

肺金气阴不足之咳嗽、气短、易汗，是本方的对之症。其时痰浊初化而肺阴已伤；或哮喘虽平而气阴两耗，可见渴饮便干，两脉濡细，舌净或质红苔少薄或质红而燥甚则花剥者。本方配入百合、花粉之类养阴，杏仁、川贝、紫菀、竹茹止咳肃肺。若痰浊尚盛者，则可与补肺阿胶散相合。在肺表虚弱，动则汗多时，可伍玉屏风散；兼有表虚不和，舌苔尚润者，亦可与桂枝汤同用。至若肺脾两虚者，则复合四君或异功。

例 1 胡某，男，4 岁。1982 年 7 月 28 日就诊。

寝中汗多，动后尤甚，体质薄弱，咽蛾易发，口干喜饮，大便坚硬，胃纳欠香。其脉细弱，舌净苔少。肺阴不足，腠表疏松，生脉散加味主之。太子参、麦冬、石斛、谷芽、生扁豆各 9 克，知母 6 克，五味子、清甘草各 3 克，玉屏风散 10 克（包）。7 剂后诸症即和，再连 7 剂而平。

例 2 徐某，男，3 岁。1981 年 6 月 24 日就诊。

患儿常易感冒咳嗽，低热时作（现体温 37.9℃），汗出淋多，纳少留饮，近又口角发炎，大便软烂，脉细弱，舌苔薄润。气阴两虚，营卫失和。治拟生脉合桂枝法。太子参、麦冬、白芍各 6 克，桂枝、清甘草、五味子、陈皮各 3 克，谷芽 9 克，生姜 2 片，红枣 3 枚。5 剂后复诊，诸症略减，但口角炎未平，小溲色黄，原方加六一散 9 克（包），7 剂后其症全安。

此 2 例同见汗症，辨治有异。前者气虚腠松，故用生脉散合玉屏风；后者营卫不调，遂与桂枝汤相配。这些小儿易感外邪，证治常须考虑体气之不足，慎勿轻投苦寒凉解。

2. 心阴不足

生脉散之扶元益气、滋养营阴之力，乃能养心复脉，常可用于小儿怔忡悸烦之气阴两虚者；气短动悸，可加龙牡、朱苓；胸闷不舒，可加郁金、香附；阴液亏少，加生地、元参；脉见中止，加当归、赤苓。在小儿心肌炎后遗症、先天性心脏病等疾患中，这一证型时有可见，以法立方，见效尚佳。同时，心肺两虚，气阴不足者，亦呈眩晕、倦怠诸证，往往可予生脉加味建功。

例 3　汪某，女，9 岁。1982 年 8 月 21 日就诊。

患儿有心肌炎史，自觉心中悸动，其脉不匀，时有低热，纳少汗多，大便艰涩，夜眠不安，口唇干燥，舌红花剥。心阴久耗，治须滋养，主以生脉。珠儿参、朱麦冬、花粉、知母各 9 克，生地 20 克，鲜石斛、龙齿各 15 克，元参 10 克，桑麻丸 12 克（包），五味子 3 克。连进 2 周，诸症转和，两脉较弱而匀，但舌红中剥仍见，原法加减调理，3 月而安。

例 4　陈某，男，5 岁。1983 年 3 月 16 日就诊。

病后不复，头晕阵作，口渴喜饮，时发鼻衄，纳食少味，二便如常，脉细带数，舌苔花剥，证属卫气不足，营虚热扰。治拟清养凉营。珠儿参、生地、麦冬、茅花、炒藕节、生侧柏各 9 克，五味子、清甘草各 3 克，黑山栀、丹皮各 6 克。服用两周，晕和衄止，渴减苔润，惟纳食欠佳，续以调服。

若例 3 之心阴虚耗，调治颇不易易，常需服用一段时期，始能复元。而例 4 之头晕，《灵枢·口问》所谓之"上气不足……头为之苦倾，目为之下眩"，乃心肺气阴均弱之故。鼻衄系阴分亏弱，热伤阳络。以生脉加味滋养益气，凉营清热，其症即解。

3. 胃阴不足

对小儿胃阴虚弱者，亦常用生脉散，因本方具有补气养胃，酸甘化阴的长处。其症每见纳食不馨，甚则厌食，口渴喜饮，舌苔花剥。一般增以花粉、石斛、白芍、生地；便艰可加知母、元参。时或参入陈皮、佛手之

【董氏儿科】 DONG SHI ER KE

属，以求滋而不腻，共奏悦胃和中之功。若中气亦虚者，当合四君同用；而大便时泄，兼见脾阴不足者，尚需取参苓白术散之意，配入怀山药、扁豆、苡仁之类，滋养营阴，健脾益气。凡此，均不离乎脾胃喜恶升降之理，而游刃有余也。

例5　许某，男，2岁。1982年10月27日。

久已纳谷不香，近更少进，形体瘦弱，面色少华，二便尚和，咳而有痰，口渴喜饮，舌苔花剥。胃液虚少，主以清养。珠儿参、麦冬、石斛、谷芽、花粉各9克，佛手、川贝各4.5克，陈皮、五味子、甘草各3克。上方加减，连续3周，胃纳日增，舌苔薄润而诸症均已除矣。

小儿纳少不馨，不可肆意利气消导，而以润燥互施为佳。至若胃阴亏少者，则尤需养护津液，调扶气阴。

4. 肾阴不足

肾阴不足一般自是选用六味地黄类，然胃弱纳少者，则又当以生脉散合五子衍宗丸主之。如此组方，体现了金水相生，阴生阳长之义。一用于小儿遗尿、尿频、尿漏诸症，每加桑螵蛸、莲须、龙牡、缩泉丸等；若气虚明显者伍黄芪；兼呈阳虚者配附桂。二用于上渴下消之证，辄加乌梅、海蛤粉、葛根、花粉诸药；气分热盛，需合石膏、知母等品。此外，在肺肾两虚，痰湿不清时，以生脉与金水六君相复合而治，取效亦良。

例6　郁某，男，4岁。1982年12月5日就诊。

形体瘦弱，纳食少思，夜间遗溺，昼日尿频，时欲饮水，大便日行，两脉虚弱，舌干苔薄，此为气阴不足，约束失司，治宜滋养固涩。太子参、麦冬、莲须、菟丝子、覆盆子、桑螵蛸、缩泉丸、石斛、谷芽各9克，五味子3克。连服2周，遗尿即止；然日间尚见尿频，续以调治，诸症悉愈。

本例说明，症情固需滋肾，但若胃弱难任者，亦应顾念中焦，此时以生脉加味尤显惬当，亦调治儿科立方遣药上的一个特点也。

十一、应用保赤散的经验

小儿常有痰证，历代中医儿科著作，屡列"痰涎"一门。此缘小儿每因肺脾不足，气阳原弱，故易见津液滞运，聚而成痰，其喘嗽痰鸣迁延难愈者，多是顽痰。前贤指出："顽痰者，脾肺所出也。涎则流溢在于咽喉，如水鸡之声，喘嗽烦闷"（《幼科释谜》）。顽痰随气升降，到处为患，变幻莫测，是为风痰；小儿风火易起，与痰涎交相煽动，致成诸疾。故云："痰为风苗，火静则伏于脾，动则壅于肺，痰火交作，则为急惊……痰火结滞，则为痫钓"（《医学入门》），即是此类。

那些风痰重病，诸如肺风痰壅，喘急欲绝；或风痰入心，神钝惊搐；或顽痰蒙窍，痫疾频作等等，临床每见于重症肺炎、癫痫，及多种神经精神性疾患，包括某些脑发育障碍之类。诚如所言："或喘或嗽，皆痰之嫌，鸡声锯声，皆痰之占，凡属惊痫，痰必深潜。"董廷瑶老先生稔悉诸证的共同特征在于风痰壅盛，其体壮证实者，非攻不解。故选用验方保赤散，能使痰涎上吐下泄，症急者痰降气平，旋获缓解；病深者风痰顿蠲，惊痫即轻。数十年来，拯危平疴，活幼无算。

保赤散的组成：巴豆霜三钱，胆星、朱砂各一两，神曲一两半。巴豆霜的制法，以巴豆仁去尽其油而用。长期以来，委托有关药铺特制备用，分成每剂一分（0.3克），包装。

兹举数例，以证运用之理法。

例1　陈某，男，3个月（风痰阻肺）。1982年3月30日就诊。

患婴因毛细支气管炎兼心力衰竭，经治后发热已退，心衰好转。现咳嗽痰鸣，气促鼻煽，喘急汗多，面色青紫，曾予豁痰通络之剂症情不解，腹满便结，舌苔薄少。证属肺风痰喘，亟须攻逐下痰。橘红络各3克，竹沥半夏9克，炙苏子9克，白芥子6克，炙牙皂（去皮筋）3克，竹节白附子4.5克，丝瓜络6克。7剂。另：保赤散0.3克，3包，每天1包，分3次化服。

复诊：药后便次增加，泻下黏涎，痰喘较减，咳逆尚多。近几天只用汤药，肺气又急，大便干结。风痰未解，仍须通利。原方7剂，保赤散3包，服如前法。其后喘平痰少，咳止气顺，面转红润，腹软便和。

［按］患婴风痰壅结，喘急不已，一般的化痰下痰、通络降逆之品难以奏效，端赖保赤散的通利之力，佐以豁痰之剂，其症始得痊安。通过本例可见加保赤散之攻逐风痰，诚有殊功。

例2　奚某，男，6岁（风痰痫疾）。1981年10月6日初诊。

3年前发热后出现惊痫，每发先见恶心痰鸣，继之神识昏朦，面颊抽动，四肢痉搐，一月一发而渐趋严重。平时气息短粗，喉间有痰，大便干结，数日一行，眠中惊惕易醒。脉滑数，舌苔薄腻。证属痰痫，顽涎蒙窍。治以豁痰逐涎。橘红3克，竹沥半夏9克，钩藤6克，干菖蒲9克，天竺黄4.5克，川贝6克，杏仁6克，胆星3克，竹节白附子6克。7剂。另：保赤散0.3克，3包，隔天1包，分2次化服。

复诊：药后气顺便畅，夜眠较安，但曾小发一次，仅见手足抽动，现脉细数，舌苔薄腻，间见花剥。痰浊已减，继以清养化痰。钩藤6克，天浆壳7枚，天竺黄4.5克，川贝6克，麦冬9克，五味子3克，南沙参9克，竹沥半夏9克，杏仁6克。7剂。药后则续服金箔镇心丹（《慎斋遗书》方）1料，分20天化服。后又连用2料，以冀巩固。半年来，仅小发一次，症情安定。

［按］对此类痰滞心窍的痫疾，董老每先豁痰开窍为治，而常用保赤散攻逐痰涎，通泄壅结。随之以金箔镇心丹培元扶本，镇惊安神。经服二、三料后，往往获痊。

例3 陶某，女，4岁（痰热犯脑）。1982年9月29日一诊。

难产患儿，受产钳之压，枕部见陷。自幼时有发热惊痫，手足抽搐，右侧肢体软弱，喉中痰鸣，目珠呆滞，动作迟钝，不会言语，只能几声叫呼。二脉沉弦，舌苔薄腻。先元受损，痰热犯脑，动风生惊，精神失司。姑先豁痰息风。钩藤6克，天竺黄4.5克，龙齿15克（先入），当归6克，赤芍9克，陈皮3克，竹沥半夏9克，天麻3克，全蝎1.5克。3剂。

二诊：发热，现肛温38℃，痰多作恶，抽搐频发，神呆易惊，脉舌同前。痰热化风，仍须开窍逐痰。钩藤6克，连翘9克，干菖蒲9克，天竺黄4.5克，全蝎1.5克，蜈蚣1条，胆星3克，竹节白附子6克，姜竹茹6克。7剂。另：保赤散0.3克，3包，连服3天。

三诊：药后多次呕痰，便下浊涎，发热已平，惊搐亦减。因停药近月，痰鸣复作，大便秘结，足软而搐，走动易跌，脉沉苔薄。主因在痰，还需息风下痰。干菖蒲9克，天麻3克，胆星3克，天浆壳5枚，朱茯苓9克，川贝3克，川椒1.5克，豨莶草9克，钩藤6克，礞石滚痰丸10克（包）。7剂。

四诊：续有痰涎吐出，神识稍清，步行不跌，惊搐初平，大便亦通，但痰鸣未罢，夜眠难而昼喜寝。二脉沉滑，舌苔薄腻。顽痰未尽，仍须镇惊豁痰。钩藤6克，干菖蒲9克，远志6克，胆星3克，竹节白附子6克，龙齿15克（先入），琥珀3克，清气化痰丸9克（包）。7剂。

上方连服月余，痰涎续见呕出，惊搐均止，面色滋润，神清眼活，纳和便调，会讲短句言语；但智力尚低，夜眠欠安。

［按］本例之智钝惊搐，原属难治。一般的豁痰镇惊，其效不著；鉴

于一诊之方尚嫌药轻，二诊即投以保赤散 3 剂，症势立见扭转。三诊之用川椒、豨莶，系为强腰利足、祛风通脉而设。此后惊搐告平，神识转清，病去大半；但从远期而言，智力的发育殊难恢复。

体会

关于小儿风痰重症应用巴豆剂的历史甚久。如《千金要方》的紫丸（巴豆、杏仁、赤石脂、代赭石）治小儿痰癖食痫；真朱丸（巴豆、真朱、麦冬、蕤仁）治小儿痰实宿癖，即是如此。提示了小儿痰证以攻下、化痰、镇惊相互配合的制方原理。后世如《证治准绳》，有雄黄丸（巴豆、朱砂、杏仁、皂角等），演山青金丸（巴豆、南星、白附子、全蝎等），主治小儿喘满咳逆、惊风痰热，亦属同一治则。不难发现，保赤散的组成正与古方理法一脉相承。

保赤散的方义：巴豆霜攻逐痰涎，开窍通壅；胆星蠲除风痰，通络定惊；朱砂镇惊安神，定痉息风；重用神曲以消积行滞，既可疏瀹生痰之源，并有保护胃气之意。其组方紧凑配伍有度，适合于风痰壅实诸证；与豁痰定惊之汤方同用，见功尤捷。

保赤散一方，现代记载不少。谢观在《中国医学大辞典》中完整地记述了该方的配伍、制剂、主治和服法。但方名为"万应保赤丹"，药物同上，制成丸服。主治小儿急慢惊风，痫证疳疾，寒热泻痢，痰涎壅盛，腹痛胃呆，大便酸臭，及大人痰热积聚，痰饮气急。功在"下痰化滞，开窍安神"，并认为本方"不损脏腑，不伤元气，实有起死回生之效"。又，《中药临床手册》（上海中医学院编，上海人民出版社，1977 年），名其为"万应保赤散"；《中医儿科临床手册》（上海中医学院附属曙光医院编，上海科学技术出版社，1978 年），则称为"保赤丹"，在主治和功用上均是相同的。

最后强调一下，要了解保赤散的性能，应首先熟谙巴豆的利弊。前贤以其导气消积，攻痰逐水为特点，善能推荡脏腑，开通闭塞，性急而下咽即行，长于通关窍，泄壅滞。然其气热烈，其性刚猛，如不审慎妄用，"即耗天真，使人津液枯竭，胸热口燥"，故而切勿轻投。因此临床使用，当有节制。上述 3 例服法各异，少者仅 1 天，多则不过 3 剂。若需继续施予，必察势而后定。此亦临床所不可轻忽者也。这些宝贵的学术经验，是值得后学深研细玩的。

【董氏儿科】DONG SHI ER KE

十二、儿科临证常用复方举隅

每于儿科门诊，常遇虚实并存，表里俱急，或寒热互夹之症，在辨证正确的基础上，用复方予以治疗，确可收到较好的效果。兹举常用几方，以资说明。

1. 七味白术散合葛根芩连汤

七味白术散（《六科准绳》）为钱乙仲阳治疗小儿泄泻之良方，其功效健脾和胃，清热生津，对脾胃虚弱，津液失运之泄泻功效卓著。葛根芩连汤（《伤寒论》）为解表清里之剂，原本治疗伤寒表证未解，医反误下，邪陷阳明致成热利的方剂，临床上对小儿湿热下迫，夹热下利，食滞化火之泄泻，用之良效。二方一为健脾，一为清肠，相为径庭，但临床上对脾虚肠热的泄泻合而用之，常能起到意想不到的效果。此脾虚肠热泄泻的病因形成有两个方面：一是热利以后，邪热未尽，而脾气（阴）已虚；二是脾虚泄泻迁延，又兼感湿热之邪，从而成为脾虚肠热、虚中夹实之证。此种患儿临证可见，泄泻反复难愈，日次不等，泻下稀糊，略带酸味，形神不佳，口渴，小便淡黄，舌红苔薄黄。对于此症，单以补虚则邪热不去，独以清热则虚损不复，唯以清热运脾，二法合用方能见功。临床关键在于辨虚、辨热之度，若是则二、三剂见效而决非妄言。

例1 陈某，女，7个月，家住本市联丰小区。1998年8月15日初诊。

病史简摘：患儿发热伴利，经治疗后热退泻未止，已有半月，曾用丁胺卡那针、思密达、妈咪爱及中医健脾药治疗均未见效。

症见患儿面色微红，神烦不安，纳谷不香，便下日五六次，稀糊不化，小便通黄，舌红苔黄。此外邪虽去，里热未清，迁延旬半，伤及脾阴，治宜清热运脾。处方：葛根5克，黄芩5克，川连1.2克，太子参5克，焦白术10克，茯苓10克，生甘草3克，藿香6克，广木香3克，荷叶10克，炒石榴皮5克。3剂以后，便下成条，日2次，形神安和，纳谷已动，继予七味白术散加银花5克，炒石榴皮5克，炒怀山药10克。5剂，以调补善后。

2. 麻杏石甘汤合葛根芩连汤

麻杏石甘汤（《伤寒论》）有辛凉宣泄，清肺平喘之功效，《金匮》有

【董氏儿科】DONG SHI ER KE

云："身无大热，汗出而喘者麻杏石甘汤主之"。故凡外感风邪，身热不清，有汗或无汗，咳逆气急，甚或鼻煽之肺炎喘嗽、痰热哮喘等症，均为首推之运用方。葛根芩连汤之功效前已论述。此二方之分，从治疗上一为治肺，一为清肠。在病位上一为上，一为中，且互为表里。从病机分析，表里之邪可以转化，而表里之证并存时，其选方用药，则又要视其孰轻孰重，先后缓急。按常而论，肺热移于大肠，其肺热甚者，麻杏石甘汤可效；肠热重者，葛根芩连汤可知。但其表里俱急时，则非一方能以信任，往往合二而一则可取效。此证的形成亦为两个方面：一是邪热束（闭）肺以后，肺气不得宣肃，常至热移大肠，湿热下迫；二是所感邪热未得宣泄，而又兼以湿热伤脾，或湿热下注之邪未清，又复感风邪束（闭）肺之症。因之临床权衡，有的放矢，屡试可效也。此证患儿可见咳逆气急，身热不扬（或无热），大便溏鹜酸臭，日五六次，小便短少，纳谷不香，舌红苔黄或腻，治宜宣肺泄热，清肠运脾，以表里同治之。

例2　李某，男，3岁，家住本市高塘电业新村。1998年7月3日初诊。

病史简摘：患儿感邪高热39.0℃，咳嗽气急，胸透二肺纹理增粗，血常规：白细胞12.3×10^9/L，中性粒细胞72%，淋巴细胞26%。经用西药先锋霉素等治疗，热降至38.0℃，但咳嗽仍剧，又伴下利，经加用思密达、培菲康等治疗3天，仍未见效。

症见患儿身热不扬，咳嗽痰阻，便下稀糊带黏，酸臭不化，日六七次，小便短少，纳谷不香，舌红苔腻，此肺热失宣，移于大肠，兼之湿热壅滞，表里俱急，治宜清热宣肺，清肠消积。处方：麻黄3克，杏仁6克，石膏12克，生甘草3克，葛根5克，黄芩5克，川连1.2克，象贝10克，桑叶10克，山楂10克，茯苓10克。3剂以后，发热退净，咳痰转清，便日一次稀薄，效不更方，加木香3克；追踪4剂，大便成条，咳痰少许，予健脾化痰之剂而善终。

3. 麻杏石甘汤合小陷胸汤

小陷胸汤（《伤寒论》）为清热涤痰，宽胸散结之剂，原本治疗伤寒表证误下，邪热内陷，与痰热结于心下，致成小结胸证。临床上对痰热互结之胸脘痞闷，按之则痛，吐痰黄稠等症，用之疗效确切。麻杏石甘汤之功效前已论述。二者一为宽胸涤痰，一为清热宣肺，各有千秋。笔者配合为一，用以治疗痰热型哮喘，其功效相得益彰。小儿哮喘一证，多因伏痰内恋，若素体阳气偏盛，一俟外邪等诱因触发，其肺气失宣，痰气互结，壅而化火，阻塞气道，肃降失司，则上逆而致哮喘发作。此证外邪触发伏痰是其因，痰气互搏上逆而喘是其果。故宣肺宽胸，清热涤痰为其正治之法。曾作40例临床观察，其中36例痊愈，2例有效，2例无效，总有效率为95%；哮喘症状消失最快3天，最慢10天，平均为5天。确有应用之价值。此型临床以咳逆喘促，喉间痰喘，痰色黄稠，咳痰不利，胸闷膈满，舌红苔腻，脉滑数等为主要症状。

例3 李某，女，8岁，家住本市西北街18号，1997年11月24日初诊。

病史简摘：患儿4岁起因感冒引发哮喘，以后一经感邪，则喘易发，曾作过敏试验，粉尘螨＋＋，早春＋＋＋，晚春＋，夏秋花粉＋，棉絮＋，多作霉菌Ⅰ、Ⅱ、＋。治疗用脱敏疗法及穴位药物敷贴，均未能根除。此次哮喘发作已有1月，经用强的松、氨茶碱、青霉素等药物治疗，哮喘未平。症见喘促痰鸣，脘腹胀闷，咳痰不爽，咽红纳差，便下干结，小便短少，舌红苔黄腻，二脉滑数。此痰热互结，肺气失宣，逆而为喘也，治宜清热宣肺，宽胸涤痰。处方：麻黄3克，杏仁6克，石膏20克（先），生甘草3克，川连2克，瓜蒌仁10克，姜半夏10克，射干6克，甜葶苈子10克，地龙10克，药后3剂知，5剂平，再以原意增损续服5剂予以巩固，待三诊时从本调治。

4. 小建中汤合四逆散

小建中汤（《伤寒论》）为温中补虚，和里缓急之方，对于小儿虚寒腹痛，阳虚低热，心中悸动等症，其效甚佳。四逆散（《伤寒论》）为透解郁热，疏肝理脾之方，对小儿阳郁热厥，肝脾不和之脘腹疼痛，用之良效。二方一为补虚温中，一为解郁疏肝，各不相同。然临床小儿腹痛之证，常见虚中夹实，何故？此一为小儿脾常不足，加之平素多嗜生冷，脾胃易伤；二为小儿肝常有余，又为娇生惯养，情志易躁。临证可见脘腹胀痛，久而不愈，得按则稍舒，得食则稍缓，纳谷不香，舌苔薄白，脉弦细，面色㿠白。对于此症之治，多易视其虚衰之症，而忽于脉弦之象，故屡用建中汤辈而无效。后得阅于《丁甘仁医案》之腹痛篇，内有一案评曰："中气虚弱，虚滞为痛，虚气散逆为胀，肝木来侮，中虚求食，治用小建中合小柴胡，为奇之不去，则偶之之意。"始悟此为中气虚寒、肝木来侮也，后每遇此症而仿效之，果收良效。

例4 夏某，女，7岁，家住本市日新街，1998年10月初诊。

病史简摘：患儿腹痛年余，入冬嗜食生冷症状加重，曾作胃透，诊为胃炎，经用胃炎干糖浆、猴头菇冲剂及中药建中汤辈等治疗，腹痛胀仍作。

症见面色不华，脘腹胀痛时作，得按进食稍解，纳谷不香，二便尚调，舌苔薄白，脉弦细。此中虚寒滞，肝气来犯，治宜温中散寒，疏肝理气。处方：桂枝3克，炒白芍6克，生姜2片，红枣3枚，炙甘草3克，饴糖30克，柴胡6克，枳壳6克，制香附10克，元胡6克。药后5剂，腹痛减轻。再以原方加佛手5克，7剂，腹痛胀悉平，胃透复查，炎症消失。

体会

小儿科名曰哑科，麻雀虽小，五脏齐全，以其"脏腑娇嫩，易虚易实，易寒易热"，故临诊用药尤应细辨，一方应一病，只要药症相符，可效如桴鼓，但若数经同病，虚实并存，表里俱急，则往往难以奏效。复方（《内经》分方剂为大、小、缓、急、奇、偶、复）就是两方或数方合用而治较复杂之病的方剂，历代医家在其运用中都积累了非常丰富的经验，如《伤寒论》中的合病之治，运用得更是灵活透彻。因此临床上要做到法、方随着疾病的变化而变化，不能墨守成规。复方之运用只不过是其中之一，但它确能解决许多临床之难症。

以上所举4例，仅以说明，临床中尚有许多组合，则全凭医者细细体察，切中要机，举一而反三也。

十三、干姜、细辛、五味子的运用

以干姜、细辛、五味子三药配合，用治寒饮射肺之咳喘气逆，屡见于《伤寒论》与《金匮要略》。真武汤的加减法中有"若咳者，加五味子、细辛、干姜"之文。成无己云："气逆咳者，五味子之酸，以收逆气，水寒相搏则咳，细辛、干姜之辛，以散水寒。"（《注解伤寒论》）后世对这一经验较重视，如《仁斋直指方》认为，真武汤加姜、辛、五味子，专主"少阴水饮与里寒合而作嗽……凡年高气弱久嗽通用。"《鸡峰普济方》之五味细辛汤，为干姜、细辛、五味子、茯苓、甘草组成，"治肺经感寒，咳嗽不已"。以前人之经验，合临床之体会，我们以此三味与诸方合用，灵活机变而其效益彰。如水湿中阻，痰浊上壅，痰鸣不止而舌苔腻者，常与二陈、三子养亲同用，并加厚朴、射干诸品，燥湿豁痰，平喘化饮。咳嗽较剧，咳逆气促而致喘者，取止嗽散之意，配以百部、白前、紫菀、橘红、款冬花、杏仁之属，宁嗽定喘，肃肺化痰。咳逆兼表虚汗多，低热时作，脉象浮弱者，合桂枝汤（一般不用枣），再配苏子、杏仁等品，调和营卫，宣肺化饮。阳虚饮聚，胸脘作胀，每与苓桂术甘汤复合，增入旋覆花、鹅管石之类，温肺降逆，行水化饮。选用此三药，必须是咳喘久嗽之水寒相搏者，当精审其舌，必舌色较淡而苔滑湿润者始宜。附举治例二则如下：

例1　周某，女，5岁。

宿有哮喘，近日又发。入夜咳喘，痰鸣喉中，胃纳不佳，口中气浊，大便难下，脉滑，舌苔白腻，是寒饮射肺，痰壅于上。治以温化平喘。处方：细辛、五味子、桂枝、炙甘草、陈皮各3克，干姜、白芥子各6克，苏子、莱菔子、半夏各9克。5剂。复诊时咳嗽大减，续用原法加减而安。

例2　俞某，女，9岁。

凤哮7年，时发时止。近日又作，夜间为重，形体畏寒，寝中汗出大便艰结，有时肛裂。其脉软弱而滑，舌苔薄白而润。证属营卫虚弱，寒饮气逆。处方：桂枝、五味子、甘草各3克，干姜、细辛各2克，白芍、当归、苏子、白芥子各6克，半夏9克。7剂气喘减，仍有咳嗽，大便较顺。上方去归、芍，加杏仁、紫菀，其症渐平。

十四、川椒治痿

董廷瑶老先生在临床上运用川椒为主的复方，治疗五软及痿证，取得一定效果。

川椒之用于瘫痿、五软，近代名医恽铁樵曾屡有论及。《药盦医学丛书·药盦医案》记载了川椒温通强筋的儿科病例。其录案完整而疗效佳良："一史姓孩，头倾不支，目光无神，眉眼口鼻皆见瞤动，项间有核，头部有疮。此为天柱倒，神经弛缓故也。"属大险大虚之候。勉拟大建中汤，小制其剂冷服。药用附块、半夏各3克，茯苓9克，白芍4.5克，炙甘草1.8克，川椒0.9克等。继以原方为主，先后加入吴萸、桂枝、木瓜、乳没等品，颈项逐步有力。至第十日脉案云："病除十之八九，今日神色甚佳，已出险矣。"

上海文献馆馆员恽慧庄，为恽氏之女，其所献恽氏《见智录续编》手稿，其注曰"大筋软短，小筋弛长"为"普遍性萎软之病，在成人曰缓风"；据其经验，"于征兆初见时，即用川椒一二分入寻常药中，病可立愈"。并认为，已成缓风者，虎骨（用代用品）、乳没、川椒为特效药，愈之极难，大约需时二三月。同时，在恽氏的《函授讲义选录》手稿中，再次指出川椒救济神经弛缓之功效，匪夷所思；并强调曰："凡瘫痪性者，非椒不治也。"

考川椒辛温有毒，入脾肺肾经。历代本草对其辛热通络，振痿强筋之功，屡有记述。如《别录》谓其功能通血脉，调关节；《药性论》以其主治腰脚不遂等。《本草经疏》谓"精血耗竭而非命门火衰虚实所致者"不宜应用。故《本草纲目》即云其"入右肾补火，治阳衰溲数足弱"等，所以本品确有补命火、通经络、振痿弱、利筋骨之效。

董廷瑶先生在小儿五软、痿躄诸症，于证属阳虚筋弱者，即以川椒为主，配以附子、牛膝、当归、鸡血藤、伸筋草、千年健、细辛等药，作为一基本方，包含着通利血脉、温阳养筋的作用，并随症加减。气虚者加参、芪，血虚者用地、芍；肝肾不足加杜仲、狗脊、菟丝子、桑寄生、首乌、杞子之属。若夹有痰湿，选用陈皮、半夏、胆星、天竺黄诸药，亦每参入菖蒲、独活、地龙、木瓜等通络舒筋之品。现列举数案于后。

例1 林某，女，8个月（阳虚筋弱）。1982年3月17日初诊。

今年一月底患小儿麻痹症后，出现两腿软弱无力，不能动作，至今未见改善。乳哺少纳，便通溲短，寝汗较多，舌淡苔润。阳虚筋弱，治宜通阳温筋为主。川椒3克，细辛2克，鸡血藤12克，伸筋草9克，怀牛膝9克，千年健10克，生姜3片，陈皮3克，茯苓9克，车前子9克（包）。五剂。后又连服1月。

4月21日四诊：原来两腿全不能动，今则足趾屈伸时见。便通溲长，汗出尚多，舌淡苔薄。前法已合，犹需温筋，略佐和营。川椒3克，细辛2克，鸡血藤12克，伸筋草9克，怀牛膝9克，当归6克，桂枝3克，赤白芍各6克，清甘草3克，忍冬藤9克。本方服用20余剂。

5月19日七诊：十月婴儿，两腿痿弱，现左足运动已如常态，但右足尚软，活动欠佳。胃纳一般，二便通调，舌淡苔润，续以原法。川椒3克，细辛2克，鸡血藤12克，伸筋草9克，怀牛膝9克，千年健10克，当归6克，桂枝3克，桑寄生15克，独活3克。

携药回乡，随访询知，服上方月余后，右足亦动如常而痊愈。

［按］经云："阳气者，柔则养筋。"本例为阳虚足弱，筋失其养。初

方即以川椒、生姜辛温通阳；怀牛膝、千年健强筋利足；鸡血藤、伸筋草濡养通脉；配入茯苓、车前淡渗利尿；陈皮和胃。四诊时之用药变化，在加入桂草二芍，既调和营卫而止汗，又宣通经脉而养筋；且以当归、忍冬藤加强濡筋行脉之力，其效日显。最后以温筋强骨，通阳和血之剂而收全功。

例2　徐某，女，3岁（阳虚痰阻）。1984年2月22日就诊。

患儿足不能立，手无握力，智能正常。纳可便通，夜眠易惊，时有咳嗽，喉间痰鸣，舌淡苔薄腻。阳虚足痿，寒痰阻络，治需温通化痰。川椒1.5克，怀牛膝9克，当归6克，鸡血藤10克，伸筋草9克，竹节白附子4.5克，胆星3克，钩藤6克（后下），天浆壳5枚，清气化痰丸10克（包）。5剂。其后连服1周。

3月7日三诊：已能站立，但不持久，手握较紧，咳松痰活，纳佳眠安，但小溲短数，舌苔薄腻。原法为主，兼以固肾。川椒1.5克，怀牛膝9克，伸筋草9克，竹节白附子4.5克，胆星3克，陈皮3克，姜半夏9克，菟丝子9克，覆盆子9克，怀山药9克。7剂。本方加减，服用月余。

5月2日八诊：已能久立，尚能跨步，自诉足痛，手握有力，纳佳舌润，小溲时频。肝肾气虚，兹拟益气强筋。川椒1.5克，怀牛膝9克，鸡血藤10克，伸筋草9克，杜仲9克，狗脊9克，党参9克，黄芪9克，白术9克，缩泉丸10克（包）。7剂。药后略可小步，原法续服。

［按］本例在就诊之前，已屡服补养滋肾及活血化瘀诸药无效。辨证所见，为痰湿阻络，阳虚筋弱，乃以辛温振痿合化痰通络为治，迅即初效。其后痰湿渐蠲，改投固肾益气之剂，以求巩固。

例3　宋某，男，8岁（本元怯弱）。1984年1月8日初诊。

自幼腰背软弱，步行易跌，下蹲后不能站立，无法登楼，且见握手不紧。检查大腿细瘦，小腿腓肠肌假性肥大，曾多处求治，被诊为进行性肌营养不良症。纳和眠安，二便尚调，两脉沉弱，舌淡苔薄。证属元虚，治从扶元强筋。川椒1.5克，淡附片4.5克，怀牛膝9克，当归6克，鸡血藤12克，伸筋草9克，党参9克，黄芪9克，炒白术9克，木瓜9克。7剂。其后续服3周。

2月15日三诊：手足稍觉有力，跨步渐稳，腰脊能直，舌苔薄润。治守前义，增以益肾。上方去木瓜，加杜仲9克，狗脊9克。如此连服2月。

4月18日八诊：走步稳健，亦可上楼，手握有力，腰脊屈伸轻利，蹲下之后，起立尚难。脉舌同前，原法不变。党参6克，黄芪9克，杜仲9

克，狗脊 9 克，川椒 1.5 克，淡附片 4.5 克，怀牛膝 9 克，当归 6 克，鸡血藤 12 克，伸筋草 9 克。嘱以本方长服。

[按] 本例为严重痿证，且病史已久，殊难治疗，今以临床辨察言，注重肾元虚怯，故投温通养筋与扶元益肾并举之剂，3 月后方获初效。由此不难领会，川椒之辛温强筋，是堪瞩目。

十五、运用三棱、莪术的经验

三棱、莪术二药，味苦平无毒，入肝脾二经。功用为能行气、消积、破血、止痛。适用于治疗癥瘕积聚，气血凝滞，心腹疼痛，胁下胀痛，闭经等证。对于儿科临床经验，用治新生儿黄疸的肝脾肿大、小儿疳积、食积、血小板减少等证颇为灵验。

1. 实证多积以消为主

治新生儿黄疸的肝脾肿大，当分虚实。实证可见面目黄染，腹满胀气，按之满实，大便干结，小便短赤，舌质偏红，啼声响亮等症。凡属实证者，每以三棱、莪术为主，配以清热利湿的茵陈、连翘、赤小豆等；对食滞、疳积等症，口秽苔腻，形现腹满胀痛者，以三棱、莪术配合消疳导滞的胡黄连、五谷虫、广术香、青陈皮、谷麦芽等，切中病机，合理施治，每获良效。

例 1　张某，男，3 个月。1986 年 2 月 5 日初诊。

初生三月，黄疸不退，目黄肤黄，大便陶土色，每天 4～5 次，小溲短赤，腹部胀满，矢气频多，舌苔白腻，吐恶严重，证属湿热阻滞，气机失调，治以清热化湿，调畅气机。茵陈 9 克，连翘 9 克，青皮 6 克，陈皮 4.5 克，煨三棱 4.5 克，煨莪术 4.5 克，煨木香 3 克，川楝子 9 克，大腹皮 9 克，鸡内金 6 克。7 帖。

[按] 本例患儿系阻塞性黄疸，中医辨证属湿热交阻，气滞血瘀，肝脾不和。故董老在利湿清热退黄剂中加入破气活血散结之三棱、莪术二味药，取其能通肝经瘀血，破血中之气滞。服药 1 周后，黄疸即见明显消退，腹部转软，矢气减少。综观全方，三棱、莪术二药与理气破结的川楝子、鸡内金、大腹皮、青陈皮，与清热利湿的连翘、茵陈等相互协调，治疗新生儿黄疸的肝脾肿大疗效是可靠的。

例2 李某，男，3岁。1986年3月17日初诊。

形体瘦弱，面色萎羸，胃口不开，平时口馋喜啮衣被，腹痛常作，大便间隔，舌苔薄腻。脉象细数，针四缝穴液少。证属疳积，治以消疳杀虫为主。胡连2克，醋炒五谷虫6克，使君子9克，青皮6克，煨三棱4.5克，煨莪术4.5克，炒谷芽9克，佛手6克，广木香3克，炒神曲9克。6帖。

［按］本例患儿，以四诊合参，加之针刺四缝穴见液，实属疳积虫扰。临诊时凡遇此类病孩，可在消疳理脾药中参入三棱、莪术二味。《本草经疏》谓："三棱，从血药则治血，从气药则治气，老癖癥瘕积聚结块，未有不由血瘀、气结、食滞所致。苦能泄而辛能散，甘能和而入脾，血属阴而有形，此所以一切凝结停滞有形之坚积也。"我们体会，对重度疳积患儿见到腹满，按之而硬者，选用三棱、莪术施治，收效甚佳。

2. 虚证夹瘀以脾养为主

小儿为稚阴稚阳之体，肝常有余，脾常不足。尤其是体弱易感儿童，一旦得病，每因邪盛正伤，往往出现虚实寒热夹杂之症。若不及时治疗，病情迁延，而致正虚邪恋。

人以胃气为本，在祛邪的同时勿忘扶助正气，处处顾及胃气，使化源不绝。对久治不愈之疳积，血小板减少伴有肝脾肿大等患者，在消疳化瘀的同时，加用益气健脾养胃和血之品，亦能收到良效。

例3 徐某，男，15个月。1985年5月4日初诊。

时有皮下出血点，胃纳尚可，舌苔薄润，二便尚调，曾在外院验血，血小板仅5.6万。证属肝脾失调，气血不和。治以活血和血为主，佐以消瘀散结。当归尾6克，赤芍6克，桃仁6克，红花4.5克，墨旱莲9克，冬青子9克，大生地9克，煨三棱6克，煨莪术6克，生甘草3克。7帖。

例4 马某，女，5岁。1986年8月4日初诊。

疳积已久，形体瘦弱，毛发枯黄，胃口不开，平时喜嗜零食，腹满较软，舌苔薄润，大便通调。针四缝穴液少。脾胃素薄，疳久本虚。治拟消疳扶脾法，以开其胃。陈皮3克，醋炒五谷虫6克，煨三棱5克，煨莪术5克，生甘草3克，炒党参5克，焦白术6克，茯苓9克，佛手6克，焦楂曲（各）9克。7帖。

［按］上2例患儿均为久病体弱儿，病程长，病情较为复杂，故难取速效。例3患儿系血小板减少伴有肝脾肿大，血虚夹瘀之象明显，故在养血活血的同时，兼用破瘀消积之三棱、莪术，活血以行瘀，益气摄血，使

气血冲和。经数次调治，患儿腹满，肝脾肿大之症明显消退。例4患儿用益气健脾，消积开胃，佐以活血化瘀法，其目的在"疏其气血令其调达"，使疳证得以渐消。总之，运用三棱、莪术二药要果断及时，而以辨证精细，审证明确为前提。

3. 体会

古代医家张洁古认为："三棱能泻真气，真气虚者勿用。"又谓："故凡以消导必资人参、芍药、地黄之力，而后可以无弊，观东垣五积方皆有人参，意可知矣。""盖积聚癥瘕，必由元气不足，不能运化流行致之，欲其消也，必借脾胃气旺，能渐渐消磨开散，以收平复之功。如只一味专用克消，则脾胃之气愈弱，后天之气益亏，将见故者不去，新者复至矣，戒之哉。"临床上选用三棱、莪术二味时，须掌握一定的尺度：气滞、食积、血瘀者用之，中病即止，待积散瘀化，即去两药，调服而安。李时珍的《本草纲目》中亦有记载："三棱能破气散结，故能治诸病，其功可近于香附而力峻，故难久服。"近代名医张锡纯在破血药中亦独喜用三棱、莪术，以其既善破血，尤善调气，论述更为精辟，谓："补药剂中以为佐使，将有瘀者瘀可徐消；既无瘀者，亦可借其流通之力，以行补药之滞，而补药之力愈大也。三棱、莪术与参、术、芪诸药并用，大能开胃进食。"仅此数言，简明概括，对我们的临床用药很有现实指导意义。因之我们常将三棱、莪术二药，经适当配伍运用于儿科消化道常见病之食积、气滞、疳积、瘀阻等症，每与四君、四物相伍，气滞者佐以理气，食积者参以消导，每能药中病所，辄取良效。

第五部分

温故求新

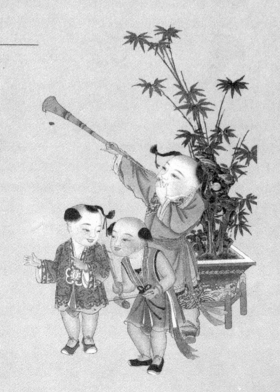

一、《伤寒论》经方之儿科应用

仲景之方，素称精湛，因而数千年来，尊为经方。董廷瑶先生高度赞赏仲景之方，谓其"方方皆古，法法循经"，值得吾辈深研细玩；"然而病变不常，气血有素，穷不常之病变，葆有素之气血，则就须门门透彻，息息通灵，斯可以言医治之方矣"（《幼科刍言》）。这就清楚地说明了学习仲景方需要参透其方药精义，然后才能活泼地运用。这正如柯韵伯之所云："仲景制方，不拘病之命名，惟求症之切当，知其机，得其情……随手拈来，无不活法"（《伤寒论翼》）。如果不谙经义，按图索骥，势必将仲景活方活法，变为死方死法矣。

1. 治腹泻六经分证

董廷瑶先生在长期临床实践的基础上，多次谈到，伤寒之六经辨证原则，完全可以通于杂病。他首肯徐大椿所言之"医者之学问，全在明伤寒之理，则万病皆通。……伤寒乃病中第一症，而学医者第一功夫也"。进而指出，读仲景书，先要弄通三阴三阳的六经辨证，而后使能对条文做到心领神会。此所以柯氏有云："世谓治伤寒即能治杂病，岂知仲景杂病论，即在《伤寒论》中。……夫仲景之六经，为百病立法，不专为伤寒一科；伤寒杂病论，治无二理，咸归六经之节制。"董老深善其言，对小儿某些杂病，就每从六经辨证，即是基于此理。将六经辨证灵活地应用于杂病，其间的关键有三：一是熟谙六经的辨证提纲；二是深刻领会六经分证所对应的脏腑经络的病机病情；三是有针对地选择适当的经方并给予加味或化裁，从而往往能取得满意的疗效。

以腹泻为例，其辨证自然有寒热虚实、伤阳伤阴之别，且某些仲景方原可主治腹泻。但董老在辨证腹泻时，常将六经分证的概念贯穿于中。譬如，葛根芩连汤之治肠热泄泻，即属阳明；理中汤之治脾虚阳弱，乃是太阴；若是四肢清冷、嗜卧神萎、泻下清水、脉微舌淡者，已属少阴，可用附桂理中汤或桃花汤复合，再加其他固涩之品。另如感冒风寒，腠疏有

【董氏儿科】 DONG SHI ER KE

汗，发热不高，腹泻便溏，脉浮而舌苔薄润，可主以桂枝汤，再加荆防葛根之类。这在一些体弱小儿时能见到，他们平时脾胃较弱，容易感冒及消化吸收欠佳，这种腹泻，董老就以轻剂治之，显然当属太阳。其夹滞加山楂、神曲；腹胀加木香、枳壳；小溲短少加赤苓、车前子等。至于五苓散加味之用于气化不行、分利失职之腹泻或吐利交作，亦应归于太阳。还有从少阳治之者，此时之腹泻，伴见胁痛作恶、四末清凉、寒热起伏、脉弦苔薄等，就可用四逆散加味。更有乌梅丸汤剂之主久利腹泻，为董老所赏用，属厥阴而无疑。兹举数案。

例1 张某，女，2岁。门诊号：18145。1981年10月28日来诊。

素有慢性腹泻，近日便溏次多，伴见呕吐，不思纳食，小溲短少，脉浮滑，舌苔薄白。水饮内阻，分利失职，治以五苓加味。桂枝、木香各3克，米泔浸茅术、茯苓、猪苓、泽泻、车前子、苏梗各9克，藿香6克，生姜3片。3帖。复诊时吐平尿通，大便尚溏，1天2次，续进"理中"而愈。

例2 沈某，女，3岁。门诊号：13585。1986年5月26日初诊。

大便烂溏，一天二三次，已有周余。腹痛连及右胁，四末清凉，小溲尚长，时欲作恶，脉弦滑，舌苔白腻。肝脾失和，湿食里滞，治以四逆散加味。柴胡、甘草、煨木香、川朴各3克，枳壳、赤白芍、藿香各6克，姜川连1.5克，炒楂曲各9克。4帖。服后大便即和，恶止能食，唯右胁尚痛，续以四逆散加香附、川楝、佛手花、厚朴花之属而痊。

2. 挽危重经方而先

董廷瑶先生运用仲景方以救治小儿多种急重危症，拥有丰富经验。此因小儿元阴不足，风火易动，故若邪热不泄，迅即化火，而致症现危重。感证高热，病在三阳，而以阳明传变为多。小儿之屡见胃家实，与其时夹积滞、常蕴里热，不无关联。阳明之为病，殊与温病气热相类，吴鞠通曰"阳明温病"者即指此也。其间尚有经腑之别，凡症见高热大汗、烦躁口渴，舌红脉洪大之际，即当从阳明经证论治，主以白虎，酌加银花、连翘、栀子、豆豉、芦根、竹叶、桑叶、黄芩等品。咳嗽有痰，需加杏仁、象贝、竹茹、前胡；形体软弱，脉象见虚者，应加太子参。若舌干苔净，或配花粉、石斛；舌苔呈腻可加赤苓、六一散类。热耗气阴者，需伍生地、元参、麦冬、珠儿参等以清热养阴；热高神昏者，则配紫雪丹、至宝丹、安宫牛黄丸等以开窍醒神。这些在小儿诸种急性传染病如麻疹、乙脑、脑炎、喉痧等的阳明高热中，均属常法。若热结便秘，神昏谵语，当须从阳明腑证考虑，主以承气。一般腹满不显者，仅用生大黄、元明粉为君；邪热化火者，需参石膏、知母、黄芩、黄连、连翘、栀子等品；若有火邪内犯心之势，亦应加用紫雪丹或至宝丹之类，每天1剂为度，察其症势而后议。

例3 杨某，女，10岁。住院号5681。1962年6月3日一诊。

壮热不退，已有1周（39.5～40℃），神志昏迷，狂妄不安，便结5天，矢气频转，手足瘛疭，汗少溲赤，两脉数实，舌苔黄腻。西医诊断为流脑。阳明经腑实热，拟通腑结，下实热。生大黄9克，元明粉（冲）、生枳实各6克，川朴、紫雪丹（化服）各3克。1剂。次日复诊时神志仍昏，大便未下，汗出较多，小溲赤涩，脉象同前而舌绛苔燥。为实热逗留肠胃，势已化火化燥，改拟白虎加味清泄润燥。生石膏60克（先煎），鲜生地、陈粳米（包煎）各30克，花粉9克，知母、菖蒲各6克，生甘草、紫雪丹（化服）各3克。1剂。药后下大量宿粪，神志顿清，热势缓和，知饥索食，舌润脉静，续予竹叶石膏汤2剂而愈。

另一方面，小儿既属稚阳，又有易见阳微阴盛而脏虚寒证的情形。此为小儿肺脾常虚，肾元不足，则太少两阴之虚寒势必多见。譬如，婴幼儿泄泻伤阳，理中汤为的对之方。此时症见面白无华，神倦，利下清稀，腹部满软，舌淡脉弱。方中的人参，当用移山参，甚或朝鲜参，并酌加附子。同时，见有阴耗伤阴的，更需配入山药、扁豆、白芍、乌梅等品；而滑脱不禁，亦应伍石榴皮、罂粟壳、赤石脂、煨肉果之类。而病情的进一步发展，可以出现正气欲脱，其阳气虚脱者以回阳救逆主之，四逆辈为最效之要剂。可用朝鲜参3～6克，附片4.5～9克，干姜2～2.5克，再据症情配以健脾涩肠或救阴扶元之品，而屡挽危重。如一朱姓男婴，5月龄，患中毒性消化不良症，腹泻数日，每天十余次，腹满而胀，小溲尚通。形神萎靡，肌肤自汗，舌淡红而光干。阴阳两虚，其势危殆。以理中汤加怀山药、石莲子、诃子、乌梅，1剂后其泻稍减，但形神未振，舌淡少津而光，阴阳两虚未复，乃以附子理中（附子选用黄厚附片9克）加茯苓、乌梅、石斛、谷芽，1剂。即见形神振复，泄利有粪，腹满但软，舌尚淡润。阳气仍弱，遂投附桂理中，3剂而安。可见临危症时，抓住主要病机，投仲景方大胆果断，但又兼顾夹证，尤其是顾护阴液，在运用经方上显示了深邃造诣。

3. 谙麻桂安表通阳

经方久称难用，但董廷瑶先生的长期经验，使他在应用仲景方上极为精熟。甚灵活而施，并不拘泥于原文的条例所述，而是深入洞察病机，加味灵动而圆活，务使方与证合，药随证转。这里举出董廷瑶先生对麻黄汤、桂枝汤二方的运用为例以作说明，不难看出，董廷瑶先生对麻桂的应用已经达到了得心应手、炉火纯青的地步。

麻黄汤原主太阳伤寒，历来应用颇慎。小儿稚阳之体，藩篱单薄，风寒之邪极易犯表，而邪由皮毛影响肺经，致使咳喘易作。故在冬日或气温陡降之际，小儿风寒外犯之证甚为多见，症见恶寒喜暖、清涕频流、咳嗽气促、喉鸣呕恶、尿清便调，脉浮紧、舌苔白，此时即可予麻黄汤，再酌情加味。亦有寒邪羁留，久咳不愈，非麻黄不能显功者。咳而不畅加象贝、前胡、桔梗、苏梗；痰多苔腻加陈皮、半夏、苏子、白芥子；咳嗽频多者，可合百部、紫菀、款冬花诸品；素有宿饮者，则参入细辛、干姜、五味子之属。风寒一化，其咳即安。

例4　张某，女，5岁。门诊号：14949。1986年1月6日初诊。

反复咳嗽已有5月，起于夏日游泳受凉。近日又见鼻流清涕，痰多而咳，低热约有五六分，久羁不退。脉浮缓，舌苔白润。寒恋肺表，主治麻黄。麻黄、桂枝、甘草各3克，杏仁、紫菀、百部、白芍各6克，陈皮4.5克，姜半夏9克，生姜3片。5剂。药后痰松咳差，低热下降，仅在晨起稍有咳痰，脉软苔白，继予二陈汤合止嗽散，两周症除。

有关对桂枝汤的独特运用，我们已有专文介绍。这些应用，有的加味出入于桂枝汤类方之间，亦有参入后世的经验用方。而桂枝汤在复方的地位，则各有不同：或以桂枝汤为主，加味药为辅；或两者并重；或以加味药为主，桂枝汤为辅。这是董廷瑶先生极具匠心的特殊用法之一。在这一类型中，桂枝汤不作为主方起作用，反而是加味药解决主要的病机病情，桂枝汤全方则起着温阳通脉、开启机杼的辅助功能。然这样的使用方法，明显地扩大和充实了桂枝汤的应用范围。这是基于小儿阴阳两稚的体禀，易见阳气不振、阴阳不协之候，此时的桂枝汤虽为辅佐之用，却也有其不可忽视的独到之效。在这里，可以进一步举出这类用法的实例。

例5　林某，男，10个月。门诊号：2399。1985年4月14日初诊。

素来进食作呕，近来尤甚，每于食后呕吐，夹有痰涎，平时容易感冒咳嗽，二便尚通，脉弱苔润。中焦不和，胃寒气逆，治以桂枝加味。桂枝、甘草各3克，白芍、姜竹茹各6克，陈皮4.5克，姜半夏、炒谷芽各9克，代赭石15克，淡干姜1.5克，生姜3片，红枣5枚。5帖后呕吐已平，尚有咳痰，续以二陈汤加杏、茹、桂、芍等即愈。

例6 刘某，女，9岁。门诊号：1933。1985年3月20日来诊。

时诉两胁作痛，多次检查未见异常，胃纳呆钝，四末清凉，面色苍黄，喉中痰黏，脉细弦，舌苔薄润。肝郁气滞，阳气不和，治以桂枝加味。桂枝、甘草各3克，白芍、丝瓜络、杏仁、象贝各6克，陈皮4.5克，郁金、香附各9克，生姜2片，红枣3枚。7帖。服药两周，胁痛已平，纳增肢温。

例7 毛某，男，4岁。门诊号：3780。1985年12月8日来诊。

遗尿频仍，寐汗淋多，面白无华，形瘦，纳可便通，脉弱，舌苔薄润。阳气虚弱，肾元不固，治以加味桂枝汤。桂枝、甘草、附片各3克，白芍、益智仁各6克，怀山药、菟丝子、覆盆子、莲须各9克，生姜2片，红枣3枚。服药3周，遗尿显减，续服以求根治。

4. 善灵变臻于化境

董廷瑶先生对许多经方都运用自如，于临证变化，既有进退化裁于其类方之间者，也有复合使用而加减增损者，充分反映了董老在选方遣药上的高超技艺。尤其在诊治某些儿科疑难病症中更能表明他在驾驭方药时的独特心得，兹举以数端证之。

仲师的桂枝、白术附子和甘草附子等三方，为董老治疗小儿风寒湿痹时所赏用者。小儿痹症常见恶风畏寒、骨节疼痛、屈伸不利、汗出较多、面黄气促、脉濡舌淡诸候，每以桂枝、附子汤为主，加入苍术、苡仁、当归、茯苓等品，取效甚佳。

例8 庞某，女，7岁。门诊号：63972。1984年8月28日就诊。

低热9月，体温在37.5℃～38℃，面色黄暗，关节疼痛，膝部为甚，胸闷气短，汗出淋漓，纳可眠安，二便尚调，脉濡不匀，舌淡根腻。西医诊断为风湿性心脏病。证属风湿相搏，治以桂枝附子法。桂枝、炙甘草、陈皮各3克，附子4.5克，川草乌、赤白芍、当归各6克，苍术、鸡血藤、川牛膝各9克，生姜3片，红枣5枚。7剂。药后即见痛轻热降，1月后诸恙均和矣。

柴胡类方在儿科临床亦有一定的使用机会，我们在随诊中发现董老的独特处有二：一是将柴芩两药灵动地配入于部分湿温、暑湿、伏暑之湿热郁遏、气机不畅者，以柴芩透开表里、枢转少阳，因势利导令邪外达；二是对柴胡类方灵活化裁，应用于多种病症之见寒热往来、淹缠难解者。如治一叶姓男孩，寒热往来，迁延月余，颈核肿大，胸胁苦满，便坚尿赤，舌红脉弦。董老诊为痰热阻结少阳，遂取柴胡桂姜汤和柴胡加芒硝汤之意而化裁，药用柴胡、黄芩、党参、牡蛎、白芍、元明粉、青蒿、白薇等，两周以后，仅余低热，胸胁已舒，二便通畅，但颈核尚坚，改予软坚消结方而安。

还可以提一下白虎汤之用于杂病。董老以小儿胃经实热易聚，故杂病中亦有适用白虎汤者，不必受大热、烦渴、大汗、脉洪大的局限。譬如，有的小儿体质偏热，阳气旺盛，颊赤口干，咽蛾易肿，鼻衄频见，纳旺烦躁，即是胃经热重，可用白虎加竹叶、花粉、桔梗、大力子、藕节、茅根之类。又如，治小儿头汗淋漓，面赤唇朱，畏热躁急，舌红脉数，亦以白虎为主，合凉膈散，再加川连、竹叶、元参、麦冬等药获效迅速。

再举一案，曾治一真性红细胞增多症患儿，病已两年，血检红细胞526万，血色素12.6克。症见面颊红紫，性急烦躁，胃纳甚旺，口渴多饮，二便尚可，而大腿伏兔部位时感酸痛，唇朱舌红，苔薄黄而干，脉数有力。此为胃火亢盛之象，以致血热壅络，进而耗营伤津。董老即投白虎加味，以石膏、知母、黑山栀大清阳明邪热，配生地、丹皮、赤芍凉血行血，元参、白芍、花粉、墨旱莲、女贞子生津养阴，并以粳米、甘草顾护中气。3周后胃火渐退，纳和渴解，面色不紫，大腿伏兔部位亦舒。仍用白虎合增液、二至，坚守原法，连服半年有余，复查红细胞416万，血色素12.2克，已基本平复。试看本例之用白虎，长达六七月之久，前期石膏均用30克，3个月后石膏尚用15克，此以阳明火亢致邪热壅瘀，非大剂白虎长服不足以制其火邪。在本案中，不论就其识病、辨证，抑或其处方、定量言，莫不体现董廷瑶先生善用经方之深厚功力。

4. 结语

董廷瑶先生于临证之际，每先考虑处以经方。他认为仲景之方组方严谨，配合有度，其验犹彰。我们的体会是，在识病辨证的基础上使用经方，既切中病机，又顾护正气，故取效每快；而包含在仲景方中的扶阳救阴的治疗思想，亦于小儿阴阳两稚之体甚为契合。如前所述，董廷瑶先生应用仲景方是极有心得的，尤其在加味和变化方面，辄能取尽经方之妙，遂使仲景方在儿科临床上获得相当广泛的应用。

二、温病学说的深究和运用

董廷瑶先生善治小儿热病，虽对仲景极为推崇，但从临床体验出发，多次强调温病的一系列特点。如：温为阳邪，治须清里为主；其初起者宜辛凉，若误汗则里热愈炽；后期多伤阴，此时当以滋阴为要法等等，凡此，均与伤寒不同。又认为在处理温病时，如果不跳出《伤寒论》的框框，则掣肘殊多，从而指出，温病学说是中医热病证治的一大发展。故认清寒温，是为证治热病的关键。

1. 温邪上受，四时分治

清初名医叶天士在《幼科要略》中指出，外邪不是仅从皮毛而入，而是"口鼻受气"，此为"上焦先病，当属表中之里"。须知四时之邪，成因不同，而有风温、春温、暑热、湿证、秋燥、伤寒之别。其在感证之初，治法各异，认为"春温、夏热、秋凉、冬寒，四季中伤为病，当按时论治"，甚至包括"痧痘时疡，须分四气"。

董廷瑶先生于叶氏之论，深为服膺，在诊治小儿热病之际，强调辨病之异，分清风温、暑证、湿温、秋燥，用药各有不同。这一内容已有专文加以整理。这里需要补充的是：对风温之治，董老赏用桑菊、银翘合方之加减，但一般仅用桑叶，而不用菊花；常用连翘，而少予银花。盖以桑、翘性透解肌，而稍嫌银、菊之偏于清凉，只在风热较重，咽红目赤时加用之。对于栀子、黄芩的配入，亦甚慎重。这些足见董廷瑶先生对温病初期用药，是重视轻清透邪的。

另一点应提出的是：秋燥之证，虽形似风温，实为"秋邪上受"，也是"肺气受病"。然因风温发于冬令之余，秋燥则值夏月发泄之后，故两者"体质之虚实不同"。叶氏之说，阐明了本证须考虑津液气阴之亏少。故对小儿秋令感邪，呈现鼻塞咳逆，咽喉干疼，发热口渴，痰黏难咯，便燥尿少，脉浮苔净者，从燥邪上受论治，主用桑杏汤类，佐入花粉、芦根、石斛、元参之属；亦有虽无鼻塞发热的新感证候，却见鼻衄、唇裂、肤燥、便结、口渴、舌净诸症，每以生脉、益胃之剂加入元参、知母、芦根、茅根、藕节、桑麻丸等取效。

对于冬令之伤寒，《幼科要略》提出了辛味解表之方药，认为初起"轻则紫苏、防风一二味，身痛用羌活"；伤风之症，主以前杏枳桔，强调"辛胜即是汗药"，且以葱豉汤作为通用要方。吸收其意，每在寒邪不重而非麻桂所适应时，采用辛味轻透之法，选用苏、防、豉、荆、前、桔、薄、桑叶、大力子、鸡苏散等，成为轻清透邪的常用方之一，且对春秋时令风邪上受，寒热不著者亦可使用，试举一案。

例1 石某，女，2岁。门诊号21138。1983年10月26日就诊。

发热初起，现体温38.5℃，鼻塞流涕，咳嗽不多，肌肤无汗，咽喉稍红，二便尚通，脉浮带数，舌苔薄少，风邪上受，宜轻剂疏解主之。荆芥6克，防风6克，连翘9克，淡豆豉9克，苏梗9克，桑叶6克，菊花6克，前胡6克，薄荷3克（后下），鸡苏散10克（包）。3剂。服药2天，其热退清。

2. 清疏伏邪，透热转气

温病学派重视伏邪，强调伏邪的发病机理是温病学说的重要学术观点之一。叶氏曾详尽剖析伏邪发病，其中着重论述春温。他指出："冬寒内伏，藏于少阴，入春发于少阳，以少阳内应肝胆也。寒邪深伏，已经化热。"在治则方面，认为"苦寒直清里热……乃正治也。""若因外邪先受，引动在里伏热，必先辛凉以解新邪，继进苦寒以清里热。"这些见解，都很精辟。

小儿春温之症甚多，温病确有伏邪、新感之不同。伏邪之位，或藏于膜原，或内舍于营，其症可见咳逆、咽肿、口疮、发疹等等，而表证不重。故治当清解泄热为主；若兼有外邪，则疏化辛凉自不限于葱、豉、桑、薄、翘、竹亦宜。发热咳喘者，以麻黄石甘汤加味。咽喉肿痛，甚则溃腐，清泻里热可用银翘马勃散为主，然需重泄肝火，选用青黛、射干、山豆根、板蓝根之属，体现了叶氏的伏邪发于少阳的论点。若口舌疮疡者，亦属心胃郁热久伏而发，赏用降火汤（连、枳、陈、草、木通）及清热泻脾汤（栀、连、芩、苓、生地、石膏、灯心）；大便秘结者再加大黄、元明粉等。

伏邪之内舍于营者，其为外邪引发为多，伴见皮疹红嫩，密布周身，而舌色红绛，及咽喉红肿并溃疡等。对此不要一味凉营泻火，犯遏其外泄之机，而重在透泄撤热。所用之方，必以辛凉与清解相兼，其中疏达诸品，正使内结之邪，逐渐松化。这正合于叶氏所谓"入营犹可透热转气"之旨。如若胃实便秘者，亦忌大下。吴鞠通有云："斑疹阳明证悉具，外出不快，内壅特甚者，调味承气汤微和之得通则已，不可令大泄，大泄则内陷"（《温病条辨》）。故清解泻火当须有节，不可过剂，方药合度，其效可待。

伏暑之说，叶氏颇有发挥（《临证指南医案》）。以夏伤于暑，过时而发者，霜降前发为轻，其后再发为重。因此于临床之际，对于白露之后仍见状如暑热、暑湿之证情者，诸如发热较高、表证不著、口渴烦躁、倦怠脘痞、便结尿赤，而或见舌苔腻浊等候，即作伏暑论治。以其邪深难解，方中透邪清解并进，夹湿者参以芳化淡渗。并应同时佐用涤暑之品，如藿、佩、青蒿、荷叶、西瓜翠衣及甘露消毒丹之类。对热亢邪盛者，亦可选用苍术白虎汤；或因其连及膜原而配入柴胡、黄芩；或因其邪热在营而佐以青蒿、白薇，总在立法圆活，以疏通气机，透达伏邪为原则也。举案如后：

例2 祝某，女，5岁。门诊号：26158。1983年9月17日就诊。

症起1周，高热不降，午后为重，体温亦有39℃～40℃，脘痞纳呆，时作呕恶，大便不爽，小溲短赤，脉数而滑，舌红苔心腻浊。证属伏暑，邪热夹湿，羁恋结滞。治须清泄和解，芳化涤浊。苍术9克，生石膏20克，青蒿10克，柴胡4.5克，生黄芩6克，姜竹茹6克，姜半夏9克，清水豆卷10克，藿佩各9克，黑山栀9克，甘露消毒丹10克。3剂。1剂药下，其热即退，连服3天，邪热已平。

3. 善治神昏，创制新方

对于急性热病的神昏谵语诸症，温病学派在阐明病机及立法证治方面，都有很大发挥。叶天士指出："温邪上受，首先犯肺，逆传心包。"又谓："其热传营，舌色必绛……纯绛色鲜者，包络受病也……须用牛黄丸、至宝丹之类以开其闭"（《温热论》）。深刻地论述了邪陷心包的病理、证候和治疗原则。嗣后吴鞠通在《温病条辨》中进一步强调："手太阴病不解，本有必传手厥阴心包之理"，提出了以清宫汤合牛黄、紫雪、至宝类开窍撤热之大法。同时，对阳明温病谵语，吴氏指出需要给予鉴别。其云："温病谵语，有因燥屎，有因邪陷心包……学者常须察识，不可歧路亡羊也。"遂主承气合牛黄辈治疗之。叶氏还认为有"湿热熏蒸，将成浊痰蒙闭心包"之证。吴氏续有发展，治以苦辛芳化，佐以开窍豁痰。

董廷瑶先生擅长热病，精通伤寒与温病理论，立法选方，每以临床需要为指归，而不拘泥于一隅之见。他对阳明证之神昏谵语，投以承气固以熟谙，而于温病之邪犯心包、湿热蒙闭诊治，亦颇应手。在长期实践中，遇流脑、乙脑、麻疹并发肺炎高热神昏诸病，分别情况，辨证处方，如麻疹不透用解毒活血法，乙脑初期即予承气泻火法，其他辅之开窍的紫雪、至宝、神犀、苏合香丸等，辄获良效。

尤为突出的是，在辨治小儿腺病毒肺炎的经验中，观察到每予羚羊、至宝、抱龙之类不应，乃从膻中邪闭立法，创制熊麝散，配以汤剂，屡挽危重，是董廷瑶先生运用温病学说开闭通窍的独特心得。

小儿腺病毒肺炎表现属于温毒犯肺，其症见咳逆气促，心下闷瞀，壮热谵语，狂乱燥渴，由于小儿脏腑柔弱，形气未充，感后毒势鸱张，结于胸膈，邪不易化，每成险症。且非汗下所能解决，一般辛凉清解，亦难奏效。考虑到其病特点在于热郁膻中、邪阻窍闭，唯有直趋病所，深透解毒之剂，方能适合。于是选择了熊胆、麝香二味为散，以熊胆 1.5 克，麝香 0.06 ~ 0.09 克，每日 1 料，视病情轻重酌量化服，以至 3 料为度。药下能于 2 天内力拯危症。然两药渗透力强，若非热毒深重，不可轻投。下面之例，即能表明在一般开窍药不效时，改予熊麝散而立见转机。

例3　陈某，男，11 月。住院号：2817。1961 年 2 月 21 日就诊。

患儿因发热 4 天，咳嗽气急 2 天，于 2 月 17 日入院。检查：体温 39.2℃，气急烦躁，面色苍白，两肺湿啰音明显。血象：白细胞总数 7600，中性 68%，淋巴 26%。诊断"腺病毒肺炎，合并中毒性心肌炎"。西医抢救病情未见好转，已请中医会诊，服用清热解毒，镇惊豁痰配合抱龙、至宝 2 天未效。现高热不退，四肢厥冷，昏沉嗜睡，便下泄利，痰多咳嗽，气逆急促，舌红苔薄，口腔糜溃。证属温毒内结膻中，已成闭脱之势，亟须清泻邪火，解毒通窍。葛根 9 克，生黄芩 6 克，川连 2.4 克，生石膏 30 克，银花 9 克，生甘草 3 克，钩藤 4.5 克，橘红 3 克，花粉 9 克，另：熊胆 1.5 克，麝香 0.09 克，研末化服。1 剂。

2 月 22 日复诊：毒从便下，热势转和，项脊软柔，四肢亦温，神志已清，气促较缓。虽温毒未曾尽撤，病势已由险化夷，原法续进。生石膏 30 克，知母 6 克，生甘草 3 克，粳米 30 克，黄芩 6 克，川连 1.5 克，竹叶 6 克，花粉 9 克，另：熊胆 0.9 克，麝香 0.03 克，化服。1 剂，此后热清恙和，惟肺气未复，以补肺阿胶继予而收全功。

4. 温邪伤阴，甘咸濡润

温病学派在关于温邪伤阴的证治方面作出了突出的贡献。盖因温热之邪，最易损伤津液，特别后期尤多伤阴耗液之象，而阴液损耗的程度与病机转归有着密切关系，所谓"存得一分津液，便有一分生机"是也。所以滋阴增液在温病治疗上至关重要，而成为一大法门。叶天士就指出："若斑出热不解者，胃津亡也，主以甘寒……或其人肾水素惫，虽未及下焦……如甘寒之中加入咸寒，务在先安未受邪之地，恐其陷入易易耳。"并示之舌诊："舌绛而光亮，胃阴亡也，急用甘凉润之品。……虽绛而不鲜，干枯而萎者，肾阴涸也，急以阿胶、鸡子黄、地黄、天冬等救之。"

董廷瑶先生从临床体验总结出：温邪内犯，运用清热泻火法，必要时配伍养胃生津药物，以济高热烁耗的阴液；温病后期多伤阴，其末期以滋阴为要发，但宜侧重阳明，此为温病"存津液"的精神。故在小儿温病中出现热盛伤津灼阴或后期阴液大耗之时，善用甘寒养阴制火或甘咸壮水救阴，辨证细微，方药缜密，每获奇效。试举一例，足可窥见其熔扶正滋阴、壮水制火于一炉之化境。

例4 袁某，男，2岁。住院号：22553。1962年3月4日就诊。

患儿在咳嗽4天，高热5天（40.5℃）后，入院诊治。诊断为支气管肺炎，经服清燥救肺汤加减2剂。温邪鸱张，热势炽盛，迭进救阴解毒、清热生津之品，高热初平，咳嗽已松，涕泪均无，舌绛津干，神识倦怠，眠睡露睛，面部紫斑，状如细点，小便不多，脉呈细软。气阴耗伤，亟须救阴扶正，兼清余热。西洋参4.5克，移山参9克，鲜生地30克，麦冬9克，鲜芦根30克，生甘草2.4克，桑叶9克，枇杷叶9克（包），白茅根30克，羚羊角1.8克。1剂。

3月5日复诊：药后颈部见汗，四肢潮润，形神较振，目中隐隐有泪，胃能受食，咳嗽有痰，面部斑点，已有隐淡，二便尚调，舌绛薄润。正气渐复，阴津初回，原方合拍，续进前法。元参24克，鲜生地15克，麦冬9克，移山参9克，生甘草2.4克，桑叶9克，枇杷叶9克（包），鲜石斛12克，花粉9克，羚羊角1.2克。1剂。嗣后神振津复，气和思食，脉证均平，以养阴益气而愈。

5. 结语

温病学派所包含的理法方药，是中医理论与临床的一大发展。尤其在诊治热病方面，与伤寒诸法相互补充，无疑提高了中医对热病的处理能力。本文所谈，仅是董廷瑶先生以温病学派的学术观点为繁钥，在运用温病学理法上的丰富经验和独创心得。这些内容，虽是一鳞半爪，但对我们如何研读典籍和临证应变，都是深有启迪的。

三、《小儿药证直诀》学用探研

《小儿药证直诀》（以下简称《直诀》），是我国最早的一部儿科专著，乃北宋著名儿科医家钱乙（仲阳）的学生阎季忠搜集钱乙生前的论述、方剂编集而成的。《直诀》比较全面地论述了小儿生理、病理特点、辨证方法、用药要诀，对儿科的发展起了极为重要的作用。正如古人所评价："小儿经方，千古罕见，自乙始别，为专门而其书，亦为儿科之鼻祖。"今结合临床所得，以陈管见。

1. 上下求索，洞悉小儿生理病理

《直诀》在变蒸篇里谈到："小儿在母腹中，乃生骨气，五脏六腑，成而未全。自生之后，即长骨脉……乃全而未壮也。"此种看法，羽翼《颅囟经》提出的"纯阳"之体的概念，较完整纠正了当世误以婴儿为一团阳火，而肆用寒凉，伤败脾胃，杀伐生机之弊。至清《温病条辨·解儿难》又进一步认为："古称小儿纯阳……非盛阳之谓，小儿稚阳未充，稚阴未长者也。"充分说明了小儿无论在物质基础上的"阴"与生理功能上的"阳"，都是幼稚和不完善的，从而提出了稚阴稚阳学说，这与钱乙的认识是一致的。对于小儿体质的特点，是儿科学理论的中心思想，为历代医家所重视，但所见不同，且有所争论，如朱丹溪提出的"阳常有余，阴常不足。"虽非专指小儿，但有引用于小儿。《幼幼集成》中亦首提及此语，我们认为"阳常有余，阴常不足"从生理角度来讲，是小儿稚阴稚阳学说的组成部分，即生理机能（阳）旺盛，营养物质（阴）感到不足。从病理角度来讲，也是相对而论的。陈飞霞说："小儿阳火有余，实由水之不足。"张山雷曰："稚阴未充，其阳偏盛。"万密斋语："脾常不足，肾常虚。"以致小儿水虚火亢，肝风易动，本乎阴阳五行之理也。

至于钱乙对小儿体质的论述，这是无可非议的，亦为日今各家基本一致的认识，而钱乙在这方面可能还有另一含义，就是说对婴儿先天的重要性，如他所指的"在母腹中，乃生骨气，五脏六腑，成而未全……"之语。大家知道，肾中之精，乃人生之根本，以先天之精禀受父母，《灵枢·经脉》篇说"人始生，先成精"，而后天之精是相互依存相互促进，先天之精的存在为后天之精的摄取准备了物质基础，盖后天之精又不断供养先天之精，使之得到不断补充，从而成为人体生长、发育、生殖的本源。如小儿之五迟五软，乃先天不足所致；小儿湿疹、苔黄多乃母体湿热素盛，或过食辛热炙煿之物而遗于胎儿。西医学亦认为婴儿体质是遗传素质所决定，但在同样遗传素质下，由于不同的水土环境和生活条件，就有不同的发生和发展。这些都说明婴幼儿出现的多种疾病与先天有一定的关系，当前已经引起了医家的重视。如果这个认识符合的话，则钱乙的论点其意义就更为深刻。由于小儿如初生幼苗，脏腑嫩弱，气血未充，物质基础和生理功能尚处于幼稚阶段，对外界的适应能力亦低，故在病理上也提出了"易虚易实，易寒易热"（见阎季忠序）。这一论点为以后医家所推崇。

钱乙的论述其临床验证甚为确切。如小儿卫外之气（卫阳）不固，常易感受外邪；其次对水谷精微（阴）的迫切，而运化功能又未臻健全，故常为饮（乳）食所伤而出现呕吐、泄泻等，至感"六淫之邪"以稚阴之体易从火化；泄泻起于外感或伤于乳食的实证，治不及时，或治而不当，可致虚实互夹，伤阴伤阳，或阴阳两伤，这些都能证明小儿脏腑柔弱，易虚易实，易寒易热的特点。临床上对于严重疾病的患儿，我们首先从先天和后天两个方面一起考虑，再经详辨，合理施治而取得较理想的效果，有如先天性心脏病的患儿，因发麻疹，疹常不透，甚则出现逆证、恶候。根据麻疹的规律是自内达外，由里出表，则必经血分，从这一认识，在于先天性的心气不足，致血运不畅。故辨证用药中加入几味活血之品常获良效。他如五迟五软立以补肾温肾等都是同样道理。

曾治一患儿许某，女，2岁。先心病患麻疹并发肺炎，初诊时高热已7天，T39.6℃左右，疹未透达而没，咳嗽不爽，气急鼻煽，面色苍白，舌红苔薄润，肢末不温，二便尚通，当为气血受阻，疹毒不能自内达外，急于活血透疹为先，药用当归5克，桃仁10克，赤芍6克，红花5克，连翘10克，桑叶10克，象贝10克，蝉衣3克，大力子6克，2剂。药后疹已透达，身热尚高，T39.5℃咳嗽气急，面色转润，肢末已温，治则清肺肃肺为主。药用桑叶10克，黄芩6克，杏仁6克，石膏15克，生甘草3克，象贝10克，大力子5克，连翘10克，芦根15克。3剂以后，热退咳瘥，舌红少苔，二便尚调，再以清养润肺之品以善后。该患儿有先天性心脏病史，故在血行方面与常儿不同，故感染麻毒以后，气血受阻（疹自内达外，从血分而出）。痧毒内陷不透，而致高热气促之并发肺炎重症，予2剂活血解毒，使血运通畅，麻疹透达，其热虽高，则邪已出矣，再予3剂，清解，热退疹回、咳瘥。由于麻为阳毒，肺阴多伤，终则以养肺润肺之品而收功，此例之治正体现了先后天结合考虑之因。

2. 五脏分证，机圆法活愈疑难

这是本书第二个突出的地方，它大体是以所主、本病、辨证、治疗四个方面论述。如心病主惊，多哭叫、惊悸，手足搐动，发热饮水。辨证：实则叫哭发热，饮水而摇，喜仰卧；虚则悸动不安，目淡红；热则心胸热，口中气温，目赤上窜，咬牙等。治疗：实热用导赤散（生地黄、木通、生甘草、竹叶），泻心汤（黄连）；虚热用生犀散［生犀（用代用品）、地骨皮、赤芍药、干葛、柴胡根、甘草］。肝病主动，多哭叫目直，呵欠顿闷项急。辨证：实则叫哭目直，呵欠顿闷，项急而搐。口中气热；虚则目色浅淡，身反折强直不搐；热则手弄衣领乱捻物，壮热饮水喘闷，

【董氏儿科】DONG SHI ER KE

或目青直视。治疗：实（外感生风）用大青膏（天麻、白附子、青黛、蝎尾、乌梢蛇肉、朱砂、天竺黄）；若能食饮水不止，大黄丸（大黄、黄芩）微下；肝热泻青丸（当归、龙脑、川芎、山栀子仁、大黄、羌活、防风）；壮热饮水喘闷泻白散（地骨皮、桑皮、甘草、粳米），兼有心热而搐用导赤散；虚热用地黄丸（熟地、怀山药、萸肉、茯苓、泽泻、丹皮）。用五脏分证法归纳许多疾病的症状，显然对提高诊断，立法选方，起到了十分重要的作用。如临床上我们常根据心经热盛的特点，用导赤散治疗高热、口舌溃疡，兼见齿龈红肿或渗血，便秘，常用泻黄散加减并清胃火；小儿久嗽，肺津耗损，痰气不活，投以补肺阿胶汤等等，常获速效。

钱乙既提出了五脏分证，而不作孤立看待，重要的是注意其间生克乘侮相互影响关系。如五证中谈到治肝热以导赤散泻心火（此实则泻其子），治肝虚动风以地黄丸补肾水（此虚则补其母）等，这在他的病案中也不乏高见，如《直诀》所载"东都张氏孙九岁，病肺热"一案的治验足以说明之。临床上特别是对脏腑间的相互关系，如能掌握适当，确能解决许多感到棘手之证。

沈某，男，4岁，患儿住院治疗，诊断为肺脓疡，继发性贫血，应用大量抗生素及体外引流术等治疗后，热度先退，肺脓疡亦已控制，但2个月以来，几次胸透，右上肺脓疡空洞始终不能吸收，精神不佳，且因体弱，不宜手术，改用中医治疗。当时但见患儿面色萎黄，舌苔薄腻，口气臭浊，脉象软数，形体羸弱，仍作肺脓疡处理，诸如千金苇茎汤、甘桔汤加鱼腥草等。14天后再经胸透，空洞如前，未见效果。再经细察，见到毛发焦枯，拔之即起，苔腻口臭，纳呆便泄，同时针刺四缝穴有大量黏液，此为严重疳积见证，从而想到疳积在先，肺痈在后，则疳积为本，肺痈为标，脾虚已久，土不生金之故矣，改从培土生金着手。处方：党参6克，焦白术9克，茯苓9克，甘草3克，陈皮3克，醋炒五谷虫6克，炒神曲9克，姜半夏9克，生米仁20克，鱼腥草12克。7剂后腹软便调，面色转润，舌苔已化，口臭亦少，再针四缝穴，并进参苓白术散以培土生金，7剂后胸透，空洞完全消失，痊愈出院。

3. 治病求本，脾胃当先药精简

钱乙对小儿脾胃病十分注意养胃健脾，以小儿虽无七情内伤，但运化功能薄弱，常致水精不足易生它疾，故扶助小儿之生气，必须注意饮食寒暖适宜，促其脾健胃强。他在《小儿诸疳篇》里云："疳皆脾胃病，亡津液之所作也，因大病或吐泻后，以药吐泻，致脾胃虚弱亡津液……当生胃中津液，白术散主之。"在《伤风吐泻身热篇》里亦说："多睡能食乳，饮水不止……大便黄水，此为胃虚热，渴吐泻也，当生胃中津液……多服白术散"等。钱乙的这些论述确实较为中肯，就拿小儿疳积来讲，虽然临证有虚、实，或虚实互夹，但其病机总在脾胃之津液不足。如农村来的患儿，多由于饮食杂进或多食不洁之物，脾胃受耗，久而失治，以致燥热内生，身热，烦渴，皮毛干枯，腹满筋露，毛发如穗，色羸形瘦，诸证叠至；城市患儿则多因宠爱过分，嗜食瓜果生冷甘肥，以致湿食阻滞，脾胃受伤，运化失司。如此二种情形较为常见，初起治法虽有不同，但最后收功，总不离调扶脾胃之精气。《幼幼集成》云："疳之为病，皆虚所致，即虚热亦虚中之热，寒者亦虚中之寒，积者也虚中之积，故治积不可骤攻，治寒不宜峻温，治热不可过凉……壮者先去积而后扶胃气，衰者先扶胃气而后消之。"实乃治疳之大法也。小儿之泄泻，尤多用此法，其生阎季忠说："泄泻或惊风等诸病烦渴者，皆津液内耗也，不问阴阳，宜煎钱氏白术散，使满意取足饮之，弥多弥好。"盖以脾不健运，津不上乘故也。我们体会，小儿之胃津不足，临床常可表现在"烦、渴"二症上，以津不上承而渴，津耗燥热内生而致烦，当然临床治疗并非套用呆板，得量其变化而活用，但总不离乎其要。曾治一泄泻患儿，来诊时泻已二月，每日泻下无度，稀薄而不臭，形瘦骨露，色萎纳呆，睡时露睛，舌红无苔，腹软溲少，四肢不温，呈现阴阳两伤证，病属危重，于是投予附子理中汤（内用生晒参5克另炖服）加乌梅、怀山药、五味子、石榴皮，阴阳兼补以酸涩之。2剂以后病家告知，患儿药入即吐，病情未瘥，而现烦扰，此虚不受药，胃气殆愈，病情危笃。因思百病以胃气为本，古人曰："留得一分胃气，便有一分生气。"当务之急，保胃生津，悟及张锡纯《医学衷中参西录》有重用怀山药一味而见验，于是改用西洋参5克另炖代茶，另用怀山药60克煎汤服，2剂以后，药后吐止，病见起色，形神稍活。后渐次加味以调补阴阳，终获痊愈。可见前人经验，如能领会善用，确有验效。

钱乙用药切贴病情，效而不峻。如治肾怯失音之地黄丸，就是补中有泻，寓泻于补，治脾胃有热的泻黄散，就是苦寒之中又有辛散芳香，使不伤脾胃。它如辨五色、部位及根据季节不同以用药等等，无不处处顾全到小儿生生之气，这对于我们临床医生来讲确实值得注意，切不可急于求成而顾此失彼。如日今儿科门诊时有碰到，小儿咳嗽痰多，而不分虚实寒热给予淡竹沥，言其化痰之效好，殊不知病有病理，药有药理，寒凉之药，用治热痰则可，施于寒痰、虚痰，则暗伤阳气，脾胃受伐，每致小儿纳呆、泄泻，此类证候并不少见，要知辨证施治乃中医之根本法则也。

4. 名方之用，贵在灵通

钱乙创立了五脏补泻之方，这些观点一直指导着儿科临床的发展与运用，特别是其创制之方，配伍得法，尤为量体裁衣，泻而不伐生气，补而不滋腻邪。对小儿甚为贴切，临床上只要辨证得法，均可广而用之。

如①导赤散。《直诀》云："治小儿心热，视其睡，口中气温，或合而睡，及上窜咬牙……"方中生地凉心血，竹叶清心气，木通降心火，甘草清热泻火，以共导丙丁之火，由水道而出。

临床上我们用本方治疗新生儿、婴儿胎火所致的板牙、马牙、重舌、木舌（辅针挑法）；心火上炎之夜啼，酌加蝉衣、灯心、钩藤；高热之口腔糜烂，舌尖红加川连；齿龈红肿渗血加知母、石膏、人中白；便下秘结加生军；鹅口疮加滑石、青黛、川连；龟头红炎、小溲短赤刺痛加川连、车前子、瞿麦、萹蓄等，效果迅捷。

②泻白散。《直诀》谓治"小儿肺盛，气急喘嗽"。方中桑皮行水降火而泻肺气；地骨皮寒泻肺中伏火，淡泄肝肾之虚热，凉血退蒸；甘草泻火益脾；粳米清肺补胃。

临床上可用治肺热气逆之咳嗽，配加黄芩、川贝母、款冬花等，其症可见干咳无痰，咳则较剧，或咽微红，舌红苔黄，日久不愈等；高热肺炎以后，或盛夏所致肺热阴耗之低热症，可配青蒿、白薇、北沙参；口渴加石斛、花粉、知母。用之得当效果良好。

③补肺阿胶散。《直诀》用治"小儿肺虚，气粗喘促"之症。方中马兜铃清肺降火，能涌吐痰浊；大力子利膈化痰；杏仁润燥散风；阿胶滋阴养肺；甘草、糯米补益脾胃。

此方可用于因肺热灼伤津液，而无以涌痰而出之咳嗽。其症可见，咳嗽日久，咳则较剧，喉中如有痰梗，咯而不畅，舌红少苔，脉象细数。若再加以南沙参、款冬花、川贝母、石斛之品，其效更显。常服一二剂后，即能吐痰咳痰，再以养肺之沙参麦冬饮之类，久咳则可告愈。但须告诉病家，马兜铃有涌吐作用，药后偶有呕吐痰浊，是为佳兆，且有糯米之辅，绝不伤胃。至于现之言马兜铃有毒者，关键在于一以对症，二是中病即止，善用而非滥用者也。

④七味白术散。《直诀》谓："治脾胃之虚，呕吐泄泻，频作不止，精液若竭，烦渴躁……"方中党参补中益气，扶脾养胃；白术苦温，燥脾补气；茯苓甘淡，渗湿泻热；甘草甘平，和中益土；葛根解热生津，升提止

【董氏儿科】 DONG SHI ER KE

泻；藿香叶芳香化湿，木香调气和中。

此方临床上为治泻之良方，其主要功能在于健脾而运津。因此每多用于热利以后，脾气受耗，津液不能上承；或调养失宜，脾虚失运之症。其症可见，便泄次多，稀散夹杂，腹软不痛，舌红苔薄黄，溲通色淡黄等症。若热利以后，便尚有臭酸味，或稍带黏液，轻则加银花、扁豆衣；重则合以葛根芩连汤。若便无黏而次多者，加炒石榴皮、乌梅以收敛之；脾虚兼积，少佐麦芽、山楂；脾虚不化加怀山药、扁豆，若是临床用之奇效。另热利之后，每因津伤而致便反秘者，切忌导、润之品，白术散运津健脾，二三剂可愈。

⑤六味地黄丸。《直诀》谓："治肾怯失音，囟开不合，神不足，目中白睛多，面白无华等症。"方中熟地滋阴补肾，生血生津；萸肉温肝逐风，涩精秘气；丹皮泻君相之伏火，凉血退蒸；山药清虚热于肺脾而固肾；茯苓渗脾中湿热，而通肾交心；泽泻泻膀胱水邪而聪耳明目，六经备治而功专肝肾。

本方之妙在于补而不腻，泻而不伤，寓补于泻。因此可以此方为基础，治疗小儿肾阴不足而引起的诸多病症。如小儿发育不良，五迟、五软，可加龙骨、制首乌、补骨脂；遗尿可加菟丝子、覆盆子、桑螵蛸等；肾病综合征、慢性肾炎、单纯性血尿等，均可在此方基础上予以加减。

钱乙其他诸方之运用，其关键亦在明病机、抓本质，则可融而通之，举一而反三也。

四、《幼幼集成》临证致用

《幼幼集成》为清代著名幼科医家陈飞霞所著，该书系统论述了儿科病症的理、法、方、药，其学术观点及创研的多首新方，对中医儿科学的发展作出了重要的贡献，值得我们深研与探索，今结合临床，谈其认识。

1. 儿病之辨，首重面诊

儿科诊病，历来注重望诊，因之《内经》之分部望诊，在中医儿科领域中起到了重要作用，并有所发展。《幼幼集成》之面部形色赋，虽非陈氏原作，但陈氏对该赋极为推崇，认为"临证辨证，颇为得理，予经验既久，所以知其不诬"。从而为其校订与注解。该赋之要，在于"察见形色，先分部位"，指出了一般以左颊配肝，右颊配肺，心配于天庭，肾配于地角，脾配鼻准和唇四白等基本的分部面诊（包括眼胞属脾胃）。认为这些部位的异常色泽可以分别反映有关脏腑的病情病机。对赋中"山根青黑，每多灾异"认为"山根、足阳明胃脉所起。大凡小儿脾胃无伤，则山根脉不现；倘乳食过度，胃气抑郁，则青黑之纹，横截于山根之位，必有延绵啾唧，故曰灾异"。陈氏的这些观点，在儿科的临床中确实发挥了重大的作用，特别是对一些疑难重症的辨证与治疗，若能抓住关键，常能起到良好的效果。如鼻准色萎，唇色淡白，则多为脾虚气弱，多见贫血、慢性泄泻等病，其治疗则当以健脾益气为首推；面部两颊湿疹炎红，起伏不愈，则与肺肝之火有关，治疗当以清气凉肝，我们据此用羚羊角粉治疗，取得了良好的效果；而山根青筋的出现，一般反映了小儿脾胃薄弱的体质情况，且一旦患病，往往难以速愈。这类小儿每每脾肺二虚，或易于肝木过亢，同时可伴见太阳穴青筋，唇四白青灰等，临床上如脾虚泄泻：脾肺不足之痰浊内恋，土虚木侮之腹痛，脾虚有风之泄泻等，尚可出现此种面症，那么其治疗，脾虚者当以健脾，如异功、参苓白术之辈，兼积佐以消运；脾肺不足痰恋者，当以健脾益气以杜痰，用星附六君之类；土虚木侮之腹痛则以小建中汤合小柴胡汤为主；脾虚有风之泄泻，当以痛泻要方为主。应当指出，其病必以虚证为主或所致，故其治疗，愈后必当以健运益气而收功。

此外，陈氏还颇重视小儿露睛之征。其所引夏禹铸之"审颜色苗窍知表里之寒热虚实"，记述了"上胞属脾，肿则脾伤也；下胞属胃，青色胃有寒也；肿而露睛者，脾胃虚极也。"对此陈氏认为，小儿眼之半开半合，于昏睡中而露睛，此脾胃两伤之症。虽然夏、陈此言，是在于明辨惊风之虚实，但提出睡中露睛作为脾胃虚弱的一个指征，则对小儿临床病症的辨证与诊断，具有十分重要的参考意义。如脾气虚怠之泄泻患儿，除面白或黄之外，常伴睡时露睛之症（小儿慢惊更是如此）；肺脾气虚患儿，多面白多汗，或以睡时露睛；有先心病患儿，肺炎以后，兼并心率衰竭，亦每多见此症。因此治疗上，前二者均以健脾益气为主，方如异功、补中益气之类；后者当量虚实缓急之程度，以决定治疗之原则。

2. 温养补益，调治儿病

陈氏擅长以温阳补益诸法治疗多种儿科病症，他从今人体禀已薄出发，认为人性浇漓，民用日促，故"今时禀受，十有十虚，苦寒克削，最不相宜"。在"凡例"中，明白揭示其著书宗旨在批评"纯阳"之说。曰"幼科论证，悉以阳有余阴不足立论，乖误相承，流祸千古"，致使"幼科

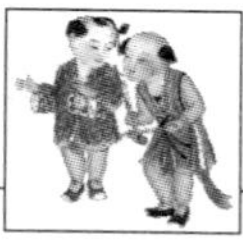

用毒劣之方，令其暗损真元”。并指出钱乙之白术散、地黄丸堪为可法，意欲“用其所长，去其所短”，表明了他主张补养脾肾的学术观点。举例来说，他对疳证，认为“皆真元之怯弱，气血虚衰所致”，倡用参苓白术散，赞为“补救脾胃，此方如神”；提出对疳应“以补为消”，颇具深意。我们就是在此思想指导下，用先消后补，先补后消，半补半消等治疳法则，效果十分明显。对于痫证，力戒寒凉攻伐镇坠毒劣之药，认为盖其病机在于中气素弱，脾不运化所致，故主张以定痫丸、河车八味丸之类扶元健运，并奉为根治之良法。这些治疗观点，对于先后天不足之癫痫患儿，我们予以总结和加减运用，确有其效。凡此种种，陈氏之观点，虽有所偏，但在其特定环境之时，提出顾护阳气、扶正祛邪，足以挽回时弊，并对中医儿科学的全面发展与认识，指导临床诊疗作出了巨大的贡献。

据陈氏之见解，结合临床，对于由邪所致而出现实证的小儿热病、疳疾等诸多疾病，无疑应当以祛邪为主，治疗以开门逐盗为原则，使邪有出路，从而达到邪去则正安之目的。但另一方面，由于小儿为阴阳两稚之体质，故在病机上常为易虚易实，变化无常，如凡先天不足，后天失养，久病虚耗而至迁延难愈者就必须考虑扶助正气以祛除邪气，包括“以补为消”之运用。

如我们用《慎斋遗书》之金箔镇心丹（内中有人参、紫河车、珍珠、琥珀之类），治疗元肾不足之痫证；用董氏家传疳积之九补一消法，治疗小儿疳积之脾气虚损者；用健脾益气之星附六君汤治疗脾虚痰恋着等等，均可取得十分明显之效果。如曾治一陈姓女孩，7岁，因恶吐1年，腹痛8月，腹部发现肿块3月，经西药治疗，肿块消退，但腹痛阵作，痛时踡卧，纳呆吐恶，大便泄利，夹带黏液，西医拟诊为肠系膜淋巴结肿瘤、肠结核。从其症情表现来看，似有实象，但细观其症，面浮肢冷，小溲清长，舌淡脉沉，况其病已久，当为阳气大虚，厥阴久利之证，遂以温补气阳之法。药用乌梅、川椒目、附子、肉桂、党参、白术、细辛、芍药、甘草等。5剂以后，病得转机，腹痛下利均瘥，再以此方为主增损，调治月余，症安病愈。这就是我们常说的辨证必探其因，治病必求其本。那么无论小儿之稚阴稚阳，病之虚实寒热，邪之盛衰转化，则治疗必有法可依，有方可施，而获其效也。因此说学先辈之经验，非是按图索骥，而是学其辨证之思路，然后举一反三灵活运用于临床也。

3. 善用桂枝，解肌和营

陈氏推崇仲景而善用桂枝，他在书中承袭了前贤对小儿体禀和疝证的

分析，指出"风寒湿唯乳子为独多。如藜藿之儿，房廊卑隘，户牖萧疏，衣褓单寒，坐卧非处，风寒之来，孰能悉为捍御；膏粱之子，过于慎重……重衣叠绵，温暖过度，微汗时出，腠理甚疏，偶然脱换，风寒则乘虚而入矣"。又曰："小儿易于外感，惟伤寒为独多……凡治小儿之热，切须审其本元虚实，察其外邪重轻，或阴或阳，或表或里，但当彻其外邪出表，不当固邪入里也。"以上之言均十分清楚地描述了小儿得之外邪之因，以及辨证治疗的原则。在此基础上他又十分推崇桂枝汤在小儿伤风多汗时的应用，谓"仲景原有桂枝汤，舍而不用，徒事惊风，毫厘千里，害岂胜言哉？"于是陈氏把此类外感归为柔痓，认为"小儿体弱者，最多此症，亦因腠理不密，自汗无时，所以风邪易入……若能早为解肌，调和营卫，药到病起"。因此他特制桂枝防风汤，专治小儿伤寒初起，以解散肌内之邪，此方被誉为幼科解表第一方，并列入前贤如王海藏的桂枝葛根汤、桂枝加川芎防风汤，以治疗因表虚营卫不和而生发的诸症，临床效果确实十分卓著。

由于小儿禀赋单薄，娇嫩柔弱，腠理疏松，故常致营卫不和而产生诸多病证，如外感表虚之中风证，营卫不和之多汗证、咳嗽、厌食、低热等等，我们用桂枝汤为主予以治疗，确可起到良效。因桂枝汤具有调燮小儿阴阳营卫，脏腑气血，苏醒胃气的功能（书中另有详述），临床运用之广，远远超出陈氏之论点，此亦即"明医方之理，贵在善用也"。

4. 金粟丹方，截风定搐

陈氏在书中论述了一系列他所拟定的对于小儿疾病诊治的丹方，其中金粟丹一方，至今仍为我们临床所用，此丹以胆星、僵蚕、白附子、天麻、全蝎、代赭石、乳香、麝香、冰片等组成，共为细末，以金箔为衣，水泛而成。陈氏认为"此方专能疏风化痰，降火降气，并治咳嗽上气，喘急不定，嗽声不转，眼翻手抽"，自誉"凡诸家截风定抽之方，皆不及此方之圣"。分析该丹之组成，胆星、僵蚕、白附子善治风痰，通络开结；天麻、全蝎、代赭石息风定惊降逆；乳香、麝香、冰片长于开窍，辟邪通络；金箔重镇安神，除烦定志。合而用之，确有豁痰息风，镇惊开窍之功，尤对于小儿发热时邪客居，引动风痰之惊抽昏厥，确有其功。据此理，董廷瑶先生将此丹用于防治小儿发热惊厥一症（其详书中已作论述），常可起到遇热惊厥不再发生或症状减轻之作用。

以上论述，虽不能全面反映陈氏独到的学术见解和丰富的临床经验，但从中亦能窥其精湛至理的学术造诣，使后学者涉其精华，发扬光大。

【董氏儿科】

DONG SHI ER KE

第五部分 温故求新

五、脾胃学说在儿科临床之运用

在中医儿科史上，急性传染性热病的证治无疑占有很重要的地位，但对小儿的调理也同样受到重视。钱乙的异功散、白术散等，即是儿科益气健脾之名方，尔后，李东垣、陈文中、万密斋诸贤，乃将幼科之调补脾胃发展到新的水平。董廷瑶先生善于吸取幼科先辈的宝贵经验，在调治儿科病症方面擅长从脾胃的生化升降着手处理，成为突出的学术思想之一。

1. 知禀赋，明生理

人所共知，小儿之体，在禀赋、生理、病机诸方面，都具有其特点，而这些特点又与脾胃有着内在的联系。

首先从体禀言，小儿之生机蓬勃，而营养之供应常呈相对的不足，于是表现为阳常有余、阴易不足的状态。历代称小儿"纯阳"、"阳常有余阴不足"等观点，均基于此。然所谓阴不足者，一为小儿天癸未至，肾水不充；一为营阴之精微，往往供不应需。可见，在小儿整体的阴平阳秘上，脾胃营阴具有关键之性质。此所以小儿之体禀势必尤赖脾胃之功能状态也。

其次从生理言，小儿之生长发育，仰仗于脾胃之营养供给。先天肾气固为生发之动力，但"元气之充足，皆由脾胃之气无所伤，而后能滋养元气"（《脾胃论》），即是后天精气对于肾气的资养。所以"人之既生，由于水谷之养……非水谷无以成形体之壮"（《景岳全书》）。临床可见，小儿之先天强者不可待，若脾胃失调仍易多病；而先天弱者亦勿过忧，只要对脾胃调摄适当，后天化能充分，转弱为强有望。此所以万密斋云，小儿"脾胃壮实，四肢安宁，脾胃虚弱，百病蜂起"也。

再者，从病机言，小儿之多发病以伤食、外感为主，均不离脾胃之损。而小儿病机变化之易寒易热、易虚易实，亦与脾胃有关。盖小儿素体之偏于寒或热者，每因于其饮食上的偏嗜；多进炙煿厚味，里热伤津，邪易化火；恣啖冰饮生冷，阳伤里寒，邪即寒化。其脾胃素弱者，真元单薄，感邪之后，正气易耗而化源难继；在病退正虚时，形神之复原，又全赖乎脾胃之功能。凡此种种表明，把调治脾胃作为保养小儿的首要环节，是有着充分的理论依据的。

【董氏儿科】
DONG SHI ER KE

2. 调寒温，护胃气

在儿童保健、预防疾病方面，强调调摄脾胃的重要。陈文中曾谓："吃热、吃软、吃少，则不病"，董老甚赞其旨，认为这样有助于脾胃的消化、吸收功能。提出"吃七分饱"，而批评了哺育中的啖冰、强喂和进食硬物等不当的育儿方式。同时，在衣被方面，注意背暖足暖、肚腹保暖，既可避免因寒而受邪，也不应过暖而多汗。总之，饥饱合宜，寒暖适度，乃能有益于脾胃健运而生化无穷。

在临证上，对小儿之诊治，必先察脾胃之厚薄，处方遣药则尤顾护养胃存津。董老谆谆告诫，治病首辨虚实，又重在诊视脾胃状态。一见不足，必须及时扶助脾胃气阴，即是补益元气、正气。此所以万密斋有言："调理脾胃者，医中之王道也。"董老强调"百病以胃气为本"，指出在任何情况下，不能不考虑胃气。推崇仲师、钱乙方，认为如白虎之配粳米、小柴胡之配姜枣、补肺散之伍糯米、泻白散之伍粳米，即是含有护胃和中之意也。在董老的"小儿用药六字诀"中，"轻"字居于首位，认为用药勿使过剂、不犯胃气，贵在轻清、贵在和平。而对任何病症的善后调理，均以健运脾胃为主，若生化有源，则不难康复。

以调理脾胃之方言，又需掌握好通补、润燥之间的配合。盖脾胃之性，一方面生气血而藏营阴，另一方面健运不息而输布精微，认为调补脾胃不能呆补、蛮补，而应在益气滋营的同时，佐以助运之品。故在调补脾胃诸方中，参苓白术之制为董老所赏用，对补养脾阴的山药、扁豆、苡仁等，以属谷物，气味甘淡，深合脾胃本性，颇为重视；而在养胃法中，以石斛、花粉、扁豆、谷芽与陈皮、枳壳、佛手、香橼的润燥相伍，也十分有心得。

近数年来，董老特别赏用桂枝汤以治小儿之纳呆厌食，每可数剂而应。论其证，因伴有自汗寐汗、面白无华、体弱、易感外邪，舌苔薄润，可从营卫虚弱视其病机。但若以纳呆厌食作主症，面白无华、体弱，舌苔薄润，而不一定伴见营卫虚弱者，投之亦有其功。这就不能不深入探究其理。就纳呆厌食言，如无脾胃亏弱，食积内滞，也没有病症之影响，则当从胃气论治。此因中医以胃主受纳和腐熟水谷，脾主运化和输送精气，纳呆为胃纳受抑之症，应以调扶胃气为治，方为合度。

3. 调脾胃，重升降

脾胃学说的内容，除了强调其作为后天之本以外，亦重视脾胃作为升降之枢机作用。经曰："升降出入，无器不有。"然此升降运化之理，乃以脾胃为枢纽轴心。东垣指出，人体气机运化斡旋，效象天地，其中又以阳气之升腾最为重要，所谓"阳气升于天，则各安其分"，亦即"春气升则万化安"。脾胃之作用至关重要，"脾胃既虚，不能升浮……清气不升，浊气不降"（《脾胃论》）。董老深谙这一学说，临床运用自如。以小儿泄泻言，固有寒热虚实之异，然常须注意清浊相干、升降失调之机。故处方选药，喜用葛根、银花、扁豆衣、扁豆花等，参入诸法之中，取其轻灵升清也。董老更善用荷叶于多种泄泻、痢疾之症，此正如东垣所言："荷叶之体，生于水土之下，出于秽浊之中，而不为秽浊所污染……食药感此气之化，胃气何由不上升乎？"（《内外伤辨惑论》）故其禀升清降浊之性，而有独到之功。在临床上，有部分小儿，泄泻久治不愈，董老从虚实夹杂、清浊相干论之，而主以升清降浊之剂，其效立见。如一张姓男婴，泄已一月，仍未能止，发热不清，舌红少苔，唇朱口燥，食纳尚可，腹满胀气，肠鸣转矢，小溲不多，四肢清冷。此为虚中夹实，升降失职，乃以荷叶、葛根、银花、扁豆衣轻灵升清为主，使清阳宣发而浊阴自降；配以木香、枳壳理气宽中，条芩、花粉清热生津，党参、山药健脾扶中。3剂而热净肢温，大便成形，腹满较软，小溲通长，足见董老之于升降之理，深得其奥。

董老更用升降之理，治疗某些病情错杂之症。有一马姓男孩，5岁，起于强忍大便，以致便下秘结，非导不下，一月仅得两次，已是两年顽疾。曾投以润肠之剂，稍能通下，但旋即又秘。董老见其面色萎黄，腹部柔软，大便虽结但解下尚软，脉弱而舌淡苔净，遂从阳气不振、脾胃失其升降论治。方用桂、附辛以温阳，参、草、归、芍调扶中焦，而以郁李、苡仁润下降浊，反佐一味升麻，升发清阳，旋动气机。药后即得显效。又有李姓7岁男孩，久患脘腹疼痛，迁延不解，曾以小建中汤治之，其痛稍和，然继见低热阵作，腹痛复发，纳少作恶，脉弦苔黄，董老从脾胃气机之出入动静分析，认为原属寒邪郁于中土，今则气机已动，邪及少阳，故腹痛兼见阵热。乃投小建中合小柴胡，一以温里而扶脾胃，一以和解而疏郁结，4剂即诸证告平。凡此可显脾胃升降学说对临床的莫大指导意义。

4. 健脾胃，化痰饮

儿科临床，颇多痰咳、喘哮迁延缠绵之症，董老之治，分清外感内伤，若见脾弱正虚，即以调养脾胃作为扶正化痰的良法。在脾胃学说中，十分重视脾土对肺金的资生作用，常以"脾气散精，上归于肺"论之（《素问·经脉别论》）。然东垣更强调脾胃虚弱导致肺脏之病，"脾胃虚，则肺最受病"（《脾胃论》），更着重提出："脾胃一虚，肺气先绝"（《内外伤辨惑论》）。小儿原为肺脾不足，若临床已见肺脾两虚，即应以益脾为主，盖直接健脾实质上即是间接补肺，此所以培土生金法为儿科临床最常应用的治则之一。

在培土生金法中，星附六君为董老赏用病症之良方。本方屡用于患有疳疾而痰咳迁延者，每获速效；还可以治疗一些咳喘久延、累及脾虚者，包括迁延性肺炎、肺脓疡等病中的肺脾两虚证。方中以党参（或太子参）、白术、茯苓、甘草益脾安中；陈皮、半夏燥湿和胃；胆星、竹节白附子蠲痰除饮。其肺失清肃者，加入百部、桑皮、紫菀、枇叶之类；脾虚便溏者，佐以山药、扁豆、肉果、诃子之品。若得健脾和胃，肺金得荣，复其清肃之令，而痰浊渐次得化，则不能痊安。

对于哮喘缠绵的小儿，尤需以培土生金来杜痰。杜痰者，即杜绝其生痰之源之谓。在宿哮之症，杜痰乃重要的图本之治，其中苓桂术甘汤为董老所擅用者。苓桂术甘汤通阳扶脾，化饮利水，适用于肺脾阳虚、寒饮内伏之证，历来被奉为治饮之圭臬。董老运用本方，及其灵活，既有祛饮平喘，又用于健脾化饮，据症配合其他方药而独具匠心。譬如，在哮喘缓解期，即以本方与二陈、三子相合，扶脾土、祛痰饮，成为一首预防复发的根治之剂。若喘虽初平，尚见咳呛痰多，可与百部、白前、紫菀、杏仁之类相伍，通阳化饮，止嗽降气。有兼见表虚不足者，更可合桂枝汤，一以内化伏饮，一以外固藩篱，每可减少哮喘之反复。是以苓桂术甘之崇土健脾、温阳行饮，即具有清源杜痰，资助肺金之佳效也。

5. 理脾胃，治疑难

脾胃的藏象特性，它所具有的多种功能，以及作为后天之本的巨大作用，为临床应用脾胃学说论治多样疾病提供了理论根据。董老善于从脾胃的角度解决儿科的一些疑难疾患，这是极为宝贵的学术经验。这里试举一例以作分析。

患儿徐某，女，来诊时仅 11 月龄，已被诊为先天性溶血性贫血、黄疸，病情严重，一般预期难以延活，然家长爱儿心切，不惜到处求医觅治。现正高热 4 天，体温达 40℃（肛表），虽有汗出，但热不退，面色蜡黄，形神萎靡，咳嗽频作，痰稠难咯，舌润色淡，咽部不红，大便不调，小溲通长。此为虚人感邪重症。思索再三，从整体出发，投以东垣麻黄人参芍药汤全方。水炙麻黄、桂枝、五味子、炙甘草各 2.4 克，党参、当归各 4.5 克，白芍、麦冬各 6 克，炙黄芪 9 克。2 剂退其热，形神渐振，但咳痰不爽，舌质淡润，遂先后加入百部、紫菀各 4.5 克，白术 9 克，黄附块 4.5 克，去麻、归，续服 4 帖而诸症均安。董老继以本法为主治疗该儿的反复高热，均能获安，随之可有一段时期稳定，一直延活至 8 岁。

本病属遗传性疾患，其病理是红细胞异常，易被破坏，它的高热寒战、头身疼痛，甚至衰竭而死亡，此是溶血性危象，故阴血大耗，为本病之因。然从中医理论言，该儿病本在先天不足，元气大虚；但脾胃学说认为，脾胃为气血生化之源，脾健胃和，气血即能源源得生。由此可见，治疗本病之势必从脾胃着手，乃是十分明显的。当然在气与血的关系中，更重视气，此乃缘于"有形之血难以速生，无形之气所当急固"也。故脾统血的理论与实践，都把重点放在健脾益气上，以复其统摄之权为主。这就决定了处理这一患儿时以参、芪益气为先，归、芍养血辅之的基本治则。

然而，董老在溶血危象之时，断然施以麻黄人参芍药汤，无疑是正确地准选了使患儿得以转危为安的良剂。考麻黄人参芍药汤出自东垣《脾胃论》，主治"脾胃虚弱，气促憔悴"，而又表有大寒、里邪耗血，成为后世治疗虚人感冒的名方，其组方重在健脾胃益中气以顾病本，包含着东垣运用脾胃学说以治多种病变的奥旨。董老之用全方，充分考虑到了患儿元气大虚、阴血亏耗的本质，以及卫弱而易感外寒、肺虚而邪恋于里等标象。方中党参、黄芪、甘草补气益脾、托邪外出而不乘阴耗血；麦冬、白芍养阴以清里热；麻黄、桂枝解外以祛表邪；当归配黄芪补血、又合白芍和营；五味子配麦冬养肺、又合党参固气。数剂之后，元气振，阴血生，外邪得解，生命得保，显示了益气健脾治则的巨大功用。

通过本例的事实，我们可以领略董老在应用脾胃学说时的独到心得；同时也表明了在应用益气健脾治法方药以治疗疑难病症方面所具有的深厚潜力。

总的来说，董老在儿科临床随时顾护胃气和重视升降运化，颇多地使用培土生金和崇脾利饮诸法，以及善于从脾胃出发论治疑难病症，莫不立足于小儿的阴阳两稚，肾气未充，其机理之平和尤赖于脾胃气阴的斡旋周济。

【董氏儿科】
DONG SHI ER KE

第六部分

诊治心得

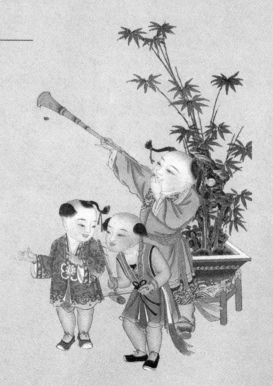

一、理胃煎治疗小儿湿热型胃炎

近年来小儿胃炎发病率日渐增高，根据中医辨证，临床又多见湿热型。为此，笔者用自拟理胃煎为主治疗该型 40 例，并与西药组作对照，现将结果介绍如下。

1. 临床资料

1.1 一般资料　治疗组男 22 例，女 18 例，平均年龄 5 岁。病程 10 天~1 年，其中伴发热 5 例。对照组男 13 例，女 7 例，平均年龄 4 岁。病程 7 天~6 个月，其中伴发热 3 例。均作胃钡餐造影检查确诊。

1.2 诊断标准　全部病例均符合中国中西医结合学会 1989 年 11 月在南昌召开的消化系统疾病专题委员会制订的标准。主症：①胃脘灼热胀痛；②口苦，口臭；③尿黄；④脘腹痞闷，渴不欲饮。次症：胃钡餐透视示胃黏膜急性活动性炎症。舌、脉象：舌质红，边尖深红，苔黄厚或腻，脉滑。证型确定：具备主症两项，舌脉基本符合，或具备主症 1 项及次症，舌脉相符合即可确定。

2. 治疗方法

治疗组 40 例患儿均口服理胃煎。药物组成：黄连 2 克，蒲公英、元胡、制香附各 10 克，枳壳、佛手各 6 克，神曲 10 克，鸡内金 6 克。每日 1 剂，水煎分 2 次服，15 天为 1 疗程。加减：脘痛痞闷甚加川楝子 10 克，台乌药 10 克；吐恶加厚朴 3 克，炒竹茹 5 克；大便秘结加生军 5 克，炒莱菔子 10 克；伴发热加连翘 10 克，银花 6 克。对照组 20 例予西药胃炎冲剂治疗，≤5 岁 1/2 包，>5 岁 1 包，均每日 3 次，15 天为 1 疗程。服药期间均予清淡饮食，忌服膏粱厚味、辛酸及生冷瓜果之品。

3. 治疗结果

3.1 疗效标准　参照 1989 年中西医结合学会消化系疾病专题委员会制定的标准并结合临床实际修订如下：近期治愈：临床主要症状、体征消失，胃钡透检查正常。显效：临床主要症状、体征基本消失，胃钡透检查基本正常。有效：临床主要症状、体征减轻，胃钡透示炎症减轻。无效：达不到上述标准者。

3.2 结果　治疗组总有效率 87.5%，对照组为 75%，两组经统计学处理有显著性差异，$P < 0.05$，见表1。

表1		两组疗效比较			例（%）
	n	近期治愈	显效	有效	无效
治疗组	40	13（32.5）	14（35）	8（20）	5（12.5）
对照组	20	5（25）	6（30）	4（20）	5（25）

两组疗效比较 $P < 0.05$

4. 体会

小儿胃炎属中医"胃脘痛"范畴。究其原因，多为寒热失调，饮食不节，气滞不畅所致。如李东垣《脾胃论》云："故夫饮食失常，寒温不适，脾胃乃伤。"而临床湿热型为多者，实乃家长过分迁爱，饮食瓜果、膏粱厚味无度，特别是暴饮暴食，以致壅伤脾胃，气机受阻，升降失司，郁而化火，故治疗以清胃、理气、化湿导滞三法合用。理胃煎方以黄连、蒲公英清胃泻火；元胡、香附、枳壳、佛手疏肝理气和胃；神曲、鸡内金消积导滞。从临床治疗分析，理胃煎治疗湿热型胃炎无论从临床症状改善与消失，还是胃钡透检查结果，其疗效均比对照组为优，显示中药在化湿清热和胃方面有着独特的优势。

二、小儿急性肠系膜淋巴结炎的中药治疗

小儿急性肠系膜淋巴结炎多见于 3~7 岁的年龄段，且男童发病率较高，常在急性上呼吸道感染病程中并发或继发于肠道炎症之后。临床表现为右下腹或脐周疼痛，阵发性、痉挛性为其特点，急性发作期可伴见发热等症状。我们于 2003 年 3 月至 2006 年 3 月用中药治疗小儿急性肠系膜淋巴结炎患儿 80 例，并与西药对照组进行比较，临床效果较为满意，现报道如下。

1. 诊断标准

符合急性肠系膜淋巴结炎诊断标准（吴瑞平，胡玉美，江载芳. 诸福棠实用儿科学. 第 6 版. 北京：人民卫生出版社，1997：1362），除腹痛和

发热症状外，可见血常规中白细胞总数偏高，常在（10.00～20.00）×10^9/L 之间，中性粒细胞可达 70%～90%。彩色 B 超腹腔内探可见多个淋巴结肿大，并需排除其他类型的急腹症。如急性阑尾炎、肠套叠、肠梗阻及急性实质性脏器炎症等。

2. 临床资料

本组共收集了 120 例病例，采用 2∶1 随机抽取分组原则，其中治疗组 80 例，西药对照组 40 例。治疗组男 55 例，女 25 例；年龄 3～11 岁，平均年龄 6.2 岁；病程最短 3 天，最长 25 天，平均 7 天。有 21 例伴有不同程度发热，15 例伴有恶心、呕吐，11 例伴有轻度腹泻。血常规检查白细胞增高 26 例。对照组男 27 例，女 13 例；年龄 2～10 岁，平均年龄 5.6 岁；病程最短 4 天，平均 6 天。有 9 例患有不同程度发热，7 例伴有恶心、呕吐，6 例伴有轻度腹泻，血常规检查白细胞增高 12 例。两组的性别、年龄、症状、体征经统计学处理无显著差异（$P > 0.05$），具有可比性。

3. 治疗方法

治疗组：主方：柴胡 6 克，枳壳 5 克，炒白芍药 6 克，生甘草 3 克，延胡索 6 克，川楝子 6 克，川芎 5 克，台乌药 10 克，象贝母 10 克，炒山楂 10 克，夏枯草 6 克。临证加减：伴发热，加连翘 10 克，金银花 6 克，去白芍药、川楝子、川芎；伴恶心、呕吐加川厚朴 3 克，藿香 6 克，陈皮 3 克，去白芍药、川芎、川楝子；伴腹泻，加炒川黄连 1.5 克，木香 3 克，茯苓 10 克，去白芍药、川楝子、川芎。

对照组：均给予头孢哌酮每日 50mg/kg，加入 0.9% 生理盐水 100ml 中，分 2 次静脉滴注；或用头孢三嗪每日 40mg/kg，加入 0.9% 生理盐水 100ml 中，静脉滴注；或辅以山莨菪碱等综合治疗。

以上两组均以 10 天为 1 疗程。

4. 疗效标准

治愈：治疗 10 天内腹痛及兼症消失，体温正常，腹部 B 超复查肠系膜淋巴结恢复正常；有效：治疗 10 天后，腹痛等症状减轻或消失，体温正常，腹部 B 超肠系膜淋巴结较前减少或缩小；无效：治疗 10 天后，腹痛症状改善不大，腹部 B 超复查肠系膜淋巴结无变化。

5. 结果

从两组的治疗效果来看，总有效率均较满意，但治疗组的总有效率明显优于对照组，说明中医中药对该病的治疗有着显著的效果。见表 1。

董氏儿科 DONG SHI ER KE

表1		两组疗效比较			例（％）
组别	例数	治愈	有效	无效	总有效
治疗组	80	51（63.75）	27（33.75）	2（2.50）	78（97.50）*
对照组	40	24（60.00）	10（25.00）	6（15.00）	34（85.00）

注：与对照组比较，*$P < 0.05$。

6. 讨论

随着 B 超的明确诊断，小儿肠系膜淋巴结炎临床病例发现越来越多，因此对该病的中医辨治，必须有一个完整的认识思路，利于更好发挥中医药的作用。

本病从临床来分析，可分为急性期和缓解期两类。急性期多以发热，腹痛或恶心，呕吐等症状为主；缓解期多发热症状消失，但腹痛仍有不规则发生，且病程发作天数较长。根据本病的特点，结合患儿的体质，其病因多为患儿素来脾运欠佳，或内有积滞（痰、湿、食）者，故每当新邪触动，肺气失肃，气机不畅，而致痰、湿、食、热互结，瘀阻肠道，气运脉络受阻，形成痰核（淋巴结肿大），不通则痛。因此本病的治疗当以清热理气、消积化痰为主，达到通则不痛之目的。遵循这个原则，以四逆散合金铃子散理气为主，加以川芎为血中之气药，既可治血，又可行气祛风止痛；乌药辛开行气；夏枯草、象贝母清热化痰散结，山楂消积化瘀。全方共奏清热理气，化痰祛积之功，与本病之病因病机甚相契合。

从两组总有效率比较分析，西药虽对急性期症状控制较快，但对整体症状、功能恢复则相对较慢，且从临床来看，西药治疗后其腹痛症状容易反复发作，反映其炎症虽得到控制，但内滞未清，气运仍阻。而中医药恰恰在这方面有着明显的优势，即从病因着手，从根本上治疗，清热化痰、理气消积，量证施治，不仅症状消失较快，而且由于痰化、滞清、气通，从而使整体功能得以改善，若再以调理脾运，更可使其巩固不发。

三、对小儿外感温热病中几个证的认识

小儿外感温热病，一般以卫气营血的发展规律来进行辨治。由于温热病的传变比伤寒来得要快，小儿体质的反应又与成人有异，且小儿本身又有强弱之别，加上温邪类别不同，因此感邪以后，不一定是卫气营血渐次深入，固定不变。如有的从气分或营分开始，有的从卫分直传营分，有的还数证兼见等等。故在小儿常有不同的证中出现相同或类似的症状，这就需要结合临床，同中求异，来达到证药合宜之目的。下面试选临床四个方面来谈及。

1. 卫、气之证，与卫气兼有之证之辨

卫分证主要是温邪侵入人体，犯及卫分，属温热病初起，他的主症是发热，微恶风寒，头痛咳嗽，口微渴，无汗或少汗，脉浮数，舌质红，苔薄白等。邪犯气分由于所在脏腑、部位有所不同，因此所反映的症状也就有多种类型。如热壅于肺，可见肺气不利的症状；热扰胸膈，可见气机不畅症状；热炽阳明，可见胃热亢盛症状；热结肠道，可见腑气不通症状。这些都可以逐一明辨。但临床上常可碰到卫分未解而兼有气分之证，其症状多可表现为与单纯卫分证相似，如均有发热，口渴出现。这就需要仔细分析对比。卫分证的发热，一般以病程较短，神情尚安，其口渴由于伤津不重，亦并不十分多饮；如果伤及气分，其发热一般病程稍长，常伴有烦躁。口渴由于发热日久，热度较高，伤津程度比卫分证重。虽亦有不喜多饮者，但必兼见唇朱，况白苔之中可兼带微黄。如此气分证出现虽不十分明显，但也可知其邪已渐入气分矣。如清·王孟英分析："温病初感，发热而微恶风者，邪在卫分。不恶寒而恶热，小便色黄，已入气分矣"。"其热在气分渴，以气热劫津也"。他主要也是以恶风、恶热、口渴来辨之。小儿不能言清症状感觉，因此实际上他指的恶热，在一定程度上也包含了烦渴。对于这种卫气兼有之证，就可用双解法（透与清兼用）来治疗之，兹举一病例。

姚某，男，10 岁，1980 年 8 月 15 日初诊。

案语：患儿发热 5 天（T 39.0℃），汗出不多，伴有咳嗽流涕，舌红苔黄，口渴唇朱，人感烦热，便通溲赤，脉浮数，病在卫气，治以双解。

处方：连翘 9 克，薄荷 3 克（后入），蝉衣 3 克，芦根 5 克，桑叶 9 克，黄芩 5 克，淡豆豉 9 克，黑山栀 9 克，银花 9 克，象贝 9 克。3 剂。

二诊：药后发热已和，口渴亦瘥，咳嗽仍有，舌苔薄黄，二便均调，治以肃肺。

处方：桑叶 9 克，象贝 9 克，枇杷叶（包）9 克，前胡 5 克，杏仁 6 克，陈皮 3 克，大力子 6 克，川石斛 9 克，清甘草 3 克。3 剂。

［按］此例患儿虽有汗少流涕脉浮之卫分证，但其口渴唇朱，烦热，当知已兼有气分之证矣。故投以银翘散加减合栀子豉汤双解而愈。

2. 气、营之证，与气营兼有之证之辨

气分的病机主要是邪气亢盛，正邪剧争；营分的病机是热灼营阴，心神被扰。小儿一般气营兼有之证为多见。如何辨别这一证候呢？我想只有在共同的症中来加以分析。气分与营分常可见到神烦、口渴、舌质色红这些共有之症。但它们在程度上是有差异的。烦——气分热盛，昼夜不分，热高则烦躁，以其阳气亢盛，燥热致烦；营分烦扰不寐，入夜身热为甚，以邪入营阴，心神被扰。口渴——气分热盛劫津，故渴喜多饮；邪在营分，渴不喜多饮（王孟英称此为口干），以其津虽耗，而其气不热。王氏以"多饮能消水者为渴，不能多饮但欲略润者为干"来区分，其义深矣。舌质色红——气分由于热盛劫津，故常可兼见苔黄而燥；营分则见舌质深红（即绛色）多无苔，以营气通于心，舌乃心之外苗故尔。如此诸证出现，若兼之它症，如斑疹隐隐等，则气营兼有之证不难辨治也。兹举一病例。

谢某，女，2 岁。1980 年 3 月 11 日初诊。

案语：患儿高热 3 天（T 39.2℃），昨起躯体散发疹块，色紫红，皮肤灼热，舌绛红苔燥，唇朱烦渴，脉数，二便尚通，此气营同病，治以清营转气。

处方：连翘 9 克，川连 2 克，黄芩 6 克，淡竹叶 5 克，黑山栀 9 克，生地 12 克，丹皮 3 克，生石膏（先煎）15 克，水牛角（先煎）12 克，羚羊粉 4.5 克（用文火炖分两天服）。2 剂。

二诊：药后发热已退，疹块亦隐，烦渴瘥。舌红苔黄，便下溏软。再以原法加减 3 剂而安。

［按］此例患儿以其高热口渴，苔燥脉数，可知其气分热亢。又以其舌绛红，神烦扰，疹色紫红灼热，则更可知营分同病也。故用清营转气的方法，2 剂而见获效。如此重症，若辨之不当，治不及时，极易深陷营血，临床不可不明辨之也。

3. 心胃火浮，与热结肠道之辨

心胃火浮与热结肠道，均为里热之邪。其病机前者为火邪上浮，后者为邪热里结。其症虽都有发热，便秘，但治法却不同。心胃火浮，由于其心经受热，火性炎上，加之腑气不通，胃火上逆，故其热势较高，持续不退，虽便秘而不腹痛不拒按。病之重点在火浮上；热结肠道，由于邪热入里已深，与积滞相结而成阳明腑实，所以日晡潮热，热势不高，便秘而腹部按之作痛，病之重点在邪结于中。心胃火浮之证必兼见舌尖色红，尖边

或苔面溃疡，牙龈红肿或兼渗血。此舌尖属心，龈为胃之络故也。热结肠道又可见有纯利稀水者，所谓"热结旁流"正是，此又非前者之所有。二证共异，细辨可明。治之之法，心胃火浮，苦寒直折，导热下行，导赤散合清胃散加减；热结肠道，软坚攻下泄热，调胃承气汤为主。兹举二病例。

例1 吴某，女，2岁，1982年6月12日初诊。

案语：发热5天（T 39.0℃左右），口渴烦躁，舌尖红边溃疡，牙龈红肿渗血，便秘3天，小溲短少，心胃火浮之证，治以苦寒折热。

处方：川连3克，淡竹叶5克，小生地9克，木通1.5克，生甘草3克，知母6克，生石膏（先）15克，生军（后入）4.5克。2剂。另锡类散1支涂口腔溃疡处，日3次。

二诊：药后热势下降（T 37.8℃），口渴烦瘥，舌边溃疡渐敛，龈肿亦平，腑气通下，浮火得降，以原法追踪，上方去生军，加石膏9克。3剂。

例2 张某，女，3岁，1979年3月13日初诊。

案语：日晡潮热（T 38.0℃），已有1周，神烦不安，唇朱口渴，舌红苔黄，便秘5天，腹痛拒按，小溲短赤，此热结阳明，肠道腑实之证，治以软坚攻下，清肠泄热。

处方：元明粉（冲）6克，生军（后入）4.5克，生甘草3克，知母6克，生石膏（先）15克，淡竹叶6克，芦根15克，花粉9克。2剂。

二诊：药后下宿矢半盂，热即退净，稍有咳嗽，舌红苔黄，治以清肃。

处方：生石膏（先）15克，知母6克，黄芩5克，象贝9克，杏仁6克，枇杷叶（包）9克，竹茹6克，大力子5克，芦根15克。3剂。

［按］例1高热兼以舌尖边溃疡，齿龈红肿，便秘，可知其心胃之火，故用苦寒直折而愈。例2日晡潮热，便秘腹痛拒按，可知热结肠道，故用软坚攻下泄热而愈。

4. 邪留阴分发热，与阴虚发热之辨

此二证在临床较易混淆，以二者都为阴分发热，而又同为证轻势缓，故不可不明辨也。

邪留阴分的发热，主要以夜热早凉，热退无汗为主。其病机为邪入阴分，此证多见于温热病后期阶段，其热往往久延不解，系温病余邪留伏阴分。以夜属阴，邪居阴分，故热发在夜间，而日则无之，邪归阴分而不外解，故致晨热退而无汗。正如清·吴鞠通分析说："夜行阴分而热，日行阳分而凉，邪气深伏阴分可知；热退无汗，邪不出表，而仍归阴分更可知矣"。阴虚发热主要可见午后潮热，得微汗稍退，或夜间盗汗，手心灼热等。其病机为阴虚所致，此证多见于温热病或慢性消耗性疾病（如肺炎、麻疹、百日咳）以后，以阴津内耗而致。乃本身阴分之不足，非前证之邪留阴分，这是根本区别，此亦即经谓"阴虚则热"是也。另外邪留阴分证多未伤气分，胃肠无病，故纳谷尚佳。而阴虚之证日久多伤及胃气，故可兼见神疲懒言，纳谷不香之症。明之上理，则治法可依。吴鞠通说："邪气入伏血分，混处血络之中，不能纯用养阴，又非壮火，更不得任用苦燥"。故以青蒿鳖甲汤入阴搜邪为主治。此方妙在青蒿入阴有鳖甲领之，鳖甲出阳有青蒿领之，邪入阴分之证不出数剂即可愈矣。阴虚发热由于其程度不同，故当据证而选方了。兹举一病例。

陈某，女，3岁，1982年8月25日初诊。

案语：患儿午夜热升（T 38.2℃），日退无汗，已有3月，舌苔红润，纳谷一般，二便正常，治以清热育阴，引邪外出。

处方：青蒿9克，炙鳖甲12克，知母6克，生地9克，丹皮3克，北沙参9克，石斛9克，黑山栀9克。4剂。

二诊：药后入夜热仅三分，略有出汗，舌苔薄润，纳少稍咳，二便正常，治以原法巩固。处方：上方去黑山栀，加竹茹5克，枇杷叶（包）9克。5剂。

［按］此例患儿入夜高热，退则无汗，确系余邪久伏阴分，故投以青蒿鳖甲汤而愈。

以上谈及仅占小儿外感热病中一小部分，如伤寒之三阳，各有其阶段特性，温病又有冬、夏、暑、湿、秋、燥之分，在小儿又常可兼见痰、食、惊之类，这些都必须在临证中细细体察。总之在治疗中不要呆板刻套，按图索骥，更不要被某些现象所束缚，拘古而不泥。明理要识病，同中求异，异中求同，药随证变，方为合度也。

四、小儿"治病求因"发微

"治病求因"是中医学中治疗疾病的一个基本原则，但对这个"因"字的理解及具体应用，则又有许多学问。

"求因"以其字义解释，似乎只是简单地辨析病因。诚然，中医的病机学说包含了对于病因的认识，如六淫、七情之类。但这只是了解病因，指导处方的起点，临证时，仅仅局限于掌握这些病因，尚不足以全面认识病机和病症，此外，也有人将"治病必求其本"与"治病求因"的观念等同起来，则"求因"的意义在于求本，而"求本"具有多重含义，历代医家有各种不同之阐释。如李中梓强调本于脾肾；冯楚瞻强调本于肾元；朱丹溪认为本于阴阳之邪；张仲景则认为万病之本只此表里、寒热、虚实。其实朱、张所述属于八纲辨证的范畴，李、冯所言则是将扶正调元作为治本的全部内容，这都与"求因"的要求不甚一致。

"因"是指病源，即在识病、辨证的基础上，分析、推测产生一系列病候、症状的直接原因。在临床之际，把具体的病症放在一定的时间、空间作动态的观察，从而对病对症有总体的认识。这样的求因有两种优越性：一是对于医者的临床思维提出了较高的要求，即通过四诊所得进行推理、判断，理解疾病的过程与发展，并深刻地了解产生证候的内在医理；二是一旦认清发病因素，立刻就能确定治疗上的主攻方向，在立法、选方、用药等方面将会有一个适当的准绳和目标。诚如岐伯所曰："从内之外者，调其内；从外之内者，治其外；从内之外，而盛于外者，先调其内而后治其外；从外之内而盛于内者，先治其外，而后调其内；中外不相及则治主病。"（《素问·至真要大论》）充分概括说明了"治病求因"的原则，对于儿科临床，有着十分重要的指导和启示作用。现结合临床病例，对照经文，逐一予以阐释。

第一条："从内之外者，调其内"

这是指于内在的病因而反映在外部的病症，其内是病之本，其外之症是病之标，故治疗以治内之根本为主，则其表现在外部的症状自然能得以痊愈。

例1　李某，男，7岁。

患儿高热7天，体温始终在39.0℃左右，神烦不安，巩膜黄染，纳少作恶，舌红苔厚黄腻，脘腹胀满，便秘5天，小溲短赤，二脉数实，经肝功能检查确诊为急性黄疸型肝炎，西药用激素、抗生素、谷氨酸钠等治疗效果不显。此系湿热壅盛，化热传里，热结阳明，灵窍被蒙之证，治当釜底抽薪、急下存津，予小承气汤合白虎汤直折泻火，另加紫雪丹辟温解毒。服药5剂，下宿矢数次，热势旋即下降，继予清热利湿、疏肝和胃之剂，调治而愈。

这一病例湿热化火，里结阳明是本，外发肌肤之黄疸是标，故用泻实清里以除内热，则其表现之病症自愈，此乃"从内之外者，调其内"也。

第二条："从外之内者，治其外"

这是说通过外部的因素而影响产生内部的病变，则外因是发病之本，而内部所产生的变化则是疾病之标。因此只要通过治疗外在之因，则就能达到内部病变的痊愈。

例2　张某，女，3岁。

患儿发热5天，T 39.4℃左右，伴咳嗽气急，汗出不彻，舌红苔黄，纳谷不香，便通溲赤，X线确诊为支气管肺炎，用抗生素等治疗效果不显。此系风热之邪犯肺，治当辛凉解肌，清肺泄热。药用连翘10克，银花6克，淡豆豉10克，黑山栀10克，薄荷3克（后入），黄芩6克，芦根15克，桑叶10克，大力子5克，象贝10克。3剂以后，汗彻热退，咳嗽转爽，再以清肃化痰之桑叶10克，杏仁6克，枇杷叶10克（包），象贝10克，大力子6克，冬瓜子10克，黄芩5克，前胡5克，竹茹5克，生甘草3克。3剂。调治数次而安。

这一病例，当为风热之邪外束肺卫，因而外邪不解，肺气不得舒畅而肺热难以清肃，故以辛凉解肌为主以治其外，使汗出透彻，肺热得以宣泄，则其病得愈。此既合经文之旨，又合"治上焦如羽，非轻不举"之理也。

第三条："从内之外，而盛于外者，先调其内而后治其外"

此为病之内因而起，发展及外表，又逢外邪入侵，成为内外合邪之证，而其症状表现仍以外病为重，其实内因乃为病之本，外因仍为病之标。其治疗仍需从内因治本着手，然后再以调治外因之病标。

例3　陈某，女，2岁。

患儿疳积已久，形体消瘦，毛发不泽，腹满尚软，近外感发热以后，余热不清，咳嗽多痰，舌苔厚腻，纳谷不香，便下不化，治宜消疳健脾以化痰，方用六君子汤加厚朴3克，神曲10克，青皮5克，佛手5克，银柴胡6克，并针刺四缝穴。5剂以后，热净纳动，舌苔化薄，咳痰减少，唯便仍溏软，形体消瘦，再以健脾固本兼以化痰和胃之剂，调治月余，面色转润，形体渐丰，康复而安。

此例疳积已久，脾肺本虚，复感外邪，至迁延难愈，表象看似外因所致，实乃脾肺已弱，不能运脾化痰消积，故治从本以理脾消疳为主，少佐化痰，从而达到扶正祛邪之目的，此甚合经旨第三条之意也。

第四条："从外之内而盛于内者，先治其外，而后调其内"

此为外在的因素而导致了内在疾病发生，因此治疗当先治外因然后调治其内在发生之病。

例4　沈某，女，6月。

患儿出生以后，腹泻不止，日六七次，稀薄不化，兼夹奶片，舌苔薄润，形神尚活，腹软溲清，中西药物久治未愈。据此考虑可能其泄泻在儿，其因在母乳，经给乳母作蹲踞、踝反射检查均为阳性，知有隐性脚气病存在（母乳中缺乏维生素 B_1）。因之婴儿为脚气型泄泻。遂嘱停乳，代以米汤。乳母给予补充维生素 B_1，患儿因久泻脾运受损，予以健脾消乳之剂。方用异功散加炒麦芽 10 克，炒山楂 10 克，木香 3 克，炒怀山药 10 克，4 剂以后，便即成条而愈。1 周后渐用母乳喂养，泄泻未作。

此病例，乃外因母乳而起，从而影响到婴儿的泄泻，外因是本，内因是标，故先停进母乳，并补充维生素 B_1 以治其本，然后运脾消乳以调其内也。如此处理切合此条经文之理也。

第五条："中外不相及，则治主病"

这是说只有单纯的表证或里证，且发病一段时间内，未有转化，这种"中外不相及"的病证，可以针对主证治疗即可。

例5　施某，男，2岁。

患儿高热持续 18 天，始终在 39.0℃～39.8℃之间，神烦不安，皮肤细疹，颈核肿大，唇朱渗血，乳蛾红肿，手足背硬肿，舌红起刺，便下溏薄，小溲短赤。血常规：白细胞 21400/mm³。血沉 98mm/h，血小板 38 万/mm³，心电图提示窦性心动过速。西医诊断为川崎病，用抗生素等药对症处理见效不显。此病中医属温病范畴，其邪多留恋于气营之间，治当凉营清气为主，以清营汤为主加羚羊角。3 剂以后，热势渐降至 37.5℃，再以清热生津，益气生津以调理巩固。该病例发热持续，邪在气营不移，故针对主症予以治疗，则收效较快，合以此条经文之理也。

上述五条经文，结合临床分析，说明任何疾病的发生，无论其病因属内、属外，症情变化如何复杂，首要的关键就是探求发病的根源，掌握其标本先后等演变规律，则立法、选方、用药也可据理而治，有的放矢。

五、小儿迁延性肺炎治验三则

例1　汤某，女，3岁，1999年3月5日初诊。

患儿平素体弱，1月13日感冒，发热（T38.5℃～39.5℃）持续1周，伴咳嗽、气促来院。血常规检查：WBC18.5×10⁹/L，N 0.82，L 0.17，Hb 95g/L。胸片：右肺可见小点状模糊阴影。诊断为支气管肺炎。经抗生素治疗后，发热已退，气促平复，但咳嗽始终不愈，2月15日胸片复查：肺炎尚未完全吸收。现诊：患儿面色㿠白，神倦汗多，咳嗽有痰，纳谷不香，便下松散、日2～3次，小溲清，舌苔薄白，脉浮缓。治以调和营卫，健脾化痰。药用桂枝3克，炒白芍5克，生姜2片，红枣3枚，甘草3克，党参5克，焦白术10克，茯苓10克，陈皮3克，姜半夏10克，胆南星3克，白附子5克。5剂后，汗出减少，咳嗽亦瘥，大便日2次。原方加炒谷芽10克，续进5剂。药后面色转润、汗止纳佳，再以黄芪桂枝类合四君子汤调治半月。4月1日胸片复查肺炎已吸收。

［按］患儿肺炎咳嗽，用抗生素治疗，中药曾用三拗汤、二陈汤、止嗽散之类，虽热退而肺部炎症仍存。视其症，面色㿠白，汗多易咳，脉浮缓，乃为表虚之体，感后营卫失和；加之脾虚痰聚，肺气难复，土不生金。故以桂枝汤以调和营卫，星附六君汤以培土生金，杜其生痰之源。如此营卫调和，脾气得复，而肺炎咳嗽亦得治也

例2　胡某，男，10岁，1999年12月12日诊。

患儿有先天性心脏病史，平素阳虚多汗，11月20日因发热（T39.5℃）、咳嗽、气促5天而住院。血常规：WBC13.5×10⁹/L，N 0.78，L 0.22。胸片示支气管周围炎，肺气肿。诊断为毛细支气管炎。经西药抗生素治疗后，体温始终在38.5℃左右，且咳嗽多痰。中药曾用麻杏石甘汤等治疗，亦未见显效。12月10日胸片复查炎症尚未吸收，伴轻度肺气肿。现诊：患儿面色青白，咳嗽气促痰鸣，汗多，四肢厥冷，便通溲清，舌苔淡白，脉浮而微、略数。治以发表温经。药用麻黄3克，淡附子5克，细辛1.5克，淡干姜1.5克，淡豆豉10克，杏仁6克，姜半夏10克，茯苓10克，陈皮3克，甘草3克。3剂后体温下降至37.5℃。气促已缓，咳嗽减轻，汗出改善，四肢稍温，病得转机，原方续进3剂。药后体温转和，咳嗽、咯痰减少，汗减肢温，予以苓桂术甘汤合二陈汤加款冬

花、紫菀5剂，后以六君子汤为主调理善后，至12月25日胸片复查已恢复正常。

[按]患儿因患先天性心脏病，其素体阳虚，虽用大量抗生素及宣肺解表药，但热咳始终未平。据其症，发热而脉浮微略数，示表邪未解，汗多、面色㿠白、四肢厥冷为阳气已衰，故投麻附细辛汤以发表温经，二陈汤以燥湿化痰，加杏仁寓三拗汤之意以宣肺散寒，又淡豆豉解表，淡干姜温中散寒。3剂以后阳气渐复，表寒渐散，续进3剂，则热平气静，咳嗽瘥。终因阳虚之体，故以温化痰饮之苓桂术甘汤调治，继以六君子汤为主以巩固善后。

例3 郑某，男，4岁，2000年5月12日就诊。

患儿于今年4月初开始咳嗽，逐渐加重，伴低热（T 37.6℃），曾用西药苄青霉素及中药清宣肺气之剂，效果不显，经住院检查，支原体培养阳性，胸片示双肺纹理增粗，稍见模糊。确诊为支原体肺炎。经用红霉素治疗后，低热已退，但咳嗽仍剧。现诊：干咳逾月，咳则面赤，并诉胁痛，纳少口干，便通溲黄，舌红少苔，脉弦略数。治以清肝滋肝，养肺止咳。药用黄连1.5克，白芍6克，乌梅5克，生甘草3克，当归5克，牡蛎12克（先煎），川贝母5克，款冬花10克，南、北沙参各10克。5剂后，干咳减少，胁痛已除，再以原方加麦冬10克。继用5剂，干咳已和，给予沙参麦冬类调治以善后。5月28日支原体培养呈阴性。

[按]昔贤尤在泾曾曰："干咳无痰，是肝气冲肺，非肺本病，仍宜治肝兼滋肝可也"。该例患儿干咳面赤，乃为火邪上炎；胁为肝胆经所循行之处，今肝木旺盛，则咳而胁痛；舌红少苔，口渴喜饮，是为阴津受损。故本例之咳，实为肝木侮金。方中以黄连泻火，乌梅、牡蛎收敛肝气，芍药、甘草缓肝之急，当归养血滋肝，辅以沙参、川贝母、款冬花养肺润肺。如是清肝敛气、安金润肺，久咳之症，5剂即以改善，再以5剂则告愈。

六、小儿病毒性脑炎恢复期头痛症治验

病毒性脑炎，为小儿时期的易发病，而其恢复期的头痛症也伴随较多，且常以大龄儿童为主，如若治不及时，常可影响智力发育。根据中医辨证，此症多为痰浊留恋扰窍，或里热积聚未清，或肝肾阴亏等所致。临

【董氏儿科】DONG SHI ER KE

床只要辨证正确，则治疗效果显著。现采撷病案3例，以资说明。

例1 夏某，男，5岁，住址：鄞县莫枝。初诊时间：2000年10月12日。

病史摘要：患儿7月5日起发热，持续5天不退，伴神昏，经脑脊液检查，确诊为病毒性脑炎（流行性感冒病毒感染），西医治疗后热退神清，但头痛不愈，每天发作。脑电图检查：脑电图及脑电形图轻度异常。

现诊：形神不振，头痛时作，纳谷不香，便干溲通，舌苔厚腻，二脉滑，治以化痰通络。药用胆南星3克，菖蒲5克，姜半夏10克，枳实10克，天竺黄10克，象贝10克，炒莱菔子10克，僵蚕6克，茯苓10克，淡竹叶6克。5剂以后头痛减轻，纳谷稍动，舌苔化薄，药已见效，原方加明天麻10克，追踪7剂，头痛症状完全消失，形神亦振，纳谷正常，舌苔薄净，续予健脾化痰六君辈加味调理，2个月后脑电图复查已正常。

［按］《素问·脉要精微论》曰："头者精明之府"。湿邪炽盛或痰浊侵扰，均可使精明之府失常。该患儿感受温热病毒与痰浊互夹，上扰脑窍而高热神昏。现虽热清神醒，但头痛缠绵，其苔腻，脉滑，便实，系为痰浊留恋扰窍所致，故以涤痰为治，5剂见效，再以7剂获愈，终以健脾化痰而收功。

例2 郑某，男，7岁，住址：鄞县茅山村。初诊时间：2000年6月15日。

病史摘要：患儿5月3日起二腮腺部肿大伴发热，5天后两腮肿硬焮红，颌下淋巴结肿大，伴头痛吐恶，体温高达40.1℃，经脑脊液检查确诊为流行性腮腺炎脑炎，西医对症治疗后，热退吐止，腮腺肿消，但头痛至今未愈。脑电图检查：脑电图及脑电形图中度异常。

现诊：头痛时发，痛则神烦，面色潮红，低热不清（T37.5℃），口苦干，大便秘结，小溲短赤，舌红苔黄腻，脉实略数，治以清热通腑。药用生军6克（后下），枳实10克，川厚朴3克，菖蒲5克，银花10克，石膏20克（先煎），淡竹叶6克，大青叶10克，青蒿10克。2剂以后下宿矢较多，头痛顿减，低热下降（T37.2℃），舌苔化薄，病得转机，恐余热复燃，再以清荡，生军量减3克，加六一散12克。

4剂以后头痛未作，低热退净，形神得爽，二便通调，舌净脉缓，予以清养以巩固，两个月后脑电图复查恢复正常。

［按］该患儿温毒炽盛，上犯脑窍，壮热吐恶，经治后热渐平，吐止，但头痛不愈，根据舌、脉、症分析，当为里热积聚未清，蒸腾上熏所致。故以小承气汤为主轻泻热结，佐以解毒化浊之品，2剂即下宿矢，热积得

泄，其神亦爽，再进 4 剂，诸症消失，渐以清养之品以巩固之。

例 3　周某，男，10 岁，住址：鄞县下应姜村。初诊时间：2000 年 5 月 15 日。

病史摘要：患儿去年 11 月 20 日起发热，持续 7 天，体温在 38.5℃左右，并曾高热昏厥 1 次，经脑脊液检查，确诊为病毒性脑炎（淋巴细胞脉络丛脑膜炎）。西医治疗热度下降，但头痛不已，痛如筋脉跳动状，脑电图检查：脑电图及脑电形图轻度异常。

现诊：形体较瘦，精神不振，每天傍晚后头痛发作，低热（T37.5℃），纳少，唇朱口渴，便干溲通，舌红少苔，脉细略数，治以滋阴养血。药用熟地黄 15 克，天冬 10 克，麦冬 10 克，北沙参 10 克，淡竹叶 6 克，川柏 5 克，当归 6 克，白芍 6 克，生甘草 3 克，川石斛 10 克。5 剂以后，入夜头痛减轻，低热，T37.3℃，上方加制首乌 10 克，再进 5 剂。三诊时头痛基本已和，形神渐振，于原方去淡竹叶、川柏，加炙鳖甲 12 克，怀山药 10 克。如是以调养阴血为主，加减调治 2 月余，诸羔均和，8 月 10 日脑电图复查已正常。

［按］该患儿发病以后，头痛夜作，持续半年余，加之口渴、舌红少苔、脉细略数，当为阴分亏损，其痛如筋脉跳动状，乃肝肾阴虚，虚火上炎，血脉失养之故，故投三才汤以降心火滋肾水，芍药甘草汤柔肝缓急，淡竹叶清心，川柏滋降，麦冬、石斛以生津和胃，当归养血脉，药既对证，5 剂获效，10 剂基本得愈，乃因病久体弱，调治 2 月余而康复。

七、麻杏石甘汤合小陷胸汤治疗痰热型咳喘

小儿哮喘之辨治，历代儿科医书均有论述，后人亦多经验总结，于儿科临床确实起到了指南作用。但按方书所指，对痰热型哮喘的治疗，效果较为缓慢，我们选用麻杏石甘汤合小陷胸汤为主治疗该病，通过对临床 40 例的观察，其平喘消痰效果较为满意。

1. 一般资料

40 例病例中男 22 例，女 18 例，年龄最小 2 岁，最大 8 岁，平均年龄 6 岁。18 例患儿在婴儿时有湿疹史，9 例患儿有不同程度的过敏试验反应。40 例中哮喘病史最长的 6 年，最短的 4 个月。用药前哮喘发作天数最长 1 个月，最短 5 天。有 7 例伴有发热，12 例扁桃体肿大Ⅱ～Ⅲ度，9 例伴有

积滞。

2. 病例选择与疗效标准

病例选择，全部按照中医分型的痰热型哮喘为标准，临床以咳逆喘促，喉间痰鸣，痰色黄稠，咯痰不利，胸闷膈满，舌红苔腻，脉滑数等为主要症状。

疗效标准：以给中药治疗后哮喘平息，症状消失为痊愈；药后哮喘症状明显减轻，但迁延日久为有效；药后症状无明显好转，或哮喘反复发作而用其他药物治疗的为无效。全部病例在治疗中均停用西药，单服中药治疗。

3. 治疗方法

主方：麻黄3克，杏仁6克，石膏20克（先煎），生甘草3克，川连2克，瓜蒌仁（开）9克，姜半夏9克，地龙9克，甜葶苈9克。约用500毫升水先煎石膏15分钟，然后和入其他药物同煎至100毫升，日煎两次。

临床加味，伴外感发热加连翘9克，银花9克，蝉衣3克，伴扁桃体肿大加射干6克，黄芩6克；伴积滞加厚朴3克，炒莱菔子（开）9克，山楂9克，其他可随症酌加。

4. 治疗效果

40例中有36例经治疗后获得痊愈，2例有效，2例无效，总有效率为95%。其中哮喘症状消失最快3天，最慢10天，平均为5天。

5. 病例介绍

例1 李静，女，8岁，住址：本市西北街18号。

病史摘要：患儿4岁起因感冒引发哮喘，以后一经感邪，则喘易发，曾作过敏试验：粉尘螨＋＋，早春＋＋，晚春＋，花粉＋，棉絮＋，多作霉菌ⅠⅡ＋。治疗用过脱敏疗法及穴位药物敷贴，均未能根除。此次哮喘发作已有1月，经用强的松、氨茶碱、青霉素等药物治疗，哮喘未平，而来中医门诊治疗。

初诊案语：（1990年10月25日）患儿宿喘4年，近哮喘发作经月，喘则气促痰鸣，脘腹胀闷，咳痰不爽，咽红纳差，便下干结，小便短少，舌红苔黄腻，二脉滑数。此痰热互结，肺气失宣，逆而为喘也，治宜清热宣肺，化痰平喘。

处方：麻黄3克，杏仁6克，石膏20克（先煎），生甘草3克，射干6克，川连2克，瓜蒌仁9克，姜半夏9克，甜葶苈9克，地龙9克。5剂。

二诊：药后 2 天，哮喘即瘥，至服药 4 天哮喘已平，余症消失，舌苔薄腻，二便尚调，继以清热化痰以除余邪。

处方：麻黄 3 克，杏仁 6 克，石膏 15 克（先煎），生甘草 3 克，甜葶苈 9 克，款冬花 9 克，桑白皮 9 克，地龙 9 克，炙苏子 6 克。5 剂。

三诊时诸恙悉和，治从本论，以期巩固。

例 2　于啸坤，男，6 岁，公费享受单位：市检察院。

病史摘要：患儿从 3 岁起感则易喘，反复难愈，近感邪以后，哮喘发作，已有经旬，伴有吐恶，曾用青霉素等药物治疗，未见好转而来中医求诊。

初诊案语：（1991 年 1 月 4 日）患儿哮喘经旬，以晨起为重，时伴吐恶，脘腹不舒，吐气口臭，便干溲赤，舌红苔腻，脉滑而数。此痰热阻肺，肺气失宣，兼以食滞中脘也，治以清热宣肺，涤痰定喘兼以消积。

处方：麻黄 3 克，石膏 20 克（先煎），杏仁 6 克，生甘草 3 克，川连 2 克，瓜蒌仁（开）9 克，姜半夏 9 克，地龙 9 克，甜葶苈 9 克，川朴 3 克，炒莱菔子（开）9 克，陈皮 3 克。4 剂。

二诊：药后哮喘平，吐恶亦无，唯痰浊未清，舌苔白腻，再以原法加减。

处方：麻黄 3 克，石膏 15 克（先煎），杏仁 6 克，生甘草 3 克，炒莱菔子（开）9 克，款冬花 9 克，川朴 3 克，姜半夏 9 克，炙苏子 6 克，陈皮 3 克。4 剂。

三诊时舌洁纳平，痰浊已清，予以调理治平。

6. 体会

（1）从所收集的痰热型哮喘 40 例病例来看，本型好发于学龄期前后的儿童，且多数患儿素体阳气偏盛和有宿喘痰饮内伏史。所以一俟外邪等诱因触发，其痰气互阻，肺气失宣，化火较快，痰火一盛，则肺气壅阻，肃降失司，上逆而致哮喘发作，且往往发作较甚，持续难愈。

（2）从本病的病理角度来分析，临床上肺气失宣，痰热壅阻，二者互为因果，是导致哮喘发作难愈的主要原因。因此我们认为在治疗上当以清热宣肺与宽胸涤痰之法合用。故主方选用麻杏石甘汤以清宣，小陷胸汤以宽胸涤痰，辅以葶苈泻肺消痰，地龙扩张气管以平喘，若是一宣一降，既清且消使哮喘得以较快平息。治疗初期，以其痰火较甚，石膏剂量宜大，可用至 20 ~ 25 克，随着痰火渐清，石膏剂量可相应减轻，同时以川连是苦寒伤胃之品，亦应随机撤去。

（3）众所周知，哮喘是一种较为顽固的疾病，"发作期治其标，缓解期治其本"，这是治疗该病之大法。因此在哮喘平息，痰浊消除以后，治当从本，我们常用黄芪9克，款冬花9克，冰糖12克，隔水炖服药汁。方中以黄芪补气固卫，款冬花润肺消痰，冰糖润肺补脾，不论寒热体质均可使用，且本方无副作用，药味甜润，既可久服，患儿又易于接受，从临床收集资料来看，效果颇为满意，故特顺笔一提之。

八、气机理论的临床应用

有关人体气机的斡旋、运转、升降、开合等内容，是中医学学术思想中的精华部分之一，对于临床上的辨证立法与制方用药均有一定的意义。早在《内经》中有云："升降出入，无器不有"，故"无不出入，无不升降"；认为"非出入，则无以生长壮老已"（《素问·六微旨大论》），充分说明了气机的动静在生命过程中的重大作用。金元时期的补土学派，特别重视脾胃作为一个气机升降的枢纽，分析了升降失常的病机及治法，使气机学说得到很大的发展。其后不少前贤陆续有所发挥，对于我们今天不无启发。下面，通过几个病例的辨证施治来谈谈气机学说的体会。

1. 疏达枢机

例1　李某，男，7岁。

1974年8月22日初诊：患儿因脘腹疼痛，久治无效。后服小建中汤，其痛始解。然近日低热阵发，脘腹又见作痛，出汗较多，纳少作恶，脉细带弦，舌苔薄白。原属土虚里寒，今又势结少阳。故拟以小建中、小柴胡方以温健中土，外达枢机。

处方：桂枝2.4克，白芍9克，生姜2片，红枣3枚，清草2.4克，饴糖30克（冲），党参4.5克，柴胡4.5克，条芩4.5克，半贝丸9克（包）。4剂。

8月26日再诊：低热已平，腹痛大减，原法既效，仍予前方。7剂。

药后诸症均愈，随访未见复发。

[按]气机之条达通畅是人体维持正常的条件之一。若有外邪侵犯，在产生种种病变的同时，亦必阻滞气机；因此，疏解达邪在治疗不少外感病中是一个基本治则。尤在伏邪潜藏的情况下，只有逐步地疏松透达，转动气机，才能使邪外解。吴又可达原饮之类用槟、朴以疏达气机，即是此

理。同样的,少阳枢机不利,时亦可见,仲景柴胡诸方及后世温胆、清胆之属,亦为疏通气机而和解泄邪。本例则是另一种情况,因患儿久久腹痛里急,曾投小建中而得初安。其后腹痛又作,伴有低热阵发、作恶而脉带弦象,从气机之动静分析,是太阴寒邪势欲外解,而少阳枢机阻结不利。故遵仲景之经旨:"伤寒阳脉涩,阴脉弦,法当腹中痛,先与小建中汤;不差者,小柴胡汤主之"(《伤寒论》102条),即予小建中、小柴胡合方,一以温里散寒,一以和解少阳,使寒邪随气机之条达而疏泄外解,其症寻愈。

2. 开合得宜

例2　袁某,男,7岁,门诊号:22747。

1981年10月14日初诊:久哮有根,历年复发,现咳多而喘,喉痒呛嗽,夜间尤甚,面色不华,畏寒纳少,便下涩滞,脉濡带滑,舌苔薄而腻。为寒饮在肺,气上冲逆。治以化饮止嗽。

处方:细辛2克,干姜3克,五味子2克,陈皮3克,半夏9克,紫菀9克,款冬花9克,苏子9克,百部9克,甘草3克。7剂。

10月21日二诊:喘哮已平,夜半尚有咳嗽,胃纳已增,大便通调,舌苔薄润。二陈汤加杏仁、百部、紫菀、款冬花等续服而安。

〔按〕肺气之功,在于宣肃。外邪内饮,必发咳嗽喘逆,痰阻不爽诸症,其治当在宣肃。古方中有疏宣肺气为主者,如麻黄汤、三拗汤、麻杏石甘汤之类,有以清肃降逆为主者,如定喘汤、苏子降气汤诸剂。临床根据症情,掌握肺气之宣肃开合而给予适当的处治,是取得疗效的一大关键。本例之病,宿哮已久,里有伏饮;而其证候表现重在呛嗽夜甚,咳多而喘,故应以化饮降逆、温肺散寒为治。主方取二陈汤、止嗽散之意,以苏子、百部、紫菀、款冬肃肺止咳,陈皮、半夏化痰降气;比较特殊的是配入干姜、细辛、五味子三药,以干姜、细辛升散而祛寒,五味子敛肺而平喘,是仲景用于痰饮喘咳之要品。本方诸药,升降兼顾,开合得宜。故其喘哮旋平。

3. 升清降浊

例3　张某,男,1岁,住院号:250202(外院会诊)。

1981年3月9日一诊:患儿发热腹泻已近1月。现症泄泻不止,发热未清(T38℃左右),舌红少苔,唇朱口燥,食纳尚可,腹满胀气,肠鸣转矢,小溲不多,四肢清冷。通过补液,啼哭有泪。经西医按消化不良症治疗后,病情有所减轻,但仍内热下泄,细察之下,此为虚中夹实,升降失职，病势尚处反复。法当升清降浊，泄热和泻，略扶其正。

处方：煨葛根6克，条芩4.5克，广木香3克（后下），怀山药10克，米炒党参6克，扁豆衣9克，炒枳壳4.5克，花粉9克，银花9克，干荷叶30克。3剂。

3月12日二诊：热度已净，形神活泼，舌润口滋，四肢温和，腹满较软，矢气减少，大便成形，小溲通长，但胃纳不振，偶有吐恶，病情好转，再以清养和中。

处方：皮尾参4.5克（另炖），生扁豆9克，怀山药10克，银花6克，清草3克，煨葛根6克，干荷叶30克，川石斛9克，广木香3克（后下），炒谷芽9克。3剂。

随后病愈出院。

［按］脾胃气机的升降失常颇为常见，东垣所创补气升阳诸方，侧重于气虚而清阳下陷之症，叶天士则补充了胃气润降之法。除杂病外，临床上在治疗湿热之邪逗留气分之时，往往合用芳化、淡渗之法，亦是从气机之疏松透泄而立方。本例比较特殊，其症泄泻近月，迁延未愈，而腹满转气、发热溲少、四肢不温、唇朱口燥。据经云："清气在下，则生飧泄；浊气在上，则生𦠿胀"（《素问·阴阳应象大论》），故从阳气内郁、清浊混淆论治，以荷叶、葛根、银花、扁豆衣轻灵升清为主，配以木香、枳壳宽中，条芩、花粉清热，党参、山药健脾，即获初安。其泄和、肢温、舌润，为清阳已升之象；腹松、胀减、溲长，为浊阴下泄之征。故二诊时承前意而重在清养，其病即告瘥。

4. 涩中寓通

例4 陈某，女，3岁，门诊号：28286。

1981年11月25日，患儿夜间时有遗尿，白昼小溲频数，形体较薄，面色萎黄，睡中露睛，易见寝汗，胃纳一般，大便如常，舌苔薄净。是为膀胱不约，先予固涩下元为主。

处方：菟丝子9克，覆盆子9克，莲须9克，桑螵蛸9克，缩泉丸9克（包），茯苓9克，米仁9克，川石斛9克，炒谷芽9克。7剂。

后又连服7剂。

二诊：夜遗已少，尿频亦减，胃纳略差，舌苔薄润。原法见效，增以健脾。

处方：菟丝子9克，缩泉丸9克（包），桑螵蛸9克，党参9克，焦白术9克，陈皮3克，神曲9克，米仁9克，炒谷芽9克。7剂。

此后即夜遗止，尿频和矣。

〔按〕下焦之开合功能失常，时须运用伸此绌彼之法，如泄泻而见小便不多者，当利尿以止泻，此开支河也。于遗溺尿频之症，可参用古方肾气丸、地黄丸、五子衍宗丸等，其组成提示了开合有度、涩中寓通之理。盖人体之隧道经脉，贵在气机流通，虽下焦不约，治宜收涩，但仍不可呆补蛮涩，常宜反佐一二流动渗利之品，使补而不滞、摄而不塞，特别可避免湿热相火留结贻害。本例为下元不固之证，故以止涩为主，但佐以茯、苡，药后甚效。若症兼湿热者，则更应加入泽泻、萆薢、车前子、车前草等品，其方义则为另一格局矣。

综上可见，领会古贤关于气机升降、动静的学术思想，对于临床辨识病机，抑或知道选方遣药，都有裨益。其中之理论精义，尚需深入探讨。

董氏儿科

DONG SHI ER KE

427

第七部分

医话絮语

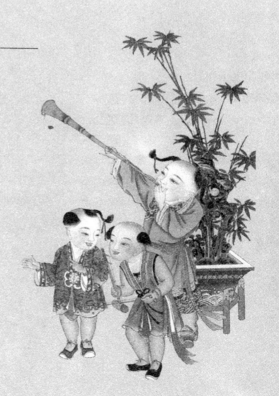

一、育 儿 须 知

世之父母，必爱子女，此乃天性，出生以后，望其日夜长大，健康壮实，可谓其乐融融。然爱有分寸，过则溺爱。溺爱者反致多病，此所谓爱之适以害之者也。

那么何能使孩子健康而少生病呢？此当于儿之体质相关联而慎防之。小儿之体犹如嫩草，正值生长发育，故脏腑之生理功能均未发育完善，如肌腠薄弱，卫外不固，易致外邪，而感冒咳嗽；营养需求较大，加之脾胃功能本弱，故又易伤脾胃而致纳呆泄泻，如此二者，亦就是常云之小儿"脾肺常不足"也，从而导致小儿之易患呼吸道与消化道之两大疾病。因此，预防疾病发生，保障儿童健康，脾肺这两方面实为关键。

1. 寒温适宜

古人有谓："四时欲得小儿安，常要三分饥与寒。"此之"寒"者，就是指衣着要寒温适宜。一是随季节之变化，二是随时之变化（早、夜），三是要随体质（虚、实、寒、热）之不同，而适时增减衣服。尤当指出，盛夏之时，日夜空调，特别是汗多之时，突然空调冷气，每多令其汗闭而发热致病；严冬寒月，衣被过厚，每致小儿加重出汗（因小儿晚上初睡时每易微微出汗，此乃正常之生理现象，家长不必担忧），一则导致表虚易感，二则小儿汗多易亡血，因汗为精，精血同源，而肝主血，血足则筋柔，血虚则体弱，本脏自病，故常易发惊。因此在优越条件之下，不但衣着要适宜，空调、电扇之运用亦必合理，一般而言，儿之晚上初睡衣被宜稍薄，待微汗过后擦干，再予以加厚。夏天睡觉不能迎着头或身体而吹，只宜微微侧风较为合宜，当然更不能大汗之时冷风空调迎而伤身。儿之易患病之时，一为6个月以后，因此时母之所传免疫功能已弱，而自身抗病能力尚低；二为初入幼儿园小儿，一因衣着不适，如活动出汗未予及时擦干或换衣（且对外界环境尚未适应）或午睡欲起着衣较慢，使肌腠疏松之体易受风邪入侵。同时群体生活，交叉感染，加上目今空气环境质量较差，又患病以后不合理用药，周而复始，形成了一种自身不足－易感（交叉感染）－自身更不足－易感的恶性循环，从而导致现今过敏性体质患儿比比皆是。故寒温适宜，亦即强身防病之关键；寒温不适，则是小儿感冒咳嗽之源头。

2. 调摄脾胃

营养物质全赖脾胃腐熟之运化，方能将饮食之精微加以吸收，而变为有益之气血。故《内经》谓：脾胃者仓廪之官（粮仓之意）。而在小儿者尤为重要，小儿之体，脏器嫩弱，功能未健，正处在生长发育之际，营养物质之精微，全赖后天之脾胃腐熟吸收，故脾胃健运者，必体强而少病，反之则必体弱而易病。

而今国泰民安，物质优越，又多独子，爱切之心，可谓第一，但何以多见不是肥胖虚弱就是面黄消瘦，此非昔之营养不足所致，乃是营养过剩，导致营养不良所致（消化功能呆滞，导致营养不能吸收）。如目今饮食，多是高能量物品，如油炸类、甜品质料类，以及各类生冷不合季之瓜果。此非不可饮服，而是要适度，要适时，更要适体。适度，即饮食必须荤素搭配，以易消化为准，主要控制数量，不能过饱；适时，是指要掌握服用时间，同时不合季之瓜果尽量少吃（如冬季之西瓜，服之易伤脾胃等）；适体，就是饮食必须适合自身的体质，所以如果饮食不节，必定导致脾胃运化失常，轻的产生厌食积滞、便泄或便秘的症状，或脾损及肺（多于饮冷伤脾，水湿不化，聚而成痰；或脾气不足，导致肺虚易感作咳），严重的可致生长发育不良或过早的发育。

因此，欲要小儿安（健康），调摄（脾胃）当先为，关键在于饮食适度的同时要保证吃热、吃软、吃少。吃热是为帮助消化的能力，吃软是容易消化，吃少是为减轻消化功能的额外负担，这三者的目的是保护胃气，促进消化，使营养物质吸收，从而使小儿得以正常健康地生长发育，即使是先天不足的小儿，若后天脾胃调补得当，亦能使之健壮成长。

3. 合理用药

药之于人，有病则治，有偏则解，而人之无病而药之，则必伤人之元气矣。《内经》有言："久而增气，物化之常；气增而久，夭之由也。"盖药之气味，治之缓急，出乎医之调燮。而胃中清纯冲和之气，惟与谷、肉果菜相宜，即参术苓草，亦有偏性。此先哲之格言也。

因此小儿之用药也，当视病之新久，新则势聚，宜治以重剂（邪去则正安）；久则势弛，宜调以轻理（药重伤胃）；内外邪气已退时，药可间服或以饮食养之（使胃气生而病安），此所以缓急之意存焉。当今小儿，一以患病，中药、成药、西医、补药一哄而上，还美曰治之及时。不知此为后果无限，一是药杂乱投，必有损伤胃气，二则药相互牵制，反使无效；要知小儿胃气本弱，哪能耐受如此众势，又何以使之吸收生效，这样的过度服药伤及胃气，使病益绵延难愈，或者易致增添新病。

又如西药抗生素之运用，小儿一见感冒发热，家长必以西药或挂盐水为安，要知抗生素只对细菌感染者有效，而非感染之感冒发热者，仅能起到防止感染之作用，但若久而用之，一则对肠胃道有刺激，二则会造成耐药性，待必用时而已少效或无效，同时亦可使自身免疫功能受到一定程度的损害，故临床之用，尤当慎之。医患两者，均须识此，庶免虚虚之虞矣。

一般而言，小儿轻症感冒，可少药或不服，注意休息，多喝开水，其病可自复，即使服药而治，必听从医生，家长切不可自作治疗，否则贪图失大，贻害匪浅。

若欲得小儿安康无病，除上所述，家长亦可作些简单强体按摩手法：一如每天用手掌揉肚 200 次，顺时针方向，手法轻柔，它可以帮助肠胃蠕动，促其消化吸收（并对大便秘结与泄泻均有效）；二是按揉足三里（足外膝眼直下大约孩子四指并拢的距离），用拇指端按摩穴位每天 100 次，它能健运脾胃，强壮体质，不妨一试。

上之言者，一片诚意，若能引起重视，亦是吾之所幸焉！

二、浅谈中医的"营卫气血"

"营卫气血"在中医学论中有两种意义。一是人身整体内不可缺少的四种物质。它在生理上互相联系、互相协调，来维护人体的健康和生命活动，在病理上则有其特殊的病机变化。例如有些人因其中某一种或几种有余或不足，或者四者之间失却平衡和协调，就会招致病变，乃发生脏腑疾患，甚至可以产生不良后果。中医临证，根据病情的不同表现，常有诊断为气虚、血虚、气闭、血瘀，或是营卫不和、气血失调等等。二是在温病的进程中，则以"卫、气、营、血"四个不同的层次加以区分来辨证施治。清代名家叶天士在急性温热病学说中有"卫之后方言气，营之后方言血", 意思是说, 病邪的侵袭, 先由卫分的浅表进入, 渐次转到气分, 如果不从卫气外表得到解决, 则病情进展就要传入营分和血分, 那时就严重了。他在这样的认识基础上对急性热病作出了分别的处理。

那么, 怎样理解"营卫气血"四种物质呢?

"营"有经营的意思, 并与人体的营养作用有密切关系。它运行于脉中来推动全身的血液循环以供应各部组织。当营气运行功能不足时, 血的循环就会发生障碍, 组织得不到血的营养, 出现皮肤麻木感觉; 如营分郁滞于肌腠, 可见红肿热痛的疮痛。

"卫"有捍卫的意思, 它在人身中出入往来, 起保卫作用。近人对于卫的解释, 有这样二义: (1) 指淋巴与白细胞之功用谓之"卫"。由于卫的性质强悍滑利, 运行迅速, 不能入于脉中, 故循行皮肤与肌肉之间。以外邪袭人, 必先于表, 如果表气健壮, 保卫严密, 邪就不能侵入。这说明古人以"卫"的本能与白细胞抵抗外来细菌的作用相似。(2) 指调温中枢与氧化的作用为"卫"。人体的肌肉和利, 皮肤润柔, 毛孔致密, 四肢温暖, 都赖卫气的调节。所以卫气强则能适应外界气温的变动, 卫气弱则外界的寒暑诸邪容易侵侮。倘若感受风寒, 就会怕冷发热, 汗毛凛凛, 甚或颤抖而发高热, 这是卫气与病邪剧烈斗争的现象。如果卫气转盛, 战胜外邪, 则汗出热退, 怕冷消除, 病就好了。否则, 病邪不去, 向里深入, 病势就发展了。

营与卫是相互依附的。所以营气所至, 卫气亦随之而至。营气少则卫气亦弱。人体之血为何遇寒不凝, 遇热不沸, 全赖营卫之调节。故中医常把营卫二者同时并举的。

"气"的意义比较广泛。约而言之, 统称真气, 古人认为是饮食的精华与呼吸的空气结合而成的。它是人体内诸气的根本, 生命活动主要是气的作用。我们可以用气油灯来作譬喻, 气油灯虽满贮煤油, 如果无气的鼓动, 灯就不亮; 当气受阻塞时, 灯即熄灭。对人来说, 如心肌梗死病, 就是因心血管气阻血结, 顿时死亡, 殊可比拟。

人体内的一切物质, 如营卫气血津液精神, 都必须通过气的作用 (气化) 而形成、变化。特别是体内物质的运输, 血液的循环, 营养的补给, 汗与二便的排泄, 无一非依靠气的推动而升降出入。临床上碰到的气虚病人, 往往出现形态疲怠, 精神不振, 肢体乏力, 呼吸气短, 语声低微, 自汗心慌, 头昏目眩, 脱肛痔坠等等, 都是由于气的不足, 以及中气下陷的缘故。治疗上用补气药物, 效果很好。在血虚的病人中, 常常亦用补气以生血。因气为血之母，古人所谓"有形之血，赖无形之气以生"。所以补血汤中虽用当归补血，但补气的黄芪要比当归多几倍，主要使气来统帅血，可以促进摄血止血。他如气结则散气，气郁则疏气，气滞则利气，各随其因而辨证施治。

"血"的形成，也是由饮食精华和体内正常液体化生。它在营气推动下于血脉中周流循环，昼夜不息，从而营养人的皮肉筋骨、五脏六腑，使之强壮健康。

血的病变，常见的有血热、血瘀、血虚、血积等。如血热可使血逆妄行而吐血衄血，或皮下出现紫斑，则须凉血止血。血瘀则血流不畅，在瘀的部位产生疼痛，就须活血行血。血虚多出现面白无华，唇舌浅淡，头目昏眩，则宜养血补血。至于血块，由于血瘀日久，积久成块为瘀，不会移动，不易很快消散。中医对癌症中的积块亦归入积聚一类，所以常用破血化瘀药物来帮助治疗。

小儿麻疹患者，在发疹期，如果痧发不透，见到面色苍白的，这与血瘀有关，即在透表药中加入桃仁、红花等活血透痧，效果很为显著。又如幼儿复发性肠套叠，也是因肠道局部的络脉内血流瘀滞所致，用了活血化瘀药后血络通畅，就能根治不发，屡试屡验。

营卫气血在温病学说里，则是用来说明温热病变进程所表现的证候变化，借以判断其范围大小和部位的深浅，作为论治的依据。

病在卫分，初起时发热，微有怕冷，是必有现象，其他头痛、体痛、咳嗽、呕吐、恶心、倦怠等症，也很多见。因其病邪尚浅，或无汗或汗出不透，舌苔多薄白。

在气分时，则怕热不怕冷，舌苔多黄或黄白干燥（湿邪痰浊中阻则苔腻），口渴心烦尿赤，脉象转为急数，胸中不舒或腹部胀痛，大便不通。如果风湿热邪在气分留连不去，胸腹部可发生碎米粒的水晶状小疱（叫作白痦），此时可能要出现谵语了。

如传入营分，其特征舌色就变红绛，烦躁不安，夜不成寐，或者皮下隐隐出现斑点，严重时神志不清，妄言妄语，舌短而缩，手足发冷等。

再进一步则犯及血分，病更严重，舌色深绛少津，或紫晦干枯，斑色紫黯，出鼻血或大便黑血，神志昏迷，谵语妄言，或四肢抽搐，这些都是邪入血分的证候。但以上症状不一定都会见到，有二三种出现，即是热入血分。

以上是温病从浅到深的层次。但临床上并非如此刻板，其界限也不可能划得很清。常有热已传营，而气分尚未尽离，也有气血两燔。因此必须根据不同的病源、个人的体质，及气候季节和地方环境的差异，在治疗上详细观察，分析研究，辨证施治，才能有条不紊。

总的说来，营卫气血学说的确从一个侧面反映了人体的生理和病理，它也指导了我们的临床诊断和治疗；而在温病学说中，卫气营血又有其特殊应用。从实践经验来看，确实取得了一定成效，这也证明了中医学理论的特点和价值。当然我们还需运用现代科学深入研究，加以提高，争取获得新的发展。

三、中医之神似与形似

中医之道，欲"形似"易，求"神似"难。"形似"者照抄照转，机械搬用。"神似"则须认真领会病因实质，分析研究，灵活变化，合理施治。

病种的分类和不同的病型，以及先后不同的变化，一般来说，粗看尚能知晓，但邪有浅深，病有久暂，体有强弱，年有长幼，时有四季，都需临证制宜，探微索赜，妙悟通神。如果按图索骥、一病一方、呆板套用，则只是"形似"而不能"神似"，往往事与愿违，难获功效。这些虽然不是什么新问题，可是我们时时处处都会碰到。

医生治病，重在疗效，要把诊病建立在疗效基础之上，就需抱着实事求是的科学态度，对每个病人，每个病情，时时刻刻，深入分辨，正确处理，作出成绩。否则不切实际，于病无济，也只能有其"形似"，而不能达到"神似"。

人类在大自然的斗争中，就当然会形成相异甚远的自然观。比如：气一元化与原子论二者的差异是十分明显的，首先两者的含义不同，即表现为整体性与个体性，连续性与间断性，功能性与结构性，无形与有形的对立。其次，形成事物的方法和途径的不同，简言之即"生化"与组合的不同。再次，是对事物运动原因的认识不同，一般说来，前者注重内因，而后者注重外因。

中医传统的气化论，古人屡多停留于对自然界笼统模糊的认识，又因缺乏实验科学的根据，所以在精确上黯然失色，并有些神秘色彩，同时难免有牵强附会的成分，而导致在近代科学中落后的一面。气化论为中医理论基础，所以对人体生命活动和疾病本质，疾病的发生、发展、转归，对药性、药理作用等等的认识，都贯穿在系统的矛盾统一的整体观中。

西医是利用原子论的间断性、结构性、层次性观点，偏重于解剖，从不同的层次来研究人的生理活动和疾病的具体细节，对疾病的诊断，较为细致。

但是我们注意到目前国际医学界，许多有识人士，把中医看作是西医的重要补充和学习。对人体疾病开始认识到既分析又综合，既见局部又考虑整体，使许多西医无法解决的问题获得令人满意的效果。从这方面来推测，很大程度上，中国古代朴素辩证思维的存在，不妨说，中国古代哲学中已具备了系统论思想。中医学，历来就是有这样的辩证思想逐渐通过实践检验而发展的。所以说，中医是一门带有哲学性的科学，既有理论，又有实践，作出成果。实践证明，几千年来，总结了秦汉以前的医疗经验，并且把医疗和保健的原则，提高到古代唯物主义哲学的高度，从而把中国医学奠定在较为坚实可靠的理论基础上。后世医家许多著作，都是在这样基础上逐渐丰富、发挥，以臻于完善的。

由于中西医之间理论体系的不同，很难融会贯通，因中医任何疾病的施治，绝不机械，其主要精神又是推理及病，因病施治，从纷繁复杂的现象中看到它的本质，从而再结合我们的具体实践得到较好的效果。所以理论是指导实践的过程，也就是实践检验理论的过程，我们是不断接受实践的检验，更不断地开辟认识真理的道路，达到"神似"的目的。

实际事物从来不是千篇一律的。试观棋类对弈，变化之大，更有体会，以其在不同进程中，虽有谱可循，也只能随机应变，方能克敌制胜，而且每盘不是一模一样，中医之道，类多如斯。

现在有很多的报道，有一些在西方受过训练的医生和科学家，已经开始研究和使用中国传统医学，他们希望它能治重症和难治之症。因为它认识到西医学无法满足人们需要，所以世界卫生组织也支持和发展中医学作为替代性医疗办法。但在这些研究中，只看到中医中药的疗效，往往仅从某药可治某病，或某病可用某方来治疗等等，殊不知这样机械地研究，并不能渗透中医治病的特色，也就不能肯定性达到预期的效果。我们可以举例来说：有一位40岁女教师，患咽痛音嘶，两耳如塞，形寒怕冷，身无热度，病经月余。西医诊断为喉炎，用青、链霉素等消炎药物，也用过中药清咽泻火之品，外吹锡类散，均无效果，追仔细详察：①望其面色不泽，舌淡苔白，咽虽痛而不红；②问之，自诉怕冷，喉痛如梗，口和不渴，两耳如塞，便通溲清；③闻其语声，嘶哑不亮；④切脉，沉而微细。从四诊分析，再结合上述治疗经过，此乃阴性喉痛，不同于阳热实火。所以消炎清火，未能奏效。临床上实热喉痛，其咽必红，且有热度，舌质红，口必燥，脉数面赤，便结溲黄，以此对比，自有寒热虚实之不同了。

有人要问，既是阴寒何以会咽痛，我们回答是"源于肾虚"。根据上列证候，俱是阴证，因肾属少阴，少阴经脉入肺中，循喉咙，挟舌本，以其新寒挟阴火而上泛，发为咽痛，根据这一理论而施治，初用麻黄附子细辛汤，既发表，又温经，病得以瘥，再以甘草桔梗汤加西藏青果、凤凰衣，甘辛苦泄而缓解，因其体虚，续用桂附八味以善后，这样前后不同的处理过程，说明其整体考虑，以及辨证论治的特色而获得疗效的。

再举一例，一小孩5岁，患肺脓疡，数月不愈，病房医生除予体外引流术外，每天注射青霉素300万单位，还用其他药物，两月来热度虽退，肺脓疡基本控制，但数次胸透，右上肺空洞不见愈合。因体弱不宜手术，请中医会诊。开始仍是见病治病，用治肺痈药物治疗，服药两周，透视依然如故。再经仔细诊察探求，见到患儿面色萎黄，毛发奚落，拔之即起，口馋嗜食零物，舌腻口臭，便泄不化，腹部膨满，追问之下，方知病前有此现象，因此诊断其疳积在先，肺痈在后，始悟脾运不健，土虚不能生金也。其次，肺痈本属阳症，而疳积则是阴证，阴阳莫辨，治必无效，则脾更虚，肺更弱矣，毋怪肺部空洞久不吸收也。以后着重于消疳健脾，并针四缝穴，使脾健胃和，水谷精微，上输于肺，肺得其养，两周以后，胸透完全愈合，体渐丰腴。

再有一病例，则是在说明中西医各有所长的问题。一工人34岁，患肠伤寒（中医湿温证），西医用氯霉素，未一周热度退净，见效迅速。但患者热退以后，胃仍不开，舌苔厚腻，肢体疲怠，大便时溏时结，小溲短赤，认为机体衰乏，恐其反复，氯霉素仍未停服，而食欲更呆。中医认为这是湿滞不化，逗留中焦，邪无出路，热虽退而病根未祛也，用化湿渗利，清理肠胃诸品，使湿化胃和，病情就此缓解，得到康复。事实上氯霉素将伤寒杆菌杀灭以后，而菌体毒素仍留肠道，未能排出，产生了后遗症，用中药清利之，获得解决。但本病调摄不当，最易复发，西医每曰机体关系。中医则谓有三种因素可以复发。①病后饥荒，饱食太过，导致"食复"；②病后保养不善，如过分劳累或房室不慎，名曰"劳复"；③过早的食补或药补，不能胜任，产生浮肿，名曰"气复"。这三种复发，当然有不同的处理方法。也说明中医对不同的病情，不同的变化，随时随

【董氏儿科】DONG SHI ER KE

地，不因执法而拘泥，灵活地进行治理，只有做到"神似"，方能丝丝入扣，于病有利。

大家公认，西医学是先进科学，而且日新月异，随着时代发展而发展。但因未能臻登峰造极，所以在治疗上和药物研究中出现了许多不可克服的困难，也认识到西方传统的原子论在近代发生了危机，进行了深刻的自我反省，纷纷向东方寻找理论智慧。这也能从中医对生理、病理、药理都从整体出发来考虑得到的启发。人体脏与脏之间，腑与腑之间，脏与腑之间，决不是单独生存，而是相互关联，相互依赖，因此在病理上、治疗上和药理上就必须从上下、左右、前后、进退以周密考察，甚至与气候的影响联系起来，以及深入到阴阳五行学说的探求。这些哲学原理，对人体的自然观确有不可思议的科学依据。目前正在中西医结合中逐渐为了沟通思想，相互学习，取长补短，在同一目标的前提下，会有新的突破，形成世界上完美的医学科学，也就是有志之士朝夕企求的愿望。

近年来医学领域中，为了创新，运用电子计算机，把每一病种的病理药理结合四诊，很详细地把可以储存的尽量储存起来，进行临床诊疗处方。这是新生事物，看起来殊有可取得一面，但由于纷纭繁重的内容，要做到全面，确实不是容易的工作。简单地说：①慢性病变化较少，可以储存；急性病则变化仓卒，而病情又多复杂，这不是电子计算机所能掌握应付的。②尽管有许多储存资料，但只能辨病，而不能辨出不同的病因和病机。譬如二人患同一病，而彼此年龄、病程、兼症各不相同，则其处理上就不可能是一成不变了，计算机是否能够做得到？③计算机对一二种的慢性病，要储存详细材料，需花大量人力物力，而且尚难做到完备，如果把所有慢性病者作储存，则如许人才，何处找觅，同时这项工作，一定要理论基础扎扎实实，临床有经验丰富者，方能胜任，否则，也只能是"形似"的浮浅不实而已。

诚然，世界上的事物是随时代而发展进步的，我们不能墨守陈规。可以预料，随着中西方文化、科学和哲学的进一步交流，中西哲学的合流，并形成统一的世界哲学的步伐将会比以往更快，而在这当中中西自然观的合流将尤其会走在前面。这是因为在实现四化建设的过程中，中西方在科学上的交流，无论在广度上和深度上都大大超过其他领域，因而中西自然观定会更多地互取长处，弥补不足，使传统自然观焕发出新的生命力。

（董廷瑶）

四、"诤医"小论

医林中有人焉，处方多至二十余药，用量动辄以壹两（30克）计，煎者需大锅，服者若牛饮。即使胃能任受，而药已过病所。设或胃不胜药，无异戕伤胃气，促其衰竭。且也，温清补泻，无所不包，升降浮沉，淆惑莫辨；自诩面面俱到，侈谈"统筹兼顾"。究其疗效，实多浮夸。

要知四时百病，首以胃气为本，何况久病弱质，哪堪药杂剂重，隐患非浅，贻害无穷。非敢妄议，乃怜苍生也。若强撰理论，以此诲人，使听者聩聩，学者茫茫。唯因方出上层，群信不疑；致中西后学，依样葫芦，竞相效尤，泛滥成风。值此药源紧张，屡见供不应求，倘更无谓浪费，需者反致匮乏。有鉴于斯，惴惴不安。此殆徐灵胎所谓"医者误人无罪论"欤？

客又问曰：发明创造，应时而生，子何迂腐乃尔？余应之曰：医之有理法，犹匠之有绳墨也。匠之巧，不能逾越其规矩；医之技，岂无一定之范畴。

客又问曰：古之医何尝无药众量重者，子何言耶？余曰：前辈名哲，用药精简，处方清灵，每多三、五、七味，主次分明，绝不芜杂，量亦几钱数分。对症发药，效如桴鼓。至于偶有药味众多，咸味丸散合剂，日服不过数钱，乃久病缓治之法。汤液重量，则是分煎分服，自非顿饮可比。几千年来，积累经验，临床运用，较为理想。

实践是检验真理的唯一标准。应当说，以味多量重的方药治病，已经十余年了，自有一定数量的病例，应该拿出来整理、总结，供大家讨论、研究。摆事实，讲道理，通过检验，得出真理。对病人有利，于后学有益。虽然偏见在我，抑或无病呻吟；然而骨鲠在喉，不吐不快。爰作此论，冀挽狂澜，知我罪我，在所不计。

五、诊余絮话

年迈体衰，半工家休，回溯半世纪来，接触患者，奚啻百万人次，尤以小儿为多。经历琢砺，感受良多；思忆所及，援笔直书。乩言陋语，不足为训，盖亦下工自嘲耳。

致理 学医首先明理，治病必须识病，辨证务需求因，然后立法选方，药物配伍，用量适宜；而病变法变，更应明晓。能掌握以上几点，虽不中亦不远焉。

求本 一病一方，一病一药，确可疗疾；但只能治正面病，而不能治反面病。换言之，能解决比较简单的单纯性疾病，而不能解决病因掩盖着的复杂疾病。如果机械不变，就无从获效，可能会有相反作用。此所以治病必求于本也。

正反 诸事物均可一分为二，医学上亦是如此。仅举《内经知要》所列的病机十九条，哪一条不是以二点论来阐发精义。所以中医临床诊病，随时要从正反两方面来考虑，从而治法上也就有从治、逆治之不同了。

难全 医者必曰"辨证论治"，且也必曰"治病必求于本"。但是，为什么我们往往辨证不确，论治不当，要走弯路？为什么在求本方面，有时很明显的病因摆在眼前，而不认识？这是什么道理呢？以我本身的体会，一因粗枝大叶，草率从事；二因阅历有限，不能鉴别；三因师承关系，囿于一隅；四因读书不多，思路狭窄。此所以欲为求全之中医，不亦难乎。

慎思 古为今用，洋为中用。这两句毛主席的话，我们"要用脑筋好好想一想，多想出智慧来，去掉浓厚的盲目性"，方才不会厚古薄今，崇洋轻中。这对于发展中医具有指导性的意义。

源流 吾辈的一切智识，都是由实践经验而得；而一切的实践经验，又都由前人的启发而来。所以没有《内经·热论》，就没有仲景《伤寒论》，也就没有后世的温病学说。这些基本功，我愿后学，一定要好好学习，务必全面掌握，方能临阵不乱。

学医 著书者列举治愈的病案，前后有序，理法俱明，确可作为后学学习资料。然而要真正得到深刻体味，殊非在临床中亲身追随，以及接触到全过程，则很难识得个中之味的。

操术 读章虚谷一段自白，感慨很深。他说："或曰，观子各篇辨论，阐发经义，反复详明，虽古名医不能过也。然子之名，不著于时，见子治病，不能即愈，得非如跛脚法师之能说不能行乎？余对曰，然也。岂不见秀才家，操笔成文，经纶满纸；及其登第，从政临民，往往手足无所措。余亦如是也。……可知明道犹易，操术为难也。"我们则谓：未有不明医理者而能精其术也，然必须有实践才能与理论相结合耳。所以必经实践，认识，再实践，再认识，此之谓欤。

定识 "发热待查"，这是西医病史语。中医则不然。面对病人，俄顷之间，作出判断，便处汤剂。此时此刻，非有定识于平时，曷克有定力于片刻耶。

取舍 理化诊断，对临床上帮助很大，但当有取舍之处，不能被其框限。有时因患者本元虚弱，虽用大量抗菌药物，不能制其繁殖，反生霉菌。用中药调元培本，菌反自灭。这就是中医所谓"扶正逐邪"之法也。

十纲 阴阳表里寒热虚实，是辨证的八纲。但八纲之外，我认为不能忘记气血两大纲。虽然阴阳两纲中包含气血，但不如明白列出，较为醒目。

权宜 病有久暂，邪有浅深，体有强弱，年有长幼，时有四季，这些都需临证制宜，乃是古圣遗训。事实上在处理时，确有必要都应考虑进去。

惊搐 小儿之惊，其因有二，遇物触而惊者，由于外也。由于外者可静以安之，不药可愈。因病而惊者，动于中也。动于中者，须随证而施治矣。

热病 大凡热病，都属伤寒之类，但有伤寒与温病之区别。所以先从六经分辨，再从卫气营血考虑，则自不难分清其为伤寒耶、温病耶。然必对伤寒温病下过一番功夫，才能眼明心亮。

邪正 治外感热病，中医有两条理法。一条是为病邪找出路，一条是给病人存津液。病邪初入，当汗时而汗之；邪热传里，当下时而下之；湿热阻滞，当渗利时而渗利之。这些都是给邪出路，使邪毒排除后，表里得和，津液自保。即使因病受损，病去亦可缓复。西医灭菌输液之法，亦与中医有异曲同工之妙，但在直接与间接之不同耳。

接方 一成不变的东西是没有的。疾病也是如此，因之病变，法亦当变。陆九芝说："书本不载接方，以接方之无定也。然医则全在接方上见本领。"此所以医者必须随机应变，灵活运用也。

慎药 药物各有偏性，故有不药为中医之说。此"中"字，乃谓若用药不当反受其害不如不服，是为中庸之道也。每见个别公费劳保病人，不善自调摄以却病，但求常服补剂以强身。渠意服药总比不服为好，此真其愚不可及也。

停乳 婴儿急性泄泻，大便检验，每多脂肪球。当此之时，假令不是坚嘱停奶二三天，虽有对症良药，亦不易见功。

苏机 小儿伏邪用药，惟宜轻清灵通之品，缓缓拨醒其气机，疏透其

【董氏儿科】DONG SHI ER KE

血络，见功较易。以其娇柔之质，非骤用重剂所能胜任也。

颈核 小儿颈下或耳前后有结核，摸之活动者，此儿禀体多弱，且内有热也。切不可作瘰疬治，须慎之戒之。

如需服药，可用消结散：黄芩（酒炒）4.5 克，炒黄连 3 克，山栀仁 4.5 克，象贝 4.5 克，昆布（酒洗）4.5 克，海藻（酒洗）4.5 克，桔梗 4.5 克，麦芽 4.5 克，元参 6 克，连翘 6 克，瞿麦 6 克，薄荷叶 4.5 克，共为末，日每服 6 克，温汤调下。

头汗 小儿头汗，不必治也。小儿纯阳之体，头为诸阳之汇。汗为心液，心属火，头汗者心火炎上也，乃清阳发越之象。故不必治。

自汗 小儿昼夜自汗者，气血俱热，营卫虚也。宜当归六黄汤加减主之。方用黄芪以补其卫，当归、生地以益其营，芩、连、柏以泻其气血之火，用浮小麦为引入肺以除其皮毛之热。此治诸汗之要方也。

益黄散 钱氏益黄散，余常用治脾胃虚冷而呕吐泻利者，见效迅速。但此为脾胃寒湿太甚之主剂，若云以补脾胃之虚者则误矣。前贤有云：丁香辛热助火，若火旺则土更虚。青陈皮泻肝，亦泻肺与大肠，更虚其土。故脾胃虚者，须用钱氏异功散之类为妥善焉。

马兜铃 马兜铃能吐涌，人多不知；本草书中很少记载，但黄宫绣《本草求真》中明白指出。故小儿肺炎以后，肺气虚耗，浊痰满壅，一二月不愈者（西医谓两肺满布湿啰音，选用青、链、红霉素不能见功），我们治以钱氏补肺阿胶散（改为汤剂）。服三二剂，每有涌吐脓痰盈碗，即获见效。钱氏此方，有马兜铃、阿胶、糯米、杏仁、大力子、甘草。虽经吐涌，而有阿胶、糯米清热降气，既补肺阴，又护胃气；则浊痰蠲除，肺脏自安。所以用得其当，效真如神。

柴胡、葛根 叶天士尝谓："柴胡劫肝阴，葛根竭胃汁"。这是指夏秋暑热，不宜再与疏泄而言。而章虚谷则曰：凡温病热盛，有时因过投寒凉，遏其欲出之势，热反盛而不退者，此时应以柴葛泄邪而去热。《内经》所谓"火郁发之"之理也。我们每遇此等情况，效法运用，再加辛凉清热之品，确有疗效。是则要再医者之不拘执偏见耳。

人参 人参可以救人，也可以害人。余在宁波时，曾治一殷商之七月小儿。因泻而脱，已弃于地，适过其门，强之进视，决其死否。余按腹尚温，诊脉不得，启口观舌，则有啼声，知其虽脱未绝。余谓能亟市野山人参壹钱，试之以观效否。家属售归急炖服。次日来报，儿已活矣。再经治疗，得到回生，致谢不已。此人参活人之一事也。但服之不合其证，或不得其法，亦能害人。余目睹于抗日前，一富媚子，年十八岁。为因出门肄业，意欲儿体健壮，将家藏壹两人参，不谙服法，一次顿服。从此胸闷烦扰，三昼夜不食不寐，焦急万分。送医院救治，知是人参关系，除补液以外，别无他法。归商于余，嘱急市生萝卜2斤，捣汁予服。连进两天，下大量宿粪后，得到解化，困顿即安，调理而愈。此又一事例也，识之以作殷鉴。

尿青　有一个3岁女孩，尿出其色如青水，着肉处即溃疡成疮。父母忧之，求治于余。余谓此肝火夹心火下灼而溃烂也。用导赤散加栀子、条芩、龙胆草、甘草梢、黄柏，不五剂而安。

单方　单方验方，应用得当，确有奇效。夏秋季节，小儿患黄水疮者（俗名天疱疮），其水甚毒，蔓延遍体，日夜不安，大人亦可感染。我们用农村土方，二三天即能解决。方用鲜丝瓜叶捣汁，调六一散敷于疮面，干则再敷，毒水摄尽，其疮即平。但敷药时不能洗浴，此为避免反复感染也。

（董廷瑶）

六、却老全形唯合道

中医的抗老保健学说，源远流长，富有特色，是中国医学的组成部分，它基本上符合科学原理，在实践中也行之有效，有很高的价值，这里谈一下个人的点滴体会。

1. 清静养心，得神者昌

重视精神情志对身体的影响，是中医学的传统和特点。调摄精神主要是不使情志变动过分，《素问·疏五过论》指出："离绝菀结，忧恐喜怒，五藏空虚，血气离守"；《汤液醪醴论》说："嗜欲无穷，而忧患不止，精气弛坏，荣泣卫除"，说明严重的精神情志变动，会导致脏腑气血的紊乱。《千金方》提出了戒十二多、宜十二少，如少怒、少忧、少悲、少思之类，即为了保持"形与神俱"。《医钞类编》所谓："养心在凝神，神凝则气聚，气聚则形全。若日逐劳攘忧烦，神不守舍，则易于衰老。"当然，少思并不意味着连正常的脑力活动也不能进行，曹庭栋在《老老恒言》中说："心不可无所用，非谓必如槁木死灰，方为养生之道。"就是此意。

我禀性耿直，心胸坦荡，即使偶有情绪激动，或遭遇不平也能很快平复；平日考虑业务多，计较物质条件少。因自己一生治病救人，问心无愧，精神上仍能保持稳定，这些在客观上都符合中医的精神调摄要求。

【董氏儿科】DONG SHI ER KE

2. 节食养脾，戒除偏嗜

饮食的调理，重点在清淡，适量，不要偏嗜。《素问·藏气法时论》说："五谷为养，五果为助，五畜为益，五菜为充，气味合而服之，以补精益气"；《五常政大论》说："谷肉果菜，食养尽之，无使过之，伤其正也"，体味经义，一方面食谱宜广，不可挑食；另方面也说明应避免过量。《医方集解》引苏东坡《养生颂》说："已饥方食，未饱先止"，这一点在老人尤应注意。《千金方》提倡"食欲数而少"，认为"夜饱损一日之寿"，告诫"厨膳勿使脯肉常盈"，"老人肠胃皮薄，多则不消，彭亨短气"，是饮食不节易致腹胀食滞，妨害健康。

古人对五味有精湛的研究，《素问·生气通天论》说："谨和五味，骨正筋柔，气血以流，腠理以密，如是则……长有天命。"若久嗜专味，形成脏气偏胜，如嗜辛喜辣，内火较亢，易致伤阴；偏好酸味，每有嘈杂，甚则胃病；多食肥甘，易患脾瘅，发为消渴；尤其是咸味，经言多食则心气抑、脉凝涩，现在知道，过咸对心血管系统确有害处，故《千金方》提倡"常学淡食"。

酒有通脉辟秽之功，但当戒酗酒，《吕氏春秋》说："无以烈味重酒"，《千金方》说："多饮酒者，伤神损寿"。确实，嗜酒往往是许多疾病的起因，总以少饮不饮为宜。

我不饮酒，不抽烟；饮食较少，定时定量，选易于消化之物，炙煿、厚味从不多吃；冰饮之类，非盛暑不入口，经言形寒饮冷则伤肺，实亦伤脾，小儿、青年犹禁恣啖，何况老人。节饮食以保胃气，乃摄生延年不可或缺的一个环节。

3. 起居有常，动静合宜

葆养精气，有赖于起居、生活习惯的调摄，《千金方》认为宜鸡鸣后起床，盥洗进食，徐步庭院，"心无妄念，身无妄动"。同时节欲也很重要，经言"入房过度则伤肾"，养生以不伤为本，老子所谓唯啬，则"莫知其极"，此即"深根固柢，长生久视之道"。盖肾为先天之本，精为生命之基，若精气亏虚，肾元大伤，势必致早衰、夭亡。

《吕览》以"流水不腐，户枢不蠹"为喻，说明适当的运动十分重要。华佗亦谓："人体欲得劳动，但不当使极耳"。过劳过逸皆有害，经旨五劳所伤，既有不当久行、久立、久视，又云久卧伤气、久坐伤肉；并提出了逸者行之，及"疏其血气，令其条达，而致和平"（《素问·至真要大论》），这对摄生延年也很重要。

我长期保持步行的习惯，借以作为一项运动，锻炼体力。在劳累时也采取静坐，作为精神的休息，不那么强调姿势、呼吸，只是排除杂念，似亦不失为简便易行的方法。

4. 未病早防，药饵抗老

中医强调"不治已病治未病"的预防思想，提出"虚邪贼风，避之有时"。老年气血虚衰，患病之后，易见病邪深入而变症蜂起，故应重视预防；已病之后，更应及早治疗，这是养老所不可轻忽的。《中藏经》说："基本实者，得宜通之性必延其寿；基本虚者，得补益之情必长其年"，说明用药饵培本固元，调和气血，对抗老有一定的作用。但药物究属补偏救弊，不能无的放矢地乱服久服。

我已年届八旬，体力脑力有所减退，但只在病时服药，冬令进滋补，至今身体尚可，除临诊外，还担负单位的负责工作，从事著述和讲学，且有不少社会活动；所以能够如此，是日常生活有合于养生之道。个人管见，供同志们参考。

（董廷瑶）

七、漫谈小儿冬令进补

冬至来临，万物封藏，人体到了进补的佳期。小儿也不例外，只要调补得法，对防病治病，促进生长发育，有极其重要的意义。

那么对小儿如何进行调补、哪些人适宜调补、哪些人暂不宜调补，这是必须弄清楚的问题，不然适得其反，贻害匪浅。

小儿处在生长发育期，各脏器的功能尚未发育完善，而机体的营养物质的需求又较成人迫切，对外界气候的变化常不能完全适应，因此呼吸系统、消化系统的疾病容易反复发生，久之不但可引发它病，还能影响小儿的生长发育。故对平时容易发生感冒咳嗽、消化不良、营养不良、发育不良等小孩，进行冬令进补是十分必要的。

调补犹如量体裁衣，根据小儿机体的某些不足，或以补气，或以补血，或以滋肾壮骨等，终使达到其"阴平阳秘"、正气充足。

如小儿平素汗多易感，面白无华，胃口不佳，舌苔薄白，当以调和营卫、益气固表为主，药可用：桂枝 2~3 克，炒白芍 6 克，生姜 2 片，红枣 3 枚，炙甘草 3 克，黄芪 10 克，炒谷芽 10 克；若汗多易感，舌红苔薄，口干喜饮，当以益气养阴为主，药可用：太子参 5 克，麦冬 10 克，五味子 3 克，浮小麦 10 克，川石斛 10 克，花粉 10 克，生黄芪 10 克，鸡内金 6 克；若形体消瘦，头发稀疏，肋软外翻，盗汗较多，舌红苔少，当以滋阴壮骨为主，药可用生地 12 克，萸肉 6 克，怀山药 10 克，龙骨 10 克，制首乌 10 克，太子参 5 克，石斛 10 克，茯苓 10 克。以上可连服 2 周左右。

一般小儿，亦可服用太子参 10 克，红枣 6～10 枚（每日剂量）煎汁服，可连服 15 天。平素有哮喘小儿可用黄芪 12 克，冰糖 12 克，冬花 12 克，隔水炖服，连服一月。有的家长喜欢给小孩服用参须，这亦需要区分，就年龄而言，以 5 岁以上为好。白参须性较平，适宜于阴分偏虚的小儿，如舌红苔薄，或舌苔花剥、口稍干喜饮等；红参须性偏温，适用于阳气虚的小儿，如舌苔薄白、形寒肢冷等。一般每天 3 克，加冰糖 12 克，隔水炖服，可连服 7～10 天。

5 周岁以上小儿有上述情况者，亦可选用膏方调补。所谓膏方，是调整人体阴阳平衡，既可提高机体的免疫功能，又可对所患的疾病进行治疗，因此只要辨证配方正确，其疗效是十分确切的，特别是许多容易感冒、营养发育不良的小儿更有其明显独特的效果。且膏方是根据每人不同情况制成，壹料可以连服一月左右，效果好、实惠而方便。

以上是小儿冬令调补的几种方法，临床均可选择使用。

至于感冒发热、咳嗽、消化不良以及患其他急性疾病的小儿，应当禁止服用调补之药，若要调补，亦需待疾病愈后，方可量证而施。

八、秋季小儿咳喘之防治

秋季来临，季节变化，寒温交替，加之小儿正处在生长发育阶段，各个脏器的功能尚未发育完善，抗病能力差，因此极易患上感冒咳嗽、气管炎之类的呼吸道疾病，特别是体质薄弱的患儿，则更易反复感冒咳嗽，使之免疫功能低下，有的产生过敏体质，如晨夜流涕打嚏、咳嗽咽红、迁延不愈；有的演变发展成哮喘；有的常发生支气管肺炎；有的因经常生病而影响了脾胃的吸收功能，长期厌食，面色萎黄，形神不振，造成了营养不良等等。这些都严重地影响了小儿的生长发育和家长们的工作生活，因此科学的预防和治疗就显得十分的重要与迫切。

要正确护养好孩子，家长们必须做到未病先防、有病早治、治从根本三个方面。古代医圣，对小儿的护养就有"若要小儿安，常带三分饥与寒"的明示，这就是说对小儿要寒温适宜、饮食适度。前人的经验之谈，后人定需细细品味。

未病先防 一是要注意冷暖，小儿衣着要顺应气候变化而增减，特别是秋季晨夜稍凉，则需多穿衣服，白天气温升高或活动以后容易出汗，衣服就应减少，尤以小儿活动后多毛孔腠开，容易感冒，因此必须马上擦干换衣。二是注意劳逸结合，孩子过分紧张地学习与劳累，心理压力加重，也会造成抵抗力低下；而必要的活动和适度的锻炼，则可使小儿身心得到健康发展与成长。三是饮食要注意营养搭配，荤素结合，多吃蔬菜、水果，不要一味予以高蛋白、高热量的食品，这样容易造成营养过剩反致营养不良，从而容易患上感冒咳喘。

有病早治 就是小儿得病以后，必须及时治疗，但千万不要自主乱服抗生素或众多药物，这一方面药物有相互牵制作用，可影响药效，更严重的是药物的副作用会影响身体健康。西医对症治疗和中医辨证治疗都有很好的效果，特别是中医中药，只要辨证正确，常能收到见效快且副作用少的效果。

治从根本 是针对容易反复感冒咳喘，抵抗力低下的患儿而言，此类患儿必须在感冒咳喘症状缓解和消失以后，根据个体不同的情况予以中药调补，以增强机体免疫功能，提高抗病能力，从而使向身心健康方向发展，这是治疗最为关键之处，也是最终效果的体现。但千万记住，自己不能贸然乱补，药不对症皆是毒，补品亦是如此。中药的调补可分为：肺气阴虚，症状可见形体消瘦，口干喜饮，舌红苔薄，平时易于感冒咳嗽。药物可以太子参、麦冬、五味子等为主。肺气虚，症状可见平时汗出较多，面色不华，晨夜流涕，打嚏较多，伴有干咳，白天则无症状（此大多为过敏体质），药可用黄芪、党参、白术、防风等。肺脾气虚，症状可见平素汗多乏力，面色不华，胃口不好，大便松散不化，药可用黄芪、党参、白术、茯苓、甘草等。其他还可有肺肾虚等，只要调理合宜，应可见效，但这些必须在医生的辨证指导下进行治疗，相信在家长与医生的配合下，每个小儿定能健康成长。

九、小儿小溲短数论

小溲短数，即小便次数增多而尿量较少，在小儿临床，这可是常见之症，虽是小恙，但易于疏忽，今粗论之，以使同道和家长引起重视。

一般而言，小儿小溲短数之症有以下几种原因：

1. 肾气不足 小儿正处在生长发育时期，其脏器"成而未全，全而未壮"，因之功能发育不全，常可产生各种证候。如肾气不足则秘藏不固，易致小溲短数，此多见于体弱患儿、久病患儿。治疗若既无外邪所侵（感冒发热），又无内积所伤（消化不良），则当以调补肾气为主，如方用五子衍宗丸（菟丝子、覆盆子、杞子、五味子、车前子）加益智仁、桑螵蛸等，常可收到良效。

2. 膀胱湿热 此亦西医学称之为尿路感染，尿检中常可出现白细胞，临床多见舌红苔黄或腻，前阴或龟头红炎，小溲短数，有灼热或痛感，较小婴儿尿则易哭（疼痛之故）。此症的治疗当以清热利湿为主，方可选八正散（车前子、木通、萹蓄、大黄、滑石、甘草梢、黑山栀、瞿麦）为主。方中大黄，大便不秘结者当去之，可用制大黄，因其功效善行前阴；木通之药对症治之良效，但应中病即止，其症状轻者，亦可使用通草而代之。若病迁延，湿去而伤阴者，可见舌红少苔，便干溲短数之症，则又当以知柏地黄汤以滋阴降火为主，用心辨证其效必显。

3. 心经热盛 此为心热移于小肠，多见于先天心火旺者，或高热以后心火旺盛。临床可见，舌尖红或溃疡，烦躁不安，面色潮红，大便干结，肛周或龟头前阴红炎，小溲短数而赤，此症治疗当以清心火为主，使热从小溲而出，则心火可清，小溲转长。方可选用导赤散（小生地、木通、甘草梢、淡竹叶）为主。方内木通之用如前，心火旺舌尖溃疡者加川连；大便秘结者加生军，偏干者加制军；后阴红炎加银花、知母；前阴或龟头红炎加黑山栀、芦根、车前草。若是治疗，必当有功。

4. 包皮过长或包茎 包皮过长或包茎者，每致小溲余尿不尽，久之易使龟头红炎，痒而时想尿也。对此之治，若龟头见红炎者，当以清热利湿为主，八正之类可也；龟头不炎者，重则宜手术，轻者可每天用高锰酸钾温水清洗，并用手轻轻将包皮上剥，或可渐渐使其恢复正常。此法亦可用于龟头红炎者。

以上4种情况，临床上不可不问，亦不可不查，否则虚实不同，贸然用之，贻害匪浅。

另有小溲白浊之症，此症在冬季尤为多见，所泻小便，白如米泔水，此多由消化不良所致，特别是冬季，小儿运动量减少，促使脾运受弱，乳食易积，气化失司，故治疗当以消食化气为主，方可选萆薢饮（川萆薢、菖蒲、台乌药、益智仁）加山楂、谷麦芽、茯苓等，常可数剂而愈，若积去以后，再以异功为主以健运之，则其效更佳。